JN321411

納得！実践シリーズ

Q&Aと症例でわかる！
摂食・嚥下障害ケア

Management and Nursing of Patients with Dysphagia

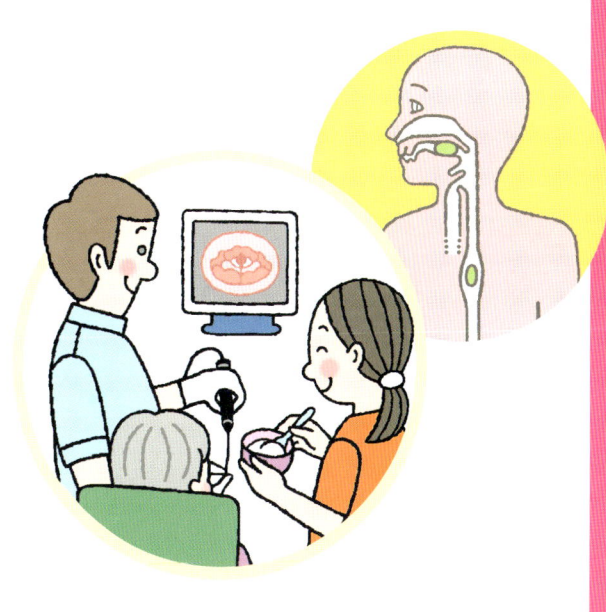

羊土社
YODOSHA

謹告

　本書に記載されている診断法・治療法に関しては、発行時点における最新の情報に基づき、正確を期するよう、著者ならびに出版社はそれぞれ最善の努力を払っております。しかし、医学、医療の進歩により、記載された内容が正確かつ完全ではなくなる場合もございます。

　したがって、実際の診断法・治療法で、熟知していない、あるいは汎用されていない新薬をはじめとする医薬品の使用、検査の実施および判読にあたっては、まず医薬品添付文書や機器および試薬の説明書で確認され、また診療技術に関しては十分考慮されたうえで、常に細心の注意を払われるようお願いいたします。

　本書記載の診断法・治療法・医薬品・検査法・疾患への適応などが、その後の医学研究ならびに医療の進歩により本書発行後に変更された場合、その診断法・治療法・医薬品・検査法・疾患への適応などによる不測の事故に対して、著者ならびに出版社はその責を負いかねますのでご了承ください。

序

　このたび羊土社から「Q&Aと症例でわかる！摂食・嚥下障害ケア」が刊行されました．この書籍の企画を相談されたのは約1年前のことでした．摂食・嚥下障害の書籍は多数出版されており，新たな書籍を刊行することにははじめはやや躊躇しました．しかし，この分野のニーズの急速な高まりや，新しい知識や技術が生まれ，それをわかりやすく伝える必要性などを考慮してお引き受けすることに致しました．

　本書を企画するに当たって配慮したことはまず，①摂食・嚥下障害看護の認定看護師を編者に加えることでした．はじめに長年臨床や研究を一緒に行っている藤森まり子さんにお願いすることに決めました．藤森さんの推薦で，同じく認定看護師の白坂誉子さんにも加わっていただくこととなり，この三人と羊土社の担当者さんで編集会議を開き項目や内容を検討しました．その過程で，②全国各地で活躍している認定看護師さん達にできるだけ多く執筆してもらうという方針を立てました．さらに看護師が興味をもちやすいように，③書籍の構成をアセスメントや治療・リハビリテーションからはじめ，基礎知識などは後半にもってくることにしました．また，④具体的疾患については症例を必ず書いてもらうことに致しました．次に，⑤医師として神経疾患や嚥下の基礎に詳しい谷口洋先生に編者に加わってもらうことに致しました．⑥編者4人がそれぞれ全原稿を通読して，気になる部分を指摘すると共に専門家からのアドバイスというコーナーを設けて，意見を述べてもらうということになりました．このことで編者の思考過程が読者にも伝わると考えています．これらの編集方針に従って進められた本書は看護師の視点からみて大変親しみやすく，かつ深い内容となっています．図表も多く，症例も生き生きと書かれていて，経過がよくわかります．初心者から経験者まで大変参考になると思います．文章表現が読みやすく，論旨が明確になっているのは各編者の適切なアドバイスとともに羊土社担当者の好サポートがあったことによります．

　日本は65歳以上の高齢者が人口の21％を越え，超高齢社会を迎えています．ちなみに高齢化社会とは65歳以上の高齢者が7％〜14％，高齢社会は14％〜21％ですが，21％の超高齢社会は世界で唯一本邦だけです．高齢者の抱える問題は非常にたくさんありますが，口から食べられなくなったとき（摂食・嚥下障害になったとき）どうするか？　という問題は非常に切実です．医療が発展する前は食べられなくなったときは死ぬときでした．今では経管栄養や点滴などが普通に提供され，経口摂取ができなくても生存が可能となっています．しかし，目の前にいる患者さんは本当に経口摂取ができないのか？　という判断を迫られたときに適切に答えられる医療者は多くはありません．医療の現場は混乱しているといっても過言ではありません．急性期医療は生命を救い，経口摂取ができない患者さんに対しては安全な栄養確保の手段を選択して回復期病院や在宅・施設へ送ります．そのような患者さんに対して私たち医療者は何をすべきでしょうか？　患者さんの意思を尊重して，QOLや生活環境を考慮しつつ最善の医療を提供することができているでしょうか？

　摂食・嚥下障害は大変難しい問題です．医師，看護師，リハビリテーションスタッフなど関連職種が一体となって問題解決に取り組まなければなりません．解決はないかも知れませんが，より良い方向に一歩でも近付く努力をしたいと思っています．本書は看護師向けとなっていますが，STをはじめとしたリハビリスタッフや医師，歯科関係者など摂食・嚥下障害を勉強する医療者のどなたが読んでも参考になると思います．皆様の臨床の一助になれば幸いです．

2013年8月

編者を代表して
藤島 一郎

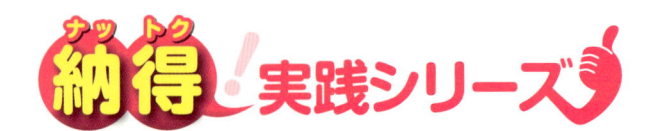

納得！実践シリーズ
Q&Aと症例でわかる！ 摂食・嚥下障害ケア

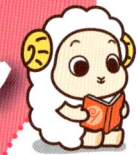

Management and Nursing of Patients with Dysphagia

ひつじ看護BOOKS

CONTENTS

序 ……………………………………………………………………………………… 藤島一郎

第1章　エキスパートに聞く！ なるほどQ&A

1．アセスメント・評価・診断

- **Q1** 摂食・嚥下障害を見逃さないためには、どのようなことに注意すればよいでしょうか ……………… 白坂誉子　10
- **Q2** 摂食・嚥下障害が疑われる患者さんにまず何をすればいいでしょうか ……… 鈴木友子　14
- **Q3** 質問紙やスクリーニングテストとはどのようなものですか ……… 鎌倉やよい　18
- **Q4** 精度の高いスクリーニングテストはありますか ……… 鎌倉やよい　22
- **Q5** 嚥下造影検査は、どのように行いますか ……… 武原　格　26
- **Q6** 嚥下造影の見方を教えてください ……… 武原　格　30
- **Q7** 嚥下内視鏡検査はどのように行いますか ……… 西村　立　34
- **Q8** 嚥下内視鏡のみかたを教えてください ……… 佐藤友里　38
- **Q9** 患者さんにとって適切な検査はどのように選べばよいですか ……… 福村直毅　43
- **Q10** 患者さんの栄養状態はどのように把握すればいいでしょうか ……… 若林秀隆　46

2．治療

- **Q1** 脳疾患の急性期において、絶食の状態からどのように経口摂取をはじめるのがよいでしょうか ……… 小山珠美　52
- **Q2** 神経筋疾患の進行によって嚥下機能が悪化してきた場合は、どのように援助するのがよいでしょうか ……… 寺尾聡子　56
- **Q3** 長期にわたり気管挿管されていた患者さんへのアプローチはどのように行うのがよいでしょうか ……… 柿沼香里　60

CONTENTS

Q4	誤嚥性肺炎で絶食だった患者さんの摂食はどのようにはじめるのがよいでしょうか	鈴木友子	64
Q5	経鼻胃管が挿入されている患者さんは経口摂取をしてよいのでしょうか	泉澤孝枝	68
Q6	脳卒中でミキサー食が続いている患者さんが、次の段階の調整食を摂取できるようになるためにはどのような援助を行うのがよいでしょうか	宇佐美康子	72
Q7	食事中ときどきむせる患者さんがいます。どのように対応するのがいいでしょうか	宇佐美康子	78
Q8	手術により経口摂取を可能にすることができますか	兵頭政光	82

3．リハビリ・ケア

Q1	摂食機能療法はどのように行いますか	大熊るり	86
Q2	リハビリを行う際にまず考えるべきことは	大野　綾	90
Q3	リハビリ訓練にはどのような種類がありますか	三鬼達人	95
Q4	基礎訓練の適応と方法を教えてください	三鬼達人	100
Q5	患者さんに合わせた口腔ケアの方法と注意点を教えてください	鈴木千佳代	108
Q6	歯科医へのコンサルテーションはどのような場合に行いますか	鈴木千佳代	113
Q7	直接訓練の進め方を教えてください	三鬼達人	117
Q8	誤嚥しにくい姿勢について教えてください	三鬼達人	123
Q9	嚥下反射が起こりにくい場合はどうすればいいですか	森脇元希	128
Q10	患者さんが自己摂取しやすい環境調整のポイントを教えてください	佐野亜花里	132
Q11	在宅療養に向けた家族への指導で、注意していることはありますか	佐野亜花里	137

第2章　実践力が身につく！症例編

1．疾患別

1)	脳血管障害―球麻痺	今田智美	144
2)	偽性球麻痺	中野みさと	151
3)	パーキンソン病	臼井晴美	156
4)	筋萎縮性側索硬化症（ALS）	寺尾聡子	163
5)	脊髄小脳変性症	臼井晴美	170
6)	ギラン・バレー症候群	宇佐美康子	178

7)	認知症	鈴木葉子、伊藤史朗	185
8)	高次脳機能障害	鈴木葉子、伊藤史朗	190
9)	口腔がん、咽頭がん	青山真弓	195
10)	舌がん	青山真弓	200
11)	食道がん	鈴木恭子	206
12)	放射線治療の後遺症	鈴木恭子	211

2．生活環境別

1)	重症集中治療室	柿沼香里、杉山理恵	216
2)	回復期リハビリテーション	木本ちはる	222
3)	重症心身障害児施設	吉野綾子	228
4)	介護保険指定施設	田中靖代	233
5)	在宅療養・外来通院	藤森まり子、藤島一郎	238

第3章　嚥下調整食の基本とコツ

1)	嚥下調整食の特徴	栢下　淳	246
2)	嚥下調整食の種類と適応	栢下　淳	252
3)	とろみ調整食品とゲル化剤の使い方	栢下　淳	255
4)	介護者の負担を減らす調理方法の工夫	大塚純子	259
5)	嚥下調整食のレシピと市販品の利用方法	大塚純子	263

第4章　摂食・嚥下障害の基礎知識

1．摂食・嚥下のメカニズム

1)	「口から食べる」とはどういうことか	谷口　洋	270
2)	解剖・生理の基礎知識	谷口　洋	274
3)	小児の特徴	弘中祥司	278
4)	高齢者の特徴（加齢による解剖学的変化・生理学的変化）	谷口　洋	284

2．定義・病態

1)	摂食・嚥下障害とは	白坂誉子	288
2)	摂食・嚥下障害の原因	谷口　洋	290

CONTENTS

　3）摂食・嚥下障害の病態 ……………………………………………… 白坂誉子　293
　4）誤嚥と窒息（嚥下前の誤嚥、嚥下中の誤嚥、嚥下後の誤嚥）…… 重松　孝　300
　5）摂食・嚥下障害によって起こる合併症 ……………………………… 杉山育子　306

3．摂食・嚥下障害に影響を与える医療

　1）気管切開 ……………………………………………………………… 金沢英哲　311
　2）人工呼吸器装着 ……………………………………………………… 神津　玲　317
　3）経管栄養 ……………………………………………………………… 田中直美　320
　4）絶食 …………………………………………………………………… 若林秀隆　325
　5）点滴・酸素吸入 ……………………………………………………… 片桐伯真　328
　6）摂食・嚥下障害を引き起こす薬剤 …………………………………… 中村智之　332
　7）吸引 …………………………………………………………………… 大石佐奈美　335

　　索　引 ………………………………………………………………………………… 338

章扉写真提供：藤島一郎

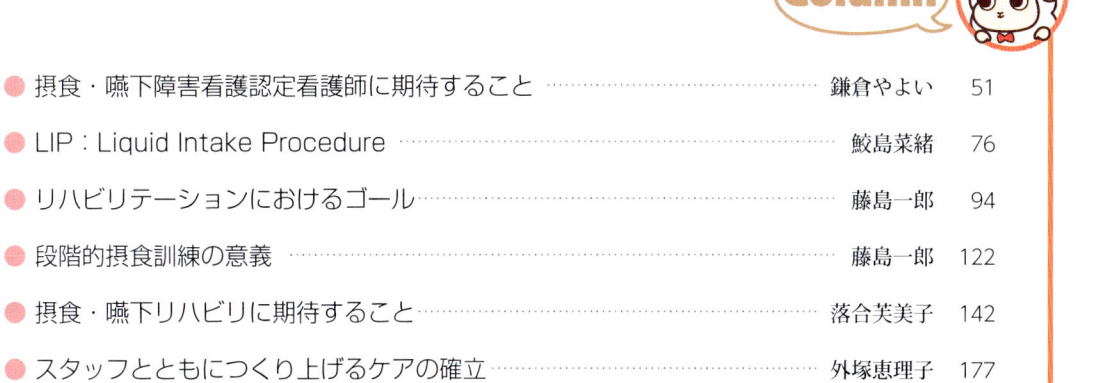

知って役立つ！ Column

- 摂食・嚥下障害看護認定看護師に期待すること ……………………… 鎌倉やよい　51
- LIP：Liquid Intake Procedure ………………………………………… 鮫島菜緒　76
- リハビリテーションにおけるゴール ……………………………………… 藤島一郎　94
- 段階的摂食訓練の意義 …………………………………………………… 藤島一郎　122
- 摂食・嚥下リハビリに期待すること ……………………………………… 落合芙美子　142
- スタッフとともにつくり上げるケアの確立 ……………………………… 外塚恵理子　177
- "食べることを支援する"看護の魅力とちから …………………………… 戸田浩司　221
- プレゼンテーションの秘訣 ………………………………………………… 金澤典子　287
- 窒息 ………………………………………………………………………… 國枝顕二郎　304
- 「合併症」と「併存症」について …………………………………………… 杉山育子　310

執筆者一覧

【編集】

藤島一郎	浜松市リハビリテーション病院
谷口　洋	東京慈恵会医科大学附属柏病院神経内科
藤森まり子	聖隷三方原病院
白坂誉子	元 茨城県立医療大学地域貢献研究センター

【執筆（掲載順）】

白坂誉子	元 茨城県立医療大学地域貢献研究センター
鈴木友子	千葉県立佐原病院
鎌倉やよい	愛知県立大学看護学部
武原　格	東京都リハビリテーション病院リハビリテーション科
西村　立	聖隷三方原病院リハビリテーション科
佐藤友里	静岡リハビリテーション病院リハビリテーション科／聖隷三方原病院リハビリテーション科非常勤
福村直毅	鶴岡協立リハビリテーション病院リハビリテーション科
若林秀隆	横浜市立大学附属市民総合医療センターリハビリテーション科
小山珠美	東名厚木病院
寺尾聡子	独立行政法人国立病院機構徳島病院
柿沼香里	日本医科大学付属病院
泉澤孝枝	聖隷三方原病院
宇佐美康子	名古屋第二赤十字病院
鮫島菜緒	浜松市リハビリテーション病院
兵頭政光	高知大学医学部耳鼻咽喉科
大熊るり	調布東山病院リハビリテーション科
大野　綾	聖隷浜松病院リハビリテーション科
藤島一郎	浜松市リハビリテーション病院
三鬼達人	藤田保健衛生大学病院
鈴木千佳代	聖隷浜松病院
森脇元希	聖隷三方原病院
佐野亜花里	順天堂東京江東高齢者医療センター
落合芙美子	NPO法人日本リハビリテーション看護学会
今田智美	京都第一赤十字病院
中野みさと	JA愛知厚生連知多厚生病院
臼井晴美	独立行政法人国立精神・神経医療研究センター病院
外塚恵理子	筑波メディカルセンター病院
鈴木葉子	独立行政法人国立長寿医療研究センター
伊藤史朗	独立行政法人国立長寿医療研究センター
青山真弓	東海大学医学部附属病院
鈴木恭子	独立行政法人国立がん研究センター中央病院
杉山理恵	日本医科大学付属病院
戸田浩司	自治医科大学附属病院
木本ちはる	湯布院厚生年金病院
吉野綾子	東京都立東大和療育センター
田中靖代	ナーシングホーム気の里
藤森まり子	聖隷三方原病院
栢下　淳	県立広島大学人間文化学部健康科学科
大塚純子	浜松市リハビリテーション病院
谷口　洋	東京慈恵会医科大学附属柏病院神経内科
弘中祥司	昭和大学歯学部スペシャルニーズ口腔医学講座口腔衛生学部門
金澤典子	独立行政法人労働者健康福祉機構東京労災病院
重松　孝	浜松市リハビリテーション病院リハビリテーション科
國枝顕二郎	聖隷浜松病院リハビリテーション科
杉山育子	浜松市リハビリテーション病院
金沢英哲	金沢耳鼻咽喉科医院／浜松市リハビリテーション病院えんげと声のセンター
神津　玲	長崎大学病院リハビリテーション部
田中直美	JA静岡厚生連遠州病院
片桐伯真	聖隷三方原病院リハビリテーション科
中村智之	足利赤十字病院リハビリテーション科
大石佐奈美	聖隷三方原病院

第1章

エキスパートに聞く！
なるほどQ&A

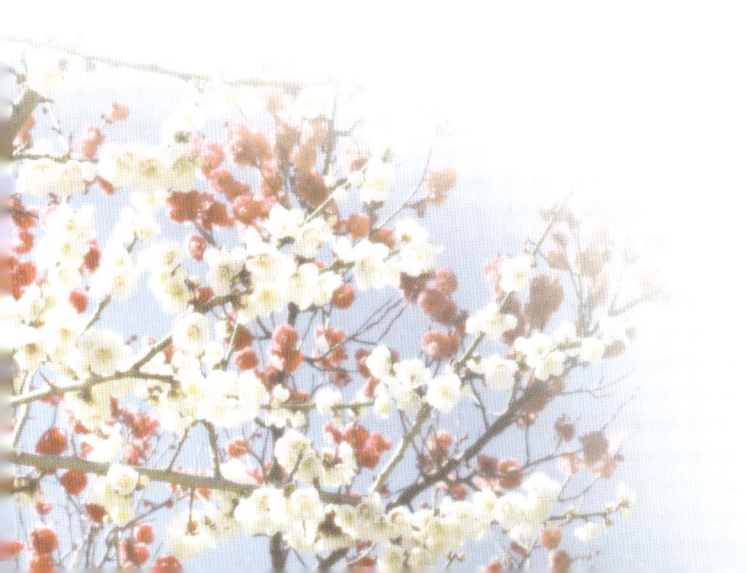

第1章　1. アセスメント・評価・診断

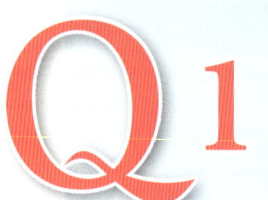

Q1 摂食・嚥下障害を見逃さないためには、どのようなことに注意すればよいでしょうか

白坂誉子

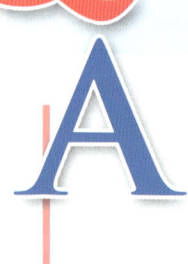

A まず、問診や病歴のなかから摂食・嚥下障害の原因となる疾患や、摂食・嚥下機能に影響を与える要因について確認します。さらに普段の生活場面のなかで摂食・嚥下機能の低下を示すような症状や誤嚥の徴候がないかを観察することが大切です。

1 入院時にまず確認しておきたいこと

摂食・嚥下リハビリテーションにおける看護の役割[1]として、摂食・嚥下障害リスクの高い患者さんの発見があります。摂食・嚥下障害をきたしやすい疾患の存在や既往の有無を確認し、食事場面をはじめとした日常生活場面を観察することで摂食・嚥下機能の低下に気づくことや誤嚥の徴候を捉えることができます。看護師が聞いて、診て、触れてわかることは次のようなことです。

i）問診・アナムネーゼ聴取

●**摂食・嚥下障害の原因や要因を確認しましょう**

入院時にアナムネーゼ聴取するときには、現病歴や既往歴、自宅におけるADLの状況、心理・社会的状況など日常生活全般にわたる情報を聞き取ります[2]。そのなかで、まず高頻度に摂食・嚥下障害を引き起こす疾患（第4章-2-1、2参照）がないかどうかを問診や病歴のなかから引き出すことができれば摂食・嚥下障害の見落としは最小限になります。

さらに、加齢※による影響や認知機能の低下、低栄養や脱水の可能性、体力や活動性の低下、上肢の機能障害など摂食・嚥下障害に影響する要因がないかを確認します（表1）。

●**摂食・嚥下障害を引き起こす薬剤について確認しましょう[3]**

基礎疾患に対して処方されている薬剤のなかには、中枢神経系に作用するものや口腔乾燥を引き起こすなど口腔機能や摂食・嚥下機能に影響するものがあります（第4章-3-6参照）。特に高齢者は多くの薬剤を併用していることが多いため注意が必要です。

●**摂食・嚥下障害と関連する症状を確認しましょう**

摂食・嚥下障害は本人や家族が自覚していないことも多いため、食事に関する問診のなかから摂食・嚥下障害と関連する症状（表2）を見逃さないようにすることが大切です。

※加齢には成長と老化が含まれます。ここでは老化の意味となります

表1　摂食・嚥下障害に影響する全身状態

状態	理由
高齢（加齢による影響）	・咀嚼能力が低下し、食塊形成が不十分となる ・安静時唾液の分泌が低下し、食塊形成しにくい ・嚥下のタイミングがずれてむせやすい ・食道の蠕動運動が低下し、残留や逆流が起こりやすい ・消化機能の低下により胃酸分泌量が減少し、消化管の運動不全などで消化に時間がかかり、食欲低下や便秘につながりやすい
認知機能の低下、理解力の低下	・食物認知に支障をきたし、拒食や食欲低下につながりやすい ・口へ運ぶペースが速くなり、むせやすくなる ・食事中に注意散漫になりやすい
低栄養、脱水	・体力や免疫力低下につながる ・喀出力低下につながる
体力の低下	・感染に対する抵抗力の低下につながる ・摂食姿勢の保持が困難になり、むせやすくなる
意欲・活動性の低下	・体力低下につながる ・食欲や生活行動全般に影響する
上肢の機能障害	・捕食（食事を口元へ運ぶ）動作に影響をきたす

文献3を参考に作成

表2　摂食・嚥下障害と関連する症状

- 過去に誤嚥や窒息があった
- 発熱を繰り返す、微熱が続く
- 体重が減少した、痩せてきた
- 食事量が減少した
- よく咳や痰が出る
- 食事中や食後にムセや咳が多い
- 食事時間が長くなった
- 食事の好みが変わった
- 食後に声がかすれる
- 咽頭の違和感や食物の残留感がある
- 夜間就寝後に咳をする
- 会話中にむせることがある

ⅱ) 診てわかること（視診）

　身体所見としてまずは、姿勢や体幹の傾き、体幹失調の有無、るいそう、皮膚の乾燥がないか全身状態を観察します。意識状態は摂食・嚥下機能に直接かかわるため、傾眠状態がないか、会話中に目を閉じてしまうことがないかなど覚醒状況を確認します。また、感情失禁や注意散漫、行動リズムの障害がないかを確認することで先行期に影響を与える高次脳機能障害の存在に気づくこともできます[4]。

　さらに、患者さんの表情の左右差や運動の状況、麻痺や四肢・体幹の失調、不随意運動、口角下垂や鼻唇溝の消失により口唇閉鎖の障害に関連する顔面神経麻痺の存在が予測できます。また、問診で摂食・嚥下機能の低下が予測されるケースに対しては、開口や挺舌を促すことで口腔内の観察や舌運動の確認ができます。

iii）聞いてわかること（会話や聴診）

　　言葉の明瞭さや声の質、大きさ、咳嗽の有無や強さ、咳払いができるかどうか、呼吸音の変化などを観察します。言葉が不明瞭であることにより、口唇や舌の運動が低下していることがわかり、食塊形成や食物の送り込みなど摂食・嚥下機能の低下を推測することができます。

iv）触れてわかること（触診）

　　頸部の可動域や麻痺、顔や手のこわばり、開口・閉口時の頬の緊張などは触診により確認できます。また、問診で摂食・嚥下機能の低下が予測されるケースに対しては、口腔内の観察時に舌に触れることで筋の緊張や弛緩の状態が確認できますし、喉頭挙上の触診によりスクリーニングに繋げることもできます。

v）低栄養や脱水を見逃さない

　　低栄養や脱水により体力・免疫力が低下し、尿路感染や肺炎等の感染症を引き起こしやすくなり、脳梗塞の再発にもつながります。食欲の低下や嗜好の変化、食事摂取量の低下に関連して、体重減少が起きていないかを定期的な体重測定により観察します。全身状態の観察においては、尿量や尿性状、便の量や性状、排便コントロールの状況、皮膚の乾燥の有無や程度、活気の有無などを確認します。

　　また、検査データとして栄養状態を示すTP・Alb・A/G比・コレステロール、Hb、脱水の指標としてBUN・クレアチニン・Ht・血糖・尿比重、電解質バランスの指標としてNa・K・Clなどの値を確認しておくことも重要です[5]。

2　生活場面における観察

　　入院時だけでなく、普段の生活場面においても摂食・嚥下障害の発見につながることが数多くあります。

- **呼吸状態**：嚥下と呼吸の協調パターンが乱れることにより誤嚥のリスクが高まるため、呼吸困難がないこと、呼吸が安定し深呼吸や咳嗽が可能かどうかを確認します。
- **姿勢**：強い円背がないか、頸部伸展位がないか、安全に嚥下することが可能な「頸部前屈位」をとれるかどうか、頸部の可動域を確認します。
- **睡眠状態**：昼夜逆転や不眠があると覚醒度が不安定になりやすく、誤嚥のリスクにつながります。また、夜間不眠の原因が、胃・食道逆流や唾液誤嚥による咳嗽である場合があり、注意が必要です。
- **嗄声の有無**：普段の会話の中でかすれ声（気息性嗄声）がある場合は、声門閉鎖不全が存在する可能性がありますし、ガラガラ声（湿性嗄声）がある場合は、咽頭残留や誤嚥の可能性を示唆しています。湿性嗄声がある場合は、咳払いや発声を促すことで嗄声が改善するかどうかも観察します。
- **構音障害の有無**：口唇を使って音を出す「パ・バ・マ」、舌の先を使う「タ・ダ・ナ」、舌の奥の方を使う「カ・ガ」の音を観察することにより、口唇や舌の運動障害に気づくことができます。

- **口腔内の汚染の有無**：口腔ケアを実施するときに、食物残渣や歯垢、舌苔、痰の有無を確認することで、舌や頬の協調運動の状態や口腔内の感覚低下の可能性に気づくことができます。また、口腔内の乾燥やう歯、歯周病等の有無や口臭の有無も確認します。

このように、摂食・嚥下障害の可能性に気づいたら、食事に関連する情報や症状についてさらに掘り下げて確認するために実際の食事場面の観察を行い、スクリーニングテストや脳神経系のフィジカルイグザミネーションへつなげます。

文献

1) 鎌倉やよい：I看護の役割，「摂食・嚥下リハビリテーション 第2版」（才藤栄一，向井美惠 監修），261-265，医歯薬出版，2007
2) 藤森まり子：ナースの視点による摂食・嚥下障害の観察・アセスメント，「ナースのための摂食・嚥下障害ガイドブック」（藤島一郎 編著），36，中央法規出版，2006
3) 藤森まり子：ナースの視点による摂食・嚥下障害の観察・アセスメント，「ナースのための摂食・嚥下障害ガイドブック」（藤島一郎 編著），37，中央法規出版，2006
4) 弘中祥司：摂食・嚥下機能の検査，「Best Nursing 摂食・嚥下障害」（向井美惠，鎌倉やよい 編），31-32，学研メディカル秀潤社，2010
5) 弘中祥司：摂食・嚥下機能の検査，「Best Nursing 摂食・嚥下障害」（向井美惠，鎌倉やよい 編），39，学研メディカル秀潤社，2010

医師からのアドバイス

本文には、「摂食・嚥下障害を見逃さないため」の大切なことがたくさん書かれています。筆者が30年前にこの分野に入って最も自分のためになったことは、「摂食場面での観察」です。それも、自分で食事介助のはじめから終わりまで行ったり、患者さんが一人で食べていたり、誰かが介助していたり、さまざまな状況で観察をすることです。何が問題か？ どうしたら良いか？ どこがわからないか、など本当に色々なことがみえてきます。労を惜しんではなりません。

（藤島一郎）

memo

第1章　1. アセスメント・評価・診断

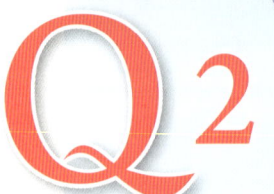

Q2 摂食・嚥下障害が疑われる患者さんにまず何をすればいいでしょうか

鈴木友子

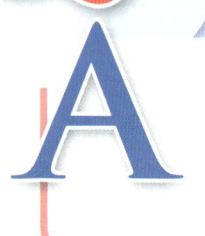

A まず患者さんや家族、介護サービス担当者から食生活に関する情報を詳細に収集し、ベッドサイドでも行える簡便な摂食・嚥下障害の質問紙によるスクリーニングをしてみましょう。

1　摂食・嚥下が疑われる場合どのように情報収集するか

　患者さんや家族、介護サービスを利用している場合には、ケアマネージャーや介護サービス担当者から食事環境、食事姿勢、食べ方や介助の方法、食物形態などについて情報収集し、アセスメントをします（図1）。

ⅰ) 食事環境

　患者さんが、どのような環境のなかで食事を摂っているのか知ることが大切です。テレビをみながら食事をしていないか、食事を摂る場所は絶えず人の出入りや物音が多い所ではないか、食物が口に入ったまま会話をする、食事の途中で寝てしまうことはないかなどの情報を確認します。該当するものがあれば、患者さんが食べ物をきちんと認識し、嚥下に意識を集中することが難しくなるため、摂食・嚥下機能に影響を及ぼします。

ⅱ) 食事姿勢

　患者さんの摂食時の姿勢について、リクライニング位か、90度坐位姿勢なのか、片麻痺により坐位時に麻痺側に傾いてしまうことはないか、円背の有無などについて観察し、情報収集します。片麻痺がある患者さんの場合、摂食時に体幹が麻痺側に傾いてしまうと、食物は、重力により傾いた麻痺側の口腔や咽頭に流れ、麻痺側では、感覚や運動の障害があるために、口腔や咽頭への残留や誤嚥を起こしやすくなります。円背のある患者さんの場合、骨盤が後傾して顎を突き出して坐る姿勢となるため、下顎が挙上し気道の入口が大きく開くため、食物が気道に入りやすく、誤嚥をしやすくなります。また、長期臥床により頸部の支持性が低下している、頸部が伸展している患者さんでは、咽頭と気道が直線となり、気道の入口が大きく開き、食物が気道側に入りやすくなるため、さらに誤嚥を起こしやすくなり、嚥下機能に影響を及ぼします。

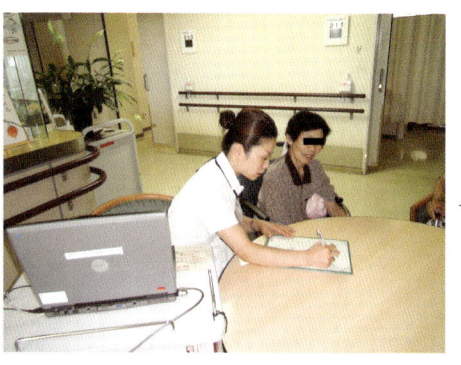

図1 食生活に関しての情報収集場面

・食事環境
・食事姿勢
・食べ方
・介助の方法
・食物形態　など

iii) 食べ方や介助の方法

　　自力で経口摂取する場合や食事介助により摂取する場合には、一口量が多い、口へ運ぶ速度が速いと誤嚥や窒息の危険性が高くなります。特に高齢者では、安静時唾液の減少、歯牙の欠損、口腔周囲筋や顔面などの筋力が低下し、咀嚼力が低下すること、喉頭挙上や食道入口部の開大が不十分となるため、一口量が多いと咽頭に残留しやすくなります。さらに感覚機能の低下により、むせない誤嚥（不顕性誤嚥）を起こしやすくなります。また、スプーンを使用した食事介助場面では、介助者の位置や姿勢、介助方法にも注意が必要です。立ったままで高い位置から患者さんの口にスプーンを運ぶと、患者さんは介助者を見上げる姿勢となり、頸部が伸長して、誤嚥を起こしやすくなります。介助の方法も摂食・嚥下機能へ影響を及ぼします。

iv) 食物形態

　　軟らかいものばかり食べるなど患者さんの食物の好みや食べやすい形態が変化する、拒食するなどの場合、その原因が摂食・嚥下障害であることがしばしばあります。患者さんが、どのような食物形態を摂取しているのか聞いてみましょう。下記の①～⑤の食物形態であると嚥下しにくく誤嚥しやすい食品となり、摂食・嚥下機能に大きく影響を及ぼします。

①密度が一定でないもの―具入りの味噌汁や五分粥食、お茶付けなど
　咀嚼をしている間に、水分だけが先に咽頭へ流れてしまい、誤嚥しやすくなります。

②さらさらしているもの―水やお茶、ジュースなど
　さらさらしている水分は、咽頭へ流れ落ちるスピードが速いため、嚥下反射惹起が遅れる患者さんの場合、喉頭閉鎖や気道閉鎖が間に合わずに誤嚥しやすくなります。

③粘膜にべたつくもの―ジャム、餅、団子など
　口腔内や咽頭に残留しやすく、誤嚥や窒息を起こしやすくなります。

④バラバラになりやすいもの―刻み食、せんべい、クッキーなど
　咀嚼・嚥下に問題がある患者さんの場合、口腔内でバラバラになったものを舌や臼歯、頬などの巧みな運動により食塊形成することが難しくなり、口腔や咽頭に残留し、誤嚥しやすくなります。

表1　千葉県立佐原病院の質問紙

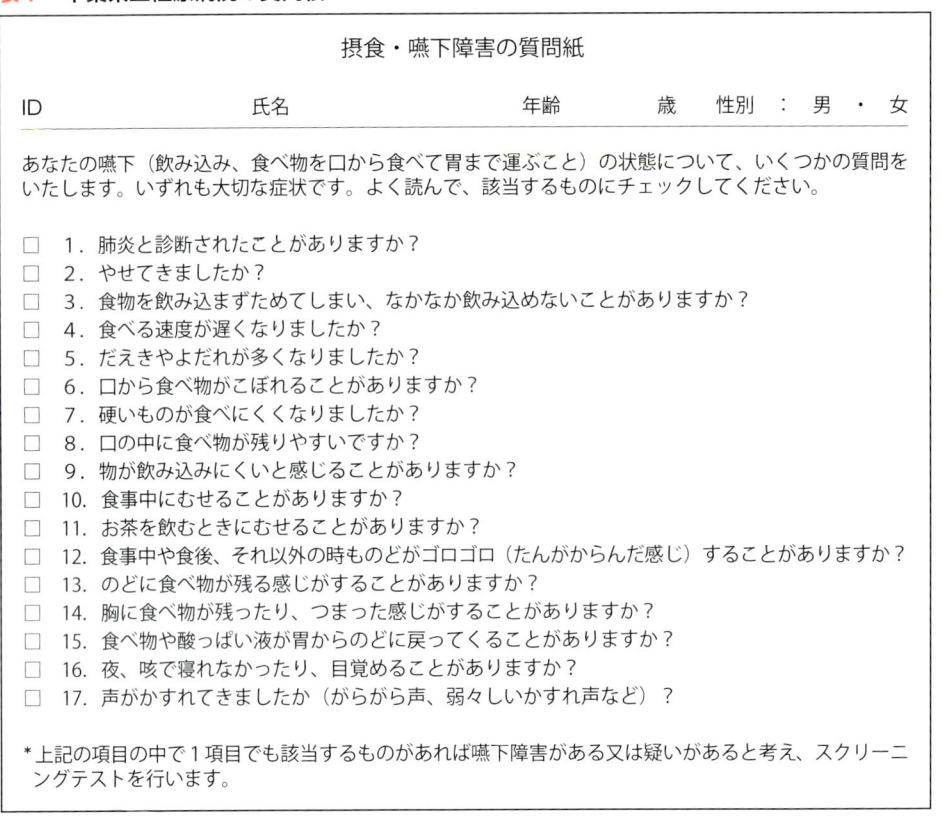

摂食・嚥下障害の質問紙

ID　　　　　氏名　　　　　　　　年齢　　　歳　性別：男・女

あなたの嚥下（飲み込み、食べ物を口から食べて胃まで運ぶこと）の状態について、いくつかの質問をいたします。いずれも大切な症状です。よく読んで、該当するものにチェックしてください。

- □ 1. 肺炎と診断されたことがありますか？
- □ 2. やせてきましたか？
- □ 3. 食物を飲み込まずためてしまい、なかなか飲み込めないことがありますか？
- □ 4. 食べる速度が遅くなりましたか？
- □ 5. だえきやよだれが多くなりましたか？
- □ 6. 口から食べ物がこぼれることがありますか？
- □ 7. 硬いものが食べにくくなりましたか？
- □ 8. 口の中に食べ物が残りやすいですか？
- □ 9. 物が飲み込みにくいと感じることがありますか？
- □ 10. 食事中にむせることがありますか？
- □ 11. お茶を飲むときにむせることがありますか？
- □ 12. 食事中や食後、それ以外の時ものどがゴロゴロ（たんがからんだ感じ）することがありますか？
- □ 13. のどに食べ物が残る感じがすることがありますか？
- □ 14. 胸に食べ物が残ったり、つまった感じがすることがありますか？
- □ 15. 食べ物や酸っぱい液が胃からのどに戻ってくることがありますか？
- □ 16. 夜、咳で寝れなかったり、目覚めることがありますか？
- □ 17. 声がかすれてきましたか（がらがら声、弱々しいかすれ声など）？

＊上記の項目の中で1項目でも該当するものがあれば嚥下障害がある又は疑いがあると考え、スクリーニングテストを行います。

※聖隷式嚥下質問紙に、3と5を新たに追加して利用しています

⑤変形しにくいもの—こんにゃくや寒天でつくったゼリーなど
　咽頭の狭いところを食塊が通る際に喉頭蓋谷や梨状窩などに残留しやすく、誤嚥や窒息の危険性が高くなります。

2　質問紙を用いたスクリーニング

　摂食・嚥下障害が疑わしい患者さんには、食生活に関する情報収集を行い、ハイリスク患者をスクリーニングします。患者さんの背景に摂食・嚥下障害の存在があるかないかふるいわけをしていく作業のなかでは、質問紙によるスクリーニングが大変有効です。質問紙には、聖隷式摂食・嚥下障害の質問紙[1]や嚥下障害リスク評価尺度改訂版[2)3)]などがあり（第1章-1-Q3参照）、多くの病院や介護施設、訪問看護ステーションなどで使われています。質問紙は、摂食・嚥下のメカニズムに沿った質問項目からなり、問診ないし患者さんや介護者が簡単にベッドサイドで記入することができます。ここでは、筆者の勤務する千葉県立佐原病院で利用している質問紙（聖隷式嚥下質問紙に3と5を追加）を使用したスクリーニングについてご紹介します（表1）。

　表1の質問紙は17項目からなり、質問1は肺炎の既往、質問2は栄養状態、質問3〜16は摂食・嚥下の先行期・準備期・口腔期・咽頭期・食道期の機能障害について質問しています。

先行期では、食物認知や食事に集中できているか、準備期・口腔期では、捕食・食塊形成し咽頭への送り込みができているか、咽頭期では、嚥下反射惹起後に咽頭残留や喉頭侵入、誤嚥の可能性があるかどうか、食道期では、残留や胃食道逆流の可能性があるかどうかなどを質問紙の中で確認しています。また、質問17は声門防御機構などが反映されるようになっています。当施設では、質問項目の中で1つでも該当するものがあれば、摂食・嚥下障害があるまたは疑わしいと判断し、次のステップである身体所見、神経学的所見のアセスメントや簡易的なスクリーニングテストへ進めています。

文献

1) 大熊るり, 他：摂食・嚥下障害スクリーニングのための質問紙の開発. 日本摂食・嚥下リハビリテーション学会誌, 6 (1)：3-8, 2002
2) 深田順子, 他：高齢者における嚥下障害リスクに対するスクリーニングシステムに関する研究. 日本摂食・嚥下リハビリテーション学会誌, 10 (1)：31-42, 2006
3) 深田順子, 他：高齢者における嚥下障害リスクに対する他者評価尺度に関する研究. 日本摂食・嚥下リハビリテーション学会誌, 10 (3)：220-230, 2006

◇ 「よくわかる嚥下障害 改訂第3版」(藤島一郎 編著), 永井書店, 2012
◇ 「ナースのための摂食・嚥下障害ガイドブック」(藤島一郎 編), 中央法規出版, 2005
◇ 「訪問看護における摂食・嚥下リハビリテーション」(鎌倉やよい, 向井美惠 編著), 医歯薬出版, 2007

嚥下のエキスパートナースが伝授するケアのコツ

患者さんや家族に生活の様子や症状などを問診するときには、できるかぎり具体的に聞くことや実際の食事や生活の場面を観察することが大切です。例えば、食事摂取量についての質問に「食事は全部食べています」と答えても、どの程度の量を提供されたのかにより、全部食べても摂取量が不足していることもあります。

(白坂誉子)

memo

第1章　1. アセスメント・評価・診断

Q3 質問紙やスクリーニングテストとはどのようなものですか

鎌倉やよい

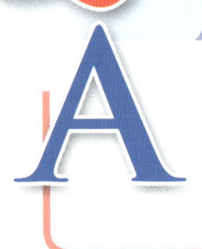

A 質問紙やスクリーニングテストは摂食・嚥下障害のある人をふるい分ける目的で用いられます。自記式の質問紙を用いてリスク者をふるい分け、さらにスクリーニングテストによって陽性者をふるい分けます。

1 スクリーニングの役割

　スクリーニングは、診断を目的にしたものではなく、あくまでもふるい分けの役割です。感度、特異度ともに高く、検出率の高い質問紙やスクリーニングテストを求めますが、実際には万能ではなく、目的に応じて開発されています。

　そのため、スクリーニングテストを開発したとき、どのような対象に調査し、どのような基準（至適基準）で疾病の有無を判定したかを把握することが必要です。その前提での、感度と特異度であることを忘れてはなりません。

　スクリーニングのための質問紙として、国内には「聖隷式嚥下質問紙」（表1）と「地域高齢者のための摂食・嚥下リスク評価尺度改訂版」（表2）がありますが、これらは準備・口腔期、咽頭期、食道期、および誤嚥に関する質問項目から構成され、摂食・嚥下障害の疑いがある人とない人を振り分けるものです。

　一方、反復唾液嚥下テスト（repetitive saliva swallowing test：RSST）、改訂水飲みテスト（modified water swallowing test：MWST）、フードテスト（food test：FT）は嚥下障害の有無を検出するテストです。それぞれのスクリーニングテストの目的を知って活用することが重要です。

2 質問紙やスクリーニングテスト陽性の意味

　質問紙やスクリーニングテストの結果、陽性と陰性を区切る値をカットオフポイント（cut-off point）といいます。どこの値をカットオフポイントと設定するかで、感度と特異度が変化します。感度が高いこと、かつ特異度が高いことが望まれますが、両者はトレードオフの関係にあります。要するに、カットオフポイントを変化させて、広く陽性と判定すると、疾病がある人（真の陽性者）を検出する割合は高くなり、感度は高くなります。しかし、同時に疾病がない人を陽性とする割合（偽陽性率）も高くなり、特異度は低くなります。

　スクリーニングテストが開発されるとき、感度と特異度がバランスよく最も高くなる値を、カットオフポイントとして研究者が設定します。多くの場合、縦軸に感度、横軸に偽陽性率

表1　聖隷式嚥下質問紙

No	質問項目	A	B	C
1	肺炎と診断されたことがありますか？	繰り返す	1度だけ	なし
2	やせてきましたか？	明らかに	わずかに	なし
3	物が飲み込みにくいと感じることがありますか？	しばしば	ときどき	なし
4	食事中にむせることがありますか？	しばしば	ときどき	なし
5	お茶を飲み込む時にむせることがありますか？	しばしば	ときどき	なし
6	食事中や食後、それ以外の時ものどがゴロゴロ（痰がからんだ感じ）することがありますか？	しばしば	ときどき	なし
7	のどに食べ物が残る感じがすることがありますか？	しばしば	ときどき	なし
8	食べるのが遅くなりましたか？	しばしば	ときどき	なし
9	硬い物が食べにくくなりましたか？	しばしば	ときどき	なし
10	口から食べ物がこぼれることがありますか？	しばしば	ときどき	なし
11	口の中に食べ物が残ることがありますか？	しばしば	ときどき	なし
12	食べ物や酸っぱい液が胃からのどに戻ってくることがありますか？	しばしば	ときどき	なし
13	胸に食べ物が残ったり、つまった感じがすることがありますか？	しばしば	ときどき	なし
14	夜、咳で眠れなかったり目覚めることがありますか？	しばしば	ときどき	なし
15	声がかすれてきましたか？（がらがら声、かすれ声など）	たいへん	わずかに	なし

質問項目のいずれかに、1つ以上Aと回答があれば嚥下障害と判定する。

（1−特異度）として描かれるROC曲線（receiver operating characteristic curve）が用いられます。この感度、特異度をふまえて、結果を理解する必要があります。

例えば、誤嚥を判別するテストであって、感度0.95、特異度0.70の場合、誤嚥がある人（陽性者）を検出する割合は95％と高いけれど、同時に誤嚥のない人を陽性と判定する割合（偽陽性率）は「（1−特異度）×100％」で示され、30％であることを表しています。つまり、真の陽性者を落としてしまう率（偽陰性率）は5％と少ないが、真の陰性者を陽性者として検出する割合（偽陽性率）は30％あることを示しています。

3　スクリーニング陽性者に対する確定診断検査

スクリーニングテストは振り分けることが目的であると述べてきました。そのため、陽性と判定された場合には、次の段階として、摂食・嚥下障害であるか否かを確定的に判定する必要があります。そのために用いられる検査が、嚥下造影検査（videofluoroscopic examination of swallowing：VF）であり、嚥下内視鏡検査（videoendoscopic evaluation of swallowing：VE）です。

前者は、X線撮影室において造影剤を用いて撮影が行われ、嚥下反射時に食塊が咽頭を通過する様相を観察し、客観的に評価することができます[1)2)]。食塊の残留についても観察することができ、評価表も開発されていますが、二次元画像からの判断となります。また、患者さんの状態としては、X線撮影室に移動できることが前提条件であり、X線被爆を伴うので、頻回に実施することはできません。

後者は、ベッドサイドで実施することができ、鼻孔から咽頭へ挿入したファイバーによっ

表2 地域高齢者のための摂食・嚥下リスク評価尺度改訂版

番号	食事中にあらわれる症状の質問	ほとんどない	まれにある	時々ある	いつもある	点数
1	水分や食べ物が鼻にあがる	0	1	2	3	咽頭期 点
2	食べ物をいつまでも飲み込まずに噛んでいる	0	1	2	3	
3	水分が飲み込みにくい	0	1	2	3	
4	ご飯が飲み込みにくい	0	1	2	3	
5	食べ物がのどにひっかかる感じがする	0	1	2	3	
6	食べ物がのどに残る感じがする	0	1	2	3	
7	食事中や食後に濁った声に変わる	0	1	2	3	
8	水分や食べ物が口に入ったとたんにむせたり、せきこんだりする	0	1	2	3	誤嚥 点
9	水分や食べ物を飲み込む時にむせたり、せきこんだりする	0	1	2	3	
10	水分や食べ物を飲み込んだ後にむせたり、せきこんだりする	0	1	2	3	
11	水分を飲み込むときにむせる	0	1	2	3	
12	ご飯を飲み込むときにむせる	0	1	2	3	
13	噛むことが困難である	0	1	2	3	準備・口腔期 点
14	硬い食べ物を避け、軟らかい食べ物ばかり食べる	0	1	2	3	
15	口がパサパサしていると感じる	0	1	2	3	
16	パサパサ、モサモサした食べ物は飲み込みにくい	0	1	2	3	
17	口から食べ物がこぼれる	0	1	2	3	
18	ことばが明瞭でない	0	1	2	3	
19	食べ物を飲み込んだ後に舌の上に食べ物が残る	0	1	2	3	
20	食べるのが遅くなる	0	1	2	3	
21	食べ物や酸っぱい液が胃からのどに戻ってくる	0	1	2	3	食道期 点
22	食べ物が胸につかえる感じがする	0	1	2	3	
23	胸やけがする	0	1	2	3	
合計点数（6点以上の場合摂食・嚥下障害リスクありと判定する）						点

て、咽頭腔内の状況を三次元画像として観察し、評価することができます[3]。嚥下反射時には食物通過によって観察不可能となり（ホワイトアウト）、誤嚥そのものを確認することはできませんが、嚥下後の咳嗽反射、喉頭前庭への唾液の貯留、梨状窩等の咽頭残留を観察することができます。

4 質問紙によるスクリーニングでの陽性判定

質問紙によるスクリーニングは、最も簡単なスクリーニングの方法であり、外来の初診時に活用されますが、健康診断など集団を対象とする場合もあります。

「聖隷式嚥下質問紙」（表1）15項目は、摂食・嚥下障害と確定診断された50名を含む脳血管障害患者195名および健常者170名を対象として開発され、尺度の内的整合性を示すクロンバックのα係数は0.85、感度0.92、特異度0.90と非常に精度の高い質問紙[4]です。外来では、初診の患者さんに質問紙への回答を求め、陽性者を選別します。

陽性者には、回答を中心に主観的情報を詳しく聴き出すことが重要であり、既往歴、年齢

等の影響する情報を総合して、摂食・嚥下機能のどこに問題がありそうかを推論します。そのうえで、口腔内食物残留、乾燥状態、歯の状況、舌の状態を観察し、カーテン徴候、口蓋反射、挺舌などの身体診査を行います。さらに、誤嚥を選別するスクリーニング検査を組み合わせることができます。

また、759名の地域高齢者を対象に開発された「地域高齢者のための摂食・嚥下リスク評価尺度改訂版」(表2)は、再テスト法による信頼性はr＝0.85、クロンバックのα係数は0.92と高いものの、VFを至適基準として6点をカットオフポイントとしたとき、感度0.57、特異度0.56です[5]。そのため、陽性者についてスクリーニング検査を実施することが必要です。

5 スクリーニング検査での陽性判定

外来受診した患者さんを対象にした場合は、質問紙によるスクリーニングを行い、よく聴いて主観的情報を収集し、身体診査によって確認します。次の段階では、陽性者に対するスクリーニング検査によって確認し、確定診断のためのVF、VEが行われます。

一方、スクリーニング検査は脳卒中の発症後急性期を脱して、経口摂取を開始できるかを判定することにも活用されています。その場合、もちろんCTなど病態に関する情報から障害を推論しますが、実際の患者さんの反応を確認するために、MWSTがよく用いられます。

スクリーニング検査の感度特異度についてはRSSTをみると、感度0.98、特異度0.66、MWSTは感度0.70、特異度0.88、FTは感度0.72、特異度0.62でした。いずれも嚥下障害のある人とない人を選別する検査であり、患者さんの状態に応じてこれらを組み合わせ、活用することができます。VFが実施できない場合のフローチャートとして、嚥下前後のX線撮影のデータも加えて、「非VF系摂食・嚥下障害評価フローチャート」として提唱されています[6]。

文献

1) 日本摂食・嚥下リハビリテーション学会：嚥下造影の標準的手順．日本摂食・嚥下リハビリテーション学会誌，5(2)：166-167, 2001
2) 日本摂食・嚥下リハビリテーション学会：嚥下造影の標準的検査法(詳細版)日本摂食・嚥下リハビリテーション学会医療検討委員会案作成に当たって．日本摂食・嚥下リハビリテーション学会誌，8(1)：71-86, 2004
3) 日本摂食・嚥下リハビリテーション学会：嚥下内視鏡検査の標準的手順．日本摂食・嚥下リハビリテーション学会誌，9(3)：435-448, 2005
4) 大熊るり，他：摂食・嚥下障害スクリーニングのための質問紙の開発．日本摂食・嚥下リハビリテーション学会誌，6(1)：3-8, 2002
5) 深田順子，他：高齢者における嚥下障害リスクに対するスクリーニングシステムに関する研究．日本摂食・嚥下リハビリテーション学会誌，10(1)：31-42, 2006
6) 戸原玄，他：Videofluorographyを用いない摂食・嚥下障害評価フローチャート．日本摂食・嚥下リハビリテーション学会誌，6(2)：196-206, 2002

第1章 1. アセスメント・評価・診断

Q4 精度の高いスクリーニングテストはありますか

鎌倉やよい

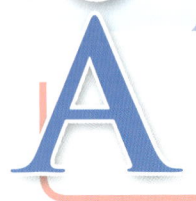

臨床で多用されるスクリーニングテストとして、反復唾液嚥下テスト、改訂水飲みテスト、フードテストがあります。

1 スクリーニングテストの精度

スクリーニングとは「選別」「ふるい分け」を意味し、一定の集団から疾病があると思われる人と、ないと思われる人を選び分けることを意味します。スクリーニングテストの精度は、疾病がある人を「陽性」として検出する能力（感度）および疾病のない人を「陰性」として検出する能力（特異度）によって表されます。この感度と特異度がともに高いほど、精度が高いといえます。また、疾病のない人を「陽性」と判定した値（偽陽性率）、疾病のある人を「陰性」と判定した値（偽陰性率）が低いほど精度が高いといえます（表1）。

2 嚥下障害のスクリーニングテスト

摂食・嚥下障害のスクリーニングテストには質問紙[1)2)]が開発されていますが、嚥下障害のスクリーニングテストとして、反復唾液嚥下テスト（RSST：repetitive saliva swallowing test）[3)4)]、改訂水飲みテスト（MWST：modified water swallowing test）[5)6)]、フードテスト（FT：food test）[7)] などがあります。これらは、嚥下障害のある人をふり分けることが目的であり、簡便に行うことができるテストです。基本的方法に基づき、実施時の具体的な手順と判定方法を解説します。

表1 スクリーニングテストの精度

結果 \ 疾病		疾病あり	疾病なし	計
スクリーニングテスト	陽性	a（真陽性）	b（偽陽性）	a＋b
	陰性	c（偽陰性）	d（真陰性）	c＋d
計		a＋c	b＋d	a＋b＋c＋d

・感　度＝a÷（a＋c）　・偽陽性率＝b÷（b＋d）＝1－特異度
・特異度＝d÷（b＋d）　・偽陰性率＝c÷（a＋c）＝1－感度

n＝a＋b＋c＋d

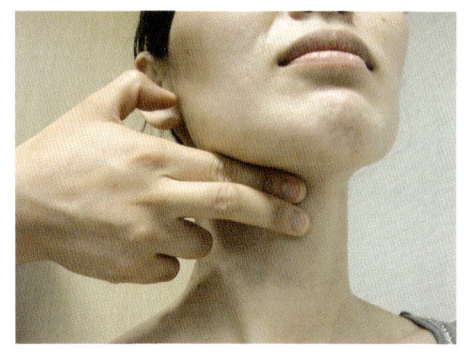

図1 RSSTの手技

ⅰ）反復唾液嚥下テスト（RSST）

● 手技

検者の右手の第3指を甲状軟骨の上甲状切痕部（上部先端）におきます。これに右手の第2指を重ねて、甲状軟骨の上方に位置する舌骨上におきます（図1）。

● 検査の説明

検者は患者さんに「口には何もありませんが、ゴックン、ゴックンと確実に飲み込んでください。私が止めというまで、飲み込む努力を続けてください」と教示します。

● 測定と判定

甲状軟骨が第2指を十分に乗り越えて移動したとき1回と判定し、30秒間に何回移動したのかを数えます。同時に目視によっても喉頭運動を観察します。30秒間に3回未満であれば、陽性と判定します。カットオフポイントを3回としたとき、感度は0.98、特異度は0.66と報告されています[4]。

ⅱ）改訂水飲みテスト（MWST）

● 準備

①冷水約10 mLを満たした清潔なカップ、②3 mLの冷水を満たしたディスポーザブル注射器（5 mL）、③湿性嗄声時または誤嚥時に対処するための聴診器を準備します。

● 検査の説明

検者は患者さんに「今から、少量の水を舌の下方に注ぎます。私が合図をしたら飲み込んでください。飲み込んだ後すぐに、アーと声を出してください。続いて、口には何もありませんが、私が止めというまで、飲み込む努力を続けてください」と教示します。

● 評価基準

1：嚥下なし、むせる and/or 呼吸促迫
2：嚥下あり、呼吸切迫（不顕性誤嚥の疑い）
3：嚥下あり、呼吸良好、むせる and/or 湿性嗄声
4：嚥下あり、呼吸良好、むせない
5：4に加え、反復嚥下が30秒以内に2回可能

- ●測定および判定方法
    ①注射器の冷水3 mLを口腔底に注ぎ「飲み込んでください」と指示し、評価基準1・2を判定します。当該の症状があれば、テストはここで終了となります。
    ②喉頭運動から「嚥下あり」を確認後「アーと声を出してください」と指示し、評価基準3湿性嗄声の有無を確認します。湿性嗄声があれば、テストはここで終了し、咳嗽を促し喉頭前庭に残留した水分を除去するとともに、頸部聴診によって安全を確認します。
    ③湿性嗄声がなければ、「飲み込んでください」と指示し、30秒以内に2回喉頭運動ができればその時点で終了し（評価5）、できなければ30秒間観察します（評価4）。この場合は、最大2施行をくり返し（計3回となる）、悪い方の点数を評点とします。
    ④カットオフポイントを3としたとき、感度は0.70、特異度は0.88と報告されています[6]。

iii) フードテスト（FT）

- ●準備
    ①プリン約4 gをのせたティースプーンを3本、②口腔内観察のため舌圧子とペンライト、③湿性嗄声時または誤嚥時に対処するための聴診器を準備します。

- ●検査の説明
    検者は患者さんに「今から、プリンを舌の前の方に置きますので、私が合図をしたら飲み込んでください。飲み込んだ後すぐに、アーと声を出してください。続いて、私が止めと言うまで、飲み込む努力を続けてください」と教示します。

- ●評価基準
    1：嚥下なし、むせる and/or 呼吸促迫
    2：嚥下あり、呼吸切迫（不顕性誤嚥の疑い）
    3：嚥下あり、呼吸良好、むせる and/or 湿性嗄声、口腔内残留中等度
    4：嚥下あり、呼吸良好、むせない、口腔内残留ほぼなし
    5：4に加え、反復嚥下が30秒以内に2回可能

- ●測定および判定方法
    ①プリン4 gを舌背前部に置き「飲み込んでください」と指示し、評価基準1・2を判定します。当該の症状があれば、テストはここで終了となります。
    ②喉頭運動から「嚥下あり」を確認後、すぐに「アーと声を出してください」と指示し、湿性嗄声の有無を確認すると同時にペンライトで口腔内を照らして残留を確認して、評価基準3を判定します。湿性嗄声と口腔内残留があれば、テストはここで終了し、咳嗽を促し喉頭前庭に残留した水分を除去するとともに、頸部聴診によって安全を確認します。
    ③評価基準3に該当しなければ、「飲み込んでください」と指示し、30秒以内に2回喉頭運動ができればその時点で終了し（評価5）、できなければ30秒間観察します（評価4）。この場合は、最大2施行をくり返し（計3回となる）、悪い方の点数を評点とします。
    ④カットオフポイントを4としたとき、感度は0.72、特異度は0.62と報告されています[7]。

文献

1) 大熊るり,他:摂食・嚥下障害スクリーニングのための質問紙の開発.日本摂食・嚥下リハビリテーション学会誌,6(1):3-8,2002
2) 深田順子,他:高齢者における嚥下障害リスクに対するスクリーニングシステムに関する研究.日本摂食・嚥下リハビリテーション学会誌,10(1):31-42,2006
3) 小口和代,他:機能的嚥下障害スクリーニングテスト「反復唾液嚥下テスト」(the Repetitive Saliva Swallowing Test:RSST)の検討(1)正常値の検討.リハビリテーション医学,37(6):375-382,2000
4) 小口和代,他:機能的嚥下障害スクリーニングテスト「反復唾液嚥下テスト」(the Repetitive Saliva Swallowing Test:RSST)の検討(2)妥当性の検討.リハビリテーション医学,37(6):383-388,2000
5) 才藤栄一:平成11年度長寿科学総合研究事業報告書,1-17,2000
6) 戸原玄,他:Videofluorographyを用いない摂食・嚥下障害評価フローチャート.日本摂食・嚥下リハビリテーション学会誌,6(2):196-206,2002
7) 戸原玄:各種スクリーニングテスト.「摂食・嚥下リハビリテーション」(才藤栄一,向井美惠 監),137-142,医歯薬出版,2007

嚥下のエキスパートナースが伝授するケアのコツ

スクリーニングテストの実施においても誤嚥のリスクは存在します。口腔内を清潔にし、頸部前屈位とする、吸引器を準備するなど、リスクへの対応を行ったうえでスクリーニングを実施することが大切です。

(白坂誉子)

医師からのアドバイス

水は簡単に用意できることと、誤嚥しても比較的安全なことから、水飲みテストはスクリーニングテストとして汎用されています。本邦では本文にあるように3mLで施行することが多いですが、海外の文献では90〜100mLで施行しているものが多いです。体格が違うとはいえ、量が多すぎないかと心配してしまいます。

(谷口 洋)

なお、本邦で有名な窪田の水飲みテストは30 mLで行います。これは日本人の最適一口量が20〜25 mLなのに対し、やや多い30 mLを用いて感度を高めているものです。3 mLをパスしたら30 mLで行い、日常場面で安全かどうかチェックする方法としてもよく用いられています。

(藤島一郎)

memo

第1章 1. アセスメント・評価・診断

Q5 嚥下造影検査は、どのように行いますか

武原　格

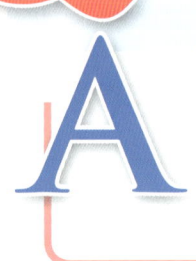

造影剤を含んだ検査食が嚥下運動に伴い、口腔から咽頭そして食道へと流入する状態をＸ線透視下で観察します。そして食物形態や摂食姿勢の調整、各種嚥下手技を用いて、安全に摂食できる方法を検討します。

1 嚥下造影検査の目的

摂食・嚥下障害が疑われる患者さんに対し、嚥下造影検査（videofluoroscopic examination：VF）を行うことで、摂食・嚥下に関する情報を得て、治療方針につなげることが大切です。それゆえに、検査の主目的が、誤嚥を検出して食べられないことを証明することであってはいけません。検査の目的は、大きく2つに大別されます。1つ目は、症状と病態の関係を明らかにする診断のための検査です。このなかには、口腔から食道までの形態学的異常や機能的異常、誤嚥や咽頭残留、胃食道逆流等の有無を明らかにすることが含まれます。2つ目は、食物形態や摂食姿勢を変更し、各種嚥下手技を用いることで、どのようにしたら誤嚥や咽頭残留をなくし、安全な経口摂取ができるか治療を模索するための検査です。ここで得られた情報を実際の訓練や摂食場面に利用します。ただし、嚥下造影検査は通常の食事場面と異なる環境で行われるため、日頃より上手に嚥下できる場合と、下手になる場合があり注意が必要です。

2 嚥下造影検査に必要な装置

嚥下造影検査には、①Ｘ線透視装置、②検査用椅子、③記録装置が必要です。その他に検査中の音や音声を画像と同時に記録するマイクシステムや、録画画像に時間情報を同時に記録するためのビデオタイマーなどがあれば、録画画像からより多くの情報が得られます（図1）。

Ｘ線透視装置は、口腔、咽喉頭、上部食道の一部が同一撮影範囲に入ることが望まれます（図2）。また、患者さんを側面と正面から撮影し、正面像で口腔から胃まで撮影するため、姿勢を容易に変えられる空間と、管球はある程度の距離上下に移動できる必要があります。

検査用椅子は、リクライニング機能のあるバックレスト（背もたれ）、長さと角度を変更できるレッグレスト、キャスターによる方向転換機能を備えた介護用リクライニング式車いすが適しています。近年は、電動で座面の高さが変更でき、リクライニング角度がわかる角度計を備えた嚥下造影検査用椅子も販売されています（図3）。

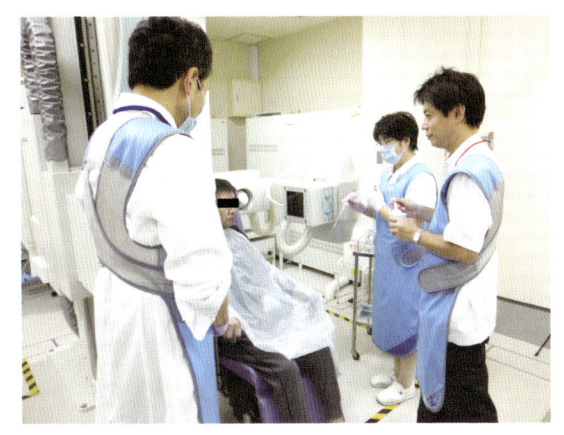

図1　嚥下造影検査場面

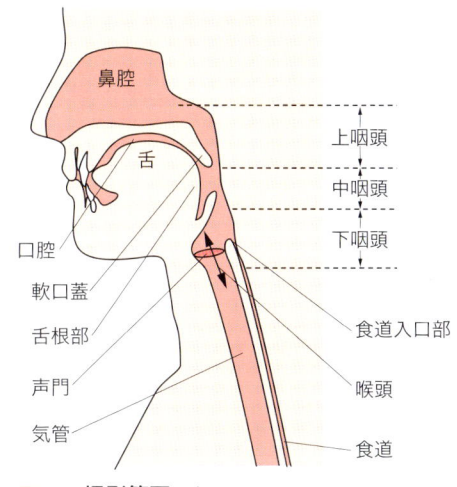

図2　撮影範囲のシェーマ

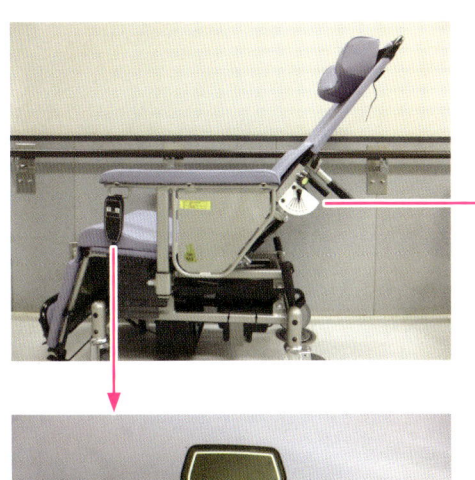

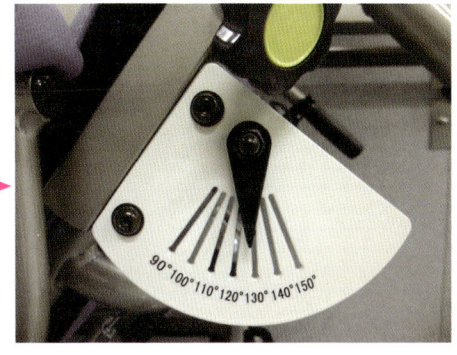

鼻腔／上咽頭／舌／中咽頭／下咽頭／口腔／軟口蓋／舌根部／声門／気管／食道入口部／喉頭／食道

リクライニング角度のわかる角度計

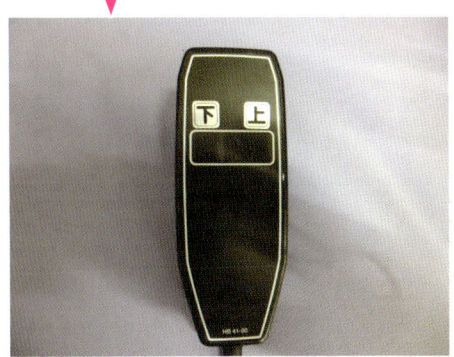

図3　嚥下造影検査用椅子
リクライニング角度の変更に対して、座面が電動で上下できるので、管球位置に容易に合わせることができます（VF検査用車いす、製造：松永製作所、販売：東名ブレース）

第1章　エキスパートに聞く！なるほどQ&A

　嚥下運動は、きわめて短時間で行われるため、その所見を正確に評価することは容易ではありません。そのため嚥下造影検査画像をDVDなどに録画し、スローや静止画像で再生し、嚥下動態の異常や誤嚥のメカニズムなどを詳細に検討することが重要です。また録画画像を保存することで、治療による患者さんの嚥下動態の変化を経時的に評価することも可能となります。

27

3 検査食の準備と注意点

　嚥下機能は、食物の形態により大きな影響を受けます。嚥下造影検査では、実際の摂食場面を想定して、さまざまな検査食を用います。造影剤は、一般に硫酸バリウムが使用されます。硫酸バリウム懸濁液を検査食に添加して使用します。重量％で30〜40％以上の濃度があれば、十分に造影されます。消化管造影剤には、他にもガストログラフィン®がありますが、誤嚥した場合の肺毒性が報告されているため、嚥下造影検査には適していません。検査食は、各患者さんの病態に応じて必要なものが使用されます。バリウムゼラチンゼリー、バリウム寒天ゼリー、バリウムクッキー、バリウム蒸しパン、バリウムうどんなど種類も豊富です。またとろみ調整食品については、使用量により粘性が変化し、作製してからの時間経過によっても粘性が変化するので注意が必要です（第3章参照）。さらに同じ量のとろみ調整食品を使用しても、食材によって粘性が異なる点にも配慮が必要です。

4 具体的な検査方法

　1回の検査時間は、患者さんの疲労や被曝量を考慮し、できるだけ短くするように心がけます。実際の訓練や介助を行う言語聴覚士や看護師などの医療スタッフが検査に同席することは大切です。自宅での食事のとり方を理解するために家族に検査に同席してもらうことも少なくありません。また、検査について、目的と危険性および処置方法などの説明を事前に行い、可能な限り文書による承諾を得るようにします。

❶検査前の準備としては、上記検査食の他に、下記のものを事前に準備し、検査に支障を生じないように配慮する必要があります。

　【吸引器】誤嚥や咽頭残留をすみやかに除去するために準備し、常に使用可能な状態にして検査に臨みます。

　【手袋】感染対策として使用します。また吐物や喀痰などの処理にも役立ちます。

　【パルスオキシメーター】患者さんのモニターとして使用します。必ず、検査前に患者さんの値を把握します。

　【スプーン、紙コップ、ストロー等】実際の検査で使用する物品を必要数より多めに用意します。落下などで不潔になったときなどでも新しい物品で対応できるようにします。

❷撮影方向は、誤嚥や咽頭残留の有無などを確認するため原則的に側面の透視から開始し、その後正面の透視を行います。正面の透視では、咽頭通過の左右差や食道蠕動の評価、胃食道逆流の有無を確認するために、食道中・下部および胃まで検査食の通過状況を確認します。

❸実際の検査食摂取の前に、義歯の装着の有無や適合状態を評価します。日頃、義歯を装着している患者さんが、検査時に義歯を装着していないことがないように気をつけます。さらに発声を行い検査時の意識レベルや、口唇、舌、軟口蓋などの動きを確認します。その後X線透視下で空嚥下を指示し、患者さんの嚥下運動を観察します。

❹検査食の摂食量は、誤嚥の危険性を考慮し、少量より開始します。特に一口目は、誤嚥を生じやすいため、少量より開始します。また、比較的安全に摂取できると考えられる食物形態から開始し、その後さまざまな食物形態で嚥下機能を評価します。

❺検査の姿勢は、普段摂食している姿勢から開始します。経口摂取を行っていない場合は、30度仰臥位、頸部前屈位より開始します。安全を確認しながら、徐々に角度を上げ、90度坐位での摂食をめざします。

❻誤嚥や咽頭残留を認めた場合は、同一条件での検査は行わず、体位の変更や頸部の回旋および前屈角度の変更、食物形態の変更などを試みます。また、咽頭残留の場合は、交互嚥下や複数回嚥下などの嚥下手技や、吸引や喀出を行います。

❼誤嚥に対しては、通常吸引を行います。患者さん自身が咳嗽で喀出できることもありますが、検査前に咳嗽訓練を行っておくことが望ましいです。必要に応じ、体位ドレナージや酸素吸入も行われます。

■ 文献

◇ 日本摂食・嚥下リハビリテーション学会医療検討委員会：嚥下造影の検査法（詳細版）日本摂食・嚥下リハビリテーション学会医療検討委員会2011年版案. 日本摂食・嚥下リハビリテーション学会誌, 15（1）：76-95, 2011

嚥下のエキスパートナースが伝授するケアのコツ

検査の目的や特徴を理解し、患者さんがベストな状態で検査に臨めるよう準備を整えておくことが重要です。また、訓練やケアにかかわるチームメンバーが、カンファレンスなどで検査結果をもとに訓練方法や摂食時の留意点を互いに確認するとより効果的です。

（白坂誉子）

医師からのアドバイス

VF検査の前と後にVEを行うと情報量が多くなります。検査の前の痰や分泌物の状態、またVEでNGチューブなどがどのように走行しているかも把握しておくことが大切です（第1章-1-Q7参照）。

（藤島一郎）

memo

第 1 章　1. アセスメント・評価・診断

Q6 嚥下造影の見方を教えてください

武原　格

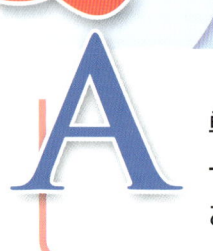

単に誤嚥や咽頭残留の有無だけを気にするのではなく、摂食姿勢や食物形態、一口量などを詳細に把握する必要があります。検査食の動態と解剖学的構造および機能的異常を口腔・咽頭・食道で評価します。

1　正常な嚥下運動の把握

　健常者の嚥下造影がどのようなものかを知ることは大切です。健常者の嚥下造影を知らなければ、嚥下障害患者さんの嚥下造影を見ても、どこが異常所見かわからないからです。撮影は、通常側面の透視から開始し、その後正面の透視を行います。検査食の口腔への取り込みにはじまり、咀嚼・咽頭への送り込み、嚥下反射惹起のタイミング、食道蠕動などを観察します。食塊が口腔から咽頭に移送されると、口唇・歯列は閉じ、軟口蓋が拳上し鼻咽腔は閉鎖します。嚥下反射時は、喉頭の前上方への移動と喉頭蓋の反転および咽頭収縮が生じ食塊を食道へと移送します（図1）。食塊は、左右の梨状窩から食道入口部を通過し合流後、食道蠕動により胃へと移送されます。嚥下反射惹起については、咀嚼を伴わない水分などの嚥

A　嚥下前
軟口蓋は下垂し、上咽頭と中咽頭はつながっている

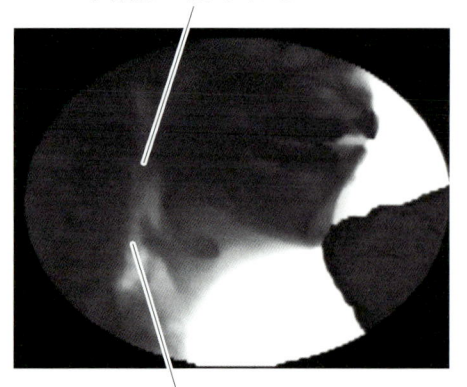

喉頭蓋および中咽頭から下咽頭まで観察できる

B　嚥下反射中
軟口蓋が拳上し、鼻咽腔閉鎖を生じる

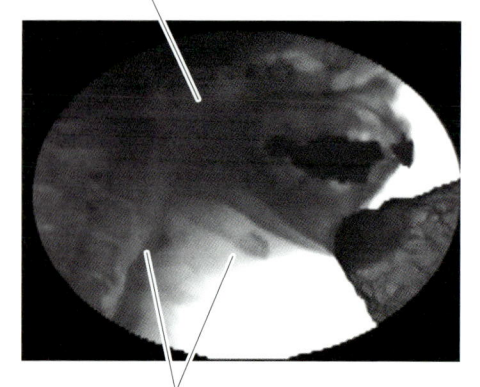

喉頭が前上方に移動し、喉頭蓋の反転、咽頭収縮により食塊が食道へと移送される

図1　健常者の嚥下造影

下の場合は、嚥下反射は食塊が口腔内から咽頭腔へ移る直前か直後に開始されます。したがって、食塊が梨状窩に達しても嚥下反射が出現しなければ遅延と判断されます。しかし、咀嚼を必要とする固形物の嚥下の場合は、食塊は咀嚼中に咽頭腔に移送され、健常者でも食塊の先端が梨状窩に達しても嚥下反射が開始されないことがあります[1]。

2 詳細な評価方法

検査食の動態を観察し、誤嚥や咽頭残留等の原因と考えられる解剖学的構造および機能的異常を区別して評価します。口腔、咽頭、食道のそれぞれの部位における各観察項目を、①正常範囲、②軽度不良・軽度異常、③不良・異常の3段階に分けて評価するとよいです。2段階評価では、十分な情報収集ができませんし、4段階評価では、判断に迷うことも増え、検者間での評価が異なる危険性が増加します。また、嚥下運動は短時間に行われる複雑な運動であるため、検査中だけでは異常所見を十分に把握することは困難です。そのため録画を行いくり返し観察し、評価を行うことが大切です。また、検査時の体調や疲労などにより、嚥下機能は影響を受けやすいため、観察された嚥下運動がbest swallowかworst swallowかを含めて検討します。

ⅰ) 各施行における検査条件

嚥下造影の結果を日頃の摂食訓練につなげるためには、検査時の条件を記録することが大切です。

❶姿勢については、30度ギャッチアップや90度坐位などの体幹傾斜角と、頸部屈曲や回旋など頸部の状態について記載します。

❷検査食については、例えば"ゼラチンゼリーをティースプーンすり切り1杯"のように種類や形態、一口量について記載します。

❸摂食方法については、自力摂取か介助による摂取かを記載します。

❹頸部回旋や息こらえ嚥下、咽頭残留に対し行った複数回嚥下や交互嚥下などの嚥下手技の記載は重要です。複数回嚥下の場合は、咽頭残留に対して自発的に生じたのか、検査者が促して空嚥下を行ったのかまで記載しておくと録画を見直すときに役立ちます。

ⅱ) 嚥下動態の評価

嚥下造影の観察項目を表1[2]にまとめました。各項目について、1施行ごとに上記3段階で評価を行います。検査食の食道入口部通過の左右差の程度や、喉頭挙上の程度、口腔・咽頭・食道の形態的異常などは、3段階評価とは別にコメント欄に記載します。特に誤嚥とむせの関係については、少量の誤嚥ではむせないが誤嚥量が増加するとむせを認めるなどの記載があれば、嚥下造影の結果をもとに摂食訓練を行う際、役立ちます。

実際の嚥下造影の画像から、その特徴と病態を理解するために典型的所見を提示します。

頸部正中位では、食塊は両側の食道入口部を通過します（図2A）。しかし頸部を回旋することで、回旋方向と反対側の食道入口部に食塊を通過させることができます。図2Bでは、頸部右回旋を行い、食塊を左食道入口部のみを通過するようにしています。

表1　嚥下造影の観察項目

検査食の動態	解剖学的構造の異常・動き
食物の取り込み 咀嚼状態 口唇からの漏出 口腔内保持 食塊形成 口腔残留（前庭部・口底部・舌背部） 咽頭への送り込み	形態学的異常（口腔） 口唇の開閉 下顎の動き 舌の動き 舌軟口蓋閉鎖
早期咽頭流入 嚥下反射惹起時間 咽頭通過 誤嚥・喉頭侵入 反射的なむせ 誤嚥物の喀出 口腔への逆流 鼻咽腔への逆流 咽頭残留（喉頭蓋谷・梨状窩） 食道入口部の通過	形態学的異常（咽頭） 舌根部の動き 舌骨の動き 鼻咽腔閉鎖 喉頭挙上 喉頭蓋の動き 喉頭閉鎖 咽頭壁の収縮 食道入口部の開大
食道残留 食道内逆流 胃食道逆流	形態学的異常 （食道の蛇行・外部からの圧迫など） 食道蠕動 下食道括約筋部の開大

Ⓐ 頸部正中位　　　　　　　　　　　Ⓑ 頸部右回旋

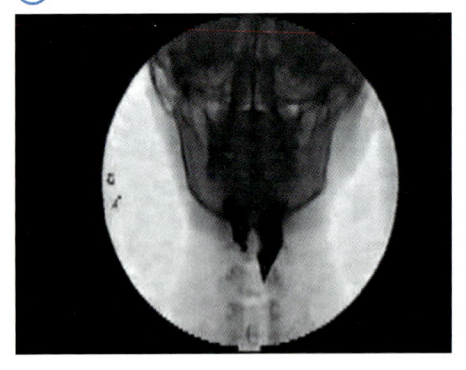

食塊は両側食道入口部を通過　　　食塊は左食道入口部のみを通過

図2　頸部回旋と食塊通過の変化
文献3より転載

　多発性脳梗塞の患者さんでは、嚥下反射惹起遅延や、軟口蓋の挙上不全により、鼻咽腔への食塊の逆流や誤嚥を生じます（図3）。
　嚥下障害患者さんでは、嚥下後に咽頭残留を認めることも多く（図4）、複数回嚥下や交互嚥下などの嚥下手技により、咽頭残留を除去できるかどうかも重要な観察ポイントです。
　嚥下造影では、口腔から咽頭への食塊の流入や、嚥下反射惹起遅延、誤嚥のタイミングなど食塊の動きと嚥下各器官の動きの協調性についても注意して観察する必要があります。

図3 鼻咽腔閉鎖不全と誤嚥（鼻咽腔への食塊の逆流／誤嚥）

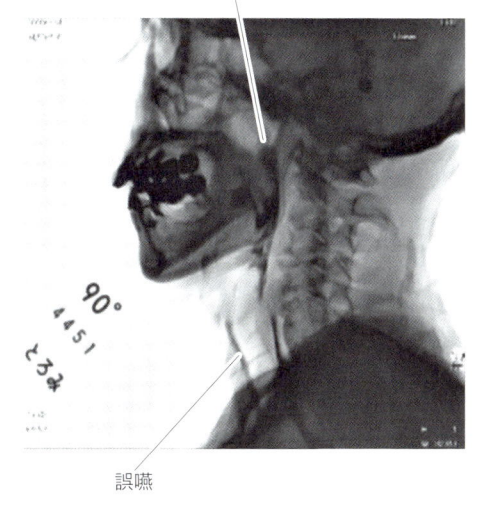

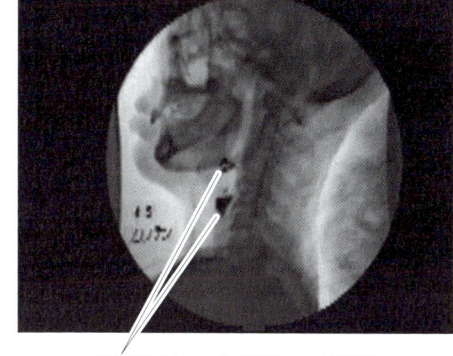

図4 咽頭残留（喉頭蓋谷および梨状窩の食塊残留）

文献

1) 馬場 尊：プロセス・モデルのインパクト．Medical Rehabilitation，(83)：1-7，2007
2) 日本摂食・嚥下リハビリテーション学会医療検討委員会：嚥下造影の検査法（詳細版）日本摂食・嚥下リハビリテーション学会医療検討委員会2011年版案．日本摂食・嚥下リハビリテーション学会誌，15（1）：76-95，2011
3) 嚥下障害リハビリテーション入門II 嚥下障害の検査．VFとVEによる病態の理解．リハビリテーション医学，50(5)，345-351，2013

memo

第1章　1. アセスメント・評価・診断

Q7 嚥下内視鏡検査はどのように行いますか

西村　立

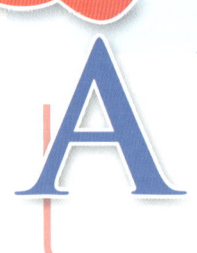

患者さんの咽頭・喉頭を内視鏡で観察した状態で食物を経口摂取してもらい、食物の喉頭侵入や誤嚥など異常所見の有無を検査します。そして誤嚥せずに嚥下しやすい摂食条件をその場で設定します。

1　嚥下内視鏡検査（VE）の特徴

　嚥下内視鏡検査（videoendoscopic examination of swallowing：VE）は、ベッドサイドや在宅などの実際に摂食する場所で実施可能で、患者さんが普段摂食している食品あるいは摂食したい食品を用いて評価できます。

2　嚥下内視鏡検査の目的

　食物が咽頭残留、喉頭侵入、誤嚥するような機能的な異常がないか、悪性腫瘍、潰瘍、炎症などの器質的な異常がないか、摂食時の姿勢や食物形態を変更することで誤嚥しないで嚥下できる方法がないかを評価します。そして、評価に基づいて患者さんや家族、メディカルスタッフに指導しますが、内視鏡の画像を録画しておくと説明しやすいでしょう。
　嚥下内視鏡検査は摂食・嚥下障害が疑われた場合のスクリーニングから、摂食・嚥下訓練前後、その後の経過観察まで随時施行されます。筆者の勤める聖隷三方原病院では、摂食介助している病棟の看護師から摂食・嚥下障害が疑われる患者さんの情報が寄せられ、嚥下内視鏡検査で評価することになったケースが多々あります。

3　嚥下内視鏡検査の手順

　まず嚥下内視鏡検査の目的、方法、危険性やその処置などを患者さんやご家族に説明し同意を得ます。
　内視鏡および周辺機器（図1）の他、頭部を安定させるための枕、摂食時の姿勢を調節できるリクライニング機能のついた椅子やベッドが必要です。また、食物が喉頭侵入したり誤嚥したりした場合に備えて吸引器を合併症に備えて救急用品を用意します。
　ベッドや椅子に患者さんが坐ったら、枕などで頭部の位置を一定に保ちます。その際には頸部をやや突出気味にします。鼻腔や口腔に貯留物が多い場合には内視鏡を挿入する前に吸

図1　嚥下内視鏡装置

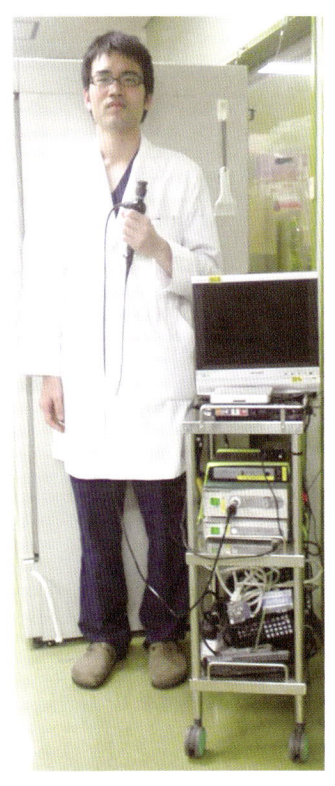

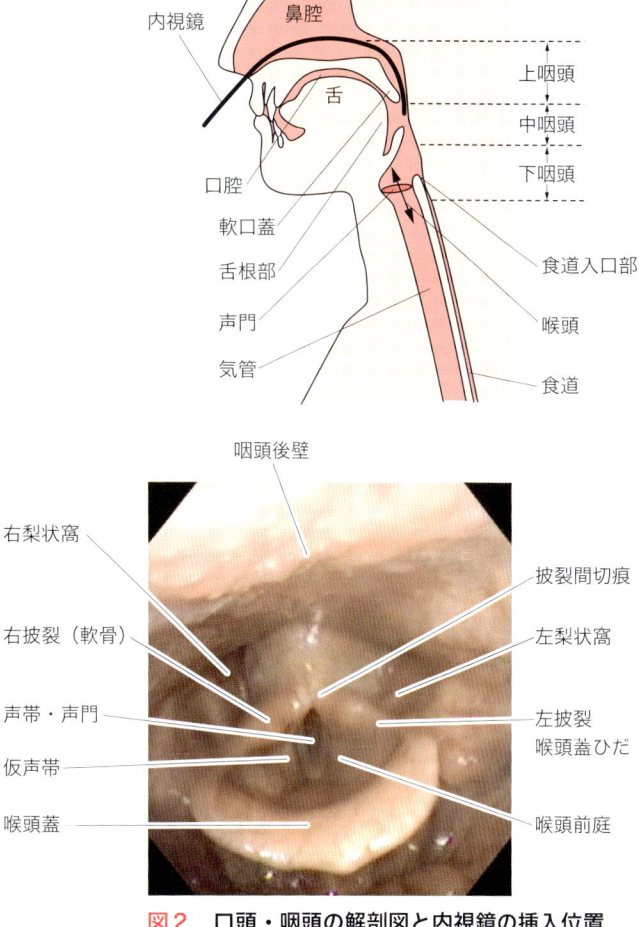

図2　口頭・咽頭の解剖図と内視鏡の挿入位置

引します。なお、咽頭、喉頭内に唾液や痰などが貯留している疑いがある場合、その状態を内視鏡で直視して確認することで嚥下機能を推定できる場合がありますので、内視鏡挿入後に吸引するとよいでしょう。

　内視鏡が挿入されると、鼻腔、舌根部、咽頭、喉頭を見ることができます（図2）。その際に刺激や痛みで患者さんが頸部を伸展する場合があります。その場合ゆっくりとした呼吸を促したり、安全に挿入されたことを伝えたりして患者さんを安心させ、頭部を安定させます。実際の検査場面を図3に示します。当院では、内視鏡挿入時には極力局所麻酔を用いません。麻酔により咽頭の感覚が鈍麻すると嚥下に影響すると考えられるためです。

　内視鏡で器質的異常の他、発声時や空嚥下（飲食物のない状態で嚥下をすること）時に軟口蓋が挙上して鼻腔と咽頭が閉鎖されるか、唾液や分泌液などが咽頭に貯留していないかなどを観察します。経鼻経管栄養チューブが挿入されている場合にはその位置も観察します。チューブが嚥下に大きく影響を及ぼすと考えられる場合には抜去しますが、嚥下への影響が小さい細径のチューブが使用されていて、かつ栄養面でしばらく経口摂取しながら経鼻経管

第1章　エキスパートに聞く！なるほどQ&A

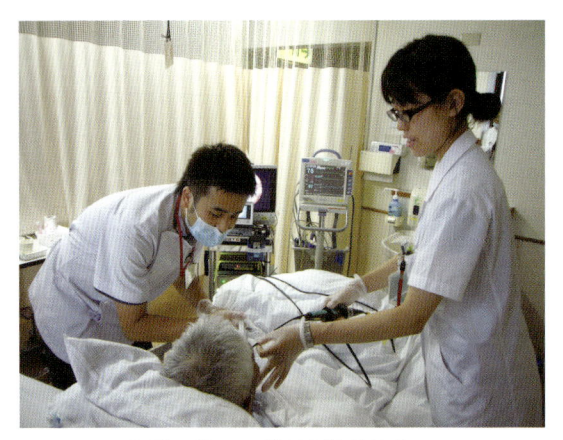

図3　ベッドサイドでの嚥下内視鏡検査

　栄養も続ける必要があると予想される場合には抜去せずに検査することもあります。8Frの細いチューブなら、嚥下に影響が少ないので、チューブを留置したまま検査をします。
　内視鏡で下咽頭、喉頭を観察しながら食物を患者さんに与えて嚥下してもらいます。当院では増粘剤でとろみをつけた液体に青い食紅で着色したものを用いて、咽頭侵入したら判別しやすいように工夫しています。検査はゼラチンゼリーのように嚥下しやすい食品から施行し、次第に嚥下しにくい形態に変更していきます。もし、食物が喉頭侵入した場合には随意的に咳をして喀出させるか、それができなければ吸引して除去します。また、嚥下の瞬間は視野が消えるため（ホワイトアウト）誤嚥したかどうかわかりませんが、嚥下後に食物が声門下に見えれば誤嚥したと判断でき、喉頭侵入時と同様に除去します。見えなかったとしても患者さんの呼吸状態などから誤嚥が疑われる場合には直ちに咳を促し、食物が喀出されないかを確認します。また、食物が咽頭に残留した場合には、喉頭侵入や誤嚥することなく残留物を食道へ送り込む方法についてその場で検討します。そして、いろいろな形態の食物を試したり、一口量を調整したり、頸部を回旋させたり、体幹角度を調整したりして、安全に嚥下しやすい方法を医師、言語聴覚士、看護師、栄養士などと検討し、摂食条件を設定します。また、録画を用いてカンファレンスなどで再検討する場合もあります。

4　嚥下内視鏡検査の合併症と対応

　嚥下内視鏡検査は比較的安全な検査ですが、次のような合併症の予防と発症時の対応を念頭に置いておく必要があります[1]。

i）失神発作

　突然徐脈や血圧低下をきたして、意識を消失する発作に注意が必要です。原因として、喉頭に分布する迷走神経を内視鏡の先端で刺激してしまった場合や緊張状態から自律神経の異常が起きてしまった場合があげられます。予防として患者さんの緊張をできるだけ和らげることが必要で、検査中に話しかけるとよいでしょう。もし、発作をきたした場合は嚥下内視鏡検査を中止して、すみやかに仰臥位にして、バイタルサインのチェック、気道確保、換気、血

管確保など救命処置の準備をします。多くの場合は発作は一過性で脳血流が回復すれば意識は回復します。

ⅱ）鼻出血

鼻腔内には出血しやすい部位があり、内視鏡挿入時にそこに接触すると出血する場合があります。普通は自然に止血しますが、血液を凝固しにくくする薬剤を内服していると出血が持続することがあります。その場合は圧迫して止血します。

ⅲ）喉頭痙攣

内視鏡の先端が強く喉頭に接触すると喉頭の入り口が収縮して狭くなったり、閉塞したりする場合があります。軽度であれば酸素を投与して落ち着かせることで回復しますが、重度であれば気道確保が必要です。

● 文献
1)「嚥下内視鏡検査の手順2012改訂」(日本摂食・嚥下リハビリテーション学会医療検討委員会), 2012

嚥下のエキスパートナースが伝授するケアのコツ

嚥下内視鏡検査は、患者さんが自宅で使用しているベッドや椅子、実際に食べている食品やこれから食べてみたい食品を用いて評価が可能なため、最近では訪問診療で実施することも増えています。その場で画像を見ながら、評価に基づき家族指導が行えます。（白坂誉子）

医師からのアドバイス

軟性喉頭内視鏡は嚥下内視鏡検査以外にも、気管カニューレや気管内挿管チューブの閉塞の有無、経鼻胃管の位置確認、喘鳴の原因精査、喀痰の確認と吸引の補助など、さまざまな場面で活躍してくれます。　　　　　　　　　　　　　　　　　　　　　　　　（谷口　洋）

第1章 1. アセスメント・評価・診断

Q8 嚥下内視鏡検査のみかたを教えてください

佐藤友里

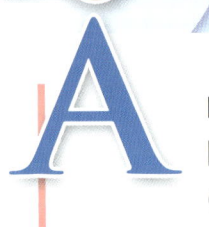

嚥下内視鏡検査（VE）は喉頭ファイバーで咽頭を直視して評価するため、実際の食事を用いて評価可能で、嚥下造影検査（VF）では確認できない唾液の誤嚥や器質的疾患の有無も評価できます。嚥下障害の有無を判断するだけでなく、リハビリ手技や代償法を駆使して安全な摂食条件の設定を行っていきます。

1 解剖

　まず解剖をお示しします。鼻腔からファイバーを挿入し、上咽頭から軟口蓋が観察されます（図1）。画像は上が背側、下が腹側となります。真ん中に喉頭蓋がみえ、その下側（腹側）に舌根部がみえ、それらに挟まれたところが喉頭蓋谷となります。上側（背側）には咽頭壁がみえます。さらにファイバーを進めていくと咽頭・喉頭全体が観察されます（図2）。真ん中には喉頭が観察され、喉頭内に喉頭前庭、声帯、声門がみえます。喉頭は左右の披裂、披裂喉頭蓋ひだ、喉頭蓋に囲まれています。左右の披裂の間を披裂間切痕といい、唾液等が侵入しやすい部位です。また咽頭には左右に窪みがあり、梨状窩と呼ばれ、食道へと続いていきます。

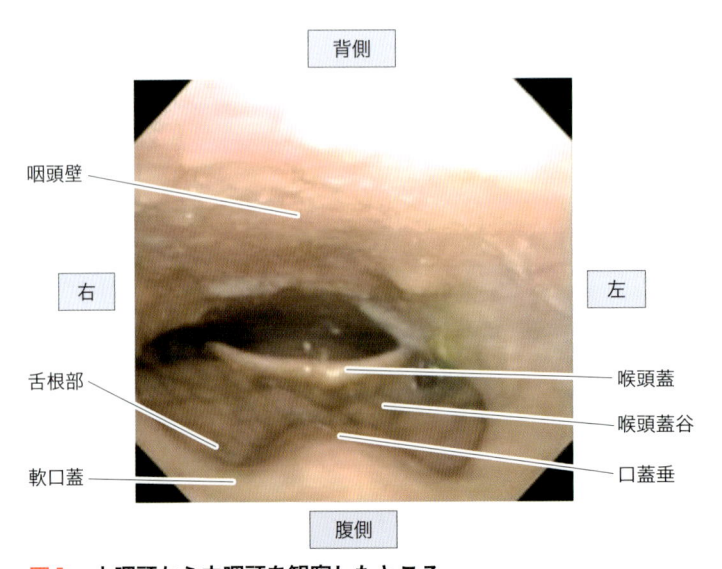

図1　上咽頭から中咽頭を観察したところ

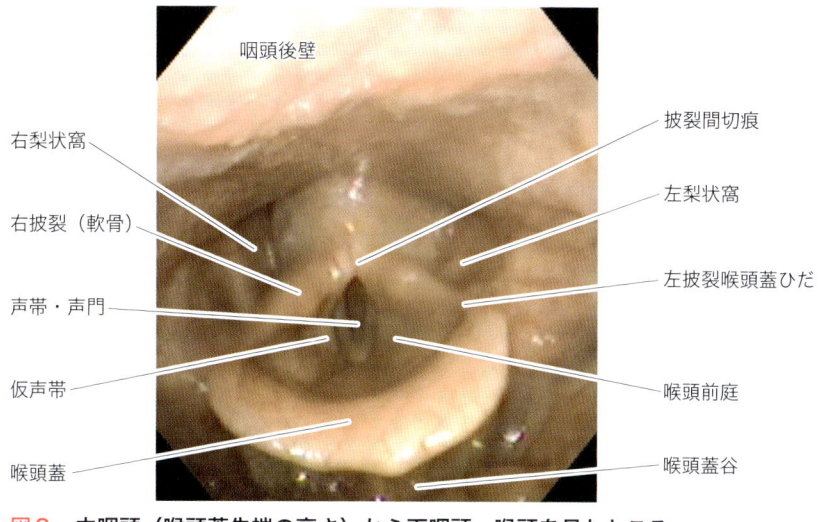

図2 中咽頭（喉頭蓋先端の高さ）から下咽頭・喉頭を見たところ

ラベル：咽頭後壁、右梨状窩、右披裂（軟骨）、声帯・声門、仮声帯、喉頭蓋、披裂間切痕、左梨状窩、左披裂喉頭蓋ひだ、喉頭前庭、喉頭蓋谷

表1 嚥下内視鏡検査評価項目の一例

構造・機能の評価			
鼻腔		衛生状態： 良・不良　出血：有・無	
軟口蓋	発声時	動き：良・不良　左右差：有・無　麻痺側：左・右	
	嚥下時	動き：良・不良　左右差：有・無　麻痺側：左・右	
咽頭腔		衛生状態： 良・不良　出血：有・無	
		唾液貯留： 無・少量・中等量以上	
		部位：喉頭蓋谷・梨状窩・全体	
	発声時	壁の動きの左右差：有・無　麻痺側：左・右	
	嚥下時	壁の動きの左右差：有・無　麻痺側：左・右	
		white out：有・不明瞭・無	
喉頭	前庭	唾液貯留：無・有　唾液の誤嚥：無・有	
	披裂部	動き：良・不良　左右差：有・無　麻痺側：左・右	
	声門	動き：良・不良　左右差：有・無　麻痺側：左・右	
摂食・嚥下時の評価			
食品の種類	咽頭残留：無・少量・中等量以上	部位：喉頭蓋谷・梨状窩・全体	
	喉頭侵入：無・少量・中等量以上	喀出：可・不可、自発的・要指示	
	誤嚥：無・少量・中等量以上	喀出：可・不可、自発的・要指示	
食品の種類	咽頭残留：無・少量・中等量以上	部位：喉頭蓋谷・梨状窩・全体	
	喉頭侵入：無・少量・中等量以上	喀出：可・不可、自発的・要指示	
	誤嚥：無・少量・中等量以上	喀出：可・不可、自発的・要指示	

文献1より一部抜粋して引用

2 評価項目

次に実際に検査を進めていく際の評価項目を解説していきます。

ファイバーを鼻腔から挿入し、最初に上咽頭、次に中咽頭・下咽頭と観察していきます。安静時、発声時、空嚥下時を観察し、その後食物を摂食して評価していきます。おおまかな評価項目を表1に示します。

痰

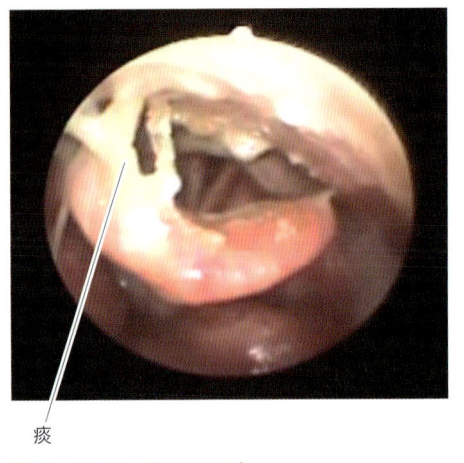

図3 咽頭 痰での汚染

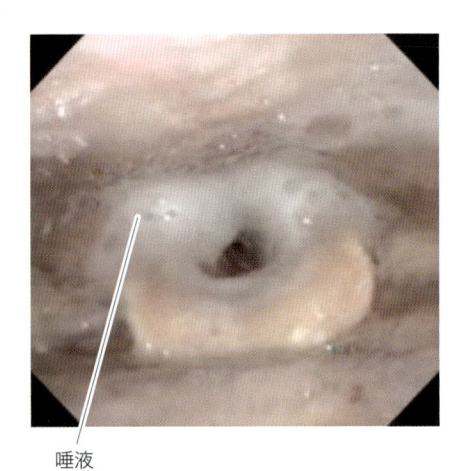

唾液

図4 唾液の貯留・誤嚥
泡沫状の唾液が咽頭・喉頭に充満している

ⅰ）摂食前の評価

　摂食前の評価項目としては、最初に鼻腔内の衛生状態や器質的異常の有無などを観察します。その後上咽頭で、発声時と嚥下時の軟口蓋の動きや不随意運動の有無を観察します。発声時には軟口蓋の挙上に左右差がないか、鼻咽腔閉鎖不全の有無をみます。また嚥下をしてもらい、唾液の鼻咽腔逆流がないかをみていきます。

　中咽頭では、まずは咽喉頭の衛生状態、器質的異常の有無、唾液・分泌物の貯留・侵入誤嚥の有無をみていきます。嚥下障害のある場合は、痰の汚染があったり（図3）、唾液の貯留や誤嚥がみられます（図4）。このような場合はまずは吸引して痰や唾液を除去します。

　次に、発声をしてもらい、咽頭壁の動きの左右差や、声帯麻痺の有無、発声時に声門閉鎖するかをみていきます。この際、「イー」や「エー」の発声をしてもらうと、咽頭のスペースが広がり、観察しやすくなります。頸部を伸展させるのも有効です。まずは高位置で全体を観察し、その後低位置で、喉頭前庭・下咽頭を観察していきます。頸部の角度を変化させたり発声で披裂部を内転させたりして、梨状窩などを十分観察します。

　また、喉頭ファイバーで喉頭蓋の先端や披裂を軽く触り、嚥下反射や咳嗽の有無により、感覚を評価することもできます。感覚の評価は粘膜損傷や喉頭痙攣誘発の恐れがあるので十分に注意して行います。

　嚥下をすると、white out といって画面が一瞬真っ白になります。これは、嚥下時は咽頭収縮が起こりファイバー先端を覆うためです。white out がしっかり起これば咽頭収縮が十分と判断できますが、不十分なときは不明瞭となります。

　経鼻経管栄養チューブが挿入されている場合は咽頭のどの位置に挿入されているか確認できます。細いもので左右の側方経路から梨状窩に留置されていれば嚥下の阻害とはなりませんが、太いチューブが正中や交叉していると嚥下の阻害となります。

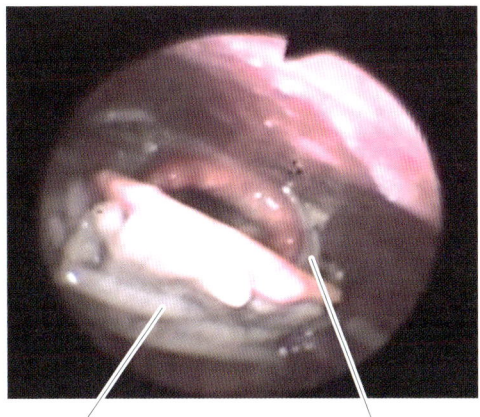

喉頭蓋谷の残留　　　　　梨状窩の残留　　　　　　ゼリー

図5　食物（そば）が喉頭蓋谷に多量、梨状窩に中等量残留している

図6　声門下にゼリーが誤嚥している

ii）摂食時の評価

　次にファイバーを高位置に保持して、摂食をしてもらい評価していきます。嚥下をした際は喉頭が挙上します。低位置ではファイバー自体が咽頭収縮の妨げとなるため、嚥下時は邪魔にならないように高位置に保持し、嚥下後下咽頭・喉頭に近づき、低位置で観察するようにします。

　摂食時の評価項目としては、一口ごとに食塊の咽頭残留の有無、侵入誤嚥の有無をみていきます。残留した場合は、残留量や残留部位（喉頭蓋谷・梨状窩・全体）を評価します（図5）。侵入・誤嚥した場合は、侵入誤嚥の量と、むせの有無、誤嚥物の喀出が可能かをみてきます。

　その他、嚥下反射のタイミングをみたり、自由咀嚼嚥下の場合は咽頭へ送られてくる食塊の形状をみることで、ある程度食塊形成能を評価することも可能です。

● 注意点

　嚥下内視鏡検査の場合、嚥下中の誤嚥はwihte outにより見逃してしまう恐れがあります。嚥下後むせた場合には、食物が声門下から喀出されるかどうか、むせない場合も声門下に食塊がないか観察すること（図6）が重要です。また声門下気道の後壁は死角となり観察できないため、咳を促し食物が喀出されないかをみていくことも重要です。発声を促し声の変化（湿性嗄声）がないか、酸素飽和度が低下しないかも指標の1つとなります。

iii）まとめ

　複数回の評価を試み、嚥下の再現性、さまざまな物性の検査食、リハビリ手技・代償法を検討・評価していきます。

　残留や侵入誤嚥があった場合には、姿勢の調整やリハビリ手技・代償法を使って、安全な摂食条件を設定していきます。例えば、図5のようにそばが喉頭蓋谷や梨状窩に残留してい

る場合は、複数回嚥下を促したり、ゼリーやお茶の交互嚥下で残留除去が可能か試みたりします。

嚥下内視鏡検査は喉頭ファイバーを挿入した状態での嚥下であり、やや苦痛を伴いファイバー自体が嚥下の阻害となっている場合があります。その点を踏まえて結果を検討していきます。

文献

1) 「嚥下内視鏡検査の手順2012改訂」(日本・摂食嚥下リハビリテーション学会医療検討委員会), 2012
◇ 「嚥下障害ポケットマニュアル第3版」(聖隷嚥下チーム 著), 医歯薬出版, 2011
◇ 「ナースのための摂食・嚥下障害ガイドブック」(藤島一郎 編), 中央法規出版, 2005
◇ 「目でみる嚥下障害-嚥下内視鏡と嚥下造影の所見を中心として」(藤島一郎 著), 医歯薬出版, 2006

嚥下のエキスパートナースが伝授するケアのコツ

嚥下内視鏡検査は、ベッドサイドで実際の食事場面の観察・評価が可能ですから、医療者だけでなく、患者さんにかかわるヘルパー、家族も画面に映る所見を見ながら食事中の注意点などを一緒に確認できます。そのため家族指導や在宅での評価・指導にも有用です。

(白坂誉子)

医師からのアドバイス

VFとVEは相補的です。浜松市リハビリテーション病院では、VE単独で行うことも数多くありますが、VFの際には、必ずVEも前後に行います。場合によっては、VFを一時中断してVEを行うこともあります。残留や少量の誤嚥、侵入を発見するのにVEが威力を発揮します。

(藤島一郎)

第1章　1. アセスメント・評価・診断

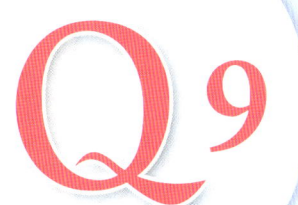

Q9 患者さんにとって適切な検査はどのように選べばよいですか

福村直毅

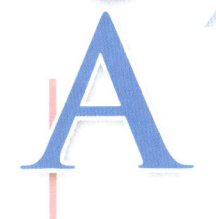

嚥下造影検査が基本です。特に口腔、食道の評価では嚥下造影検査が重要です。咽頭喉頭の構造の評価に優れている嚥下内視鏡検査は病院以外でも実施できます。

1 スクリーニング検査

嚥下障害の有無がわからない患者さんに実施するのがスクリーニング検査です。スクリーニング検査は嚥下障害かどうかを明らかにするものなので、特に嚥下障害の割合が高いグループで実施するとよいでしょう。すなわち65歳以上、脳卒中・神経筋疾患の既往歴、肺炎の既往歴のあるグループに対して実施すると効果的です。

2 嚥下造影検査と嚥下内視鏡検査の比較

嚥下障害の対策を考えるうえで必要な情報が得られる一般的な検査には嚥下造影検査（VF）と嚥下内視鏡検査（VE）があります。それぞれに表1に示した特徴があります。

嚥下造影検査は嚥下障害の全体像を把握するうえで最も基本になる検査です。透視室を活用できる施設では嚥下造影検査を第一選択にするとよいでしょう。嚥下造影検査の可能な件数が患者数に比べて少ない場合は手軽な嚥下内視鏡検査を実施することを勧めます。

患者さんの病態によって必要な検査が決まります。嚥下内視鏡検査は口腔期や食道期の評価に向きません。したがって口腔や頸部の手術の後、延髄外側症候群、反回神経麻痺、食道アカラシアなど口腔期や食道期の障害が疑われる場合は嚥下造影検査が必要です。また頻繁に吐いてしまう患者さんでも食道の問題が考えられるため嚥下造影検査が適切です。

一方で嚥下造影検査は造影剤の影を見る検査ですので、造影剤が入っていないものや構造物を見るのには向いていません。唾液や咽頭喉頭の粘膜の様子、喉頭の形や声門の動きを評価するには嚥下内視鏡が適切です。したがってサイレントアスピレーション（不顕性誤嚥）が関与するといわれ誤嚥肺炎や頻繁に吸引を必要としている患者さん、声がおかしい患者さんでは嚥下内視鏡を勧めます。

嚥下内視鏡検査がさらに手軽に実施できるワイヤレスCCDシステム（air-scope：リブト）があります。WiFi接続で複数のiPad上で映像が確認でき、録音、録画が可能です（図1）。簡易光源と組み合わせるとラインがなくなり機動性がさらに増すとともに、電源がない場所でも検査の実施が可能になります。さらに感染防止シースと組み合わせると清潔な管理が簡便にできるようになります。

表1 嚥下造影検査と嚥下内視鏡検査の比較

	嚥下造影	嚥下内視鏡
設備	レントゲン透視	内視鏡
検査場所	透視室	院外も含めどこでも可能
代表的リスク	被曝・造影剤誤嚥	痛み・喉頭痙攣
観察方法	造影剤を用い食材を観察	咽頭喉頭の構造と食材を観察
観察部位		
口腔	○	△（舌運動）
咽頭	○	◎
喉頭	○	◎
気道	○	△
食道	○	△（咽頭逆流）
適応		
球麻痺	◎	◎
偽性球麻痺	◎	◎
術後	◎	◎
腫瘍	○	◎
咽頭喉頭構造	○	◎
咀嚼障害	◎	○
食道障害	◎	△
唾液誤嚥	△	◎

◎：最適な評価法　○：評価可能　△：一部評価できる　×：評価できない　＋：あり　－：なし

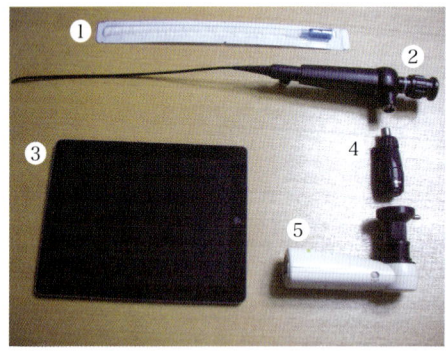

図1　往診に必要な内視鏡一式
①エンドシース（感染防止シース）
②3.5mm喉頭ファイバー
③iPad
④簡易光源装置
⑤ワイヤレスCCDシステム（air-scope：リブト）

3　嚥下造影検査ができない施設での検査

　透視室がないなど嚥下造影検査ができない施設の場合、嚥下内視鏡検査を選択することになります。嚥下内視鏡検査は大掛かりな設備を必要とせず、医師、歯科医師が実施しています。嚥下内視鏡検査は咽頭と喉頭の観察に優れているので咽頭残留や誤嚥のリスク評価が可能です。在宅や施設でも嚥下内視鏡であれば往診で検査することができます（図2）。医療機

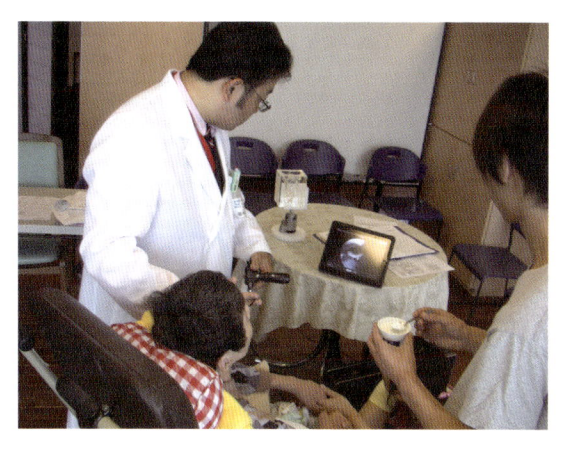

図2　施設での嚥下内視鏡検査場面
患者さんといつも介助している施設職員と一緒に咽頭喉頭の様子を観察している

関以外で嚥下内視鏡検査を実施する場合は、多量誤嚥や喉頭痙攣、キシロカインショックなどの緊急対応が必要となる合併症が起きないように綿密な検査実施計画を立てる必要があります。一方で口腔期や食道期に大きな問題がある場合は十分な評価は難しいので嚥下造影検査ができる施設と連携することが大切です。

医師からのアドバイス

咽喉頭の感覚を検査できることは嚥下内視鏡検査の利点の一つです。嚥下障害は咽喉頭の運動の面から論じられることが多いですが、最近は咽喉頭感覚の関与も注目されています。通常、咽喉頭感覚は内視鏡を粘膜に押し当てて催吐反射が誘発されるかで判定しますが、大まかな評価しかできません[1,2]。海外では一定の圧で空気を粘膜に送気するair puff法で定量的評価をしていますが、残念ながらこの装置は本邦では発売されていません。本邦でも咽喉頭感覚の定量的評価ができるシステムの開発が望まれるところです。

1) 谷口　洋，他：内視鏡による探索子を用いた咽喉頭感覚の検査法の開発．耳鼻と臨床，52（補4）：S256-S262，2006
2) 石橋敦子，他：咽喉頭の感覚検査－摂食・嚥下障害の評価法として．臨床リハ，16（8）：738-742，2007

（谷口　洋）

第1章　1. アセスメント・評価・診断

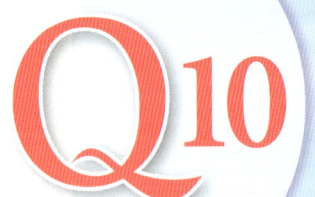

Q10 患者さんの栄養状態はどのように把握すればいいでしょうか

若林秀隆

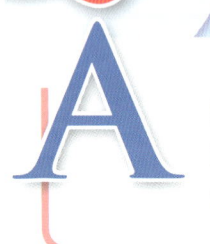

A 栄養スクリーニングとしてMNA®-SFやSGAなどがあります。特に重要な項目は食事摂取量と体重の減少です。低栄養の場合、その原因の評価が必要です。また、サルコペニアの有無とその原因の評価も重要です。

1 栄養スクリーニング

　摂食・嚥下障害患者には低栄養を認めやすいため、すべての摂食・嚥下障害患者に栄養スクリーニングを行います。簡易栄養状態評価法（MNA®-SF：Mini Nutritional Assessment-Short Form、図1）[1)～4)]は、高齢者の栄養スクリーニングに有用です。ただし、浮腫による体重増加を認める場合には得点が高く出やすいので、アルブミンなど検査値の評価も必要です。

　主観的包括的評価（SGA：subjective global assessment）も栄養スクリーニングとして有用です。SGAで評価する項目を表1に示します。病歴と身体検査の結果から、栄養状態良好、中等度栄養不良、高度栄養不良を主観的に判定し、栄養不良の場合には詳細な栄養評価を行います。

2 低栄養の原因

　栄養スクリーニングで低栄養と判定された場合、その原因の評価が必要です。低栄養の原因は、急性疾患・損傷（侵襲）、慢性疾患（悪液質）、社会生活環境（飢餓）の3つに分類できます[5)]。低栄養の原因によって最適な栄養管理が異なるため、原因検索を行います。複数の原因を認めることもあります。

i）急性疾患・損傷（侵襲）

　侵襲とは、具体的には手術、外傷、骨折、感染症、熱傷などの疾患・損傷があげられ、急性の中等度から高度の炎症を伴います。侵襲下の代謝変化は、傷害期、異化期、同化期の3つの時期に分類されます。傷害期では一時期に代謝が低下します。異化期では特に筋肉のタンパク質の分解が著明で、1日1kgの筋肉量が減少することもあります。一方、同化期では適切な栄養療法と運動療法の併用で、筋肉量を増やすことが可能です。目安としてCRPが3mg/dL以下となったら同化期に移行したと判断することがあります。

簡易栄養状態評価表
Mini Nutritional Assessment-Short Form
MNA®

Nestlé Nutrition Institute

氏名：

性別：　　　　年齢：　　　　体重：　　　kg　身長：　　　cm　調査日：

下の□欄に適切な数値を記入し、それらを加算してスクリーニング値を算出する。

スクリーニング

A 過去3ヶ月間で食欲不振、消化器系の問題、そしゃく・嚥下困難などで食事量が減少しましたか？
- 0 = 著しい食事量の減少
- 1 = 中等度の食事量の減少
- 2 = 食事量の減少なし

B 過去3ヶ月間で体重の減少がありましたか？
- 0 = 3 kg 以上の減少
- 1 = わからない
- 2 = 1〜3 kg の減少
- 3 = 体重減少なし

C 自力で歩けますか？
- 0 = 寝たきりまたは車椅子を常時使用
- 1 = ベッドや車椅子を離れられるが、歩いて外出はできない
- 2 = 自由に歩いて外出できる

D 過去3ヶ月間で精神的ストレスや急性疾患を経験しましたか？
- 0 = はい　　　2 = いいえ

E 神経・精神的問題の有無
- 0 = 強度認知症またはうつ状態
- 1 = 中程度の認知症
- 2 = 精神的問題なし

F1 BMI (kg/m^2)：体重(kg)÷身長(m)^2
- 0 = BMI が19 未満
- 1 = BMI が19 以上、21 未満
- 2 = BMI が21 以上、23 未満
- 3 = BMI が 23 以上

BMI が測定できない方は、**F1** の代わりに **F2** に回答してください。
BMI が測定できる方は、**F1** のみに回答し、**F2** には記入しないでください。

F2 ふくらはぎの周囲長(cm)：CC
- 0 = 31cm未満
- 3 = 31cm以上

スクリーニング値
(最大：14ポイント)

- **12-14 ポイント：** 栄養状態良好
- **8-11 ポイント：** 低栄養のおそれあり (At risk)
- **0-7 ポイント：** 低栄養

Ref. Vellas B, Villars H, Abellan G, et al. *Overview of the MNA® - Its History and Challenges.* J Nutr Health Aging 2006;10:456-465.
Rubenstein LZ, Harker JO, Salva A, Guigoz Y, Vellas B. *Screening for Undernutrition in Geriatric Practice: Developing the Short-Form Mini Nutritional Assessment (MNA-SF).* J. Geront 2001;56A: M366-377.
Guigoz Y. *The Mini-Nutritional Assessment (MNA®) Review of the Literature - What does it tell us?* J Nutr Health Aging 2006; 10:466-487.
Kaiser MJ, Bauer JM, Ramsch C, et al. *Validation of the Mini Nutritional Assessment Short-Form (MNA®-SF): A practical tool for identification of nutritional status.* J Nutr Health Aging 2009; 13:782-788.
® Société des Produits Nestlé, S.A., Vevey, Switzerland, Trademark Owners
© Nestlé, 1994, Revision 2009. N67200 12/99 10M
さらに詳しい情報をお知りになりたい方は、**www.mna-elderly.com** にアクセスしてください。

図1　簡易栄養状態評価表

表1　SGAの項目

病歴	①年齢、性別 ②身長、体重、体重変化（過去約6カ月間と過去2週間） ③食物摂取量の変化（期間、食物形態） ④消化器症状（2週間以上の持続：悪心、嘔吐、下痢、食欲不振） ⑤ADL（期間、日常生活可能、歩行可能、寝たきり） ⑥疾患と栄養必要量との関係（代謝ストレス：なし、軽度、中等度、高度）
身体検査	①皮下脂肪の減少（上腕三頭筋、胸部） ②筋肉の損失（大腿四頭筋、三角筋） ③浮腫（くるぶし、仙骨部） ④腹水

ii) 慢性疾患（悪液質）

　悪液質とは、具体的にはがん、慢性心不全、慢性腎不全、慢性呼吸不全、慢性肝不全、膠原病、自己免疫疾患などによって起こる衰弱状態で、慢性の軽度から中等度の炎症を伴います。悪液質では体重や筋肉量の減少を認めます。がん悪液質の診断基準として、がん患者に6カ月で5％以上の体重減少を認める場合、もしくはBMI20未満やサルコペニアで2％以上の体重減少を認める場合という基準があります[6]。CRPが0.3～0.5 mg/dL以上の炎症を慢性的に認めることが多いです。

iii) 社会生活環境（飢餓）

　飢餓とは、エネルギー摂取量不足による低栄養状態のことです。タンパク質とエネルギーの摂取量が不足するマラスムス型、主にタンパク質の摂取量が不足するクワシオルコル型、両者を認める混合型に分類できます。治療は、十分なタンパク質やエネルギーの投与です。単純な飢餓の場合には、栄養療法単独で栄養改善が可能です。一方、侵襲、悪液質による低栄養の場合、適切な栄養療法は必要ですが、栄養療法単独での栄養改善は困難です。

3　サルコペニアの評価

　サルコペニアとは、筋肉減少症、筋減弱症を意味する言葉です。サルコペニアを四肢体幹や嚥下の筋肉に認めれば寝たきりや嚥下障害となるため、その評価と対応は重要です。サルコペニアの定義には、狭い範囲のものと広い範囲のものがあります。狭義では加齢による筋肉量の低下、広義ではすべての原因による筋肉量と筋力の低下および身体機能低下です[7]。

　サルコペニアの診断基準を図2に示します[7]。筋肉量低下を認め、筋力低下もしくは身体機能低下を認めた場合にサルコペニアと診断します。筋肉量低下はCT、MRI、DEXA（二重X線吸収測定法）などの検査が可能な場合、検査で評価します。臨床では上腕周囲長（利き腕でない上腕の中央で計測）21 cm以下、もしくは下腿周囲長（下腿の最も太いところで計測）28 cm以下の場合に筋肉量低下ありと判定することも可能です。全身にサルコペニアを認める場合、嚥下筋のサルコペニアの存在を疑います。

①筋肉量低下	・若年の2標準偏差以下
②筋力低下	・握力：男＜30kg、女＜20kg
③身体機能低下	・歩行速度 0.8m/s 以下

図2　サルコペニアの診断基準：①＋（②or③）

4　サルコペニアの原因と嚥下障害

　サルコペニアの原因は、加齢、活動（廃用）、栄養（飢餓）、疾患（侵襲、悪液質、神経筋疾患）の4つに分類できます[7]。このうち、飢餓、侵襲、悪液質は、低栄養の原因でもあります。つまり、低栄養の場合、サルコペニアも認める可能性が高いと考えます。

　高齢者では、筋タンパク質同化刺激による筋タンパク質の合成促進反応と分解抑制反応が減弱しているために、サルコペニアが起こりやすくなります。安静臥床などによる廃用症候群の1つである廃用性筋萎縮や神経筋疾患である筋萎縮性側索硬化症や多発筋炎などもサルコペニアの原因に含まれます。

　臨床現場では、サルコペニアの4つの原因すべてを認めることが少なくありません。以下、誤嚥性肺炎の入院患者を例とします。誤嚥性肺炎は高齢者に認めることが多く、加齢によるサルコペニアを発症前から起こしていた可能性があります。誤嚥性肺炎では入院後に禁食、安静臥床とさせられることが多いため、入院後に廃用性筋萎縮を認めやすいです。入院前後の不適切な栄養管理で、飢餓の可能性があります。誤嚥性肺炎は侵襲ですので、侵襲によるサルコペニアを認めます。

　誤嚥性肺炎になると、嚥下筋も含め全身に筋肉量低下を認めます。つまり、誤嚥性肺炎自体が原因でサルコペニアの嚥下障害が悪化する可能性があります。低栄養がサルコペニアの原因に含まれますので、低栄養は嚥下障害の原因の1つといえます。サルコペニアの嚥下障害の改善には、栄養評価と栄養改善が重要です。

　サルコペニアへの対応は原因によって異なり、リハビリテーション栄養の考え方が有効です。リハビリテーション栄養とは、栄養状態も含めて国際生活機能分類で評価を行ったうえで、障害者や高齢者の機能、活動、参加を最大限発揮できるような栄養管理を行うことです。詳細は拙書を参照してください[8]。

■ 文献

1) Vellas, B. et al.：Overview of the MNA®．its history and challenges. J. Nutr. Health Aging, 10（6）：456-465, 2006
2) Rubenstein, L.Z. et al.：Screening for undernutrition in geriatric practice：developing the Short-Form Mini Nutritional Assessment（MNA-SF）．J. Geront., 56A：M366-377, 2001
3) Guigoz, Y.：The Mini-Nutritional Assessment（MNA®）review of the literature－what does it tell us？. J. Nutr. Health Aging, 10（6）：466-487, 2006
4) MNA® Mini Nutritional Assessment. http://www.mna-elderly.com/forms/mini/mna_mini_japanese.pdf
5) White, J.V. et al.：Consensus Statement：Academy of Nutrition and Dietetics and American Society for Parenteral and Enteral Nutrition：Characteristics Recommended for the Identification and Documentation of Adult Malnutrition（Undernutrition）．JPEN, 36（3）：275-283, 2012
6) Fearon, K. et al.：Definition and classification of cancer cachexia：an international consensus. Lancet Oncology, 12：489-495, 2011
7) Cruz-Jentoft, A.J. et al.：Sarcopenia：European consensus on definition and diagnosis. Age and Ageing, 39：412-423, 2010
8) 「リハビリテーション栄養ハンドブック」（若林秀隆 編著），医歯薬出版，2010

嚥下のエキスパートナースが伝授するケアのコツ

感染に対し抵抗力のある健常者では肺炎をきたさないような誤嚥であっても、低栄養状態で体力や免疫力が低下している場合は、肺炎を起こしやすくなります。誤嚥のリスクが存在しても、肺炎までいたらないように普段から栄養状態を把握し、体力や免疫力を良好な状態に維持することが大切です。

（白坂誉子）

医師からのアドバイス

サルコペニアと嚥下障害についてはまだわからないことが多く、今後の研究成果によって明らかにされなければなりません。今確実にいえることは、サルコペニアが嚥下障害に関係している、そしてサルコペニアはまず予防することが大切だということだと思います（第4章-3-4参照）。

（藤島一郎）

知って役立つ！
Column

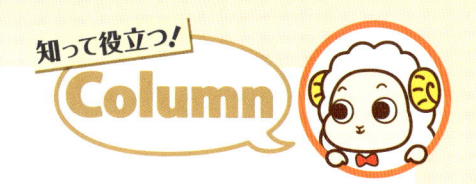

摂食・嚥下障害看護認定看護師に期待すること

摂食・嚥下障害看護認定看護師の誕生

　医療技術の進歩、高度化によって、専門性の高い看護師の必要性が高まり、1987年、当時の厚生省から「看護制度検討会報告書（21世紀に向けての看護制度のあり方）が報告されました。これを契機に日本看護協会を中心に検討がはじまり、'94年に専門看護師制度が、その翌年'95年に認定看護師制度が発足し、'97年に最初の認定看護師（救急看護、皮膚・排泄ケア）が誕生しました[1]。

　摂食・嚥下障害看護分野は、2004年に日本看護協会から認定看護分野として特定され、'05年には愛知県看護協会認定看護師教育課程が認可されました。日本摂食・嚥下リハビリテーション学会の全面的な協力によって、講師陣に理事をはじめとする第1人者を迎えて、'05年10月1日に教育が開始されました。'06年には摂食・嚥下障害看護認定看護師31名が誕生し、'13年7月現在441名となりました。

摂食・嚥下障害看護の質向上への貢献

　摂食・嚥下障害看護認定看護師に期待される能力として、①脳神経・筋骨格系フィジカルアセスメント、摂食・嚥下機能評価法を用いた評価、②摂食・嚥下障害の病態の理解、③適切な摂食・嚥下訓練の選択と実施、④呼吸状態、栄養状態、体液平衡状態の評価、⑤リスク管理、⑥摂食・嚥下訓練の家族への指導、⑦実践を通して役割モデルを示し看護スタッフを指導すること、⑧看護スタッフの相談にのること、⑨チーム医療としての摂食・嚥下リハビリテーションを推進すること、が求められています。

　認定看護師として摂食・嚥下障害看護分野の看護の質を向上させることができたのかを確認するため、ケアのプロセスに焦点を当て、摂食・嚥下障害看護質評価指標を開発し[2]、教育課程修了4カ月後とその1年後に、認定看護師が所属する病棟の看護師を対象に調査しました[3]。結果からは、認定看護師が導入され1年経過して、質指標全体でみると有意に向上していました。また、認定看護師の質評価得点が高い群は低い群に比べて、病棟看護師の評価得点が有意に高く、認定看護師が活発に活動することが、病棟の摂食・嚥下障害看護の質を向上させていました。今後も、認定看護師は自己研鑽を積むこと、得られた知見を惜しみなく看護スタッフに提供することで、次の世代を育成していただきたいと願っています。

文献

1) 「からだの科学 増刊 これからの認定看護師」（坂本すが, 後藤裕子 編），日本評論社，2010
2) 深田順子, 他：認定看護師及び看護師のための摂食・嚥下障害看護質評価指標の開発, 13（2）：88-106, 2009
3) 深田順子, 他：摂食・嚥下障害看護の質向上に及ぼす認定看護師の影響. 日本摂食・嚥下リハビリテーション学会誌, 14（3）：219-228, 2010

鎌倉やよい

第1章 2. 治療

Q1 脳疾患の急性期において、絶食の状態からどのように経口摂取をはじめるのがよいでしょうか

小山珠美

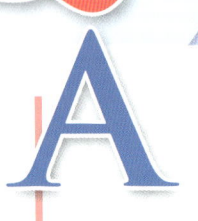

A 経口摂取開始の遅れは廃用症候群を引き起こすことになりますので、早期に経口摂取を開始します。経口摂取の開始にあたっては、病状の進行がないという条件で、気道のクリアランスを良好にし、口腔ケアの充実を図ります。そのうえで、安定した姿勢、適切な評価結果に応じた経口摂取の開始とステップアップを進めていきます。特に、脳疾患の急性期は覚醒が不良であったり、認知機能が低下している場合が多いため、不足な部分を補いながら良好な機能を引き出し、早期に経口摂取を開始できるような評価とプランニングに留意することが大切です。

1 入院直後からはじめる摂食・嚥下リハビリテーション

急性期医療では、治療に関連した人工呼吸器、気管切開、静脈栄養などの医学的管理が優先される時期が長く続く場合がありますので、摂食・嚥下機能を含めた多岐にわたる廃用症候群を懸念しなければなりません[1]。そのためにも、病状が不安定で非経口栄養が選択されている時期であっても、経口摂取の再獲得を前提とした呼吸ケア、口腔ケア、覚醒への援助、認知機能を高めるための適切な感覚・運動刺激などが重要です。意識の覚醒が不良であれば離床などの覚醒を促すケア、口唇や舌の運動障害があれば口腔ケア後に他動的なアシストで口腔周囲筋群の運動強化を行いましょう（第1章-3-Q4、5を参照）。入院直後からの身体ケアを充実させることが、廃用症候群の予防に留まることなく、早期に経口摂取へ移行でき、肺炎の発症を抑えることにつながります[2]。

2 経口摂取が早期に開始できるような身体ケアの充実

摂食・嚥下機能の評価にあたっては事前準備として、①全身状態の安定、②気道のクリアランスを良好にする、③胸郭の動きを強化し咳反射を高める、④覚醒を促し認知機能を高める、⑤口腔ケアと口腔周囲筋群の運動により唾液の分泌を良好にする、⑥身体を起こし早期離床を図りながら背面解放や坐位耐久性を高めるなどのケアの充実を丁寧に行います。また、急性期を乗り越えたら、自分と同じ生活者になるという気持ちを常にもち、心理的支援にも留意したいものです。

3 不足な部分を補い良好な機能を引出せるような評価

　脳疾患患者さんの多くは、認知機能低下、呼吸機能低下、身体や口腔周囲を含めた運動麻痺、高次脳機能障害による失語症、失行、失認などを合併し、口頭指示の理解が不良な状況を呈しています。そのため、評価者は、患者さんに過度な負荷をかけず、良好な機能を発揮できるような援助スキルを身につける必要があります。特に、初回評価においては、職種にこだわらず、評価スキルを十分に身につけた経験者と複数で評価することをお勧めします。加えて、単にベッドサイドスクリーニングテストの点数のみで判断するのではなく、その他の全身状態や栄養状態、認知機能、セルフケア能力なども含めた総合的な評価に基づくプランを立案できるようにします。

4 スクリーニング評価結果が不十分な場合の対処

　特に脳疾患患者さんは、液体のみでは早期咽頭流入があり、むせを引き起こすことがあっても、一定の粘性をつけた水分や、付着性の低いゼリー類などの方が、嚥下運動がスムーズな場合が多くあります。そのため、評価の際には改訂水飲みテスト（MWST）とフードテスト（FT）の双方をセットで行うようにします。MWSTでむせが生じても、次の方法として、1回量を3 mLではなく、2 mLにしたり、0.5〜1.0％程度のとろみ水で再評価をするなど、病態や認知に応じた嚥下機能を予測したうえで、患者さんの良好な能力を引き出すことに留意します[3]。

　また、顔面神経麻痺や舌下神経麻痺により、口唇閉鎖や送り込み運動が難しい場合は、重力を利用した30〜45度のリクライニング位とします。そのうえで、麻痺側の口唇閉鎖や舌の圧刺激などをアシストすることで送り込みや嚥下反射の惹起が良好となります。

　さらに、認知機能が低下している高齢者や覚醒が不十分な場合は、口頭指示の理解が不良であることにより反復唾液嚥下テスト（RSST）は実施困難、MWSTで3点以下の場合が少なくありません。これらは、咽頭期の問題というより、認知機能低下に関連した先行期の問題が大きく関与しています。そのため、開眼のアシスト、手にゼリーを持たせる、しっかりと見せる、匂いを嗅がせる、不要な情報を遮断するなどの環境設定が必須です。なお、スクリーニング評価で概ねよい結果がでればリクライニングの角度を高くし、水分も5〜10 mLと増量し、コップ飲みやゼリーの自力摂取などのセルフケア能力も評価します。

5 評価結果に応じた経口摂取の開始およびステップアップ

　評価結果に応じて摂食訓練や食事介助を開始します。開始食の選択については、固さ・付着性・凝集性など摂食・嚥下機能に応じた食物形態や一口量であることはもちろんですが、安全性を加味したうえで嗜好に合った食品や味にして、食欲を引き出すような食品や温度管理に留意します。そのうえで、誤嚥性肺炎を併発する兆候がなく、一定の摂取量が摂れるようになれば、タイムリーにステップアップを行います。筆者の勤務する東名厚木病院では嚥下食ピラミッド[4]（第3章-1参照）に応じた食事の開始とステップアップを行っています[5]。

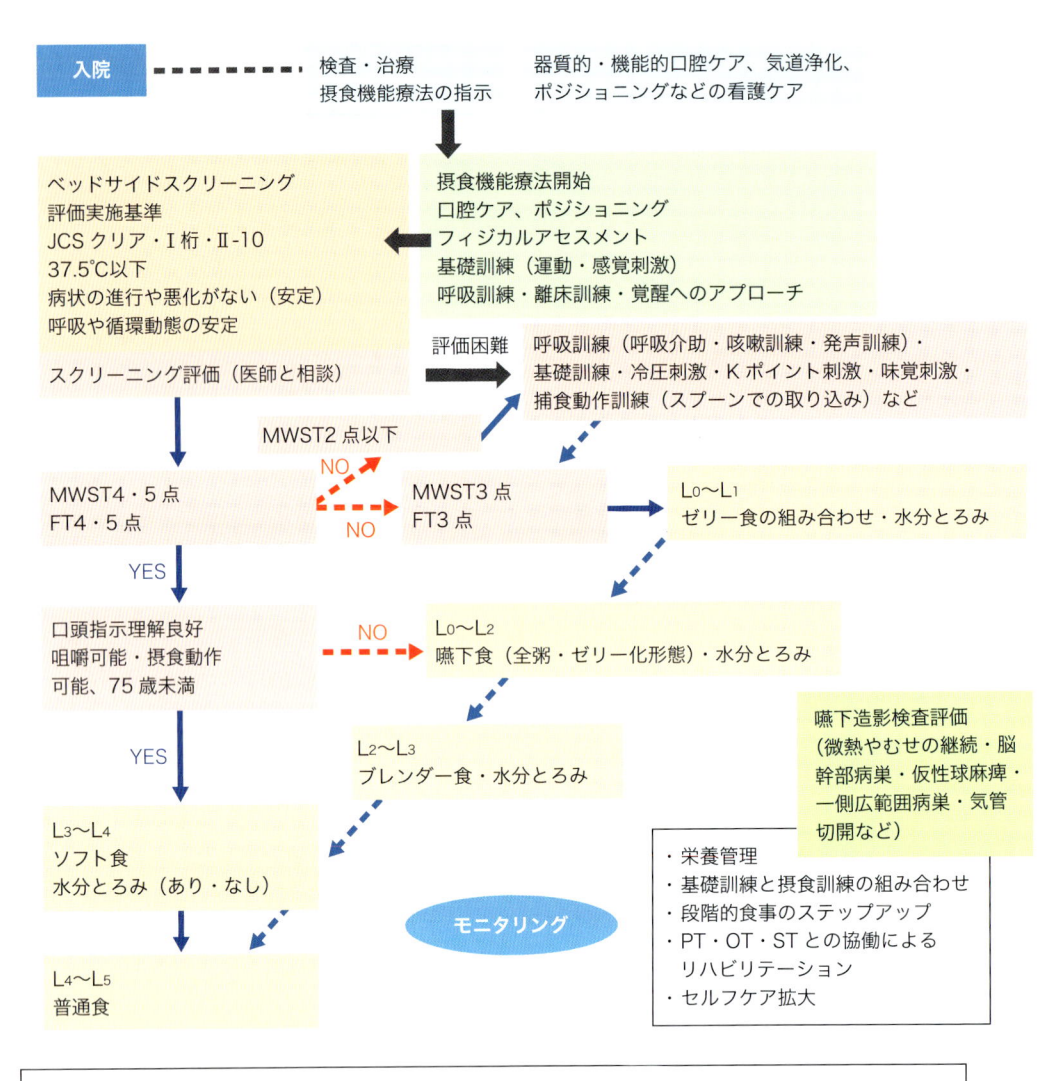

入院 ---- 検査・治療 器質的・機能的口腔ケア、気道浄化、
摂食機能療法の指示 ポジショニングなどの看護ケア

ベッドサイドスクリーニング
評価実施基準
JCS クリア・Ⅰ桁・Ⅱ-10
37.5℃以下
病状の進行や悪化がない(安定)
呼吸や循環動態の安定

スクリーニング評価(医師と相談)

摂食機能療法開始
口腔ケア、ポジショニング
フィジカルアセスメント
基礎訓練(運動・感覚刺激)
呼吸訓練・離床訓練・覚醒へのアプローチ

評価困難 → 呼吸訓練(呼吸介助・咳嗽訓練・発声訓練)・
基礎訓練・冷圧刺激・Kポイント刺激・味覚刺激・
捕食動作訓練(スプーンでの取り込み)など

MWST2点以下 NO

MWST4・5点 MWST3点 $L_0 \sim L_1$
FT4・5点   NO FT3点   ゼリー食の組み合わせ・水分とろみ

YES

口頭指示理解良好   NO $L_0 \sim L_2$
咀嚼可能・摂食動作   嚥下食(全粥・ゼリー化形態)・水分とろみ
可能、75歳未満

YES   嚥下造影検査評価
                            (微熱やむせの継続・脳
$L_2 \sim L_3$ 幹部病巣・仮性球麻痺・
ブレンダー食・水分とろみ   一側広範囲病巣・気管
                            切開など)

$L_3 \sim L_4$
ソフト食
水分とろみ(あり・なし)

                モニタリング

・栄養管理
・基礎訓練と摂食訓練の組み合わせ
・段階的食事のステップアップ
・PT・OT・STとの協働による
 リハビリテーション
・セルフケア拡大

$L_4 \sim L_5$
普通食

① スクリーニング評価は専従看護師・ST・院内認定者が実施(一部指導下で研修を受けた者が実施)
② ---▶ 1~3日程度のモニタリングで発熱なし・呼吸機能悪化なし・8割以上摂取していれば
   ステップアップしながらセルフケアを高めていく
③ 手術後も同様の評価を行う
④ 75歳以上の高齢者は不顕性誤嚥を想定し、評価点よりワンランク低い食物形態で開始する
⑤ 週末などは無理な評価をしない。マンパワーの問題がある場合は昼のみとする
⑥ 評価や観察が必要な患者さんは可能な限りデイルームで摂取
⑦ 日々専任チームで情報を共有しケアの統一性をはかる
⑧ NSTと連携した栄養管理のもと、タイムリーな評価に応じた食物形態の変更を行う
⑨ 高次脳機能評価を初回から摂食・嚥下チームとリハビリテーション科で協働評価し対応を共有する
⑩ リハビリテーション科スタッフは日々の食事場面に同席し、嚥下グレードやセルフケアの拡大を図る

図1 脳卒中急性期摂食・嚥下リハビリテーションプログラム(K&Kプログラム)
「嚥下食ピラミッド」ではすべての食事を摂食・嚥下の難易度に基づいて6段階($L_0 \sim L_5$)のレベルに分類し、各レベルごとの食物形態の物性条件を基準化している。最も難易度が低い物性条件をL_0としている
文献2より引用

図1に当院での脳卒中急性期における摂食・嚥下リハビリテーションプログラムを紹介します。当院では、このようなプログラムに応じた早期経口摂取のアプローチをチームで行った結果、経口摂取の移行率上昇、入院から経口移行までの日数短縮、肺炎併発率の低下、退院時嚥下能力グレードの上昇という成果をきたしています[2)6)]。

文献

1) 高橋博達：脳卒中急性期における摂食・嚥下障害の評価とリハビリテーション．MEDICAL REHABILITATION, 85：97-105, 2007
2) 小山珠美, 他：脳卒中急性期から始める早期経口摂取獲得を目指した摂食・嚥下リハビリテーションプログラムの効果．日本摂食・嚥下リハビリテーション学会誌, 16（1）：20-31, 2012
3) 「実践で身につく摂食・嚥下障害へのアプローチ」（小山珠美, 芳村直美 監），144-154, 学研メディカル秀潤社, 2012
4) 「嚥下ピラミッドによる嚥下食レシピ125」（江頭文江, 栢下淳 編），13-17, 医歯薬出版, 2007
5) 「ビジュアルでわかる早期経口摂取実践ガイド」（小山珠美 著），92-105, 日総研出版, 2012
6) 小山珠美：急性期医療における早期経口摂取を目指したチームアプローチ．MEDICAL REHABILITATION, 116：6-12, 2010

嚥下のエキスパートナースが伝授するケアのコツ

　三叉神経を経由して脳へ伝えられる顎・口腔・顔面領域からの感覚入力は、覚醒を維持するしくみである脳幹網様体賦活系を活性化させます。さらに経口摂取を開始し進めるためには、食物をしっかりと見せる、手に持ってもらう、においを嗅いでもらうなどの視覚情報や触覚、嗅覚に配慮した環境設定や、舌への圧刺激、嗜好を取り入れた味覚刺激といった特殊感覚を活用することが有効です。

（白坂誉子）

第 1 章　2. 治療

Q2 神経筋疾患の進行によって嚥下機能が悪化してきた場合は、どのように援助するのがよいでしょうか

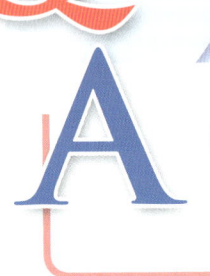

寺尾聡子

A 誤嚥しないように安全面への配慮も大切ですが、本人の食べたい気持ちを受け止め、可能な方法を試みます。病気の進行を認めたくないという心理も働くため、普段からの観察と根気強いアプローチが大切です。

1　神経筋疾患の患者さんの現状

　神経筋疾患の患者さんは、嚥下以外にも、呼吸・排泄・移動・コミュニケーションなどに援助を必要とします。疾患により、程度の差や進行速度の違いがありますが、今までできていたことができなくなることや、今後どのように進行していくのかという不安は計りしれません。そのようななか、食べることは、ささやかな楽しみです。全身の機能も嚥下機能も失われていくなかで、どのようにすれば安全に食べることができるのでしょうか。

　また、神経筋疾患患者さんの嚥下障害は、訓練によって改善する場合もありますが、現病の進行によって悪化してしまうことも多くみられます。また、多発筋炎や重症筋無力症など疾患への治療が確立している疾患もあります。なかには、栄養状態の悪化や廃用などから一時的に嚥下機能が低下しているケースもありますが、大抵は嚥下機能も悪化していきます。それなら訓練は無意味であり、患者さんの好きなようにさせてあげようというのは正しいといえません。

　さまざまな嚥下訓練や姿勢調節などの安全な摂食のための介入は、患者さんの嚥下機能を引き出し、長く維持するために有効です。表1にいくつかの神経筋疾患の特徴と、それぞれの嚥下障害の特徴をまとめました。

2　神経筋疾患患者さんが機能を維持するための嚥下訓練

　神経筋疾患患者さんの嚥下訓練は、何よりも疲労しないことが大切です。神経筋疾患患者さんは全身の筋力が低下していることが多く、疲労は嚥下関連筋をさらに弱らせ嚥下に悪影響を与えます。また、自分で訓練を行うことが困難な患者さんが多く、訓練にも介助が必要になるため、日常ケアのなかで、少しの手間と工夫で行えることが長続きにつながります。表2に神経筋疾患患者さんに可能な訓練を示しました。

表1　主な神経筋疾患とそれぞれの嚥下障害の特徴

パーキンソン病	高齢者に多い。比較的進行が遅いため嚥下障害を自覚しにくい。ドパミンの欠乏が原因。安静時の振戦や無動が特徴。姿勢不良（傾き・前傾）、振戦や筋固縮による食物の口への運搬障害、うつや認知症による意欲低下、口唇・舌の振戦、送り込み障害、嚥下反射遅延、喉頭挙上不全による咽頭残留など
筋萎縮性側索硬化症	運動ニューロン疾患の1つ。上位・下位ニューロンとも障害される進行性の疾患。いまだに決定的な原因もわからず治療法もない。呼吸不全、筋力低下による上肢機能の低下、口唇・舌・顔面周囲筋の筋力低下による咀嚼・食塊形成困難、嚥下反射減弱、嚥下圧形成不全、嚥下反射の遅延、咽頭残留など
脊髄小脳変性症	神経の変性により主に失調を生じ動きが思うようにならなくなっていくさまざまな疾患の総称。パーキンソン症状を伴うことが多い。小脳失調による不随意運動、食物の口への運搬障害、嚥下前の咽頭流入など
デュシャンヌ型筋ジストロフィー	小児期に発症、10代半ばより咬合不全や巨舌など口腔期の異常が出現、20代頃から咽頭残留、誤嚥などの咽頭期障害が出現する。自覚は少ない。患者さんの多くは思春期、青年期であり、病気の進行を認めたくない心理もある
筋強直性ジストロフィー	筋萎縮にとどまらず、心不全、内分泌症状など全身の臓器が障害される。成人の筋ジストロフィーでは最も多い。早期から嚥下障害が高率にみられるが自覚が少ない。鼻咽腔逆流、咽頭残留、誤嚥、食道の蠕動低下、知的機能の低下や認知症による理解力の低下もある
重症筋無力症	自己免疫疾患。頸筋や四肢近位筋に筋力低下、易疲労性が出現する。複視、眼瞼下垂が出やすい。嚥下困難、呼吸障害が強い患者さんもいる。治療が有効であるため、嚥下障害が強いときは無理をせず一時的に食物形態を下げたり、経管栄養を取り入れる

表2　神経筋疾患患者さんに可能な訓練

頸部・顔面のリラクゼーション	疾患の進行や長期臥床から頸部が拘縮しやすい。頸部の柔軟性を保つことは誤嚥予防に重要である。朝夕のケア時に温タオルで顔面・頸部をマッサージする
呼吸訓練	深呼吸（吸気時に上肢を上げ、呼気時に下ろすと胸廓が広がり効果的である）、巻き笛吹き、ロングトーン、ハッフィング（無声で息を吐く）
口腔ケア	口腔乾燥や汚染の観察、食前の準備として行う 歯ブラシを使って頬や舌の運動を行うことも可能である
発声練習	パタカラなど、1音1音はっきり、素早く、くり返し言う アなどを長く発声する（ロングトーン）、早口言葉
舌運動	できるだけ前に舌を突き出す、左右・上下に動かす、素早く行う
のどのアイスマッサージ	嚥下反射が遅延している人に冷たい綿棒で嚥下反射誘発部位を刺激し、嚥下を促す。何秒で嚥下反射が起こるか観察することで評価になる
味覚刺激	アイスマッサージ綿棒にジュース、砂糖水、レモン水などを使い味覚を楽しむ 棒付きキャンディーも同様。咽頭残留させないよう注意する

3　嚥下評価時の注意点と実際

　経口摂取を行っている場合は、実際の食事場面を注意深く観察します。
　食事をはじめる前に大切なことは、姿勢と口腔ケアです。姿勢が不安定であると筋肉が緊張して痛みや疲労につながり、嚥下にも悪影響を及ぼします。また、口腔内が不潔であると味も悪くなり、誤嚥した場合に誤嚥性肺炎を起こす危険性が高まります。口腔乾燥や歯の不具合も咀嚼や食塊形成に困難をきたします。食事の前は口腔内が清潔で湿った状態であることを確認しましょう。
　また、食事の姿勢は、患者さんの全身状態や嚥下状態に合わせて、ベッド、椅子、車椅子

表3　実際の食事評価での観察ポイント

姿勢・安定性	頸部前屈位・筋緊張のないリラックスした体位に調整する
食事時間・疲労 上肢機能	食事による疲労の出現や1食に40分以上もかかる場合は注意が必要（疲労からの誤嚥につながる）。上肢の機能障害も関係する 有効な食事動作ができない場合は介助を取り入れる
食べ方・食事ペース 一口量	誤嚥リスクにつながる食べ方（すすり食べ・詰め込み）や一口量を観察する。介助者の介助方法も重要である
摂食量	摂取量が少ない場合は原因を探す。食物形態は適切か、上肢機能低下のため口まで運べない、こぼす量が多いなど
むせ・嚥下の様子	不顕性誤嚥の場合もあるため頸部聴診で嚥下音を確認する 嚥下音の強弱、複数回嚥下、咽頭残留などを観察する
食後の様子	湿性嗄声、痰や咳の増加、酸っぱいものがこみあがる

などを選択します。疲労しやすい場合は食事の直前に体位を取ります。食事の途中でも姿勢を観察し、崩れる場合は修正します。

食事場面での観察ポイントを表3にまとめました。これらを観察し、必要時はスクリーニングテストも行い嚥下機能を評価します（表4）。

私が行っている評価方法

神経筋疾患では、開口困難な方や、指示に従うことが難しい方も多いですが、日本摂食・嚥下リハビリテーション学会の摂食・嚥下障害評価表を基本に可能な範囲で評価しています。

まず、患者さんの表情を観察します。会話が可能であれば、パタカラなどの発声や母音のロングトーンをしてもらいます。次に口腔内を観察し、乾燥や汚染の程度を見た後、舌の動きや咽頭期を見ます。反復唾液嚥下テスト（RSST）も行いますが、困難な患者さんが多く、その場合はアイスマッサージで嚥下誘発部位を刺激した後に何秒で嚥下反射が起こるかを見ます。この方法ならば水分で誤嚥を起こすリスクも少なく、継続して評価することで嚥下機能の変化を観察することができます。

4 神経筋疾患患者さんへの対応

神経筋疾患患者さんの嚥下機能低下は進行性であるため、その対応は非常にデリケートで難しい部分があります。いつまでも口から食べたいと願うことは当然ですが、安全面を考えると、いつか、どこかで、誰かがストップをかけなければなりません。患者さんの気持ちに寄り添いベストな対応をすることは難しく信頼関係の大切さを実感します。

経口摂取をしている患者さんには、一般的な摂食・嚥下のノウハウを駆使しながら誤嚥しないように食べてもらいますが、経口摂取が難しくなってきた場合は、経腸栄養を検討します。（表5）経鼻胃管は一時的な栄養摂取には有効ですが、本来長期使用するものではありません。経鼻胃管のチューブが嚥下に悪影響を与え、唾液誤嚥が起こりやすくなるためです。長期に経腸栄養が必要な場合は、胃ろうも検討します。

しかし、神経筋疾患患者さんの胃ろうは、慎重に検討されるべきです。すでに低栄養や筋萎縮が進行しているケースも多く、造設のタイミングが遅れると、せっかくつくった胃ろうが

表4　神経筋疾患患者さんに有効な嚥下評価方法

VF（嚥下造影）・ VE（嚥下内視鏡）	最も標準的な検査法、医師が行う検査である VFは患者さんが検査室に出ることが必要である
RSST・MWST	ベッドサイドで可能。簡便で安全である
フードテスト	小量の食物を使うため誤嚥に注意が必要である
頸部聴診	ベッドサイドで可能。いつもの食事で可能である

それぞれの評価方法の詳細は成書をご参照ください
RSST：反復唾液嚥下テスト、MWST：改訂水飲みテスト

表5　経腸栄養を検討するとき

- 誤嚥や誤嚥性肺炎をくり返す
- 経口摂取で十分な栄養がとれずに体重が減少する
- 口が開かないため、食べることができない

うまく使えないことが起こります。ろう孔周囲からの栄養剤や消化液のもれや、もれに伴うスキントラブルに難渋することがあります。胃ろうをつくることは患者さんにとっては大変な決断ですが、早い時期から栄養摂取をどのように行うかよく考えてもらうことが大切です。

また、胃ろうになったら口から食べられなくなるわけではありません。まず、基本的に胃ろうからしっかり栄養を摂り、好きなものを少しだけ口から味わうことは可能です。患者さんが食べたいと願うことはわがままではありません。むしろ、患者さんが食べたいと言ったときは、しっかり向き合うことが大切です。後回しにしてタイミングを逃すと、食べるチャンスは失われます。嚥下機能を評価し、食べるための準備をしっかり行い、吸引などのリスク管理を万全に整え、ひとさじのゼリーを口にしたときの患者さんの笑顔は格別です。

最終的には、患者さんや家族がどのような生活を望まれるかであり、どのような選択をされても、よかったと満足されるような援助を行いたいものです。

文献

- 「誰にでもわかる神経筋疾患119番」（金澤一郎、川原監）、日本プランニングセンター、2007
- 「神経・筋疾患　摂食・嚥下障害とのおつきあい～患者とケアスタッフのために～」（湯浅龍彦、野﨑園子編）、全日本病院出版会、2010
- 大野綾、他：経鼻経管栄養チューブが嚥下障害患者の嚥下に与える影響．日本摂食・嚥下リハビリテーション学会誌、10（2）：125-134、2006

嚥下のエキスパートナースが伝授するケアのコツ

嚥下障害が進行し嚥下困難となった場合でも、咀嚼が可能であれば、好きな食物を口に含み噛むことにより食感や味覚で「味わう」ことが可能です。リスクをコントロールすることはもちろんですが、今ある機能を適切に評価し、最大限に活かすかかわりも重要です。

（白坂誉子）

医師からのアドバイス

神経変性疾患の嚥下障害を診るときには症状の進行のスピードを知っておくことが重要です。例えばパーキンソン病では月から年の単位で症状が進行しますが、筋萎縮性側索硬化症では週から月の単位で進行します。このように進行が速い疾患ではゴール設定を1から2ランク低くせざるを得ないことが多くなります。

（谷口　洋）

第1章 2. 治療

Q3 長期にわたり気管挿管されていた患者さんへのアプローチはどのように行うのがよいのでしょうか

柿沼香里

A 長期の挿管による嚥下機能への影響は、身体活動範囲の低下、声帯粘膜の損傷、咳嗽反射の低下、口腔・咽頭・喉頭の感覚鈍麻と運動機能の低下、義歯の不適合などがあります。全身の筋力強化、咳嗽訓練、顔面・口腔の運動などを行い慎重に経口摂取進めていきます。

1 気管挿管が嚥下機能に与える影響

　気管挿管後の嚥下障害は数々報告がされていますが、発生頻度にはかなりのばらつきがあります。また気管挿管の期間が長いほど嚥下障害の発生頻度が高い傾向がありますが[1)2)]、挿管の期間と抜管後の嚥下障害の関係や重症度に関する明確なデータは示されていません。しかし、抜管後の嚥下障害、誤嚥の存在には注意が必要です。

　気管挿管は、挿管チューブという物理的な障害物の存在が喉頭、咽頭の組織、気管に影響を与え、口腔・咽頭・喉頭の感覚が鈍くなります。その結果、食物が口腔から咽頭に送り込まれても嚥下反射が起こりにくくなったり（嚥下反射の惹起遅延）、飲食物が気道内に侵入しても、咳嗽が不十分となることがあります（咳嗽反射の低下）。また、挿管チューブとの摩擦による声帯の粘膜損傷、声帯麻痺、喉頭浮腫などの声帯の解剖学的変化や筋の萎縮、協調性の乱れなどによって気道の防御機構が低下することがあります[3)]。さらに長期間経口摂取を行わないため、顔面から口腔・咽頭にかけて嚥下関連筋群の筋力低下をきたします。嚥下関連筋群の筋力低下により、口腔から咽頭に送りこむ能力が低下し（咽頭嚥下圧の低下）、咽頭内に食物などが残留しやすくなります。また義歯が必要な方は、義歯を使用しないことで歯槽骨が退化し、義歯が合わなくなることがあります（図1）。

　抜管後に生じる嚥下障害の多くは、一時的なものとされており、挿管チューブによって生じた粘膜の損傷は、抜管後より修復がはじまるため、嚥下障害は自然に回復するといわれています[4)]。しかし、ごく稀に挿管によって披裂軟骨脱臼を生じることがあり、この場合自然整復されることもありますが、陳旧化すると整復が困難となるため専門家による診断と治療が必要です。披裂軟骨脱臼と挿管手技困難・抜管困難との関連がないものも多く、抜管前に診断することは困難ですが、抜管後に持続する嗄声を認めた場合は、披裂軟骨脱臼も念頭に置き、専門家による早期の診断、処置を依頼した方がよいでしょう。

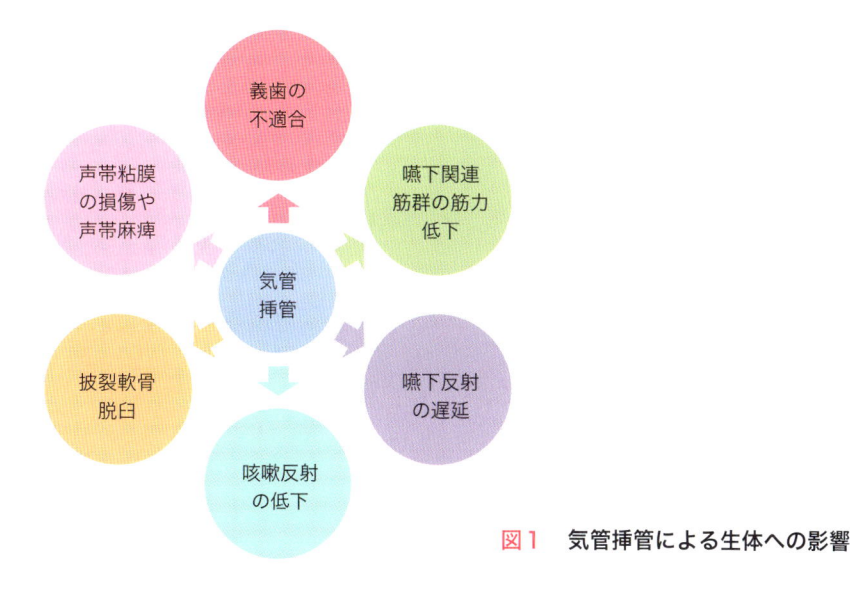

図1　気管挿管による生体への影響

2 抜管直後の状況

　　長期に気管挿管をされている場合、喉頭浮腫が起こりうることを念頭に置いて抜管します。喉頭浮腫を起こすリスク要因は長期間の気管挿管、女性、低身長などがあげられますが、はっきりしたものはなく、ICUにおける気管挿管患者さんの半数は、無症候性のものから再挿管が必要な重症なものまで多岐にわたる喉頭浮腫を起こすことが知られています[5]。喉頭浮腫の場合、通常は抜管してからすぐに症状が出ますが、抜管後12時間経過後に症状が出る例もあり、長期に気管挿管を行っていた場合は、粘膜損傷や嚥下反射の惹起性の低下などを踏まえて、24～48時間は経口摂取を控えた方がよいとされています[6]。

　　また抜管後によくみられる変化として湿性嗄声があります。これは咽頭内に唾液などの分泌物が貯留しているために起こる変化ですが、湿性嗄声を起こす要因として咽頭内の感覚低下や嚥下圧の低下、不顕性誤嚥が予測されるので、次項にあげたアプローチを行い、湿性嗄声が改善してから経口摂取を行った方が安全です。

3 経口摂取に向けたアプローチ

i）経口摂取を行う前から行えるアプローチ

● 全身の筋力強化

　　気管挿管により呼吸管理を行っている患者さんの場合は、活動範囲が限られるために身体活動の低下や関節拘縮をきたします。一般的に一週間の安静臥床で20％の筋力が低下し、その後も臥床を続けると一週間ごとに20％ずつ筋力が失われるといわれています（筋肉の廃用萎縮）。筋力低下によって体幹の姿勢保持が困難となると、姿勢を維持しようと頸部や四肢が緊張し、円滑な嚥下運動が制限されます。バイタルサインが安定していれば、坐位耐性訓練からはじめていきます。上半身挙上からはじめ、徐々に角度を上げ、時間を増やし、端坐位保持テーブル（図2）の利用や車椅子などで坐位を保持できるようにしていきます。可能で

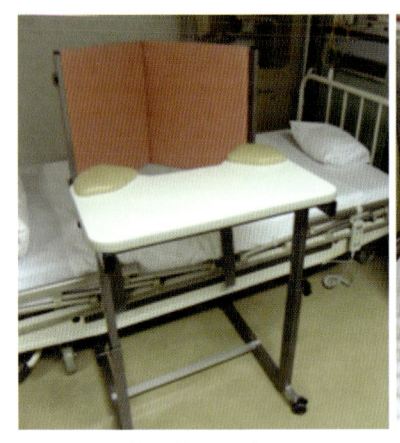

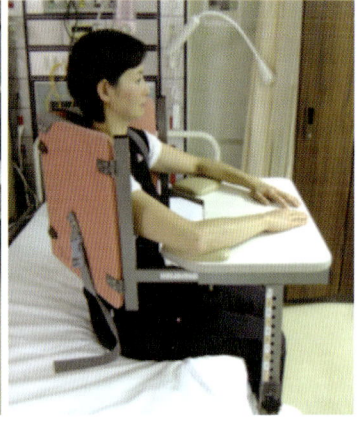

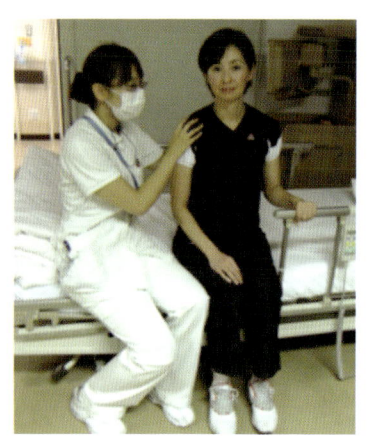

図2　端坐位保持テーブル　　　　　　　　　　　　　　　図3　背面開放坐位訓練

あれば、背面開放坐位訓練を行います。これは坐位耐性訓練とは異なり、背もたれに寄りかからず自分の力で坐るため、体幹の筋力が鍛えられます（図3）。また、頸部・肩の関節可動域制限も嚥下機能を低下させる要因となるため、関節可動域訓練も行います。

● 咳嗽反射の低下に対するアプローチ

抜管直後は声帯浮腫などにより声門を閉鎖することが難しく、咳嗽がうまく実施できずに気道分泌物が貯留していることがあります。咳嗽は気道内に入り込んだ分泌物や食物・痰などを排出するための防御反射であり、有効な咳嗽を実施することは重要です。咳嗽訓練は、患者さんに胸腹部に力を入れるように説明し、患者さんの呼気に合わせて胸郭の動きをサポートするように手のひら全体で広く押さえます。胸郭のサポートは、患者さんの年齢、骨密度、呼吸器疾患などによって骨折の危険性がないことを確認して行います（図4）。また、抜管直後は咳嗽がうまく実施できないのでハッフィング（huffing）を行い、自己排痰や咳嗽を誘発します。

ハッフィング（huffing）とは深く吸気を行い、できるだけ強く最後まで呼気を出す強制呼出手技。このとき、鼻から吸って口から吐くとともに、前傾姿勢をとって排出します。

ⅱ）患者さんの状況に応じて行うアプローチ

● 嚥下関連筋群の筋力低下に対するアプローチ

口唇・頬・舌を他動的または自動的に運動を行っていきます。口腔ケアの際に指やスポンジブラシなどで、頬や舌をストレッチするようなイメージでマッサージします。（図5）。意識状態がよく、リスク管理ができるようであれば、口腔内に水を含んでぶくぶくすることで口唇・頬・舌の協調運動ができます。

● 嚥下反射の遅延に対するアプローチ

口腔ケアに併せてのどのアイスマッサージを行います。のどのアイスマッサージ（第1章-3-Q9参照）は、嚥下反射がなかなか起こらない場合の嚥下誘発法として実施します[8)9)]。冷却した綿棒などで前口蓋弓を中央に向けて数回、軽く圧を加えながら刺激し、指示に従えるようであれば空嚥下を促します。前口蓋弓以外に、奥舌・軟口蓋・咽頭後壁への刺激でも、同様の効果が得られるとされています（表1）。

図4　咳嗽訓練

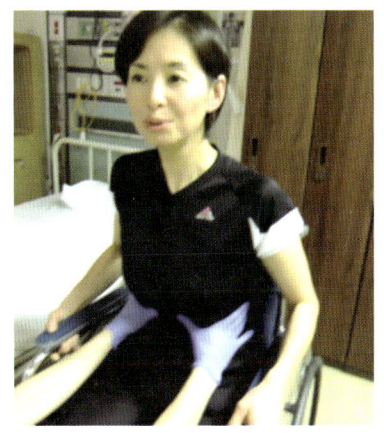

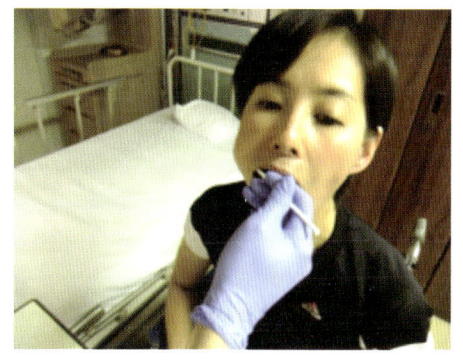

図5　嚥下関連筋群のマッサージ

表1　嚥下誘発法（冷圧刺激とのどのアイスマッサージの違い）

	冷圧刺激（Thermal-tactile stimulation）	のどのアイスマッサージ
刺激部位	前口蓋弓	前口蓋弓、舌根部、咽頭後壁
方法	粘膜表面を上下に軽くこする	粘膜面をなぜたり、押したりしてマッサージする
	冷温刺激や触圧刺激を加えることで嚥下を誘発するための感受性を高める。刺激には凍らせた綿棒、氷で冷やしたスプーンなどを使用	凍らせた綿棒に水をつけて、刺激部位をなぜたり、押したりしてマッサージすることで、嚥下反射を誘発する
適応	指示に従い開口して刺激が可能かつ自発的に嚥下ができる	意識が悪かったり、指示に従えなかったり開口してくれなかったりする患者にも実施可能

文献10より引用

● 声帯粘膜損傷や声帯麻痺へのアプローチ

　息こらえ嚥下（supraglottic swallow）は嚥下前に意識的に息を止めて嚥下をすることで、気道の閉鎖により誤嚥を防ぎ、声門上に残留した物を喀出するために実施します。方法は、①鼻から息を吸いそのまま止める、②息を止めた状態で嚥下する、③嚥下後、口から「はーっ」と息を吐きます。

文献

1) 須田江里子：循環器疾患患者における人工呼吸器離脱後の摂食嚥下障害の特徴について．心臓リハビリテーション，10（1）：108-112，2005
2) Skoretz, S.A. et al.：The incidence of dysphagia following endotracheal intubation: a systematic review. Chest, 137（3）：665-673, 2010
3) 中島純子：術後性の嚥下障害に対する摂食機能療法．Journal of Clinical Rehabilitation, 20（2）：133-139, 2011
4) Leder, S.B. et al. ：Fiberoptic endoscopic documentation of the high incidence of aspiration following extubation in critically ill trauma patients. Dysphagia, 13（4）：208-212, 1998
5) 田中竜馬：喉頭浮腫の見分け方と予防法とは．重症集中ケア，7（7）：86-87，2008
6) Valentine, D.L. et al.：Alteration in swallowing reflex after extubation in intensive care unit patients. Crit. Care Med., 23（3）：486-490, 1995
7) 田山二郎：披裂軟骨脱臼に対する治療のEBMとは．「EBM耳鼻咽喉科・頭頸部外科の治療」，271-273，中外医学社，2010
8) Nakamura, T., Fujishima, I.：Usefulness of Ice Massage in Triggering the Swallow Reflex. J. Stroke Cerebrovasc. Dis., 22（4）：378-382, 2013
9) Nakamura, T., Fujishima, I.：Usefulness of ice massage to trigger swallowing reflex in dysphagic patients without stroke. Deglutition, 1（2）：413-418, 2012
10) 訓練法のまとめ（改訂2010），日本摂食・嚥下リハビリテーション学会誌，14（3）：644-663，2010

第1章 2. 治療

Q4 誤嚥性肺炎で絶食だった患者さんの摂食はどのようにはじめるのがよいでしょうか

鈴木友子

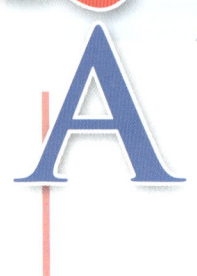

A 誤嚥性肺炎を起こした原因を探り、絶食中も肺炎のケアと嚥下関連筋群の廃用性機能低下の予防を含めたリハビリテーションを継続します。肺炎改善後は、嚥下機能を再評価し、チーム内で摂食時のかかわり方を統一して、訓練を開始します。

1 誤嚥性肺炎を起こした原因を探る

　誤嚥性肺炎を引き起こす要因には、低栄養、咳嗽反射の減弱、免疫力の低下、嚥下反射惹起の遅延や消失、口腔や咽頭の衛生不良などがあり、それらが重なることで、誤嚥性肺炎が起こるといわれています。特に高齢者では、脳血管障害や神経筋疾患などの原因疾患による嚥下反射惹起への影響は大きなものです。また、加齢に伴う歯牙の欠損や唾液分泌量の減少、義歯の不適合により咀嚼能力が低下している状況では、食物繊維の多いもの、硬いもの、粘着性のある食物形態では、摂取が難しくなるため摂取量は減り、栄養状態が低下します。低栄養状態になると筋タンパクの分解が起こり、嚥下関連筋群などの廃用性萎縮や四肢筋力が低下し、活動性の低下からセルフケアによる歯磨きや含嗽など口腔衛生管理が難しくなります。さらに長期間の安静臥床では、呼吸・嚥下機能が低下し、廃用症候群により誤嚥性肺炎を引き起こすリスクも高くなります。原因を探ることは、誤嚥性肺炎のリスクを管理するうえで大変重要となります。

2 摂食を見据えて、絶食中から看護師が行えるケアとリハビリテーション

　誤嚥性肺炎を起こした患者さんは、絶食となり、低酸素血症の補正、輸液療法、栄養管理、抗菌薬などの治療がすみやかに開始されます。看護師は、患者さんを生活者としてとらえ、早期に社会復帰を目指せるようにかかわることが重要です。そのため絶食期間中から摂食を見据えてケアや訓練を行います。

i）口腔ケア

　誤嚥性肺炎を起こした患者さんには、日々の口腔ケアの中では、機械的清掃と口腔機能の訓練の2つの視点でのケアが必要となります（それぞれ器質的・機能的口腔ケアとも呼ばれます）。

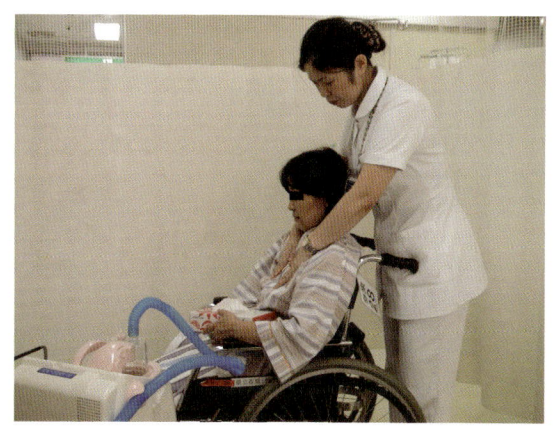

図1　車椅子乗車での呼吸介助

- **機械的清掃**：気道分泌物や口腔内の痰、舌苔などを除去し、機械的清掃により口腔内の細菌繁殖を防ぎ、きれいな状態を保持することが目的です。
- **口腔機能の訓練**：口唇・舌・頬などの口腔周囲筋群の運動や知覚を刺激し、強化訓練により口腔機能を回復し、廃用症候群を予防することが目的です。

　口腔ケア後は、リクライニング30度程度で頸部前屈位とし、意識的に唾液嚥下ができるようにポジションを工夫します。（口腔ケアの方法については、第1章-3を参照）

ii）呼吸ケアとADL拡大

　気道内分泌物が貯留している患者さんでは、聴診（特に背面S6、S10領域）や触診、胸部レントゲンやCT画像から分泌物の量や貯留している部位をアセスメントし、随意的な咳嗽訓練、呼吸介助、体位ドレナージ、スクイージング、吸入療法、吸引などで排痰を促します。体位ドレナージ、スクイージングや離床に関しては、担当の理学療法士と連携しかかわることが必要です。

　誤嚥性肺炎患者さんの場合、仰臥位や半側臥位で安静臥床していることが多いため、特に下肺野障害に注意が必要です。看護師は、ベッドサイドで患者さんの呼吸状態を注意深く観察し、酸素化能低下の有無についてパルスオキシメーターでモニタリングをします。有効な酸素化を図るには、クッションや枕を使用し、可能な限り前傾側臥位をとらせ背側換気を改善させることが効果的です。また、リクライニング姿勢、車椅子乗車では、横隔膜や胸郭の動きが柔軟化し、換気の改善、気道の粘液線毛輸送能の改善、分泌物貯留の予防や排出など呼吸機能の改善に役立ち、ADL拡大にもつながります（図1）。ADLの自立度と嚥下障害は関連が深く、一部例外もありますが、歩行可能でADL自立度が高い患者さんほど、嚥下能力も高く、誤嚥性肺炎の発症が少ないといわれています[1]。

3　嚥下機能評価の結果をチーム内で共有する

　病態安定後は、患者さんにスクリーニングテストを実施します。スクリーニングテストの結果などで主治医（ST、認定看護師）が、嚥下機能検査の必要性があると判断した患者さに

○○さんの摂食訓練時の注意事項

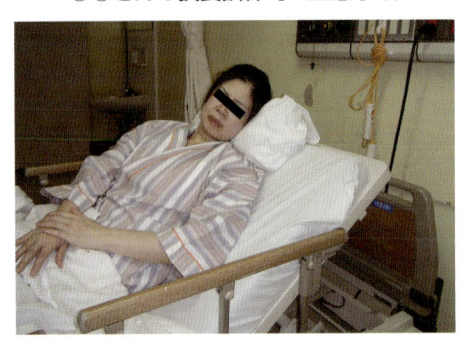

姿勢：リクライニング45度、やや左向き、頸部前屈位（顎の下指3本）
一口量：ティースプーン1杯（3g）
介助の仕方：介助者は、椅子に座って、左側より介助する
とろみ調整食品粘度：水分150mLに対してとろみ調整食品1.5g付ける

嚥下代償法：
複数回嚥下：食べ物を飲み込んだ後に何回かゴクンする
交互嚥下：食事ととろみ付き茶、ゼリーなど違う性質のもので交互に嚥下する

図2 患者さんの摂食条件カード

は、嚥下内視鏡検査、嚥下造影検査などでの嚥下機能評価も行います。評価の結果は、患者さんやご家族を含めたチームで情報共有します。評価結果をもとに、摂食訓練時の姿勢、一口量、介助の方法、食物形態、とろみ調整食品使用の有無と粘度調整、嚥下代償法などの摂食条件をチームで検討します。日常、患者さんの状態が安定しているからといって、いきなり食物形態をアップさせてしまう、面会時に家族が訓練食以外の物をこっそり食べさせてしまうことなどがあると、安全な摂食訓練ははじまりません。チームの中で十分な話し合いをもち、誰が摂食訓練にかかわってもわかるように、摂食条件をベッドサイドに表示します（図2）。患者さんや家族と信頼関係を深め、安全に摂食を継続するためには、摂食時のかかわり方や方向性を統一していくことが大変重要です。

4 スプーン一口から摂食訓練をはじめる

　摂食訓練前の口腔ケアで口腔内を清潔にし、口腔内の感覚を高めるようにします。バイタルサインが安定し、37.5℃以上の発熱がないこと、覚醒状態がよいこと、パルスオキシメーターでのモニタリングを行い、筆者の勤務する千葉県立佐原病院では、SpO_2 94％以上であることを確認します（SpO_2 90％では、動脈血酸素分圧60mmhgに相当し、呼吸不全とされています）。SpO_2 94％以下の場合、主治医へ報告し、必要時、鼻腔カニューレで酸素投与を行いま

す。呼吸状態を整え、摂食条件を確認し、訓練を開始します。摂食前後のSpO₂変化や一口ごとのむせの有無、咽頭残留の有無について頸部聴診や声の変化などから注意深く観察します。嚥下代償法を使い、一口ずつ嚥下したことを確認し、訓練を進めます。訓練後は記録に残し、夜間の患者さんの様子もモニタリングし、誤嚥性肺炎の再燃はないか注意深く観察や評価をくり返し、安全に摂食訓練を進めていきます。

文献

1) 「よくわかる嚥下障害 改訂第3版」（藤島一郎 編著），永井書店，2012
◇ 「ナースのための摂食・嚥下障害ガイドブック」（藤島一郎 編著），中央法規出版，2005
◇ 「早期経口摂取実現とQOLのための摂食・嚥下リハビリテーション」（小山珠美 監），メディカルレビュー社，2010
◇ 藤本篤士：ナースが知っておきたい誤嚥性肺炎の知識とケアの意義．臨床看護，36（3）：264-272，2010

嚥下のエキスパートナースが伝授するケアのコツ

就寝中は健常成人でも誤嚥していることがありますが、高齢者や基礎疾患がある場合は咳嗽反射の低下や線毛運動の障害が強くなり、誤嚥量が増大して誤嚥性肺炎がより生じやすくなります。そのため、就寝中も頸部伸展を避ける、上半身を軽度挙上するなど、誤嚥予防の姿勢に留意することが大切です。

（白坂誉子）

医師からのアドバイス

高齢でやせが目立つ患者さん（サルコペニアが疑われる、第1章-1-Q10参照）が誤嚥性肺炎になると、肺炎が治癒しても嚥下機能は低下したままで誤嚥をくり返すことが多いようです。摂食は十分慎重に進めてください。

（藤島一郎）

memo

第1章 2. 治療

Q5 経鼻胃管が挿入されている患者さんは経口摂取をしてよいのでしょうか

泉澤孝枝

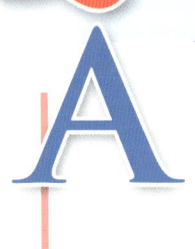

A 患者さんが経口摂取を開始するための条件を満たしていれば、経鼻胃管が挿入されている患者さんであっても経口摂取は可能です。経口摂取が可能と判断できない場合でも、経口摂取が可能となる状態にするためのアプローチが大切です。

1 経鼻胃管が挿入されている患者さんが経口摂取する場合の注意点

　経鼻胃管が挿入されている患者さんであっても、経口摂取開始基準と各種スクリーニングテストで経口摂取開始が可能かどうかの判断ができます。経口摂取開始基準と各種スクリーニングテストについては他項目をご参照ください。経鼻胃管の挿入されている患者さんが経口摂取を開始する場合に気をつけたいことについて示します。

i）経鼻胃管による嚥下への影響

　経鼻胃管が挿入されている患者さんが経口摂取可能と判断され、胃管を抜去して経口摂取に移行できる場合もありますが、経鼻胃経管栄養法と経口摂取を併用せざるをえない患者さんもいます。その場合、経鼻胃管による嚥下への影響に注意する必要があります。
　経鼻胃管を挿入したときの嚥下頻度は、挿入直後をピークにその後減少したという研究結果から、経管栄養チューブの留置は反射性の嚥下活動に影響を与える可能性があると報告されています[1]。また、太い経鼻胃管の留置や経鼻胃管の咽頭交差によって喉頭蓋の反転が妨げられます[2]（図1）。このことにより咽頭残留の増加や誤嚥の危険が高まります。

ii）経鼻胃管による嚥下への影響を最小限にするポイント

●経鼻胃管を喉頭蓋の反転を妨げないように挿入する方法

　経鼻胃管による嚥下への影響を最小限にするためには、経鼻胃管を挿入する鼻腔と同側の梨状窩に挿入することが望ましいです。このように胃管を挿入する手技として頸部回旋法が有効であるとされています（図2）。頸部を回旋することにより、回旋側と反対側の咽頭と梨状窩が開き食道入口部の圧が低下します。また、胃管は喉頭蓋の横を通り咽頭側壁に沿って梨状窩に進みスムーズに食道入口部に入りやすくなります[3]。胃管は、患者さんの苦痛を最小限にし、喉頭蓋の動きを障害しないように、できるだけ細いサイズを選びます。通常使われる半消化態栄養剤は、8～12Frの太さで注入可能です。筆者の勤める聖隷三方原病院では通常

①望ましい胃管の走行　　　　　②咽頭でとぐろ

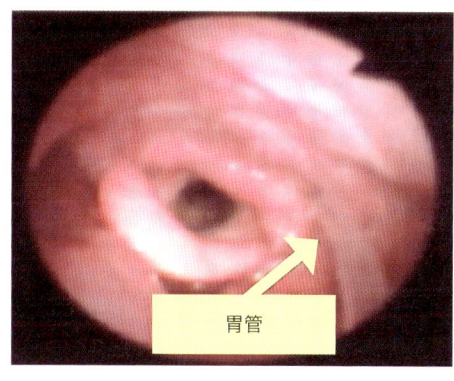

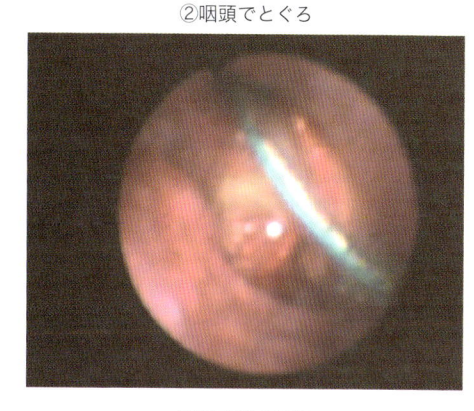

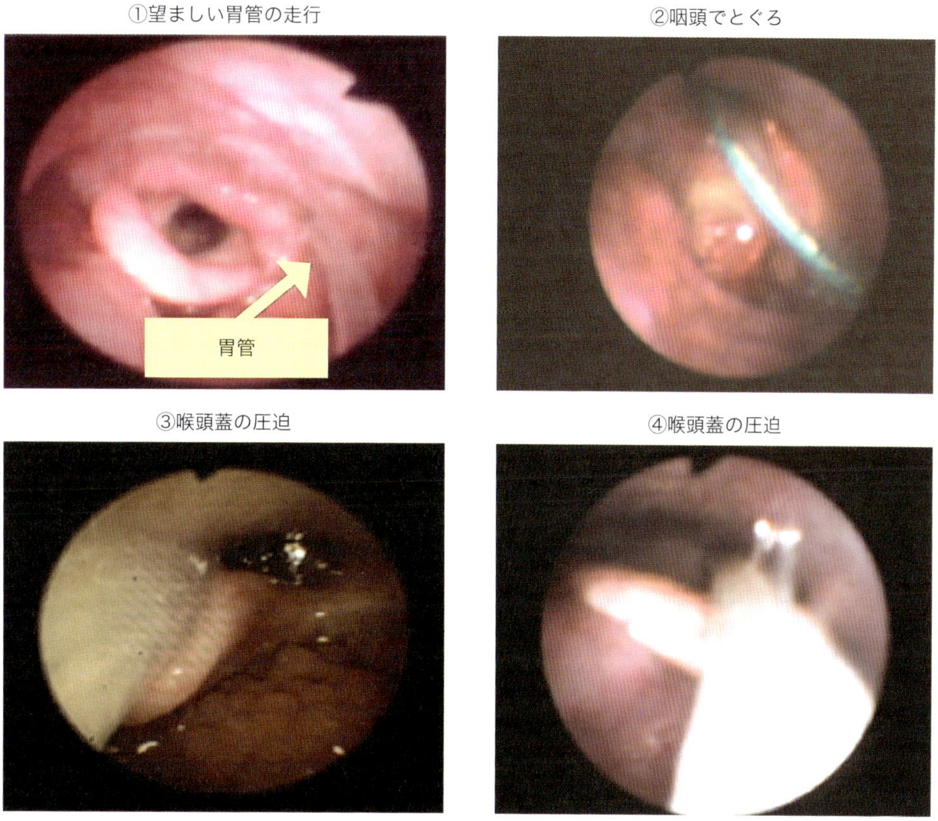

③喉頭蓋の圧迫　　　　　　　　④喉頭蓋の圧迫

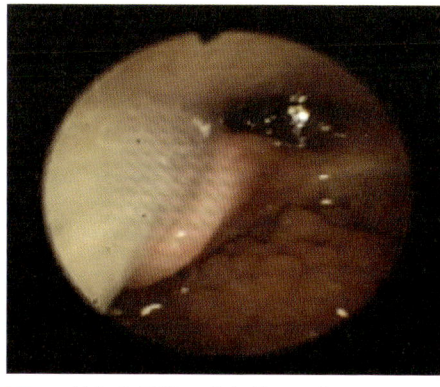

胃管

図1　適切な胃管の走行①と胃管による喉頭蓋の圧迫②③④

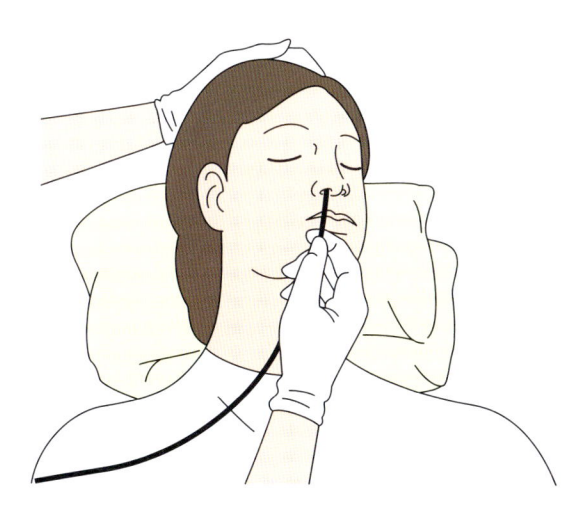

図2　頸部回旋法による胃管の挿入

①姿勢はベッドアップ30度とし、頭部には枕を高めにあて、頸部前屈位とする。こうすることで頸部の緊張がとれ、胃管が挿入しやすくなる

②胃管挿入の鼻腔と反対側に顔を向け、頸部を突出した姿位（顎を前に突き出す）にして胃管を挿入する

③咽頭に達したら（15～16cm）唾液を嚥下してもらい、嚥下に合わせて胃管を押し進める。嚥下反射が起きない場合には、のどのアイスマッサージやKポイント刺激法を実施すると嚥下反射が起きる場合がある

8Frを第1選択としています。薬でのチューブ閉塞の可能性がある場合や自己抜去が頻回な場合、意識障害の患者さんや頸部伸展位で拘縮している患者さんで細いチューブでは挿入が困難と思われる場合には、10Frまたは12Frを挿入しています。

　挿入した胃管が交差していないかどうかは口腔内を観察することでも確認ができます（図

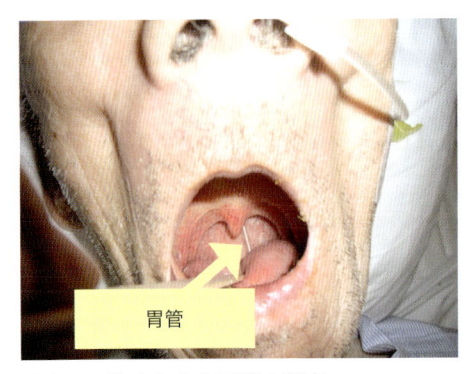

図3 口腔内からの胃管の観察

3）。ただし、胃管が下咽頭でとぐろを巻いている場合は口腔内の観察ではわかりません。胃管が40cm付近から進まない場合や50～55cmまで挿入しても胃液が引けない場合、気泡音が弱い、口から気泡音が聞こえるなどの場合は食道下部で胃管が先当りしている可能性があります。このようなときには食道の蠕動運動を誘発するために嚥下反射を起こすことや食道への空気注入、体位変換をして胃管を胃まで進める方法が紹介されています[4]。

● **経鼻胃経管栄養法以外の経管栄養法への変更を検討する**

経管栄養法には間欠的口腔食道経管栄養法（OE法）があります。経管栄養のたびに口から食道まで胃管を入れて注入する方法なので、経口摂取時の胃管による嚥下への影響はありません。ただし、食道に異常があったり、注入中に咳き込むことがあると嘔吐の危険もあるため、適応については医師と相談する必要があります。

iii）その他の注意点

経口摂取が開始になれば、何でも自由に食べられるわけではありません。経口摂取開始にあたっては、誤嚥・窒息のリスクがあることや、それを予防するために、患者さんの嚥下機能に合わせて食物形態や姿勢を調整したうえで経口摂取をしていくことを、患者さんと家族に説明し理解を得る必要があります。

2 経口摂取ができない患者さんへのアプローチのしかた

経口摂取が開始となる基準を満たしていない場合、食べられないからと諦めるのではなく、食べられる状態をめざしてアプローチしていくことが必要です。基準を満たしていない部分を強化してアプローチすることで、食べられなかった患者さんも食べられるようになることがあります。

i）全身管理

全身状態が安定しない時期には、呼吸動態、循環動態をはじめとする全身の観察を行い、医師と情報を共有しながら全身の管理をします。口腔ケアや唾液を誤嚥しないようなポジショニングの設定、経管栄養による逆流予防のための姿勢の調整、呼吸理学療法を行い誤嚥性肺炎

の予防に努めます。また、早期離床への働きかけにより、全身の機能低下を予防することも大切です。

ii）日常生活のリズムを整える

　入院後、24時間絶え間なく行われる治療やケアは患者さんの生活リズムを乱しがちです。経鼻胃経管栄養を実施している患者さんは、覚醒していなくても強制的に注入をされてしまうため、経口摂取をしている患者さんに比べて生活リズムが乱れやすい傾向にあります。経管栄養を可能な範囲で食事時間と同じにすることや、車椅子に乗車して行うなどの工夫をする必要があります。

iii）嚥下訓練

　胃管を挿入した患者さんは、嚥下頻度が低下する可能性があるため嚥下反射を誘発するための介入は大切です。嚥下反射の誘発には、のどのアイスマッサージやKポイント刺激法などがあります。また、呼吸機能の改善を図るための呼吸理学療法、口腔環境の改善を図るための患者さんにあった口腔ケアなどを実施します。経管栄養を実施している患者さんにとって口腔ケアは特に重要です。経管栄養のみで栄養補給している患者さんは口腔内のpHが酸性に傾くことや唾液分泌量の減少、咽頭で複数の菌種が培養されることで、口腔内環境が劣悪になるといわれています[5]。

　ただし、いつまでも基礎訓練だけを実施していても食べられるようにはなりません。経口摂取を開始するための条件を整えながら、安全な摂食条件を探して適切な摂食訓練を行う必要があります。各方法の詳細は他項目（第3章-3-Q7〜11）をご参照ください。

文献

1) 野原幹司, 他：経管チューブ挿入にともなう嚥下頻度の変化. 日本摂食・嚥下リハビリテーション学会誌, 9（1）：51-55, 2006
2) 大野稜, 他：経鼻経管栄養チューブが嚥下障害患者の嚥下に与える影響. 日本摂食・嚥下リハビリテーション学会誌, 10（2）：125-134, 2006
3) 藤森まり子, 他：経鼻胃経管栄養法における新しい胃チューブ挿入技術としての頸部回旋法. 日本看護技術学会誌, 4（2）：14-21, 2005
4) 藤森まり子, 他：食道で先当りした経鼻栄養チューブを胃へ挿入する技術. 臨床看護, 39（2）：248-252, 2013
5) 小西英樹, 他：経管栄養症例における口腔内環境についての調査. 日本摂食・嚥下リハビリテーション学会誌, 11（3）：227, 2007

医師からのアドバイス

　医学生、研修医の教育に経管栄養や経鼻胃管の項目はほとんどありません。本項にあるような「細い胃管なら経口摂取の併用も配慮できる」、「胃管を鼻腔と同側の梨状窩に挿入する」ことは多くの医師が知らないと思われます（少なくとも私は医師になって10年近く知りませんでした…）。ぜひともこれらの役立つ知識を読者のみなさんで広めてください。（谷口　洋）

第1章 2. 治療

Q6 脳卒中でミキサー食が続いている患者さんが、次の段階の調整食を摂取できるようになるためにはどのような援助を行うのがよいでしょうか

宇佐美康子

A 食物形態の変更が可能かどうかベッドサイドスクリーニングテストを含めた評価とアセスメントを行い、嚥下機能の状態を把握することは必須です。そのうえで、食物形態の特徴を知り、患者さんの嚥下機能に合った食物形態を選択していくことがリスク管理につながります。

1 機能の向上をめざした援助

ⅰ）咀嚼力の向上を図る

　ミキサー食は第3章-1に示したように、コード2にあたり、これは、咀嚼能力は必要のない食事形態です。次の段階をめざすには、義歯の調整も含めて、咀嚼力アップにつながるような訓練や、口唇と舌の運動や舌と頬の運動を強化できるような訓練（食塊形成は歯で咬んで、舌と頬を使った協調運動などによってなされる）を取り入れるとよいでしょう。具体的には、ガーゼでガムやスルメなどを包んで咬む（図1）ことや、指示動作が不可能な場合には、他動的に、口唇・舌・頬を地道に動かしていきます（図2）。

ⅱ）喉頭挙上力の向上を図る

　固形物を嚥下するためには、喉頭挙上が不十分な状態では、食道入口部の開きも不十分なため、食塊が咽頭に残留しやすくなり、誤嚥の危険性や、咽頭に残留した食塊で窒息する危険性が高くなります。喉頭挙上力強化を図る方法としては、メンデルソン手技やシャキア訓練があります。

　メンデルソン手技は、喉頭挙上の運動範囲の拡大と挙上持続時間の延長を目的とし、それにより咽頭残留を減少させて誤嚥防止につなげます（図3）。嚥下時は無呼吸になるため、呼吸器の疾患や、重度の嚥下と呼吸の協調不全の患者さんには禁忌です。

　シャキア訓練は、舌骨上筋群の筋力を高め、舌骨・喉頭挙上運動を改善させ、食道入口部の開大を改善させる効果があります（図4）。これは、頸椎症などの頸部運動に危険がある場合、心疾患などで過度の負荷が禁止されている場合には、医師と相談しながら実施を検討する必要があります。

ⅲ）嚥下するタイミングの調整を図る

　液体の命令嚥下では嚥下反射は口腔内で開始されます。咀嚼嚥下の際には固形物では中咽

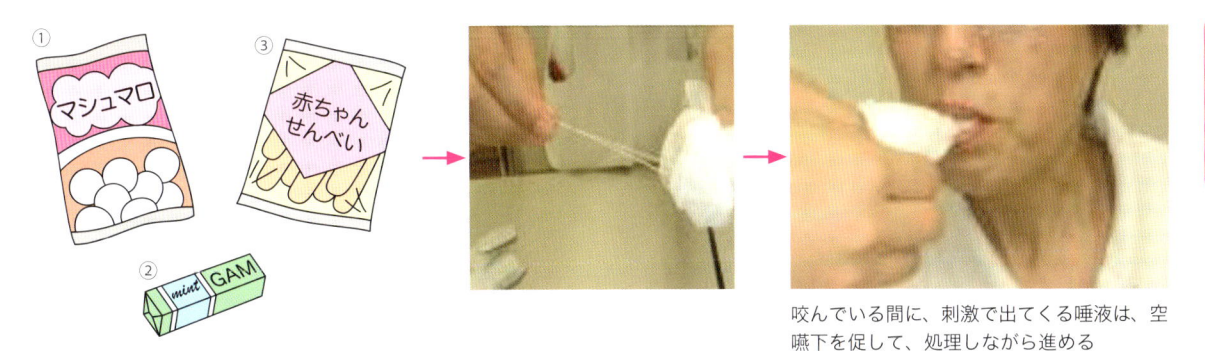

図1　咀嚼の訓練

①スルメ・マシュマロなど：ガーゼに包む素材で、難易度が変化する。このなかでは柔らかい素材のマシュマロが一番、難易度が低い咀嚼訓練となる
②ガム
③赤ちゃん煎餅・子供用のエビセンなど：スルメ・マシュマロやガムなどとは違い、ガーゼには包まずに咬んでもらう。咬んでいるうちに、唾液と混ざり合って程良く飲み込みやすい状態になる特性を利用している。ただし、咽頭期の障害が強い場合と、歯牙欠損がある場合には、適していないので注意する

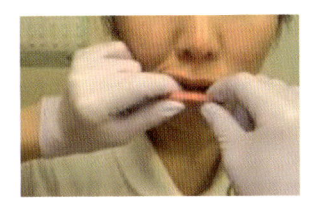

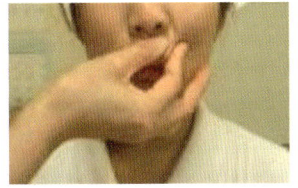

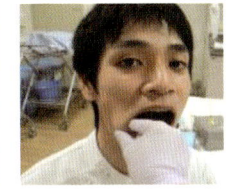

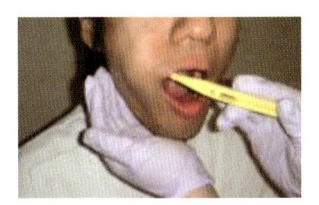

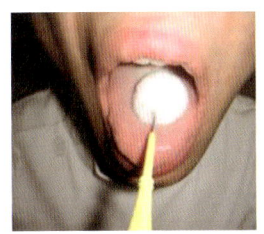

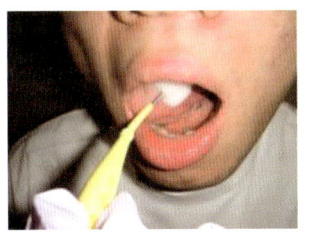

咬んでいる間に、刺激で出てくる唾液は、空嚥下を促して、処理しながら進める

図2　他動的な舌・頬・口唇の運動

徒手的に、あるいは、モアブラシ®を使用して、口腔ケア後に、舌や頬のストレッチを実施する。モアブラシ®を使用して、舌や頬のストレッチを実施する際には、唾液の分泌も誘発されるため、出てきた唾液は、その都度、空嚥下を促しながら進める

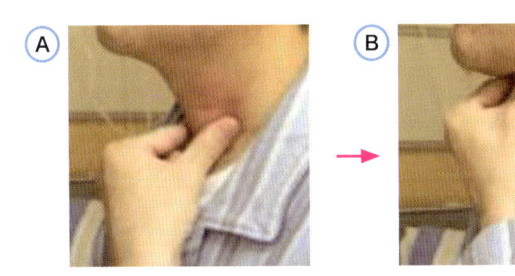

図3　メンデルソン手技

患者さんに嚥下をする際の「コックン」の「クン」で嚥下を一時停止してもらい、数秒そのままの状態を保持するように指示する。休憩をしながら3回繰り返す。指示通り一時停止できない場合や、自己訓練の導入時には施行者が手を添えて喉頭挙上を介助する。喉頭挙上の介助をする際、患者さん側へ喉頭を押して、圧迫しないよう注意が必要

73

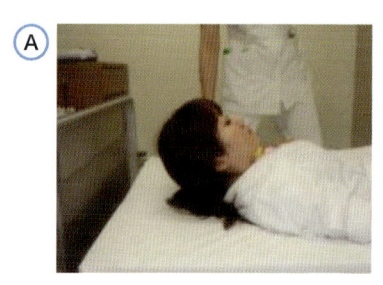

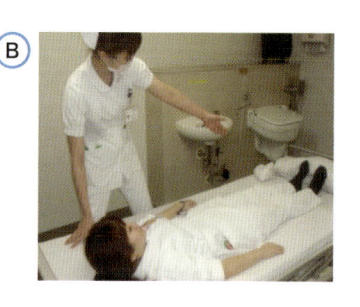

図4　シャキア訓練

まずは、ベッドをギャッジアップ20度に設定する。ベッドをフラットにすると難易度は増す
A) 頭のみを挙げるように指示する。肩を上げないように注意を促す。頭を上げて保持できる時間は患者さんの体力によっても変わってくるため、5秒程から開始し、徐々に保持時間を延長させる。回数も患者さんに合わせて変更する
B) 自分のおへそや足先を見るように指示する

頭で嚥下反射が開始され、水分と固形物の混合物では、まず先に水分は下咽頭で、後から口腔内から移送された固形物は中咽頭で嚥下反射が開始されます。このように食物の種類によって嚥下反射が開始される位置が異なります。固形物の摂食中、喉頭が開いているときに、咀嚼された食物が中咽頭（喉頭蓋も含む）で停留し集結するのは正常な嚥下動態です。しかし、咀嚼している途中で急に空気を吸い込んだときには嚥下前に誤嚥する可能性が高まります。そこで、嚥下を意識させ、声門閉鎖を確実にしながら、随意的に嚥下のタイミングを図るように息こらえ嚥下の手技を指導していくことで、むせやすい状況を低減できる可能性があるといわれています[1]。ミキサー食から食物形態をアップさせる際に、効果的な訓練です。

2　注意事項

　高齢であったり認知症などで、認知力が低下し、リハビリテーションがスムーズに運ばないことや、指示通りに実行するのが難しく前述したような働きかけが十分にできない可能性があります。食事場面では、食事に集中できない、食事の途中で中断してしまう、一口量が多く飲み込む前に次の一口を口に入れてしまい口腔内に食物を詰め込んだりするというような先行期に問題がある場合が多く見受けられます。このことで、誤嚥や窒息といったリスクが高まるため、食事に集中できるような環境を整えることが重要です。例えば、カーテンをひく、テレビを消す、周りの話し声や音をひかえる等の工夫をしましょう。また、必ず監視下で食べるペースや一口量の調整を行い、場合によっては、患者さんにスプーンをもってもらい、手を添えて介助をする必要があります。

■ 文献

1) 松尾浩一郎：摂食・嚥下のモデル．「摂食・嚥下リハビリテーション第2版」（才藤栄一，向井美惠 監），70-77，医歯薬出版，2007

◇ 三鬼達人："あなたがはじめる"摂食・嚥下・口腔ケア．「おさえておきたい嚥下のメカニズム」（森紀子 編），エキスパートナース，27（14）：22-23，2011

◇ 藤島一郎，他：訓練方のまとめ（改訂2010）．日本摂食・嚥下リハビリテーション学会誌，14（3）：644-663，2010

嚥下のエキスパートナースが伝授するケアのコツ

咀嚼嚥下については、重力を利用した30度リクライニング位での摂食や摂食のペースが速く一口量が多い場合は窒息を生じやすいので注意が必要です。認知機能の低下により意識的に丸のみ嚥下を行うことができないケースでは、プロセスモデルを利用してよく噛むように指示すると口腔内のため込みが減少し、嚥下反射を誘発しやすくなることがあります。

（白坂誉子）

医師からのアドバイス

Palmer Jが1997年に口腔内の食塊移送を、第Ⅰ期移送(stage Ⅰ transport)：食物を咀嚼時に臼歯上へ運ぶことと、第Ⅱ期移送(stage Ⅱ transport)：食塊を咽頭へ送り込むことを分けられると報告しました。これをプロセスモデルと呼びます。液体を「飲み込んでください」と指示されて嚥下する命令嚥下と、固形物を咀嚼して自由に嚥下するときでは食塊の送り込みに違いがあるのです。Palmerらは固形物を自由に咀嚼嚥下するときは、咽頭の喉頭蓋谷に食塊が集積（stage Ⅱ transport）して、喉頭蓋谷で食塊形成が行われる（図）と述べています[1]。従来咽頭に食物が長く停滞すれば「嚥下反射の遅れ」があると考えていましたが、必ずしもそうではないことがはっきりと示されました。嚥下造影や嚥下内視鏡で固形物を咀嚼して嚥下するときの様子をこの観点から観察していると、この現象を普通に見られることがよくわかります。古典的な嚥下の三相モデルは液体の命令嚥下で最もよく当てはまりますが、固形物の咀嚼嚥下では第Ⅰ期移送と第Ⅱ期移送が起こるプロセスモデルが良く当てはまります。ただし、人によっては固形物を咀嚼嚥下しても第Ⅱ期移送がみられないこともあり、人間の嚥下様式の多様性が伺われます。

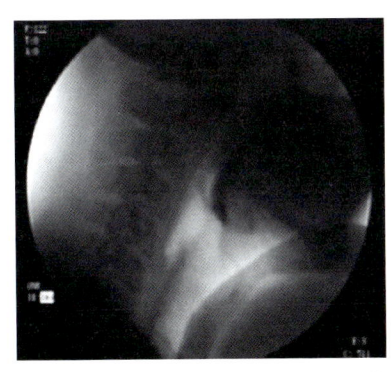

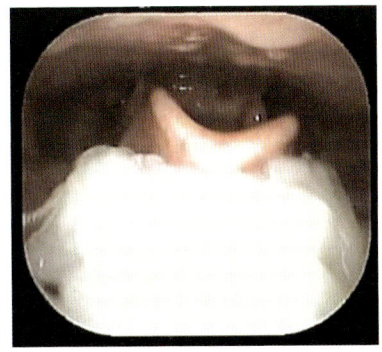

図 第Ⅱ期移送によって食塊が喉頭蓋谷に送り込まれてきた場面

1) Palmer, J.B. et al.：Coordination of mastication and swallowing. Dysphagia, 7（4）：187-200, 1992

（藤島一郎）

LIP：Liquid Intake Procedure

　LIPとは、水分にとろみが必要な患者さんが、安全にとろみを外す基準を示したものです。とろみをつけない水分は口腔・咽頭に広がりやすく誤嚥の危険が高まるため、摂取するには安全な基準が必要ですが、本邦においては今まで明確な基準を示した文献はありませんでした。そこで浜松市リハビリテーション病院では、「食事中の水、お茶のとろみを安全に外すことができる」「とろみをつけないことで食のQOLがより向上する」「水分補給がしやすくなり脱水予防につなげることができる」の3つを目的として、食事中の水分を外す手順であるLIPを定めました。

　自力摂取可能な患者さんで、バイタルサイン、認知面、意識状態が安定し、30 mL水のみテストが問題なければ、LIPの適応を検討します。

　水分のとろみを外す方法は、米国のFrazier

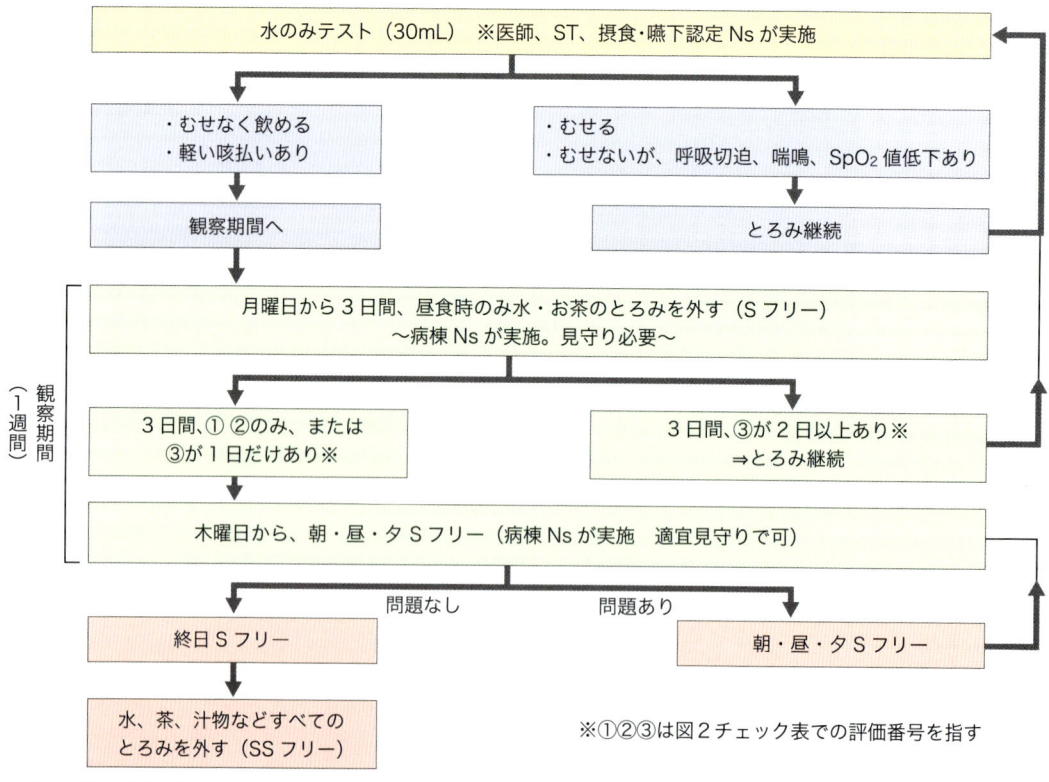

```
        ┌─────────────────────────────────────────┐
        │  水のみテスト（30mL） ※医師、ST、摂食・嚥下認定Nsが実施  │◄──┐
        └─────────────────────────────────────────┘   │
           │                              │             │
           ▼                              ▼             │
   ・むせなく飲める              ・むせる                  │
   ・軽い咳払いあり              ・むせないが、呼吸切迫、喘鳴、SpO₂値低下あり │
           │                              │             │
           ▼                              ▼             │
       観察期間へ                     とろみ継続            │
           │                                            │
  ┌────────┼───────────────────────────────┐           │
  │        ▼                                │           │
  │  月曜日から3日間、昼食時のみ水・お茶のとろみを外す（Sフリー）    │           │
  │     ～病棟Nsが実施。見守り必要～                        │           │
  │        │                                │           │
観│  ┌─────┴──────┐              ┌──────────┐           │
察│  │3日間、①②のみ、または│              │3日間、③が2日以上あり※│           │
期│  │③が1日だけあり※  │              │⇒とろみ継続       │──────────┘
間│  └─────┬──────┘              └──────────┘
（│        ▼
1│  木曜日から、朝・昼・夕Sフリー（病棟Nsが実施　適宜見守りで可）
週│        │
間│    問題なし        問題あり
）│        │              │
  │        ▼              ▼
  │    終日Sフリー      朝・昼・夕Sフリー ─────────────┘
  │        │
  │        ▼
  │   水、茶、汁物などすべての
  │   とろみを外す（SSフリー）
  └────
                        ※①②③は図2チェック表での評価番号を指す
```

図1 浜松リハビリテーション病院のLIPのフローチャート

知って役立つ! Column

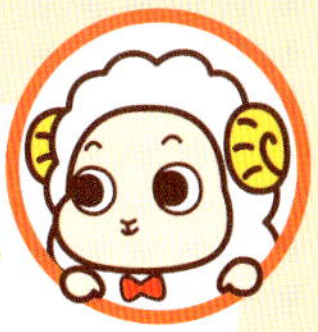

Rehabilitation Instituteが2005年に提唱した「フリーウォータープロトコル（汁物など、糖質やタンパク質等の栄養分が含まれるものはとろみをつけるが、水とお茶だけはとろみをつけずに自由に摂取してもよいという方法）」が知られていますが、これとは方法が異なります。

カンファレンス等でLIPの開始が決定された患者さんは、最初の3日間は、1日1回昼のみ、水とお茶のみとろみを外し、摂取時は看護師が見守りを行います。問題なければ、4日目から1日3回、朝・昼・夕の水とお茶のみとろみを外し、適宜見守りとします（図1）。この1週間を観察期間とし、チェック表（図2）を使用して評価し、問題なければ終日S（水・お茶）フリーとなり見守り不要となります。Sフリーで問題がない場合は、SS（水分・汁物）フリーとし、食事のすべてのとろみが不要となります。

現在までに30名以上が実施していますが、誤嚥性肺炎を起こした例はありません。水分がおいしくなり、水分摂取もしやすくなったという声も多くQOLの向上にも貢献しています。

LIPは、水分のとろみを安全に外していくためのツールとして使用できると考えています。

文献

◇「Dysphagia Following Stroke」（Daniels, S.K., Huckabee, M.），Plural Publishing：217-219，2008

氏名＿＿＿＿＿＿

第1週目

年　月　日	/ 月	/ 火	/ 水	/ 木	/ 金	/ 土	/ 日	/ 月
	開始日	継続評価日		毎食時水・お茶フリー実施中				
・現在、水・お茶のみとろみを外している 今後、「水・お茶のみ」とろみを外すための観察を行っている ・口腔内が清浄である	□ □	□ □	□ □	□ □ □ □ □ □	□ □ □ □ □ □	□ □ □ □ □ □	□ □ □ □ □ □	□ □ □ □
物品 1. らくのみ 2. ストロー 3. コップ 4. その他（　　　）								
1. 水・お茶でむせなかった 2. 水・お茶で1～2回むせた 3. 水・お茶で3回以上むせた、または1回以上激しくむせた	1 2 3	1 2 3	1 2 3	1 1 1 2 2 2 3 3 3	1 1 1 2 2 2 3 3 3	1 1 1 2 2 2 3 3 3	1 1 1 2 2 2 3 3 3	1 1 2 2 3 3
	部屋持ちNs.							
実施者署名								

第2週目

判定日	
終日水・お茶フリー判定 （主治医記入）	問題の有無 □なし □あり
実施者Ns署名	
（主治医サイン） 年　月　日 より終日フリーウォーター開始	
□承認　□不承認	

図2　LIP観察期間チェック表

鮫島菜緒

第1章　2. 治療

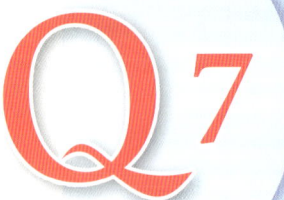

Q7 食事中ときどきむせる患者さんがいます。どのように対応するのがいいでしょうか

宇佐美康子

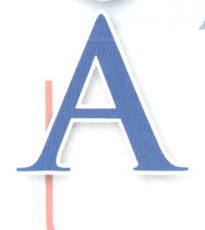

A まずは、むせる原因は何か、また、むせ以外の症状で気をつけることがないか、普段からよく食事中の観察を行い、状況を把握しておく必要があります。そのうえで、むせないための工夫や訓練を実践していきます。

1 食事中の観察

不顕性誤嚥も考慮した観察

"むせる"かどうかは、気道防御機能を反映する指標（咳反射）[1]であり、むせる＝誤嚥・むせない＝安心、ではなく、"むせない"で誤嚥している（不顕性誤嚥）場合もあることを念頭に置いて、観察し、アセスメントしていくことが必要です。

24時間患者さんのそばで症状の変化や経過を観察できる機会の多い看護師は、「むせ」以外でも、声質（声を出してもらって、液体の振動音であるガラガラ声など湿性嗄声が聞かれるかどうか）・呼吸状態や痰の量・頸部聴診・肺胞呼吸音の聴診の状態を、普段からその患者さんをよく観察して、把握し、積極的に不顕性誤嚥を疑ってリスク管理を徹底することが重要です（表1）。

2 むせたときの対応方法

i）姿勢の調整

呼吸や咳嗽がしやすい姿勢を調整する必要があります。呼吸機能や咳嗽力と姿勢の影響に

表1　経口摂取時に誤嚥を疑う徴候

1. 飲み込む前にむせる
2. 飲み込む際に嚥下反射がなかなか起こらず、むせる
3. 飲み込む瞬間にむせる
4. 飲み込んだ後、しばらくしてからむせる
5. 食事中に呼吸困難や疲労感の訴えがある
6. 食事中に呼吸の促迫、SpO_2値3／分低下など、呼吸状態の悪化の徴候がある
7. 食事中や食後に、顕著な湿性嗄声が出現する
8. 食事中や食後に、頸部聴診で湿性音が観察される
9. 食事中や食後に、痰の量が増える
10. 食後の肺胞呼吸音聴診で、副雑音が観察される

文献2を参考に作成

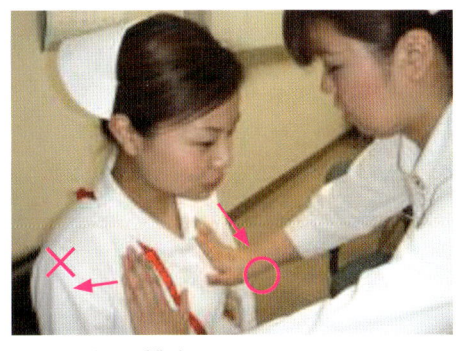

図1 呼吸の補助
注意：施行者の手の圧迫方向は、呼気の肋骨の動きに合わせる必要があるため、蘇生時の胸骨圧迫と異なり、真下ではなく、足元へ向けて軽く肋骨上を手を滑らせる感じに動かす

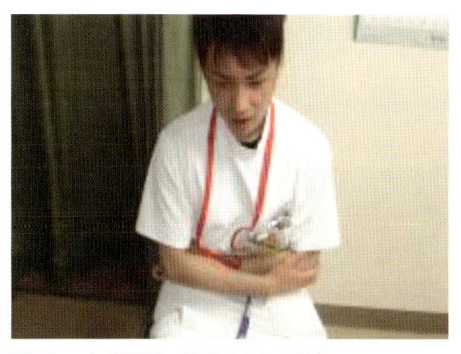

図2 咳嗽訓練（強制呼出手技）
患者さんには肋骨下縁を抱え込むように腕の位置を指示する。深吸気後に、「ハッ」と強く息を吐くように指示し、吐くタイミングで肋骨下縁を軽く圧迫してもらう

ついて、金子らは、坐位姿勢の変化が呼吸機能に及ぼす影響（被験者は健常者若年成人）として、体幹と頭頸部の姿勢の組み合わせで検討した結果、体幹角度90度で頭頸部角度0度が最も呼吸を行いやすく、特に強い呼出を行って誤嚥物を喀出するのに適した姿勢であることが示唆されたと報告して[3]います。むせ込みを利用して咳をさせ、軽く背中をさすり、喀出しやすいような前傾姿勢をとるなどの介助をするといいでしょう[4]。

ii）咳嗽訓練

喀出力が弱い場合には、咳払いを促したり、その咳払いに合わせて、介助者が胸郭の解剖生理学的動きに合わせて、愛護的に軽く圧迫し、喀出しやすいように呼吸の補助をするといいでしょう（図1）。指示動作が可能な患者さんに対しては、普段から咳嗽訓練（図2）を指導していくことも必要でしょう。

iii）吸引の実施

喀出が困難な場合には、咽頭に貯留した食物や唾液、分泌物などを吸引することも考慮し、吸引器の設置は必須としてリスク管理を行う必要があります。

iv）むせた後の対応

むせる＝禁食ではなく、むせた後に、呼吸変化がみられず、前述 i ）～iii）のむせたときの対応をした後、むせが落ち着くようであれば、そのまま摂取可能であると考えます。表1の5～10の観察項目にあるように、明らかに呼吸状態に変化がある場合には、いったんその食事は中止することが望ましいでしょう。その状況を主治医へ報告し、むせの原因をアセスメントして対応策を考慮し、リスク管理を徹底したうえで食事を再開することを考慮していくことが必要です。

ただし、誤嚥性肺炎・脳卒中・神経筋疾患などの疾患の既往がある患者さんや高齢者は、慎重にすすめていくことが必要です。高齢者の特徴として、①発熱、咳、呼吸困難、胸痛などの症状が明らかではない、②食欲不振、③活動性の低下、④なんとなく元気がない、という変調[5]があり、症状が顕著に現れにくいものです。そのため状態の悪化の発見が遅れないように注意して観察していくことが重要になってきます。

3 むせないための工夫

どのような場面や状況で・どのような食物形態で・体幹角度はどのような状況だったかを観察します。むせたときの食物形態や状況・条件（下記の❶〜❻など）がはっきりしたら、そのことを避ける工夫や、条件の調整が必要になってきます。

❶覚醒状態（日中の覚醒を促し、夜間の睡眠のリズムを整える）

❷体幹角度（ギャッジアップ30〜80度、坐位可能かどうか考慮する）

❸食物形態（食物形態の変更や水分にはとろみ調整食品の使用を考慮する）

❹一口量、食べるペースの調整

❺食事の環境（食事に集中できる環境の調整）

❻疲労感への対応（栄養状態の評価、食事摂取にかかる所要時間の工夫、リハビリテーションとの時間の調整など）

文献

1) 「摂食・嚥下障害BEST NURSING」（向井美惠，鎌倉やよい 編），14-19，医学書院，2010
2) 鎌倉やよい，浅田美江：摂食・嚥下障害と看護・介護．「摂食・嚥下リハビリテーション第2版」（才藤栄一，向井美惠 監），261-267，医歯薬出版，2007
3) 金子雄太，他：健常者の頭頸部を含む坐位姿勢変化が呼吸機能に及ぼす影響．日本摂食・嚥下リハビリテーション学会誌，16（2）：131-139，2012
4) 三鬼達人："あなた"がはじめる摂食・嚥下・口腔ケア．エキスパートナース，27（14）：66-67，照林社，2011
5) 安西秀聡：高齢者肺炎治療と摂食・嚥下リハビリテーション．「ビジュアルでわかる早期経口摂取実践ガイド」（小山珠美 監），67，日総研，2012

◇ 平成23年人口動態統計月報年数（概要）概況，死因別順位（1〜5位）別死亡数・死亡率（人口10万対），性・年齢（5歳階級）別．厚生労働省ホームページ：http://www.mhlw.go.jp/toukei/saikin/hw/jinkou/geppo/nengai11/index.html
◇ 高橋博達：摂食・嚥下障害とリスク管理．「摂食・嚥下リハビリテーション第2版」（才藤栄一，向井美惠 監），223-236，医歯薬出版，2007
◇ 小山珠美，他：脳卒中急性期からはじめる早期経口摂取獲得をめざした摂食・嚥下リハビリテーションプログラムの効果．日本摂食・嚥下リハビリテーション学会誌，16（1）：20-30，2012
◇ 藤島一郎，他：訓練方のまとめ（改訂2010）．日本摂食・嚥下リハビリテーション学会誌，14（3）：644-663，2010
◇ 「ビジュアルでわかる早期経口摂取実践ガイド」（小山珠美 監），179，日総研，2012

嚥下のエキスパートナースが伝授するケアのコツ

「むせ」は気道防御機能の一つですから、むせるということは咽喉頭の知覚がある程度維持されているという強みでもあります。むせるから食事を中止するのではなく、まずはしっかりとむせる（咳嗽や喀出力の強化）ことができるような援助を行い、むせ（喉頭侵入）の原因をアセスメントし誤嚥につながらないような工夫が大切です。

（白坂誉子）

医師からのアドバイス

　むせる人がいたら少し休んで嚥下おでこ体操をやってみてください。方法は手をおでこに当てて抵抗を加え，おへそをのぞきこむようにするものです（図）．1秒に1回ずつお辞儀をするように5回繰り返したあと，5〜6秒（ゆっくり5つ数える）持続的に力を入れておへそをのぞき込みます．その後に少しずつ嚥下に意識を集中して食べるとむせなくなる人がかなりいます．在宅や施設の人にぜひお試しください．

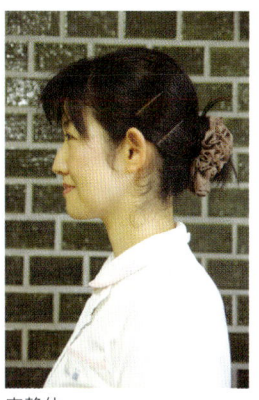

安静位

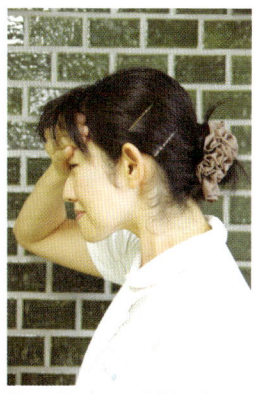

額に手を当てて抵抗を加え
おへそをのぞき込む

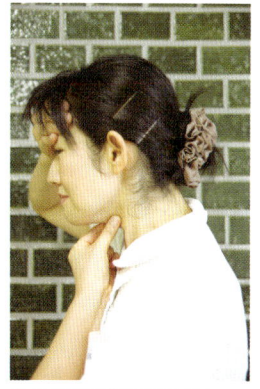

あごの下を指で触れると
筋収縮がわかる

図　嚥下おでこ体操

（藤島一郎）

第1章　エキスパートに聞く！なるほどQ＆A

第1章 2. 治療

Q8 手術により経口摂取を可能にすることができますか

兵頭政光

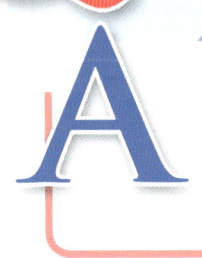

A 嚥下機能改善手術は障害された咽頭期の運動を代償または強化することで、誤嚥防止手術は気道と食道を分離し誤嚥を防止することで経口摂取を回復させることができますが、手術適応の判断がポイントになります。

1 嚥下障害に対する手術治療の役割

　嚥下障害に対する治療の最終目標は、必要量の食物や水分を安全に経口摂取することができるようになることであり、種々の嚥下訓練法や食物形態の調整を含むリハビリテーションが最も重要な治療であることはいうまでもありません。しかし、嚥下障害が重度の場合や進行性疾患の場合には十分な改善が得られず、その結果、患者さんは経口摂取ができないことにより社会生活や在宅生活が障害され、さらには誤嚥による肺炎の危険性にさらされることになります。このような患者さんに対して、手術により誤嚥を軽減あるいは防止することで経口摂取を回復させることが可能な場合があります。

　嚥下障害に対する手術治療は、大きく嚥下機能改善手術と誤嚥防止手術に分けられます。嚥下機能改善手術は障害された嚥下器官の運動、特に咽頭期の運動を手術により代償または強化することで、誤嚥を軽減させるとともに食塊の咽頭から食道への送り込みを円滑にする手術です。一方、誤嚥防止手術は下気道と食道を分離することで、食物誤嚥を完全に防止する手術です。これにより、嚥下に伴う誤嚥および下気道感染を回避することができ、経口摂取回復につなげることができます。その結果、在宅医療が可能になる場合も少なくありません。

2 代表的な手術法

i) 嚥下機能改善手術

　嚥下機能改善手術は、障害された咽頭期の機能を代償または強化する手術です（表1）。咽頭期には咽頭内圧上昇、喉頭挙上、声門閉鎖、食道入口部開大などの運動が起こり、これにより喉頭閉鎖と食塊の咽頭から食道への送り込みが行われます。したがって、鼻咽腔閉鎖不全や咽頭麻痺による咽頭内圧上昇不全に対しては、それぞれ咽頭弁形成術や咽頭縫縮術などの術式があります。喉頭挙上が不良な場合や挙上のタイミングが遅い場合には、喉頭挙上術（甲状軟骨下顎骨接近固定術など）や喉頭および舌骨を下方に牽引する舌骨下筋群（胸骨舌骨筋、胸骨甲状筋など）の切断術が行われます（図1）。声帯麻痺による声門閉鎖不全に対しては、麻痺声帯を内方に移動させて声門閉鎖を強化する甲状軟骨形成術Ⅰ型や披裂軟骨内転術

表1　嚥下障害に対する代表的な手術法

嚥下機能改善手術	
1. 咽頭内圧上昇	咽頭弁形成術 咽頭縫縮術
2. 食道入口部開大	輪状咽頭筋切断術 喉頭挙上術 （甲状軟骨下顎骨接近固定術、甲状軟骨舌骨接近固定術など）
3. 喉頭挙上術	喉頭挙上術 舌骨下筋群切断術
4. 喉頭閉鎖の強化	声帯内方移動術 （甲状軟骨形成術Ⅰ型、披裂軟骨内転術、声帯内注入術など）
誤嚥防止手術	
1. 喉頭非温存	喉頭摘出術
2. 喉頭温存	気管食道吻合術 喉頭気管分離術 喉頭閉鎖術

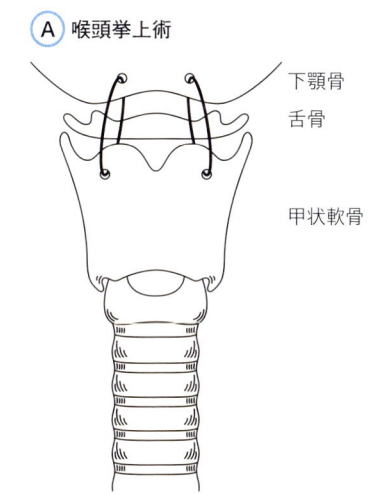

図1　嚥下機能改善手術の模式図
A）喉頭挙上術：甲状軟骨を下顎骨に接近させて固定する
B）輪状咽頭筋切断術：食道入口部の括約筋である輪状咽頭筋を側方で切断する

が適応され、食道入口部開大が障害されていれば同部の括約筋である輪状咽頭筋切断術（図1）が行われます。喉頭挙上術にも食道入口部を開大させる効果があります。いずれの術式も、喉頭機能は温存しますので発声機能は保たれます。このように嚥下機能改善手術には多くの術式がありますが、咽頭期の障害様式に応じてこれらを選択・併用することで、誤嚥を減少させ嚥下機能の改善を得ることができます（図2）。

ⅱ）誤嚥防止手術

　誤嚥防止手術は、気道と食道を分離することで嚥下物が気道に流入しないようにする手術であり、喉頭摘出術のほか喉頭そのものの形態は保存する気管食道吻合術、喉頭気管分離術、

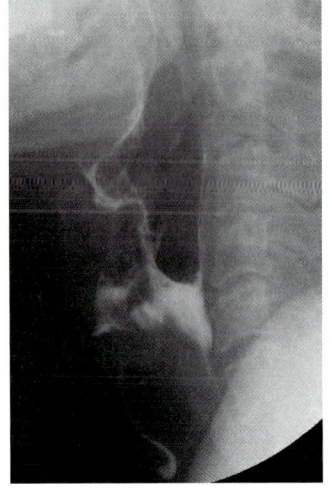

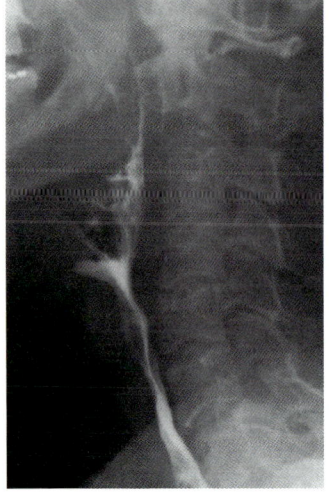

図2 嚥下機能改善手術前後の嚥下造影検査所見
術前には造影剤の食道入口部通過障害や誤嚥を認めるが、喉頭挙上術および
輪状咽頭筋切断術施行後には誤嚥を認めない（文献1より転載）

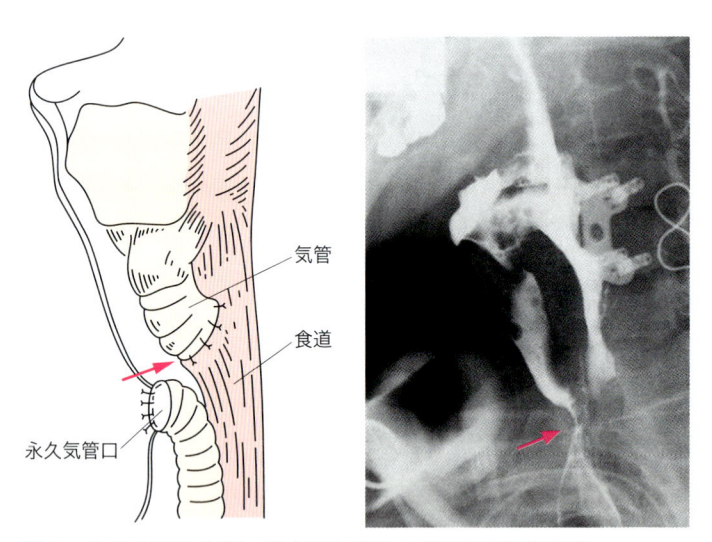

図3 気管食道吻合術の模式図と術後の嚥下造影検査所見
誤嚥した造影剤は気管食道吻合部（矢印）を経て食道に流入する
（文献2より転載）

喉頭閉鎖術などがあります（図3）。これらの手術後には発声機能は失われ、呼吸路としての永久気管口を前頸部に形成することになります。

3 どのような患者さんが適応になるか

嚥下機能改善手術は咽頭期障害を主体とする嚥下障害が適応となります。口腔期や食道期の障害は手術で代償することが困難なために、口腔器官の運動障害が強い場合や食道の通過

障害が強い場合は適応外となります。さらに、リハビリテーションなどの保存的治療を行っても十分な改善が得られないこと、原疾患の病状が安定していること、患者さんに経口摂取の意欲があること、術後に嚥下訓練を行えるだけの意識レベルとADLが保たれていること、なども条件となります。一方、誤嚥防止手術はリハビリテーションや嚥下機能改善手術を行っても治療効果が期待できない重度の嚥下障害により誤嚥性肺炎の反復があるか、またはその危険性が高い患者さんが適応となります。脳性麻痺などにより精神・身体機能が不良で保存的治療が行えない患者さんも適応になります。術後には発声機能を失うことになりますので、患者さんや家族がそのことを納得することも必要です。

4 術後ケアのポイント

喉頭挙上術では喉頭蓋の後屈や一過性の喉頭粘膜浮腫が生じますので、呼吸困難に注意する必要があります。また、術後1カ月程度は頸部伸展を行わないように指導します。輪状咽頭筋切断術後は食道や胃の内容物が咽頭に逆流しやすくなりますので、食後しばらくの間は臥位にならないか、軽く上体を起こした状態を保つように指導します。誤嚥防止手術では周術期には発熱やCRP上昇などの創部感染徴候に注意しますが、頻回の気管吸引などが必要なくなりますので患者さん・家族・医療者などの負担は著しく軽減できます。

文献

1) 兵頭政光, 他：大学病院でめざす嚥下障害への対応. 音声言語医学：53 (3)：167-170, 2012
2) 兵頭政光：嚥下障害に対する外科的治療. Geriat. Med, 45 (10)：1307-1311, 2007
◇ 日本耳鼻咽喉科学会：XV) 外科的治療. 「嚥下障害診療ガイドライン －耳鼻咽喉科外来における対応－2012年版」(日本耳鼻咽喉科学会 編), 27-28, 金原出版, 2012
◇ 馬場 均, 久 育男：嚥下障害手術の適応. 耳鼻咽喉科・頭頸部外科, 80 (8)：519-523, 2008

医師からのアドバイス

経口摂取ができないことは患者さんのQOLに深くかかわるのみならず、家族や介護者にとっても大きな負担になります。リハビリテーションなどの保存的治療で十分な改善が得られない嚥下障害に対しては、手術治療について検討してみることも必要です。　（兵頭政光）

第1章 3. リハビリ・ケア

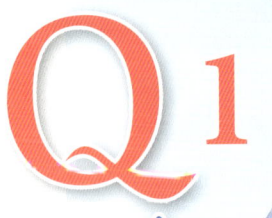

Q1 摂食機能療法はどのように行いますか

大熊るり

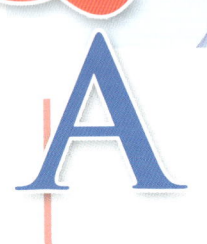

A 摂食・嚥下障害についての適切な評価、診断を行ったうえで診療計画を作成し、医師または歯科医師の指示のもとに、専門職種が1回につき30分以上の嚥下訓練を実施します。

1 摂食機能療法とは

摂食機能療法は「摂食・嚥下障害患者に対して行うリハビリテーション全般」を指す意味でも使われますが、ここでは「摂食機能療法としての診療報酬算定」に関連した事項について解説します。

医科診療報酬点数表に記載されている定義を表1に示します[1]。ここには、算定に必要な実施上の留意事項が提示されており、やや難解な印象があります。しかしその内容は特殊なものではなく、嚥下障害を適切に評価・診断し、治療計画を立てて訓練を実施するという、一般的な摂食・嚥下リハビリテーションの流れと同様です。評価や訓練の詳細については、本書の各該当項目を参照してください。

2 摂食機能療法の実際

ⅰ）対象

摂食機能障害を有する患者さんが対象となります。摂食機能障害者とは「発達遅滞、顎切除および舌切除の手術または脳血管疾患等による後遺症により摂食機能に障害があるものをいう」とあります。対象疾患が限られるような印象を受けますが、脳血管疾患「等」と書かれていますので、医師または歯科医師が摂食機能障害と診断すれば算定可能と考えられています。

ⅱ）評価・診断

医師は、摂食機能検査をもとに嚥下障害の診断を行います。そして評価結果に基づき、実施計画（個々の患者さんの症状に対応した診療計画書）を作成する必要があります。また、定期的に嚥下機能の再評価を行い、現在行っている摂食機能療法の効果を判定、必要に応じて実施計画を立て直します。

摂食機能検査の定義は特にされておらず、反復唾液嚥下テストや各種の水飲みテスト、食

表1 摂食機能療法

摂食機能療法（1日につき）185点

注：摂食機能障害を有する患者に対して、30分以上行った場合に限り、1月に4回を限度として算定する。ただし、治療開始日から起算して3月以内の患者については、1日につき算定できる。

(1) 摂食機能療法は、摂食機能障害を有する患者に対して、個々の患者の症状に対応した診療計画書に基づき、医師または歯科医師若しくは医師または歯科医師の指示の下に言語聴覚士、看護師、准看護師、歯科衛生士、理学療法士または作業療法士が1回につき30分以上訓練指導を行った場合に限り算定する。なお、摂食機能障害者とは、発達遅滞、顎切除および舌切除の手術または脳血管疾患等による後遺症により摂食機能に障害があるものをいう。

(2) 摂食機能療法の実施に当たっては、実施計画を作成し、医師は定期的な摂食機能検査をもとに、その効果判定を行う必要がある。なお、訓練内容および治療開始日を診療録に記載すること。

(3) 治療開始日から3月以内に摂食機能療法を算定する場合は、診療報酬明細書の摘要欄に疾患名および当該疾患の治療開始日を記載すること。

(4) 医師または歯科医師の指示の下に言語聴覚士、看護師、准看護師または歯科衛生士が行う嚥下訓練は、摂食機能療法として算定できる。

文献1より引用

表2 摂食機能療法で実際に行うプログラム

口腔ケア	口腔内・義歯の観察、う歯・歯周病の評価 口腔洗浄、歯垢・舌苔の除去 舌、口腔粘膜の感覚刺激 口唇、舌、頬などの運動、マッサージ
間接訓練	呼吸訓練、発声訓練 頸部の可動域訓練 嚥下誘発訓練（咽頭アイスマッサージ、空嚥下） 咀嚼訓練 頭部挙上訓練 バルーン拡張訓練
直接訓練	訓練レベルでの摂食嚥下訓練 実際の食事場面での摂食嚥下訓練 摂食時の姿勢調節 各種嚥下法の練習
家族指導	姿勢調節法、嚥下法、介助方法の指導

物テスト等、広く使用されているスクリーニングテストを用いるのが一般的です。可能であれば、嚥下内視鏡検査や嚥下造影検査を行うことが推奨されますが、必須条件ではありません。また、実施計画書の様式は特に指定されていません。

iii) 訓練内容

摂食機能療法でよく用いられる訓練内容を**表2**に示します。

口腔ケアは摂食機能療法の重要な要素であり、前提条件ともいえます。摂食機能療法を行うチームに歯科衛生士が入っていれば、専門的技術を発揮してもらいますが、実際には看護師が行うことが多く、ぜひとも身に着けておきたい技術です。

間接訓練（基礎訓練）は、病態に応じたものを選択して施行します。バルーン拡張訓練は十分な評価のもとに熟練者が行うべきものです。嚥下障害が重度の場合、誤嚥のリスクを考

慮して、間接訓練のみを継続しがちですが、経口摂取が目標である以上、直接訓練が開始できるかどうかを常に検討していなければなりません。

重度嚥下障害患者さんの直接訓練は、可能な限り嚥下造影検査や嚥下内視鏡検査の評価をもとに計画されるべきものです。誤嚥を防ぐための嚥下法や姿勢調節法、食物形態を探り、それを訓練場面で再現することが重要です。現実的には、これらの検査が行えない環境もまだまだありますが、検査を行わずに直接訓練を行うには大きなリスクを伴うことを自覚し、最大限の注意を払って施行しなければなりません。

ご本人やご家族に嚥下法や姿勢調節法を指導する際には、なぜこのようなことが必要なのかを、病態の説明とともに行うことが重要です。必要性や有効性が理解されなければ、自宅で継続していただくことはできません。

iv）算定できる職種

医師および歯科医師の指示のもと、言語聴覚士、看護師、准看護師、歯科衛生士、理学療法士、作業療法士が算定可能となっています。ただし、「嚥下訓練」に関しては理学療法士、作業療法士が含まれていません。「嚥下訓練」の定義が示されていないため解釈が難しいところですが、摂食（直接）訓練も含めた摂食機能療法については言語聴覚士、看護師、准看護師、歯科衛生士が算定可能、間接訓練を中心とした摂食機能療法については上記職種の他、理学療法士と作業療法士も算定可能と一般的には考えられています。

v）訓練時間

30分以上の機能訓練を行った場合に算定可能とされています。口腔ケア、間接訓練、摂食訓練を組み合わせ、合計30分以上施行するのが一般的です。そして、訓練を実施した時間を「10：00-10：30」といったかたちでカルテに記載する必要があります。

看護師が行う場合、連続で30分間という時間を確保するのは難しいことが多いと思いますが、「細切れで実施した時間の合計が30分でも可」という解釈は今のところ示されていません。

3 摂食機能療法を効果的に行うには

日本摂食・嚥下リハビリテーション学会では、嚥下障害を認める脳血管障害患者さんを対象として、摂食機能療法を行った患者さん（介入群）と行っていない患者さん（非介入群）の変化について検討し、報告しています[2]。機能障害レベルの評価である臨床的重症度分類（才藤ら）[3]と摂食状況のレベル（藤島ら）を用いて比較したところ、非介入群では3カ月間の身体的リハビリテーションの前後に統計的有意な変化は認められませんでしたが、介入群では治療開始前と比べ治療終了時に点数の著明な改善が認められました。

このように、摂食機能療法を行うことで嚥下障害の改善が期待できますが、ただ漫然と訓練を行うのでは、十分な効果は得られません。また、実際に食物を使って行う訓練では、誤嚥や窒息のリスクを常に念頭に置かなければなりません。

摂食機能療法を効果的かつ安全に行うためには、嚥下障害の原因は何なのか、どのような

タイプの嚥下障害なのか、誤嚥のリスクはどの程度なのか、誤嚥を防ぐことのできる食物形態や摂食時の姿勢は設定可能なのか…など、知っておくべきことが数多くあります。これらについての医師、歯科医師からの具体的指示が実施計画に相当します。そして、摂食機能療法を実際に行う看護師をはじめとするスタッフは、その内容を正確に理解したうえで実施し、その効果を評価する必要があります。評価結果によっては、指示者に再評価や実施計画の見直しを促すのも、実施者の役割といえます。

文献

1) 「診療点数早見表（医科）2012年4月診療報酬改定準拠」医学通信社，439，2012
2) 椿原彰夫，他：摂食機能療法の効果に関する研究．日本摂食・嚥下リハビリテーション学会誌，11（3）：403-405，2007
3) 才藤栄一：摂食・嚥下総論．「摂食・嚥下リハビリテーション第2版」（才藤栄一，向井実惠 監），13-17，医歯薬出版，2007

嚥下のエキスパートナースが伝授するケアのコツ

摂食機能療法により、経口摂取が可能となり摂食機能療法を終了した後に、病状の悪化等により再び摂食機能療法を開始した場合は、その開始日を「治療開始日」として再び算定することが可能です。 （白坂誉子）

第1章 3. リハビリ・ケア

Q2 リハビリを行う際にまず考えるべきことは

大野 綾

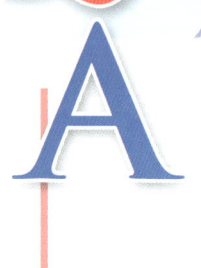

訓練を行うにあたり、患者さんの嚥下障害について知り、チーム全体で目標を同じくしておくことが重要です。また、嚥下だけでなく、患者さんを取り巻く家族や環境など含め、全体像をとらえることが必要です。意識状態や栄養状態など「嚥下リハの基礎つくり」が大事なポイントです。

1 嚥下障害の原因、病態を考える

ⅰ）嚥下障害の原因

摂食・嚥下障害はさまざまな原因で起こります[1]。また、嚥下障害の状態や程度は症例によってさまざまです。嚥下障害の原因や重症度によって予後が異なります。例えば、脳卒中において片側の小さい大脳病変だけであれば、急性期に軽度の嚥下障害があっても時間経過で自然軽快します。両側大脳病変が多発する場合、もしくは嚥下中枢のある延髄外側部病変であれば重度の嚥下障害が長期にわたり持続することが多くなります。また、筋萎縮性側索硬化症のような神経変性疾患の場合、嚥下障害は徐々に進行していきます。がん患者さんでは原疾患の予後や全身状態が嚥下障害に大きく影響します。薬剤が原因で嚥下障害が生じていることもあり、この場合薬剤の中止や変更で改善します。

ⅱ）嚥下障害の病態

摂食・嚥下障害の病態によって、摂食・嚥下リハビリテーション（以下嚥下リハビリ）の方針や内容、ゴールが異なってきます。例えば、嚥下反射の惹起が起こりにくい患者さんでは、嚥下反射を惹起しやすくするような訓練をくり返し行い、咽頭収縮力や喉頭挙上が弱い患者さんでは筋力を強化する訓練を行います。延髄中枢の障害に伴う球麻痺患者さんでは、食道入口部を開大させるバルーン訓練を併用することがあります。安全に摂食訓練を行っていくうえでも、嚥下障害の病態を知ることが非常に重要です。

ⅲ）嚥下障害の原因、病態を知るために

このように他の疾患治療と同様に、嚥下障害の治療・リハビリテーションにおいて、嚥下障害の原因や病態について知っておくことが重要なのです（図1）。

患者さんの背景疾患や状態、血液検査・画像所見、投薬内容などから嚥下障害の原因を探ります。嚥下障害の病態や程度について評価するために、嚥下内視鏡検査（VE）や嚥下造影

```
          摂食・嚥下障害
    ┌──────┼──────┐
  原因    病態    重症度
                ↓
        摂食・嚥下リハビリテーション
```
図1　摂食・嚥下障害の原因・病態・重症度

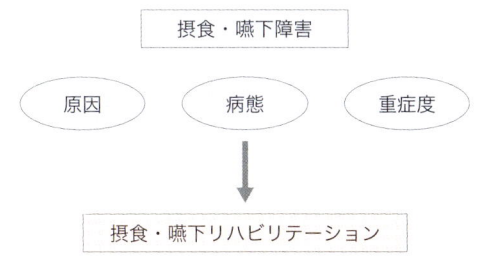

検査（VF）など嚥下機能検査が有用です。看護師自身がこのような検査を行うことはないと思いますが、ぜひ検査に同伴して実際の所見をみることをお勧めします。非常に大事な情報を多く得ることができます。検査への同伴が難しければ、あとからでも検査所見について確認するとよいでしょう。

2　全身状態：摂食・嚥下の基礎つくり

意識障害、過度の栄養障害、電解質異常や感染症など全身状態の問題がある場合、嚥下リハビリ中に発熱や肺炎発症、栄養状態悪化などのトラブルを生じやすいです。意識状態や栄養状態、感染症有無など患者さんの全身状態が嚥下リハビリを開始できる状態かどうかを判断することが大事です。

まだ状態が整っていない場合には、覚醒を促す、栄養状態改善、感染症治療、電解質補正など優先します。この間、口腔ケアによって口腔内を「食べる」環境に整えておくことが大事です。絶食が長期間にわたると嚥下機能の「廃用」も問題になります。摂食訓練が開始できない場合、アイスマッサージや筋力訓練など基礎訓練から開始します。

この「摂食・嚥下の基礎つくり」においても、看護師の役割が非常に大きいのです。

3　患者さんの全体像

i) なぜ全体像をとらえることが大事なのか？

嚥下リハを行うにあたり、患者さんの嚥下障害だけでなく、患者さんを取り巻く家族や生活環境なども大きく影響します。例えば、嚥下障害自体が重度であっても、しっかりした介助者がいて十分な環境調整を行うことができる状況であれば、嚥下食を介助摂取する条件で自宅生活も可能となります。逆に嚥下障害自体が軽度であっても、認知機能障害があり独居で環境調整が困難な場合、自宅では嚥下食が準備できず施設入所を考えなければならない場合もあります。

このように、嚥下機能のみに注目して嚥下機能を改善させる訓練のみ行っても、実際の生活に結びつけることは難しいのです。常に患者さんの全体像を頭に置きながら嚥下リハを進めていくことが重要です。

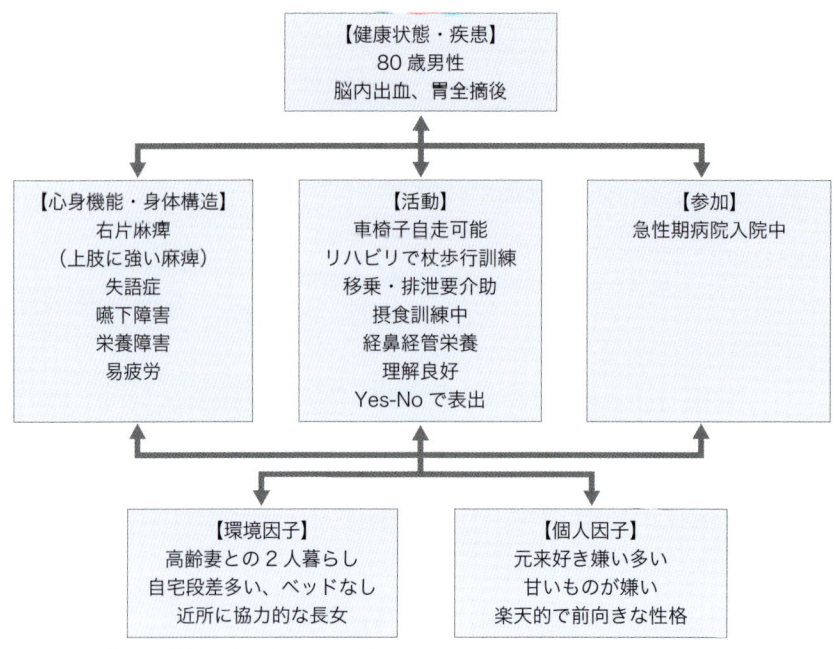

```
                    【健康状態・疾患】
                        80歳男性
                     脳内出血、胃全摘後

【心身機能・身体構造】      【活動】              【参加】
    右片麻痺          車椅子自走可能        急性期病院入院中
  （上肢に強い麻痺）    リハビリで杖歩行訓練
    失語症           移乗・排泄要介助
    嚥下障害          摂食訓練中
    栄養障害          経鼻経管栄養
    易疲労           理解良好
                   Yes-Noで表出

        【環境因子】              【個人因子】
     高齢妻との2人暮らし        元来好き嫌い多い
     自宅段差多い、ベッドなし     甘いものが嫌い
     近所に協力的な長女        楽天的で前向きな性格
```

図2　国際生活機能分類（ICF）の例

ii）患者さんの全体像をとらえるために

　全体像をとらえるために、「国際生活機能分類 International Classification of Functioning, Disability and Health（ICF）」の概念モデルが役立ちます。ICFの概念では、障害者の生活・機能を「健康状態」「心身機能・身体構造」「活動」「参加」「個人因子」「環境因子」の6つに分類して評価します[2]。図2に例を示します。

　この概念をもとにすると、自宅では嚥下食を誰がつくるのか、介助が必要な場合誰が介助するのか、環境調整でベッドの準備が必要か、介護保険でのサービスは、など考えるべきことが整理されます。チームで情報を出し合い共有していくことによって、より患者さんに活かすことができます。

4 ゴール設定

　目標がなく漫然と訓練をし続けても、なかなか効果は上がりません。目標を設定したうえで訓練を行うことが重要です。嚥下リハビリ開始時点に、嚥下障害の原因・病態・程度、そして患者さんの全体像をとらえたうえで、摂食・嚥下ゴールをおおむね設定します（表1）。以下のような項目にそって考えます。

❶どこで
❷どのような食物形態を
❸どのような姿勢で
❹介助もしくは自力で
❺いつまでに

表1 摂食・嚥下ゴール

目標	具体例
どこで	病院、自宅、施設
食事内容・食物形態	ゼリー食、ピューレ食、やわらかめ固形食、普通食 主食：ゼリー、ミキサー粥、粥 とろみ：必要性有無、とろみの濃さ
姿勢	ベッド上か椅子座位か リクライニング角度（30°、45°、60°、90°） 一側嚥下の有無 頸部回旋の有無
介助者	介助有無：介助必要、自力摂取可能 介助者：ST、看護師、家族（妻、子供、その他）
期間	短期・中期・長期に分けて設定

　最初から遠い将来の長期的な目標を立てるのは困難です。短期目標・中期目標・長期目標に分けて考えると設定しやすく、達成可能となります。

　嚥下チームの中でメンバーそれぞれの目標が異なってしまうとうまくいきません。チーム全体で目標を同じくしておくことが重要です。メンバー同士で患者さんの嚥下障害について確認し目標について協議します。このために嚥下チームのカンファレンスが非常に有用です。

文献

1) 藤島一郎：嚥下障害の病態と原因．「嚥下障害ポケットマニュアル　第3版」(聖隷嚥下チーム 著), 23-35, 医歯薬出版, 2011
2) 矢崎章：ICFとリハビリテーション－臨床医の立場から．J. of Clinical Rehabilitation, 21 (10)：972-976, 2012

嚥下のエキスパートナースが伝授するケアのコツ

　リハビリ＝訓練ではなく、患者さんの強み（良好な機能や能力）を引き出し、うまく活用して生活を組み立て、継続するためにはどうしたらよいか？という視点をもつことが大切です。そのためには、「できる」「できない」の二者択一的な考え方ではなく、「不十分でもこう援助すればできる」という視点での評価も重要です。

（白坂誉子）

医師からのアドバイス

　リハビリテーションにおいてはゴール（目標）を定めてアプローチすることが極めて大切です。多職種連携ではゴールは一致していなければ混乱が起こります。ゴールにはメインゴール（main goal、主目標）とサブゴール（subgoal、個別ゴール）がありますので、コラム（次ページ）を参考に混乱のないリハビリテーションアプローチをしてください。

（藤島一郎）

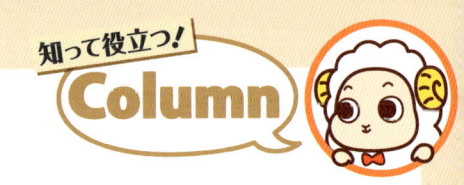

リハビリテーションにおけるゴール

　ゴールはメインゴール（main goal、主目標）とサブゴール（subgoal、個別ゴール）に分けて考えると良いでしょう。メインゴールはチームで共有する大目標ですから「3食嚥下食の経口摂取自立Lv7」であったり、「楽しみレベルの摂食Lv3」となります。サブゴールについてはそれぞれの職種がメインゴール達成のために立てる個別のゴールと考えればいいでしょう。看護師は「制限時間内に残さず食べる」であったり、「むせたら休憩を入れることができる」「むせたら看護師に連絡する」「呼吸状態を食前後では把握する」など患者さんに応じたいろいろな目標があると思います。また、歯科衛生士がいれば（いなければナースが）「食べる前の口腔ケアが確実にできる」というゴールもあると思います。管理栄養士であれば「家に帰って嚥下食が準備できるように家族に指導する」などというのもあるでしょう。STは「数口ごとに交互嚥下する」「時々随意的な咳をする」「摂食条件を守りながら食べる」などがあるかと思います。例をあげれば切りがないので、このくらいにします。

　もう一つは期間の問題です。病院で行われるリハビリテーションは期間を区切った対応となりますから、当然退院時におけるゴールということになるかと思います。しかし患者さんは障害をもってその後も生活するわけですし、機能は退院後も変化します。そこで半年後1年後、さらには生涯にわたってというゴールもあると思います。長期的なゴール（Long term goal）です。それに対して短期的なゴール（short term goal）があります。両者の視点をもって患者さんのゴールを考えることが大切です。病院の退院時までの短期ゴール（その時のメインゴールとサブゴール）に対して、退院後の生活を視野に入れた長期ゴール（その時のメインゴールとサブゴール）というように考えると整理して理解できると思います。患者さんの長期ゴールは「安全に経口摂取を続ける」ということが多いかと思いますが、胃ろうの患者さんでは「楽しみレベルの経口摂取を継続する」という場合もあるかと思います。あくまでも疾患の予後と機能の予後を勘案してゴール設定を行います。そしてそれをチームで共有し、患者さんや家族に納得できるまでご説明するという努力が必要です。

藤島一郎

第1章 3. リハビリ・ケア

Q3 リハビリ訓練にはどのような種類がありますか

三鬼達人

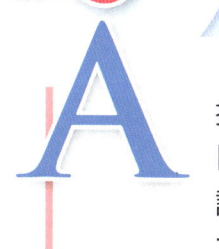

摂食・嚥下障害の訓練は、食物を使用しない「基礎訓練」と食物を使用する「直接訓練」に大別されます。訓練内容は多岐にわたりますが、それぞれの訓練の特徴をよく理解し患者さんの状態に合った訓練を選択することが必要です。

1 基礎訓練

　基礎訓練は、食物を用いないで行う訓練のことで間接訓練ともよばれます。基礎訓練は、嚥下関連器官へ直接的に働きかけ各器官の機能や運動の協調性を改善させるものです。基礎訓練には、誤嚥性肺炎の予防に重要な呼吸訓練や発声訓練なども含まれます。基礎訓練を開始する際には、医師、歯科医師の指示のもと十分な嚥下機能の評価を行い、訓練内容を検討することが重要です。評価は、嚥下造影や嚥下内視鏡検査、フィジカルアセスメントなどを用いて行いますが、訓練内容を決定するときには、どの器官にどのような目的をもって行うのかを明確にする必要があります。

ⅰ）基礎訓練の種類

　基礎訓練の種類は、①嚥下関連器官の機能や協調性を改善させる運動訓練、②嚥下反射を誘発させる感覚受容の向上訓練、③発声や呼吸などの筋群の訓練に大別されます[1]。主な基礎訓練内容を表1に示します。

ⅱ）基礎訓練の開始条件

　基礎訓練の開始条件には、①全身状態やバイタルサインが安定していること、②リスク管理がされていることが条件となります。ただし、全身状態やバイタルサインが不安定でも嚥下関連筋群の廃用が起きないように、口腔ケア時などに口腔機能向上訓練（口腔周囲筋のマッサージや頸部、肩などのリラクゼーション）などは積極的に取り入れていくべきです。リスク管理に関しては、食物を用いない基礎訓練であったとしても重度の嚥下障害では自己の唾液を誤嚥してしまうこともあるため、吸引器を準備するなどの対策が必要です。また、訓練中の呼吸の乱れや血圧の変動等の不測の事態に備え、訓練を行うときには可能な限りスタッフが多くいる時間帯を選択しましょう。

　基礎訓練は、飲食物を用いない訓練なので、誤嚥や窒息のリスクが少なく、急性期、慢性

表1　摂食・嚥下障害の病態と基礎訓練

	病態	原因	適応となる間接訓練の例
準備期・口腔期	取り込み障害 咀嚼困難 取りこぼし 食塊形成困難	歯牙欠損・義歯不適合 咀嚼筋群の筋力低下／協調運動障害 舌運動障害・感覚障害 口唇閉鎖不良・感覚障害	開口―閉口訓練 口腔周囲筋群・舌筋群の運動訓練 口腔内―舌への感覚刺激 咀嚼訓練
口腔期・喉頭期	送り込み障害 誤嚥	舌運動障害 口腔内の感覚障害	口腔周囲筋群・舌筋群の運動訓練 構音訓練
喉頭期	誤嚥	嚥下反射惹起の低下／消失 喉頭挙上不良 呼吸コントロール不良 咽頭収縮不良 喉頭閉鎖不良	冷圧刺激法（thermal tactile stimulation） 舌訓練（舌尖、舌根部、舌前方保持嚥下訓練） 呼吸訓練、発声練習 喉頭周囲筋群のストレッチ 頭部挙上訓練（シャキア・エクササイズ）
	鼻腔・口腔逆流	食道入口部開大不良 鼻咽腔閉鎖不良	嚥下パターン訓練 バルーン拡張法 軟口蓋挙上訓練
	誤嚥物喀出困難	咳反射の低下／消失 呼気筋の筋力低下	咳嗽訓練、呼吸訓練 発声練習
その他			頸部可動域拡大訓練（ROM訓練）、姿勢保持、坐位安定、体力増強　ほか

文献3より一部改変

期、回復期のどの時期にでも適応が可能ですが、認知症や高次脳機能障害などで指示理解が不良な患者さんでは、訓練の実施が困難な場合もあります。

ⅲ）基礎訓練の進め方

　嚥下機能評価をもとに訓練内容が決定されますが、このときに注意しなければならない点は、対象者の状態に合わせて訓練の優先順位をつけること、訓練の負荷量や回数を決定することにあります。

　摂食・嚥下障害患者さんは、同時に複数の嚥下機能が障害されていることが多くあります。したがって、適応となる訓練も多岐にわたります。しかし、それらすべての訓練を同時に実施することは体力的にも時間的にも困難です。また、限られた時間のなかで複数の訓練を行うと、結果的に1つ1つの訓練が不十分となり訓練効果も上がりにくくなります。効果的な訓練を行うためには、訓練の優先順位と訓練の強度、回数を決定し重要度の高い訓練から開始することが必要です。優先順位としては、基本的に誤嚥の最大原因となっている問題に対してアプローチを行います。訓練の強度や回数を設定するときには、患者さんの全身状態やバイタルサイン、疲労の度合いに配慮する必要があります。特に、筋萎縮性側索硬化症（amyotrophic lateral sclerosis：ALS）や重症筋無力症（myasthenia gravis：MG）、筋ジストロフィーなどの進行性疾患・筋疾患では、訓練の結果、かえって筋力低下をきたし病状を悪化させてしまうことがあるため慎重な対応が必要となります[2]。このような症例では、医師や経験豊富なSTなどの指導を受けながら実施します。

　いずれにしても、基礎訓練を行っているときには、常にその訓練が対象者にとって効果があるのかを確認する必要があります。基礎訓練の効果は、短期間で急激に現れることは稀で

す。定期的に訓練内容や訓練の強度、回数が適切であるのかを評価する必要があります。

2 直接訓練

　直接訓練は、実際に食物を用いて行う訓練のことで摂食訓練ともよばれます。直接訓練は、安全に嚥下するための方法を身につけ、一連の摂食動作を通して嚥下機能を高めていく訓練です。直接訓練は、実際に飲食物を使用するので誤嚥や窒息といったリスクを常に伴います。したがって、訓練を開始するときには十分な評価と医師や歯科医師の指示を必要とします。訓練内容は、嚥下造影や嚥下内視鏡検査、摂食・嚥下スクリーニングテストの結果をもとに決定します。実際に訓練を開始する際には、患者さんの安全を最優先に考え実施します。直接訓練中は呼吸状態や全身状態に細心の注意を払い、これらに少しでも異常や変化がみられる場合は、訓練の休止などの対応を迅速に行うことが肝要です。

ⅰ）直接訓練の種類

　直接訓練の種類には、姿勢調節、食物形態調節、嚥下手技、食器の工夫、環境調整、自力摂取と介助の調整などがあります。直接訓練を効果的に行うためには関連職種との連携、すなわちチーム医療で臨むことが重要です。主な訓練内容は表2に示します。

ⅱ）直接訓練の開始条件

　安全な直接訓練を行うためには、まず訓練を開始するための条件が満たされているかを確認する必要があります（表3）[5)6)]。これら条件が満たされていれば、嚥下造影や嚥下内視鏡検査、各スクリーニングテストを行います。なお、これら検査時にも誤嚥等のリスクを伴うので細心の注意をもって実施します。条件が満たされなければ、対象者の状態が安定してから再評価を行います。

ⅲ）直接訓練の進め方

　直接訓練は、常に誤嚥や窒息といったリスクを伴います。したがって、直接訓練を開始するときにはこれらリスクを予防・回避できるようにリスク対策を十分に取っておく必要があります。具体的には、基礎訓練の項でも述べたとおり、吸引器の準備とスタッフが多くいる時間帯に訓練時間を設定することです。

　実際に訓練を行う際には、患者さんの病状に合わせた目標を設定します。対象者の医学的安定性[7)]（誤嚥性肺炎、窒息、低栄養、脱水について1～2カ月にわたって問題がないこと）が、得られているかを最優先とし、無理な経口での全量摂取をめざすのではなく、そのときどきの状況に合わせた目標を設定することが大切です。目標を設定したら姿勢や食物形態、嚥下手技を決定します。また、誰がどのように行っていくのかも決定する必要があります。

　直接訓練を行っているときには、訓練中の観察や訓練内容の評価を常に行い、嚥下機能の改善に伴い段階的に訓練内容の難易度を上げていくことが重要です。また、訓練中には対象者の栄養状態や水分管理にも十分な配慮が必要となります。

表2　摂食・嚥下の病態と直接訓練

	障害の背景	症状	直接訓練・対応の工夫	食物形態
先行期障害	覚醒レベルが低い	摂食の意識がもてない	嚥下体操や口腔の冷却刺激等、基礎訓練で覚醒の向上をはかる。不動性がある場合はよいときに摂食する	味や香りがはっきりしたもの、患者さんの好みのものを用いる
	認知の障害	食物の認知が悪い	・認知しやすい位置に器を置く ・食事中に適宜食器を置き換える	
	上肢機能の障害	・口へ運ぶ途中でこぼれる ・食器をおさえられない ・食具（スプーンなど）がもちにくい	・セッティングの工夫 ・食器の工夫 ・食具の工夫	あまり細かくないもの・準備期以降に問題あれば併せて調整する
	坐位保持の障害	拘縮、失調等になり坐位保持困難	安定のよいリクライニング位の工夫・介助による摂食	
準備期－口腔期障害	歯牙欠損・義歯不適合	咀嚼困難	歯科治療を進める	・咀嚼機能不全に合わせた食材・献立 ・形態を工夫する：咀嚼・食塊形成・移送不全を助ける形態
	舌・頰・顎・口唇の運動障害	・咀嚼困難・不全 ・口唇閉鎖困難・不全 ・口腔内移送困難	・間接訓練に加え模擬食品で咀嚼訓練* ・症状に合わせて、口腔内移送を助けるリクライニング位の調整 ・下顎の挙上、口唇閉鎖の介助	
咽頭期障害	嚥下反射の遅延	嚥下前誤嚥：嚥下反射惹起前に咽頭流入し誤嚥が引き起こされる。飲み込む前にむせがみられる。湿性嗄声がみられる	嚥下の意識化、息こらえ嚥下、一口量の調整、食器（特に水分摂取）の工夫	・症状に合わせて水分にはとろみ付けやゼリー摂取などの工夫をする ・固形物の含有水分に留意する
	喉頭挙上・閉鎖不全	嚥下中誤嚥：飲み込むと同時または直後にむせ、湿性嗄声がみられる		
	喉頭挙上・閉鎖、咽頭収縮不全、咽頭残留	嚥下後誤嚥：嚥下後に誤嚥、むせ、湿性嗄声がみられる	上記に加え、複数回嚥下、必要に応じて頸部旋回	

*咀嚼訓練用食材の種類：優しい順に、マシュマロ、グミ、粒ガム、風船ガム（弾力がある）など。大きさや硬さを機能に、味を好みに合わせて選ぶ。咀嚼が困難な場合はキャンディでもよい。舌上に置いて舌を動かしたり唾液を嚥下する訓練として利用する（文献4より一部改変）

表3　直接訓練を開始するための条件

1. バイタルサインが安定している
2. リスク管理がしっかりとなされている 　パルスオキシメータ、吸引器の設置など不測の事態に対応できる準備をする
3. 意識障害がないこと 　覚醒していることJCS 1桁レベル
4. 脳血管障害の進行がない 　発症数日間は十分な観察が必要
5. 嚥下反射を認める 　自然な唾液嚥下の確認（例えば会話中や口腔ケア時の嚥下反射の確認など）
6. 十分な咳ができる（随意性または反射性）

文献5、6を参考に作成

文献

1) 「摂食・嚥下障害ベストナーシング」(向井美惠, 鎌倉やよい 編), 77-78, 学研メディカル秀潤社, 2010
2) 馬場尊:Ⅰ口腔ケア・間接訓練.「日摂食リハ学会eラーニング対応 第4分野 摂食・嚥下リハビリテーションの介入」(日本摂食・嚥下リハビリテーション学会 編), 57, 医歯薬出版, 2011
3) 岡田澄子:間接訓練.「言語聴覚療法シリーズ15 摂食・嚥下障害」(清水充子 編), 69-74, 建帛社, 2004
4) 岡田澄子:障害の状態に応じた摂食・嚥下リハビリテーション.「n-Books4 嚥下リハビリテーションと口腔ケア」(藤島一郎, 藤谷順子 編), 59-79, メヂカルフレンド社, 2001
5) 塚本芳久, 他:急性期嚥下障害へのアプローチ. 臨床リハ:14 (8): 721-724, 1988
6) 近藤克則, 他:急性期脳卒中患者に対する段階的嚥下訓練. 総合リハ, 19-25, 1998
7) 小野木啓子, 他:嚥下障害の診断Update－嚥下造影検査・最近の知見も含めて－. J.Clin.Rehabilitation, 11 (9): 797-803, 2002
◇ 「日摂食リハ学会eラーニング対応 第4分野 摂食・嚥下リハビリテーションの介入Ⅰ口腔ケア・間接訓練」(日本摂食・嚥下リハビリテーション学会 編), 医歯薬出版, 2011

memo

第1章 3. リハビリ・ケア

Q4 基礎訓練の適応と方法を教えてください

三鬼達人

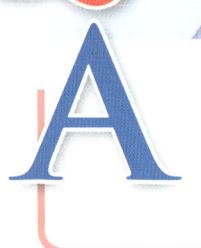

基礎訓練の内容は多岐にわたりますが、それぞれの訓練法の意義、適応、手技について、きちんと理解したうえで安全に正しく行う必要があります。ここでは、代表的な基礎訓練について説明します。

1 嚥下体操[1)2)]

● **意義**

食事前の準備体操や嚥下訓練開始前の動機づけで行われます。嚥下体操は、嚥下機能を改善させる目的で行うものではなく、全身、肩甲骨、頸部の嚥下筋等のリラクゼーション目的で行います。また、覚醒を促す効果もあります。

● **具体的方法（図1）**

- **頸部の運動**：他動運動（介助者が実施）、もしくは自動運動（患者さん自身が実施）で頸部の屈曲・伸展・左右への側屈・回旋を10秒以上かけて行います。頸椎症などで頸椎に異常がある場合は、他動的には行わないようにします。また、自動運動で行う場合も無理はさせず痛みを伴わない程度で行うように説明します。
- **肩の運動**：肩の挙上や回旋、肩甲骨の引き寄せ運動を行います。
- **胸郭の運動**：両手を頭上で組んで体幹を左右側屈させます。
- **その他**：その他にも、嚥下体操には頬を膨らませたり引っ込めたりする、舌を前後に出し入れする、舌で左右の口角にさわる、パタカラの発音訓練、口すぼめ呼吸などがあります。基本的な動作については、次項の各部位への訓練内容を参照してください。

2 口唇・頬・舌の訓練[3)]

● **意義**

口唇・頬の訓練は、口腔器官の拘縮予防、および機能向上を目的とし、食物の取り込み、口腔内保持能、口腔内圧を高くし、これに続く咀嚼運動や送り込みを改善させる運動です。舌の訓練は、舌の筋力増強と可動域を改善させ、食塊形成や咀嚼、咽頭への送り込みを改善させる運動です。

いずれの運動も10回程度を1セットとして一日数セット以上、できるだけ多く行います。

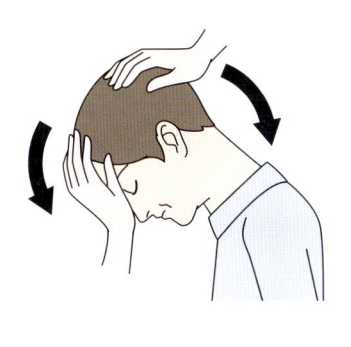

①前額部を固定し、頭部を後方より支え、頸部を屈曲、伸展させる　②片手で肩を固定し、ゆっくり頸部を左右に側屈させる　③片手で肩を固定し、ゆっくり頸部を左右に回旋させる

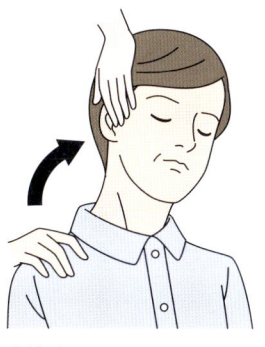

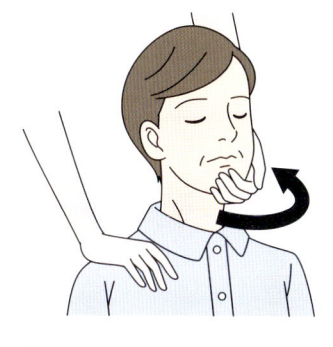

図1　頸部の運動
注意：頸椎症など頸椎に異常がある患者さんには、頸部の運動は危険を伴う。必ず主治医に許可を得てから実施する（文献2を参考に作成）

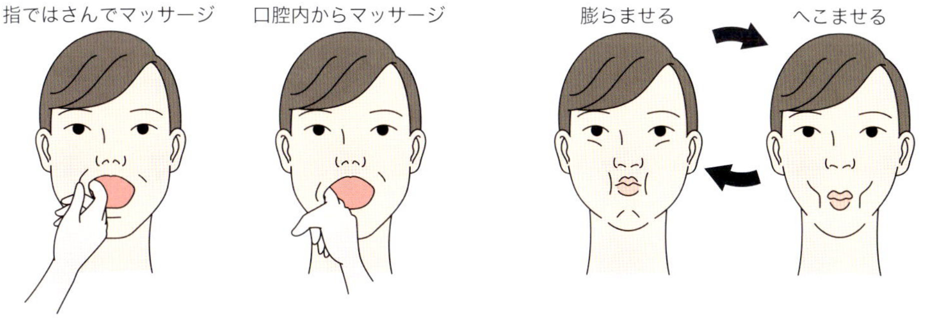

指ではさんでマッサージ　　口腔内からマッサージ　　　膨らませる　　　へこませる

Ⓐ 他動運動
頬を外側と口腔内から指や綿棒でマッサージする

Ⓑ 自動運動
口唇をしっかり閉じた状態で頬を膨らませたりへこませることを繰り返す

図2　頬のマッサージ、口唇、頬の訓練
文献2を参考に作成

具体的方法

- **口唇のマッサージ**：第1指と第2指で上口唇を前方に引っ張りながら、口唇を伸ばしたり縮めたりをくり返します。下口唇に対しても同様に行います。

- **頬のマッサージ**：頬の外側を手のひらで揉んだり、内側から指や綿棒などを用いて伸張させたりして収縮をくり返します（図2）。

- **舌のマッサージ**：第1指と第2指で舌先を上下から挟み、舌を外へ引く、内へ押す、をくり返します。このとき手袋を使用して行うと唾液で滑ってしまうことがあるので、濡れたガーゼなどで舌を優しく包み行うとよいでしょう。舌側面へのマッサージは、第2、3指を使用し側面から押す動作を加えます。

- **口唇、頬の訓練**：口唇を横に引く運動、口唇を突出する運動を行います。「ウ」と「イ」の発音をくり返すように指示すると理解がしやすいです。頬の運動は口唇を閉じた状態で、頬をふくらませたり、閉じたりします（図2）。注意点としては、口唇や頬に麻痺がある患者さんの

101

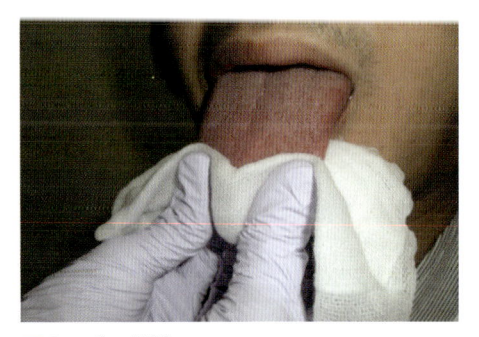

図3 舌の訓練
舌を濡れたガーゼで優しく柔らかく包み、ゆっくりと引っ張る
注意点：舌小帯が歯間に挟まらないようにする

　場合は、健側を代償的に使用し訓練を行っていることが多くあります[5]。このような場合は、健側の動きを訓練者、もしくは患者さん本人の手で抑制し麻痺側に集中して運動が行えるようにする必要があります。

- **口唇閉鎖訓練**：口を大きく開けてパッと閉じることをくり返します。また、舌圧子や訓練者の指を口唇ではさみ、力を入れて閉鎖するよう指示をします。上唇、下唇それぞれに上下方向に抵抗をかけ数秒間保持をします。その他、口唇閉鎖を促す訓練として、「パ」「マ」「バ」行の構音訓練があります。
- **舌訓練**：舌面に萎縮があり弛緩している場合は、軽くタッピングし緊張を高めます。逆に筋緊張が強い場合には、マッサージをしたり他動的に引き出したりして緊張を緩めます（図3）。粗大運動の可動域に制限がある場合には、舌の突出と後退運動、挙上運動、左右運動を行います。必要に応じて舌圧子や訓練者の指などを用いて徒手的に抵抗を加えます。

3 鼻咽腔閉鎖、喉頭閉鎖訓練

i）ブローイング訓練（blowing exercise）[6]

●意義
　口から息を吹く動作により鼻咽腔が反射的に閉鎖されることを利用して、鼻咽腔閉鎖にかかわる神経・筋群の機能を改善させます。本法には、ソフトブローイングとハードブローイングがあります。前者は、気管内圧を上昇させ気道の虚脱を防ぐ効果や呼気持続時間を延長させる効果など、口すぼめ呼吸と同様の効果が期待できます。後者は、ソフトブローイングが困難な年少児や重度な軟口蓋麻痺患者さんの評価として用いられることが多くあるので[7]、訓練の適応には注意が必要です。

●主な対象者
　鼻咽腔閉鎖不全により水分、食物が鼻咽腔へ逆流する場合や呼吸機能低下がある患者さん。

●具体的方法
　コップに水を入れ、ストローでぶくぶくと泡が立つように吹きます（図4）。難易度の調整は、ストローの太さや長さを変える、コップの水の粘度を変えるなどによって行います。注意

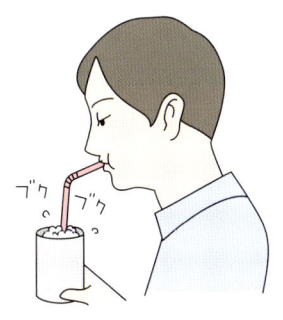

図4　ブローイング訓練
水の入ったコップにストローを入れ、ブクブクと息を静かに吐き出す。状態に合わせて、水の量を増やすなど難易度を調節する。水がこぼれてしまうようなときは、容器をペットボトルにして上方に穴を開けてストローを差すと、水がこぼれる心配がなくなる

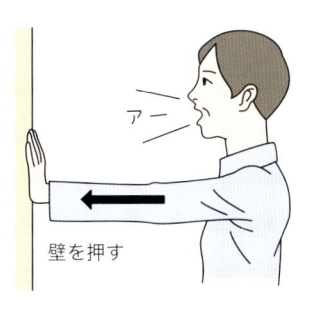

図5　プッシング訓練
壁や机を上肢で押しながら、力を込めて強い声で「ah」とだす

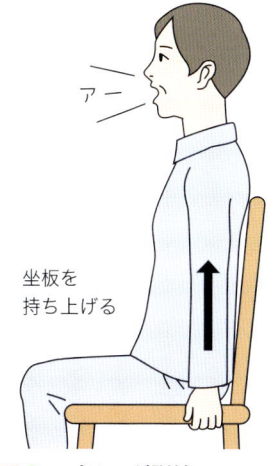

図6　プリング訓練
椅子に腰掛けて、両手で椅子の坐板などを持ち上げるようにして力を入れて強い声をだす

点としては、過度に行うと過呼吸になる恐れがあります。

ii）プッシング・プリング訓練（pushing exercise/pulling exercise）[8) 9)]

● 意義
　物を押したり（プッシング）、持ち上げたり（プリング）して上肢に力を入れる運動により、反射的に息こらえが起こることを利用して、軟口蓋の挙上、声帯の内転を改善させ声門を閉鎖することを目的とした訓練となります（図5、6）。

● 主な対象者
　脳血管障害、反回神経麻痺、挿管後などに声帯の感覚が低下したり、浮腫の影響などにより声門閉鎖不全がある患者さん。

● 具体的方法
　手で壁を押す、坐っている椅子の底面を引っ張り上げる、両手を前でつないで外方へ引っ張るなどがあります。各動作とともに「エイ」、「ア」など強い発声を伴わせることもあります。どの手技を選択するかは、上肢の運動麻痺や認知障害の状態によって使い分けます。実際に期待した運動になっているかどうかは嚥下内視鏡検査での確認が必要です。注意点としては、高血圧や不整脈など循環動態が不安定な場合には、症状を悪化させることがあるため適応を十分に検討します。

4 嚥下運動訓練

ⅰ）息こらえ嚥下法（supraglottic swallow）[10)] [11)]

● 意義
　　息をこらえることにより、声門の閉鎖を促し嚥下中の誤嚥を防ぐと同時に気管に入り込んだ飲食物を喀出する効果があります。嚥下反射前と嚥下反射中に、声帯レベルでの気道閉鎖を確実に行う訓練となります。基礎訓練では、飲食物を使わずに空嚥下（唾液嚥下）をさせます。

● 主な対象者
　　嚥下中誤嚥をきたす患者さん、声門閉鎖の遅延または減弱のある患者さん、嚥下反射惹起遅延のある患者さん。

● 具体的方法
　　鼻から大きく息を吸って、しっかり息をこらえ、そのままの状態で嚥下をし、咳払い、もしくは口から息を勢いよく吐き出します。本訓練は、声門を閉鎖することが重要ですが、息を止めたのみでは閉鎖しない例が多くあります。したがって、可能な限り内視鏡で声門の閉鎖ができているか確認し、対象者自身にもフィードバック情報を与えることが大切です。

ⅱ）強い息こらえ嚥下法（super-supraglottic swallow）

● 意義
　　息こらえ嚥下法よりも、より強く力むようにして息こらえをする方法で、嚥下反射前と嚥下反射中に、喉頭前庭部での閉鎖を確実に行う訓練となります。

● 主な対象者
　　喉頭前庭から仮声帯部の閉鎖に減弱を認める患者さん。

● 具体的方法
　　基本的に息こらえ嚥下法と同様ですが、息こらえをするときに強く力むように息をこらえます。

ⅲ）舌前方保持嚥下訓練（Masako手技）[12)]

● 意義
　　舌を前方に固定することで、嚥下動作時に上咽頭収縮筋の収縮運動に負荷がかかり、同筋の筋力強化が期待できるといわれています。

● 主な対象者
　　嚥下造影にて咽頭収縮力が低下している、咽頭残留を認めるなどの患者さん。

● 具体的方法
　　舌尖部を口腔外にできるだけ突き出させた状態で、前歯部で舌を噛んで保持し、そのままの状態で空嚥下をするよう指示します。注意点としては、前方に保持した舌を強く噛んで傷つ

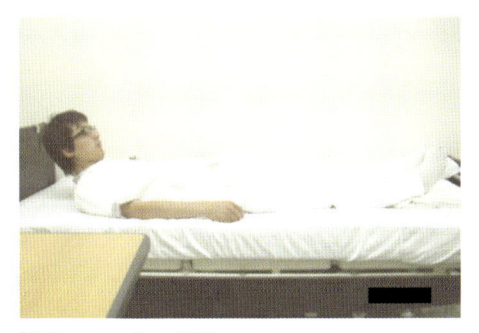

図7　シャキア訓練
頭部のみが挙上できている

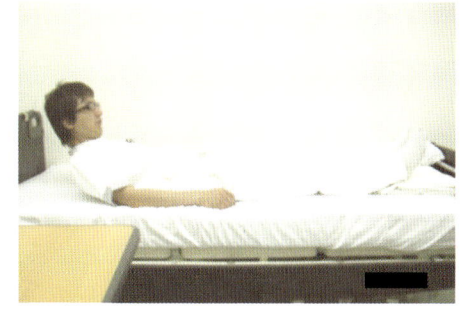

図8　シャキア訓練の間違った方法
肩が浮いてしまっている

けないようにすることです。

iv）頭部挙上訓練（シャキア訓練：Shaker exercise）[13〜15]

● 意義
舌骨上筋群など喉頭挙上にかかわる筋の筋力強化を行い、食道入口部の開大を改善させる効果があります。食道入口部の食塊通過が不良で、咽頭残留や誤嚥を呈する場合にも有効です。

● 主な対象者
舌骨、喉頭の挙上運動が低下しており、その結果、食道入口部の開大が減少している患者さん、球麻痺、高齢者の廃用障害のある患者さんなど※。

● 具体的方法
仰臥位姿勢をとり、肩が浮かないように頭部のみ挙上し、つま先が見えるまでできるだけ高く上げます（図7、8）。

- 挙上位の保持：1分間挙上位を保持、その後1分間休む動作を3回くり返します。
- 反復挙上運動：1秒間隔で頭部を上げ下げする動作を30回くり返します。

原法では、この動作を1日3回6週間行うと効果があると報告されています。しかし、高齢者や疲労感が強い患者さんの場合は、困難な場合も多くあります。したがって、持続時間や回数を患者さんごとに調整し継続させることが大切です。また、重篤な頸椎症や心疾患などで過度の負荷が禁止されている場合は、医師と相談し実施を検討する必要があります。

v）冷圧刺激法（thermal-tactile stimulation）[16)17)]

● 意義
前口蓋弓に冷温刺激や触圧刺激を加えることで、嚥下反射を惹起させる方法です。刺激によってくり返し嚥下反射を惹起させることで、嚥下関連筋群の筋力増強と嚥下の協調性を改善させる効果があります。

※円背などで仰臥位がとれない患者さんに対しては嚥下おでこ体操を行うようにします（p.80参照）

105

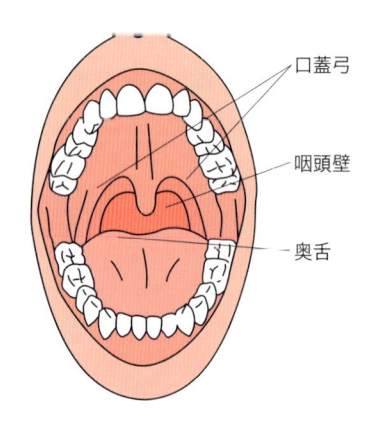

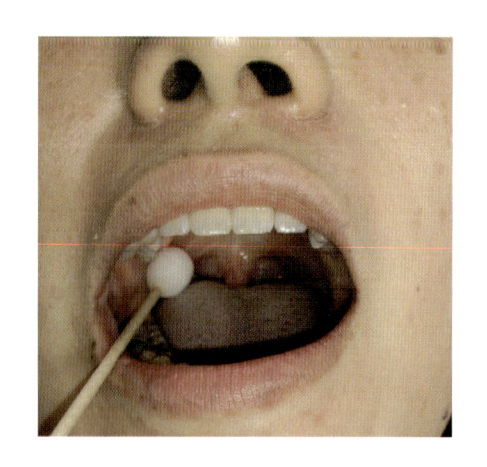

図9 冷圧刺激法
凍らせた綿棒や氷で冷やした喉頭鏡などで前口蓋弓を軽く圧迫しながらこすり、数回刺激後、閉口し空嚥下をしてもらいます

● 主な対象者
　嚥下反射惹起不全患者さん。

● 具体的方法
　凍らせた綿棒、氷で冷やした間接喉頭鏡、舌圧子、スプーンなどを用いて口腔咽頭境界または前口蓋弓に対して冷刺激を行います。このとき、レモン水を使用することもあります。方法は、患者さんに開口してもらい、凍らせた綿棒や氷で冷やした喉頭鏡などで前口蓋弓を軽く圧迫しながらこすり、数回刺激後、閉口し空嚥下をしてもらいます（図9）。なお、本法は、刺激直後の嚥下反射の惹起は早まりますが、持続効果は期待できないとされているので注意してください。

vi）のどのアイスマッサージ[18)〜20)]

● 意義
　凍らせた綿棒に水をつけ、前口蓋弓のみならず舌根部や咽頭後壁の粘膜面を軽くなでたり、押したりしてマッサージ効果により嚥下反射を誘発する方法です。

● 主な対象者
　随意的に嚥下ができない患者さんや意識が低下している、指示に従えない、開口してくれないなどの患者さん。

● 具体的方法
　前口蓋弓から咽頭絞扼反射が消失している患者さんでは、舌根部から咽頭後壁まで刺激し、その直後に空嚥下を促します。本法は、基礎訓練としてばかりでなく、摂食前の準備として、あるいは食事中に動きが止まってしまったときの嚥下誘発にも広く用いられています。

文献

1) 「脳卒中の摂食・嚥下障害」（藤島一郎 著）, 92-93, 医歯薬出版, 1993
2) 「嚥下障害ナーシング」（鎌倉やよい 編）, 90-101, 医学書院, 2000
3) 「摂食・嚥下リハビリテーション」（金子芳洋, 千野直一 監）, 175-181, 医歯薬出版, 1998
4) 西尾正輝：Ⅰ口腔ケア・間接訓練．「日摂食リハ学会eラーニング対応 第4分野 摂食・嚥下リハビリテーションの介入」(日本摂食・嚥下リハビリテーション学会 編), 68, 2011
5) 加藤正子：口蓋裂の言語臨床における治療．「口蓋裂の言語臨床 第2版」（岡崎恵子, 加藤正子 編）, 50, 61-79, 医学書院, 2005
6) 稲田晴生, 稲葉敏樹：基礎訓練．「よくわかる嚥下障害」（藤島一郎 編）, 138-147, 永井書店, 2001
7) Froeschels, E. et al.：A method of therapy for paralytic conditions of the mechanics of phonation, respiration, anddeglutination. J. Speech Hear Disord., 20（4）：365-370, 1955
8) 「音声障害と音声治療」（廣瀬 肇, 藤生雅子 訳）, 185-187, 医歯薬出版, 1992
9) 「脳卒中の摂食・嚥下障害 第2版」（藤島一郎 著）, 119, 医歯薬出版, 1998
10) 「Logemann 摂食・嚥下障害」（道 健一, 道脇幸博 監訳）, 171-174, 医歯薬出版, 2000
11) Fujiu, M., Logemann, J.A.：Effect of a tongue-holding maneuver on posterior pharyngeal wall movement during deglutition. Am. J. Speech Lang. Pathol., 5：23-30, 1996
12) Shaker, R. et al.：Rehabilitation of swallowing by exercise in tube-fed patients with pharyngeal dysphagia secondaryto abnormal UES opening. Gastroenterology, 122（5）：1314-1321, 2002
13) Shaker, R. et al.：Augmentation of deglutitive upper esophageal sphincter opening in the elderly by exercise. Am. J. Physiol., 272（Gastrointest Liver Physiol, 35）：G1518-G1522, 1997
14) 「嚥下障害ポケットマニュアル，第2版」（聖隷嚥下チーム 著）, 86, 医歯薬出版, 2003
15) 「Evaluation and Treatment of Swallowing Disorders, 2nd ed」（Logemann, J.A.）, Pro-ed, 211-214, 1998
16) Rosenbek, J.C. et al.：Comparing treatment：Intensities of tactile-thermal application. Dysphagia, 13（1）：1-9, 1998
17) 「脳卒中の摂食・嚥下障害」（藤島一郎 著）, 88-89, 医歯薬出版, 1993
18) 倉智雅子：Thermal stimulation の意義と方法，アイスマッサージとの違いは？．「嚥下障害Q&A」（吉田哲二 編）, 178-179, 医薬ジャーナル, 2001
19) Nakamura, T., Fujishima, I.：Usefulness of Ice Massage in Triggering the Swallow Reflex. J. Stroke Cerebrovasc. Dis., 22（4）：378-382, 2013
20) Nakamura, T., Fujishima, I.：Usefulness of ice massage to trigger swallowing reflex in dysphagic patients without stroke. Deglutition, 1（2）：413-418, 2012

嚥下のエキスパートナースが伝授するケアのコツ

限られた時間と多忙な業務の中で基礎訓練を行う場合は、口腔ケアなどの日常生活援助の場面で意図的に頬を膨らませる、発声を促す、舌を左右に動かすなどリハビリの要素を取り入れる、検温時に深呼吸や会話を促すなどの工夫ができます。　　　　　　　　　　（白坂誉子）

医師からのアドバイス

訓練の実際では施設やST、看護師などにより微妙な違いやコツなどがあります。情報を交換し合ってスキルを高めていってほしいと思います。プッシング・プリング訓練をあまり強くやりすぎると仮声帯発声というガラガラ声になりますので、強度や頻度に注意してください。　　　　　　　　　　　　　　　　　　　　　　　　　　　　　　　　（藤島一郎）

第1章　3. リハビリ・ケア

Q5 患者さんに合わせた口腔ケアの方法と注意点を教えてください

鈴木千佳代

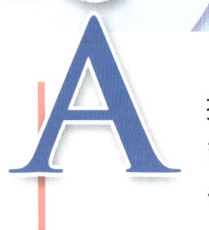

A 摂食・嚥下障害患者さんの8割は、口腔に何らかの問題があるといわれています。口腔ケアは、摂食・嚥下障害の患者さんに対して、誤嚥性肺炎の予防や適切な嚥下評価・効果的な嚥下訓練のために有用です。さらに、口腔環境の改善だけではなく、嚥下の間接訓練としても役立ちます。患者さんの口腔の状態と機能、現在の嚥下訓練の進行度、嚥下機能のゴール設定やQOLなども含め、その患者さんにとって何が必要なのかを考え、口腔ケアプランを立てましょう。

1 口腔ケア用品

さまざまな口腔ケア用品がありますが、口腔は歯と粘膜でできており、歯と粘膜の機械的清掃は必須です。それぞれの患者さんに合わせた清掃道具を準備しましょう。歯が1本でもあれば、歯ブラシを使用します。歯ブラシは、ナイロン毛の柔らかいものがよいでしょう。義歯も水洗や洗浄剤への漬けておくだけではなく、ブラシでの清掃を必ず行いましょう（図1）。

口腔乾燥がある場合は保湿剤を使用します。口腔ケア時はリキッドタイプの保湿剤を使用すると即効性があり効果的です。口腔ケア後や、ケアとケアの合間に、ジェルタイプの保湿剤を使用すると、湿潤状態を維持することができます。乾燥が強い場合は、口腔ケアの15分ほど前にジェルタイプの保湿剤を塗布しておくと、効率的に口腔ケアを行うことができます。口腔ケアにより唾液や気道分泌物が分泌されるため、乾燥が強く排痰・痰が困難な場合は、口腔ケア後に実施すると効果的です。

2 口腔ケアの方法

口腔ケアをする前に、まずは口の中をよく観察しましょう。口腔は洞穴のような構造になっているため、ペンライトを使用します。LEDライトの方が色調の変化を正確に把握することができます。まずは汚染の程度と汚染物の種類、乾燥の程度、口内炎などのトラブルの有無を確認しましょう。多くの場合、口腔機能の低下の結果として、汚染や乾燥・口腔のトラブルが生じます。う蝕・歯周病・口内炎による疼痛や咬合不全、義歯の不適合は、経口摂取に直接的に影響するため、必ずチェックしましょう。

口腔ケアのポイントは湿潤と機械的清掃です。口腔細菌はバイオフィルム（図2）を形成し

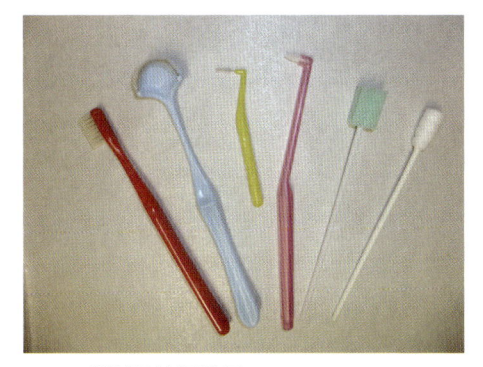

図1　機械的清掃道具
左から歯ブラシ、舌ブラシ、歯間ブラシ、ワンタフトブラシ、スポンジブラシ、綿棒
（文献1より転載）

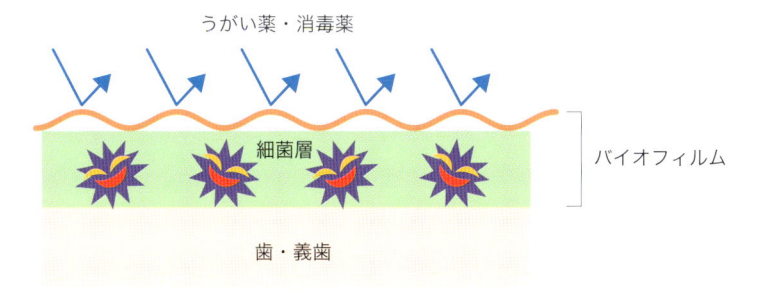

図2　バイオフィルム
細菌の膜が消毒薬をバリアする（文献1より引用）

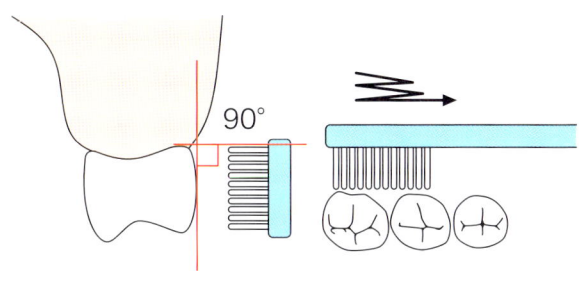

図3　ブラッシングの方法
歯に対して90°にブラシをあて、1～2本ずつ小刻みに動かす（文献1より引用）

て固着するため、うがいや消毒薬では除去することができません。歯ブラシやスポンジブラシでの機械的清掃が必須です。ブラッシングは、弱い力で小刻みな横磨きを行うとバイオフィルム（歯垢）の除去に効果的です（図3）。

　舌苔（図4）が目立つ場合は舌ブラシを使用します。清掃時に嘔吐反射を生じさせないためには、ブラッシング圧と清掃範囲の調節が必要です。患者さん自身に舌を前に出してもらうと嘔吐反射を減らすことができます。一度にすべての舌苔を取ろうとすると、かえって舌の痛みや出血の原因になることがあります。保湿を行いながら毎日少しずつ除去しましょう。

　患者さん自身が口腔ケアを行っている場合も、有効な清掃が行えているかどうか、必ず口

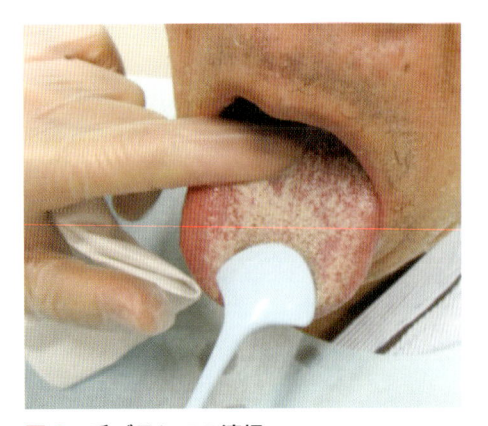

図4　舌ブラシでの清掃
文献1より転載

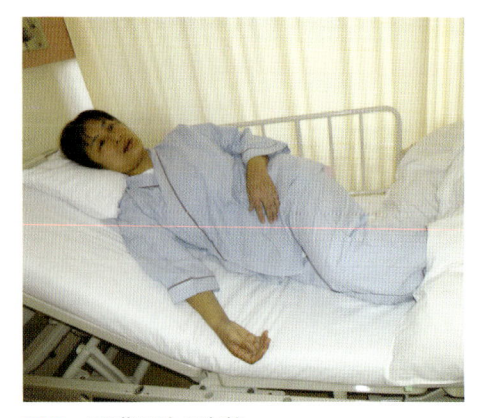

図5　誤嚥予防の姿勢
ギャッチアップ45度で、非麻痺側を下にした側臥位をとる

腔を観察しましょう。顔面や口腔の感覚・機能障害や、上肢の障害、認知機能低下などにより、自力では清掃しきれていない場合もあります。道具や方法を工夫すると、有効なケアが可能になる場合もあります。

3　誤嚥予防の姿勢

　口腔ケア中は、常に汚染物を誤嚥するリスクがあります。口腔ケアにより誤嚥性肺炎を生じることがないよう、口腔ケアの方法を工夫することが必要です。体位設定と水分の管理が重要となります。

　体位設定の基本は、患者さんが疲労しにくく（安楽）、かつ誤嚥しにくく（安全）、口の中がよく見えてケアがしやすい（安定）体位です。ベッドの高さ、ケア施行者の立ち位置なども調整しましょう。介助でケアを行う場合、可能な範囲でギャッチアップを行い、頸部を少し前屈させ、顔を少し横に向け、口腔に貯留した唾液が直接咽頭に流入することを予防します（図5）。頸部の前屈が難しい場合は、側臥位も有効です。

　水分の管理は、余分な水分を口腔に入れないことが大切です。ケア道具の水分はペーパータオルなどでしっかり拭き取ってから使用します。また、口腔ケア中は刺激唾液が分泌されます。汚染物を含んだ唾液を誤嚥させないよう、適宜吸引しながらケアを行いましょう。口腔の吸引には、粘膜に吸い付かない排唾管が便利です。

4　顔面・口腔周囲筋などのマッサージ

　口腔器官の廃用・拘縮を予防するため、嚥下評価・訓練が行われる前から実施しましょう。意識障害や麻痺などにより自動運動が行えない場合のマッサージの一例を掲載します（図6）。口腔乾燥には唾液腺マッサージが有効な場合もあります。耳下腺、顎下腺、舌下腺から分泌されますが、口腔周囲筋のマッサージは、これらの唾液腺を機械的に刺激し唾液の分泌を促します。これらの機能訓練は、しっかり開口させ、口唇や頬を伸展させてダイナミックに口腔ケアを行うことで代用できます。

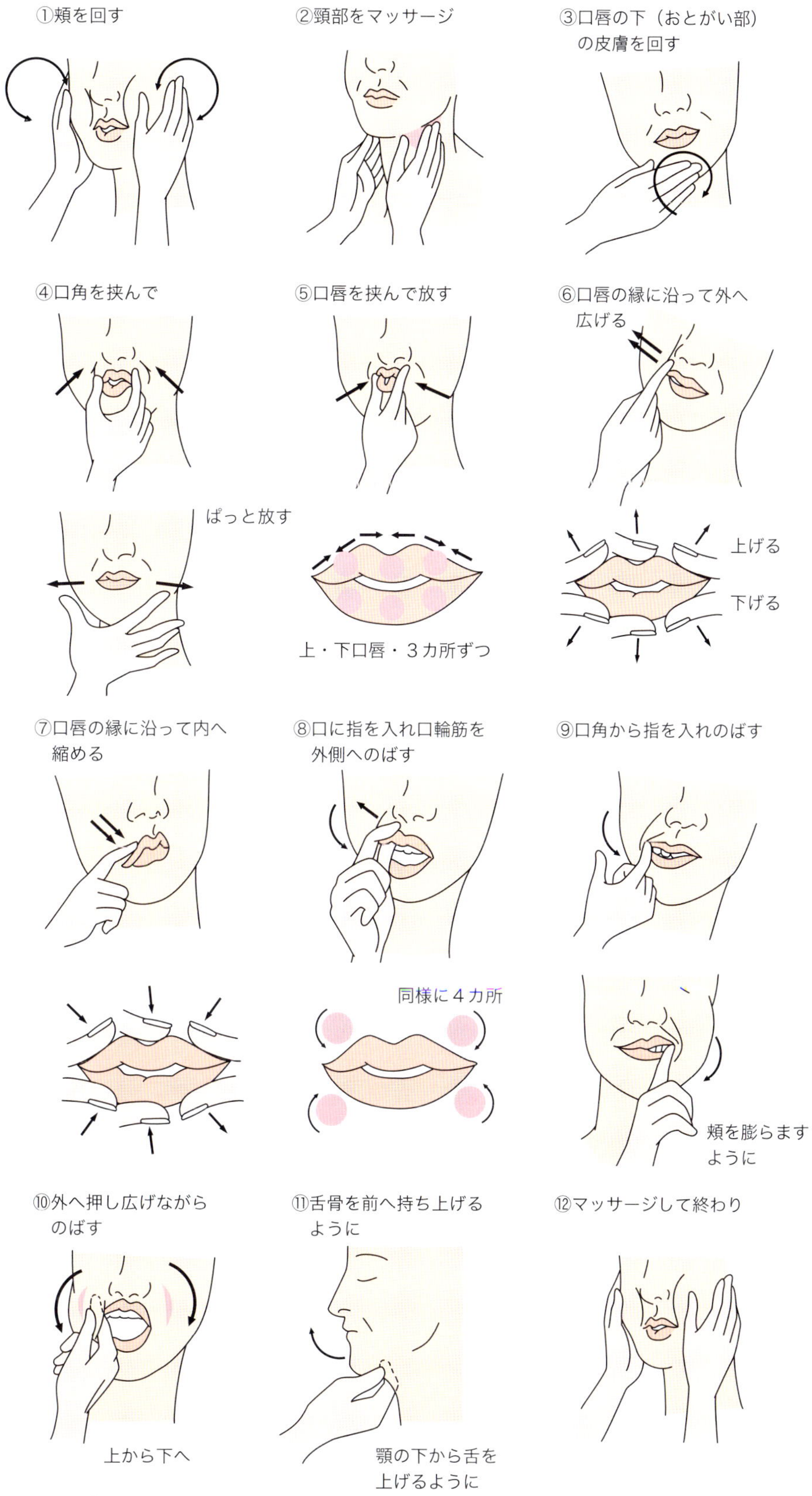

①頬を回す　②頸部をマッサージ　③口唇の下（おとがい部）の皮膚を回す

④口角を挟んで　⑤口唇を挟んで放す　⑥口唇の縁に沿って外へ広げる

ぱっと放す

上・下口唇・3カ所ずつ

上げる
下げる

⑦口唇の縁に沿って内へ縮める　⑧口に指を入れ口輪筋を外側へのばす　⑨口角から指を入れのばす

同様に4カ所

頬を膨らますように

⑩外へ押し広げながらのばす　⑪舌骨を前へ持ち上げるように　⑫マッサージして終わり

上から下へ

顎の下から舌を上げるように

図6　口腔ケアの方法と注意点
文献2より転載

文献

1) 福永暁子:口腔ケア,「ナースマニュアル」(聖隷浜松病院 栄養管理委員会)
2) 「嚥下障害ポケットマニュアル第2版」(聖隷嚥下チーム 著),医歯薬出版,135-148,2003
◇ 「ナースのための口腔ケア実践テクニック」(岸本裕充 著),照林社,39,2002
◇ 伊藤加代子,野村修一:口腔乾燥症のリハビリテーション,看護学雑誌:67(12):1186-1190,2003
◇ 加藤隆子:誤嚥性肺炎を防ぐ口腔ケアの実際,呼吸器ケア:7(2):47-50,2009
◇ Feinberg, M.J.:Radiographic techniques and interpretation of abnormal swallowing in adult and elderly patients. Dysphagia, 8(4):356-358, 1993

嚥下のエキスパートナースが伝授するケアのコツ

義歯に付着する歯垢(デンチャープラーク)の中に存在する真菌(*Candida albicans*)は、高齢者では誤嚥性肺炎の要因になります。義歯の内面だけでなく粘膜面と接する義歯側の面も表面のヌメリがなくなるまでブラシを使用した機械的清掃を行うことが重要です。

(白坂誉子)

memo

第1章　3. リハビリ・ケア

Q6 歯科医へのコンサルテーションはどのような場合に行いますか

鈴木千佳代

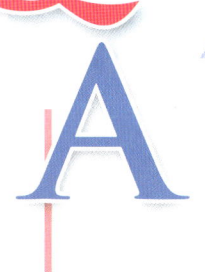

口腔の汚染や乾燥が強い場合、口腔に疼痛・出血・歯の異常・義歯の不適合などの何らかの問題がある場合は、歯科医師・歯科衛生士による介入が必要です。それ以外にも、嚥下障害が重度の症例や特に口腔機能が悪い症例、誤嚥性肺炎をくり返す症例、今後嚥下障害が生じることが予測される症例などは、歯科へのコンサルテーションを検討しましょう。

1　口腔の汚染・乾燥が強い場合

口腔ケアは看護ケアの1つですが、口腔ケアを行っているにもかかわらず、汚染・乾燥が改善しないような症例では、歯科の専門的な介入が役立ちます。絶飲食の患者さんは口腔環境が悪化しやすいですが、経口摂取後も汚染や乾燥が改善しない場合は、口腔に起因する原因がないかを確認しておいた方がよいでしょう。全身状態の影響による場合もありますが、口腔機能の著しい低下や歯科疾患による影響など、解決できる場合もあります。

2　口腔のトラブル

ⅰ）歯肉出血（図1）

歯肉から出血すると、出血を恐れてブラッシングを控えてしまいがちですが、口腔衛生状態が低下すると歯肉に炎症が生じ、さらなる歯肉出血を生じるため、柔らかい歯ブラシでの清掃を継続する必要があります。歯肉出血が続く場合や著しい出血傾向のある患者さんの場合は、歯科に相談しましょう。

ⅱ）義歯のトラブル

使用していなくても義歯の管理は必要です。義歯も毎日機械的清掃を行い（図2）、保管は水に浸けましょう。義歯を装着したままにすると、口腔衛生状態が悪くなり誤嚥性肺炎の原因になるだけでなく、粘膜炎の原因にもなるため、夜間は必ず外しましょう。不適合がある場合は歯科に相談しましょう。

ⅲ）開口できない

開口あるいは開口保持困難で、効果的な口腔ケアが行えない場合も、歯科へのコンサルテー

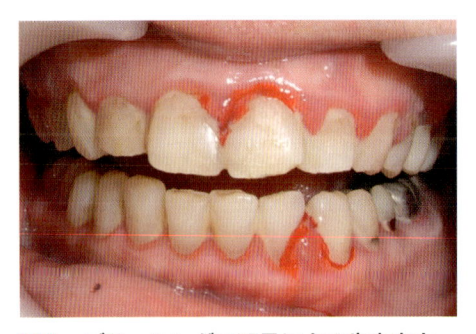

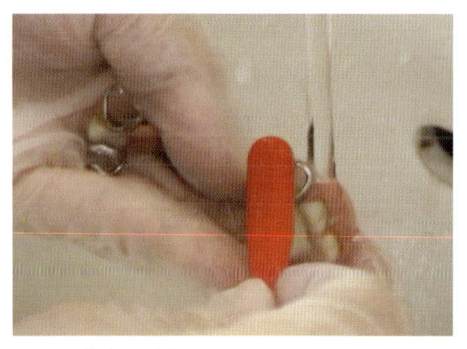

図1　ブラッシングの不足による歯肉出血
文献1より転載

図2　義歯の清掃
文献1より転載

ションを検討しましょう。開口できない原因としては、疼痛・苦痛あるいは認知面の問題により開口自体を拒否している場合もありますが、顎関節症・顎関節脱臼など顎関節自体に起因する場合もあります。開口できない状態が続く場合は、原因の検索が必要です。

　開口を拒否している場合は、なぜ拒否しているのかをアセスメントして対処をしましょう。拒否が強い場合は、タッチングによる脱感作から段階的なアプローチで開口を促します。歯牙欠損部からワンタフトブラシを使用するなどのケア物品の工夫、下顎押し上げ、Kポイント刺激などの開口手技を試してみましょう。バイトブロックは歯や粘膜を傷つけるリスクがあるため、どうしても開口保持できない場合に使用します。指はめタイプのバイトブロックは、余った指で口唇の排除ができるため、利便性に優れています（図3）。

3　口腔機能が悪い場合

　口腔内残留が多い場合や開鼻声・鼻咽腔逆流が認められる場合は、義歯や口腔の補助装置を用いた口腔リハビリテーションによる機能改善が期待できます。舌接触補助床（PAP）などの嚥下補助装置は基本的には新たに作製することが必要ですが、患者さんが使用している義歯を修正することによって対応できる場合もあります。

4　誤嚥性肺炎をくり返している場合

　誤嚥性肺炎は経口摂取の有無にかかわらず生じます。慢性唾液誤嚥が認められるような誤嚥性肺炎のリスクが高い症例では、適切な口腔ケア方法の指導や口腔環境改善のための歯科治療など、歯科の専門的介入がリスク管理に有益です。

5　今後、嚥下障害が生じることが予測される場合

　将来的に嚥下障害が生じ得る症例では、嚥下障害のないあるいは軽度なうちに口腔環境を整えておくことで、嚥下障害が生じた際の誤嚥のリスクを軽減することができます。個々の患者さんごとに、口腔からどのようなアプローチが必要であるかを判断し、必要度に応じて歯科

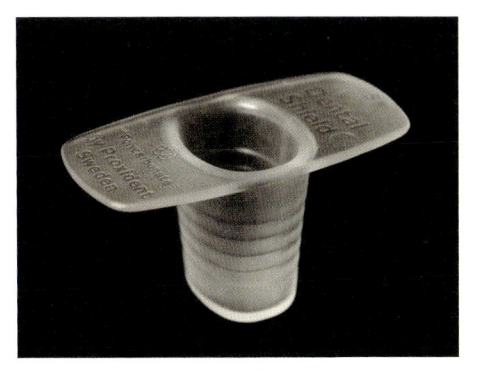

図3　指はめ式バイトブロック
文献1より転載

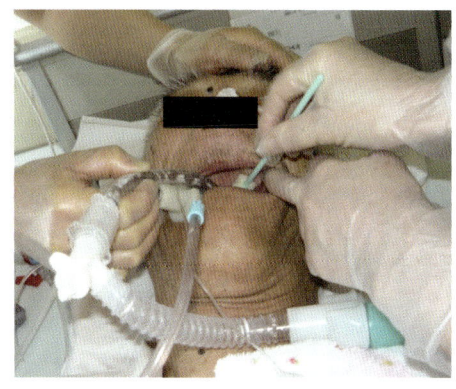

図4　経口挿管の場合の口腔ケア
文献1より転載

へのコンサルテーションを行いましょう。

i) 人工呼吸器管理中の患者さん

　気管内挿管チューブのカフは、汚染した唾液の気管内への流入を阻止できません。人工呼吸器関連肺炎（ventilator associated pneumonia：VAP）の予防には、口腔ケアが必要です。誤嚥に対する注意を払いながら、機械的清掃による適切な口腔ケアを行いましょう（図4）。特に経口挿管中は、口腔内の観察が十分に行えず、視野の確保や口腔ケア用具の操作が困難になるため、効果的な口腔ケアが難しくなります。歯科の専門的介入が望まれます。心臓外科術後や脳外科術後・食道がん術後・頭頸部がん術後など、人工呼吸器管理が長期化することが予測される場合や抜管後に誤嚥性肺炎を生じやすい場合は、可能であれば術前に歯科へのコンサルテーションを行うことが望ましいでしょう。

ii) 頭頸部がん患者さん

　頭頸部がん患者さんでは、腫瘍の発生部位にもよりますが、腫瘍そのものによる影響あるいは手術や放射線治療により、誤嚥性肺炎を生じるリスクが高くなります。また放射線治療後は重篤な口腔乾燥症を生じる場合が多く、汚染も強くなるため、患者さん自身で口腔ケアを行っている場合であっても、口腔環境の維持のためには歯科介入が有効です。

iii) 神経筋疾患患者さん

　進行性に嚥下障害を生じるパーキンソン病や筋萎縮性側索硬化症の患者さんでは、先を見越した口腔ケアが必要です。患者さんのADL・嚥下機能に応じた口腔ケア方法を検討しましょう。長期間にわたる口腔管理が必要となるため、ADLの保たれている早期からかかりつけ歯科医をつくり、定期受診することを提案しましょう。

文献

1) 福永暁子:口腔ケア.「ナースマニュアル」(聖隷浜松病院 栄養管理委員会)
◇ 「嚥下障害ポケットマニュアル第2版」(聖隷嚥下チーム 著), 135-148, 医歯薬出版, 2003
◇ 「ナースのための口腔ケア実践テクニック」(岸本裕充 著), 照林社, 2002
◇ 「人口呼吸ケア「なぜ・何」大百科」(道又元裕 編著), 照林社, 266-275, 2005
◇ 「脳卒中の摂食・嚥下障害 第2版」(藤島一郎 著), 医歯薬出版, 2008
◇ 浅田美江:不顕性誤嚥. Nursing Today, 24 (5):7-9, 2009

医師からのアドバイス

病院には歯科や歯科口腔外科などがない場合が多いと思います。そのときは開業医さんに往診を依頼する以外にはありませんが、現実的にはなかなか困難です。徐々に改善されつつあるようですが、現在医療の大きな問題の一つだと思います。　　　　　　　　　　(藤島一郎)

第1章　3. リハビリ・ケア

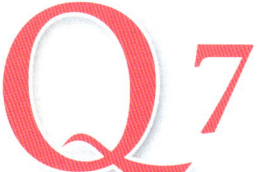

Q7 直接訓練の進め方を教えてください

三鬼達人

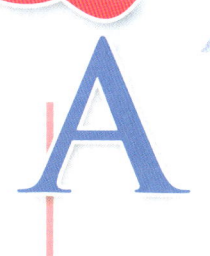

直接訓練の種類には、姿勢調節、食物形態調節、嚥下手技、食器の工夫、環境調整などがありますが、このうち食物形態を段階的にあげていく訓練を段階的摂食訓練といいます。この訓練は、難易度の低い食品から開始し、最終的には常食摂取をめざしていく訓練です。

1 段階的摂食訓練

　直接訓練のうち、食物形態を段階的に上げていく訓練を段階的摂食訓練といいます。段階的摂食訓練は、食事を開始するときに難易度の低いものから開始し、対象者の状況に合わせて段階的に難易度を上げいき、最終的には常食摂取をめざします。実際の訓練では、段階的に食物形態の難易度を上げていくため、誤嚥や窒息等のリスク管理には十分な注意を払うことが重要です。対象は、摂食・嚥下障害患者さんとなりますが、長期間にわたり絶食が続いた高齢者にも安全に食物形態を上げていく方法として適応があります[1]。なお、段階的摂食訓練は、主に食物形態の難易度向上をめざしていきますが、姿勢調節や嚥下手技などを随時変更し、障害を受ける前の正常な摂取方法を獲得していくこともその一部として捉えることもあります[1]。

2 提供するメニューの構築

　段階的摂食訓練は、段階的に食物形態の難易度を上げていくため、数段階のメニューの提供が必要となります。したがって、訓練を行うときには実施する施設側の食事提供システムが整っていることが必須条件となります。訓練で使用する各段階のメニューの構築は、栄養部門だけでなく、摂食・嚥下リハビリテーションを専門に行う医師、歯科医師、看護師、言語聴覚士などがチームを形成し行う必要があります。また、同じ物性の食物形態が提供できるように、実際に調理をする方の技術力の向上とチームでの定期的な検討が必要となります。

3 段階的摂食訓練の食物形態

　段階的摂食訓練で使用される食物形態の段階は、施設によって異なりますが、おおむね3〜5段階で調整されていることが多いようです。また、メニューの名称や食物の内容は、各施設で若干異なります。このような状況から、患者さんが退院や転院をするときなどに混乱を生

表1 消費者庁 特別用途食品における「えん下困難者用食品許可基準」

規格[※1]	許可基準Ⅰ[※2]	許可基準Ⅱ[※3]	許可基準Ⅲ[※4]
硬さ（一定速度で圧縮したときの抵抗）(N/m²)	2.5×10^3 〜 1×10^4	1×10^3 〜 1.5×10^4	3×10^2 〜 2×10^4
付着性 (J/m³)	4×10^2 以下	1×10^3 以下	1.5×10^3 以下
凝集性	0.2〜0.6	0.2〜0.9	―

[※1] 常温および喫食の目安となる温度のいずれの条件であっても規格基準の範囲内であること
[※2] 均質なもの（例えば、ゼリー状の食品）
[※3] 均質なもの（例えば、ゼリー状またはムース状等の食品）。ただし、許可基準Ⅰを満たすものを除く
[※4] 不均質なものも含む（例えば、まとまりのよいおかゆ、やわらかいペースト状またはゼリー寄せ等の食品）。ただし、許可基準Ⅰまたは許可基準Ⅱを満たすものを除く
　　特別用途食品の表示許可等について–消費者庁：www.caa.go.jp/foods/pdf/syokuhin625_2.pdf より引用

＊比較的重度の嚥下障害を対象とする。企画が、「硬さ」、「付着性」、「凝集性」の数値で表示してあるため、測定機器がないと測定できない

表2 ユニバーサルデザインフード（日本介護食品協議会）

区分		区分1 容易にかめる	区分2 歯ぐきでつぶせる	区分3 舌でつぶせる	区分4 かまなくてよい
かむ力の目安		かたいものや大きいものはやや食べづらい	かたいものや大きいものは食べづらい	細かくてやわらかければ食べられる	固形物は小さくても食べづらい
飲み込む力の目安		普通に飲み込める	ものによっては飲み込みづらいことがある	水やお茶が飲み込みづらいことがある	水やお茶が飲み込みづらい
かたさの目安 ※食品のメニュー例で商品名ではありません	ごはん	ごはん〜やわらかごはん	やわらかごはん〜全がゆ	全がゆ	ペーストがゆ
	さかな	焼き魚	煮魚	魚のほぐし煮（とろみあんかけ）	白身魚のうらごし
	たまご	厚焼き卵	だし巻き卵	スクランブルエッグ	やわらかい茶わん蒸し（具なし）
	調理例（ごはん）				
物性規格	かたさ上限値 N/m²	5×10^5	5×10^4	ゾル：1×10^4 ゲル：2×10^4	ゾル：3×10^3 ゲル：5×10^3
	粘度下限値 mPa・s			ゾル：1500	ゾル：1500

＊ユニバーサルデザインフード：日本介護食品協議会、http://www.udf.jp/about/table.html より転載
＊比較的軽度の嚥下障害を対象としている。在宅で管理をするときに有用

じているのが実情です。そこで、近年ではこれら問題を避けるため関連学会などが全国的に基準を統一しようという活動を行っています[2]。早い段階での基準統一化が望まれます。
　現時点で嚥下調整食の基準が定められているものには、消費者庁の特別用途食品における「えん下困難者用食品許可基準」（表1）、日本介護食品協議会の「ユニバーサルデザインフード」（表2）などがあります。

表3 聖隷三方原病院 嚥下食と食事基準

	開始食	嚥下食Ⅰ	嚥下食Ⅱ	嚥下食Ⅲ	移行食
形態	スライス法で咽頭部をスムーズに通過するもの 当院では果汁ゼリーが主体	粘膜への付着性が低いもの。開始食のゼリーに加えスープ、ジュース、重湯などをゼラチンで固めたもの。スライス法でベタつき、ザラつきのないもの	嚥下食Ⅰと同様にゼラチンが主体。嚥下食Ⅰより繊維分がやや多く粘膜の付着性が高く、ベタつき、ザラつきが多少あるもの	嚥下食Ⅱに加え、ピューレ状のものを追加する 汁ものの具は豆腐だけ・水分にとろみを付ける。嚥下食用増粘剤、でんぷん、多糖類が使用できる	きざみ食より一口大とし、できるだけ形のあるものとする 水分を多く含むもの、軟らかく煮たもの 細かすぎるもの、パサつくものは避ける 必要ならば水分にとろみをつける
量	1食当たり（1品）約100mL、100kcal 経管栄養主体	1食当たり（2～3品）約300mL、150kcal 経管栄養主体	1食当たり（3～4品）約500mL、300kcal 経管栄養併用	1日3食、成分栄養約2,000mL、1,400～2,600kcal 摂取量により経管栄養併用	1日3食、成分栄養約2,000mL、1,400～2,600kcal 摂取量により経管栄養併用
主食		重湯ゼリー（鯛みそ付き）	重湯ゼリー（鯛みそ付き） パンプリン	全粥、パン粥、パンプリン	全粥、パン粥、パンプリン、うどん・そば（水分可能だけ）
その他	グレープゼリー オレンジゼリー アップルゼリー	開始食にプラスして、とろマグロのたたき、全卵蒸し、絹ごし豆腐、みそ汁ゼリー、人参ジュースゼリー、プリン、お茶ゼリー	嚥下食Ⅰにプラスして、魚や肉のゼリー寄せ、温泉卵、ボタージュゼリー、野菜のゼリー寄せ、ヨーグルト	嚥下食Ⅱにプラスして、魚や肉のペースト、ムース、かき玉汁のとろみ、オムレツ、スクランブルエッグ、とろろ汁、フルーツピューレ、水ようかん、お茶ゼリーもしくはとろみ茶、アイスクリーム	ハンバーグ、煮魚、蒸し魚、エビダンゴ、いわしつみれ、半熟卵、卵豆腐、ひきわり納豆、木綿豆腐、野菜軟らか煮、軟らかいフルーツ一口大、牛乳・乳酸飲料（水分可能）、とろみ茶、シャーベット
市販栄養補助食品	ブロッカZn step up（開始食）	ブイ・クレスゼリー、アイソカル・ジェリー、ソフトエット オクノス栄養支援デザート アクアジュレ（10℃以下） step up（嚥下食Ⅰ）	ソフトカップ やわらかカップ プリンで元気 step up（嚥下食Ⅱ）	ふっくらおかゆ、オクノス栄養支援おかゆ アイソトニックゼリー ブレンダー食、ごっくんゼリー step up（嚥下食Ⅲ） アクアジュレ（常温） 快食応援団、アイソカル・プディング	食療館 step up（移行食）
市販食品問い合せ	【ニュートリー】ブロッカZn、アイソトニックゼリー、ブイ・クレスゼリー 【ネスレニュートリション】アイソカル・ジェリー、アイソカル・プディング 【フードケア】アクアジュレ 【三和化学研究所】ブレンダー食、ごっくんゼリー 【ヘルシーフード】快食応援団			【キッセイ薬品工業】ソフトカップ、やわらかカップ、ソフトエット 【ホリカフーズ】オクノス栄養支援デザート、オクノス栄養支援おかゆ 【亀田製菓】ふっくらおかゆ	

文献3より引用

　本項では、わが国で積極的に段階的摂食訓練を行っている聖隷三方原病院の嚥下食と食事基準[3]、さらに嚥下食を用いた段階的摂食訓練のフローチャートを参考に示します（表3、図1）[4]。

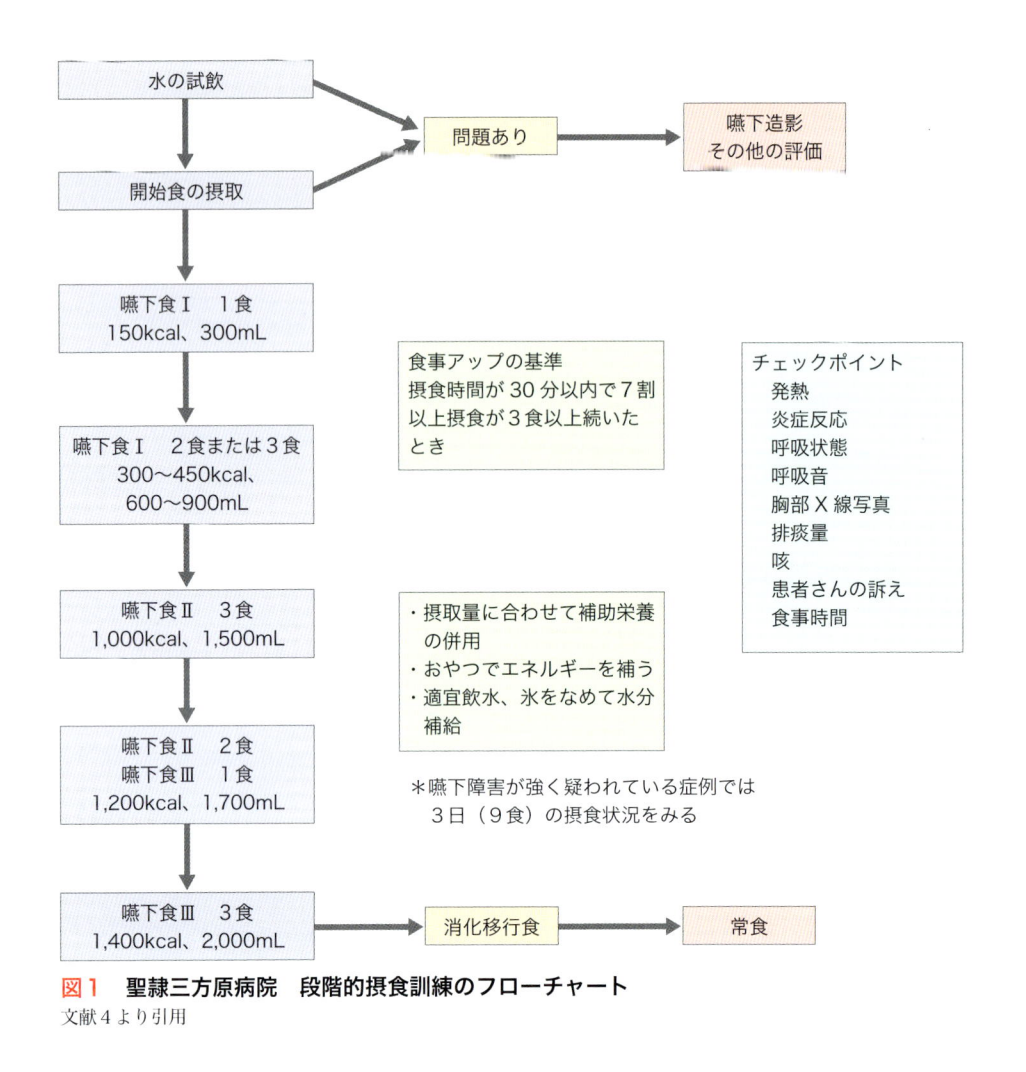

```
           ┌─────────┐
           │ 水の試飲 │
           └────┬────┘
                │         ┌─────────┐      ┌──────────────┐
                ├────────→│ 問題あり │─────→│ 嚥下造影      │
           ┌────┴─────┐   └─────────┘      │ その他の評価   │
           │ 開始食の摂取 │↗                └──────────────┘
           └────┬─────┘
                │
                ▼
        ┌───────────────┐
        │ 嚥下食Ⅰ  1食   │
        │ 150kcal、300mL │
        └───────┬───────┘         ┌──────────────────┐   ┌─────────────┐
                │                 │ 食事アップの基準    │   │ チェックポイント │
                ▼                 │ 摂食時間が30分以内で7割│   │  発熱         │
        ┌───────────────┐         │ 以上摂食が3食以上続いた│   │  炎症反応      │
        │ 嚥下食Ⅰ 2食または3食 │   │ とき              │   │  呼吸状態      │
        │ 300〜450kcal、 │         └──────────────────┘   │  呼吸音       │
        │ 600〜900mL    │                                │  胸部X線写真   │
        └───────┬───────┘                                │  排痰量       │
                │                                        │  咳          │
                ▼                                        │  患者さんの訴え  │
        ┌───────────────┐         ┌──────────────────┐   │  食事時間      │
        │ 嚥下食Ⅱ  3食    │        │・摂取量に合わせて補助栄養│   └─────────────┘
        │ 1,000kcal、1,500mL │     │ の併用            │
        └───────┬───────┘         │・おやつでエネルギーを補う│
                │                 │・適宜飲水、氷をなめて水分│
                ▼                 │ 補給              │
        ┌───────────────┐         └──────────────────┘
        │ 嚥下食Ⅱ  2食    │
        │ 嚥下食Ⅲ  1食    │       ＊嚥下障害が強く疑われている症例では
        │ 1,200kcal、1,700mL │       3日（9食）の摂食状況をみる
        └───────┬───────┘
                │
                ▼
        ┌───────────────┐        ┌─────────┐       ┌──────┐
        │ 嚥下食Ⅲ  3食    │───────→│ 消化移行食 │──────→│ 常食  │
        │ 1,400kcal、2,000mL │     └─────────┘       └──────┘
        └───────────────┘
```

図1　聖隷三方原病院　段階的摂食訓練のフローチャート
文献4より引用

4　段階的摂食訓練の進め方

　段階的摂食訓練は、難易度の低いメニューから開始することが基本となります。この際の摂取姿勢や嚥下手技は、嚥下造影や嚥下内視鏡検査等で評価、決定された条件で行います。

　食物形態の食事アップの基準は、現在摂食している段階の食事を30分以内で7割以上、3食以上摂取できたときに行います。嚥下障害が強く疑われる場合は、9食（3日間）の様子をみることが推奨されています[5]。食物形態のアップを検討するときは、摂食状況はもちろん、発熱の有無、呼吸状態の変化、喀痰量の変化、咳嗽の有無、そして必要に応じて胸部X線写真の所見などを観察する必要があります。摂食中に、これらの項目で1つでも変化がみられたときには、その原因を精査する必要があります。一方、これらの観察項目に変化がみられず、食物形態の食事アップの基準が満たされた場合には、次の段階へ進むことができます。次の段階へ進めるのに悩む場合は、次の段階の食品を現在摂食しているメニューの中に1品のみ加えるなどして、徐々にその数の割合を難易度の高い方に移行しています。段階を上げるときには、食物形態の難易度を一段階ずつ上げていくことが基本となるので、訓練途中で

段階を飛ばさないようにすることが重要です。また難易度を上げるときには、食物の物性や摂取量を変更させることを優先させます。そして、ある程度の段階まで進められたところで、摂食回数（一日の食事回数）や摂食姿勢、嚥下手技の変更が可能かをチームで検討します。変更が可能な場合には、1つの条件のみを変更します。このとき重要なことは、複数の条件を同時に変更するのを避けることです。なぜなら、複数の条件を同時に変更させると、トラブルが生じたときに原因が特定しにくくなるからです。いずれにしても、全身状態が安定せず体力的にも不安定な患者さんにとって食事を食べるということは、健常者である私たちにとっては、想像もできないほど体力を使い努力を要することを念頭においてかかわることが必要です。決して、無理はさせずに常に安全で安楽な状態で行えるように患者さんを取り巻く環境を整えることが重要です。

5 段階的摂食訓練の注意点

段階的摂食訓練は、訓練中の食物形態がその患者さんに本当に適しているのかを訓練者が見極めていかなければなりません。食物形態が患者さんに適しているか、そうでないかの見極めは、患者さん自身の日々の変化（意識レベル、全身状態、摂食・嚥下状態など）はもちろん、毎日、同じ物性の食事が提供できているか、食物の物性に変化がないか等に注意する必要があります。

食物の物性変化についての具体例としては、ゼラチンゼリー、とろみ調整食品、粥の物性変化などがあります[6〜8]。ゼラチンゼリーは、融解温度が20〜30度であるため、口腔内に取り込んだときに体温で表面が溶けだし、滑りがよくなり喉越しのよい食物になります。しかし、口腔内へ溜め込んでしまう患者さんの場合などでは、ゼラチンゼリーが口腔内で溶け出して水分に物性が変化してしまうので注意が必要です。また、室温でも容易に溶け出してしまうので、温度管理には十分な配慮が必要となります。とろみ調整食品は、飲食物の素材や温度によって粘度の付き方に差が出るので注意が必要です。また、時間経過によって粘度が増すものもあるので、各種とろみ調整食品の使用方法を参考に添加濃度を調節することが必要です。粥は、時間経過や温度によって物性が変化しやすい食品です。特に、食事摂取時間が長くなると自己の唾液のアミラーゼの影響で、離水しやすくなるので注意が必要です。粥の摂取に時間を要する場合は、取り分ける容器を準備し、口に入れるスプーンと粥を取り分けるスプーンは別のものを用意することを推奨します。また、粥をミキサーにかけた場合は、付着性が高くなる特徴があるので注意する必要があります。特に時間が経つと付着性が高くなります。近年はべたつかないミキサー粥を調理する酵素が販売されています。訓練を行う際には、これら食品の特徴を十分に理解したうえで行うことが望まれます。

このように、段階的摂食訓練を行っていく際には、患者さんの状態だけでなく、食品の特徴や訓練を行う環境にまで目を配り対応することが望まれます。

文献

1) 柴本勇：Ⅱ直接訓練・食事介助．「日摂食リハ学会eラーニング対応 第4分野 摂食・嚥下リハビリテーションの介入・外科治療」（日本摂食・嚥下リハビリテーション学会 編集），7-16，2011
2) 「嚥下調整食基準案2012」（日本摂食・嚥下リハビリテーション学会 嚥下調整食特別委員会），2012
3) 小島千枝子：摂食・嚥下訓練の方法．「摂食・嚥下障害ベストナーシング」（向井美惠，鎌倉やよい 編），95，学研メディカル秀潤社，2010．
4) 「脳卒中の摂食・嚥下障害 第2版」（藤島一郎 著），116，医歯薬出版，1998
5) 才藤栄一：第2章摂食・嚥下リハビリテーション総論．「摂食・嚥下リハビリテーション第2版」（才藤栄一，向井美惠 監），23，医歯薬出版，2007
6) 矢森麻奈：嚥下障害．「言語聴覚療法臨床マニュアル」（日本言語療法士協会 編著），225-239，協同医書出版社，1992
7) 「高齢者の食介護ハンドブック」（手嶋登志子 編），医歯薬出版，52-76，2007
8) 大越ひろ：栄養摂取方法 増粘剤（トロミ調整剤）の適切な使用方法．Monthly Book Medical Rehabilitation，57：132-139，2005

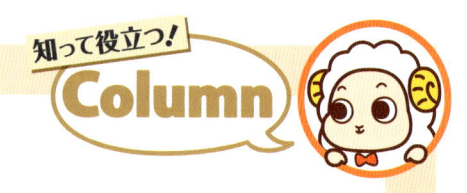

知って役立つ！Column

段階的摂食訓練の意義

　本文で取り上げられている段階的摂食訓練の意味について考えてみましょう。この訓練のベースには運動学習の原理があります。一般的に運動はやさしい運動から徐々に難易度を上げて練習していきます。例えば自転車、ピアノなど何でも皆さんが物心ついてから学習した運動を思い出してください。自転車では補助付き→足が着く小さい自転車→直進→カーブ、ピアノでは一音一音→片手だけ→両手→やさしい曲→難しい曲と段階を踏むでしょう。そしてどちらについても「はじめはゆっくりそしてだんだん早く」といった具合です。嚥下についても同様です。

　嚥下ではまずベストの条件で摂食訓練を開始します。これは嚥下にとって誤嚥しにくく、残留も少ないという意味で難易度の低いものになります。例えば30度仰臥位でゼラチンゼリーを丸呑みするという場合を考えてみてください。この条件であれば嚥下は上手くいくということはしばしばあります（ただし嚥下以外のADL面からは機能的であるとは限りません）。この状態から食品の難易度を調整したり、摂食姿勢の難易度を調整したりして、目的とする90度坐位で常食を食べるという目標に近付くように訓練を進めます。これが段階的摂食訓練です。段階的に難易度を上げて、その条件で嚥下ができるように学習（嚥下機能が改善）し、定着したら次の段階に進みます。このように一つずつ階段を登るように「課題の学習－定着－新たな課題の学習-定着」を繰り返して行く段階的摂食訓練は臨床的に極めて効果的であることがわかっています。

藤島一郎

第1章 3. リハビリ・ケア

Q8 誤嚥しにくい姿勢について教えてください

三鬼達人

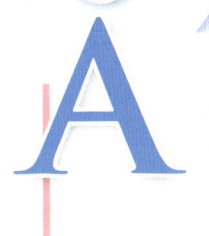

直接訓練の際の姿勢調節とは、誤嚥防止や咽頭残留の軽減を目的として、体位・頸部の姿勢を調整することです。誤嚥をしにくい姿勢を設定するときには、十分な評価のもと対象者の嚥下機能に合わせた検討を行い、個々の患者さんに最も適した方法を選択します。

1 坐位姿勢

坐位姿勢では、食膳が見渡せて自力摂取がしやすい反面、体幹が不安定になりやすいので注意が必要です。また、気道が下側で食道が上側になる傾向があり、食物が口腔・咽頭を通過するときに重力の影響を受けて下側を通過しやすくなるので注意が必要です[1]。

安定した坐位姿勢が取れるような工夫としては、車椅子や椅子の種類の選択、机・テーブルの高さ調整、足台やクッションの準備が必要となります（図1）。椅子の高さは、足底がしっかりと床に着く状態にします。足底が床に着かない場合は、足台などで補正をします。足底が床に着かない状態では、体幹がぐらつき安定性が損なわれます。車椅子などの背もたれがある状態では、背もたれが広すぎると横に傾きやすくなるので注意が必要です。また、姿勢を安定させる目的でクッションなどを背部と椅子の間などに入れるとよいでしょう。この際、ずり落ちを予防するため腰深く座り、安定をよくする工夫をしましょう。

机やテーブルの高さは、肩を自然に下ろした状態で肘が台の上に付く程度に調整します。机が高すぎると頸部が伸展位となりやすくなります。

姿勢調節のために、上記工夫をしても安定しない、もしくは時間経過とともに姿勢が崩れてくる場合は、無理に坐位姿勢で摂取していただくのではなく、リクライニングができる車椅子に変更したり、ベッド上で食べていただく必要があります。

2 体幹角度調整[3〜5]

体幹角度調整（リクライニング位）は、床面に対する体幹角度を調整することにより、食塊の送り込みを改善させ誤嚥を軽減・予防させます[6]。主な対象者は、口腔の送り込みに障害がある、嚥下反射惹起前に誤嚥をする、咽頭残留したものを嚥下後に誤嚥する患者さんになります。具体的方法は、上下肢挙上が可能なベッド、リクライニング車椅子を用いて体幹を後方に倒します（30度、45度、60度）。

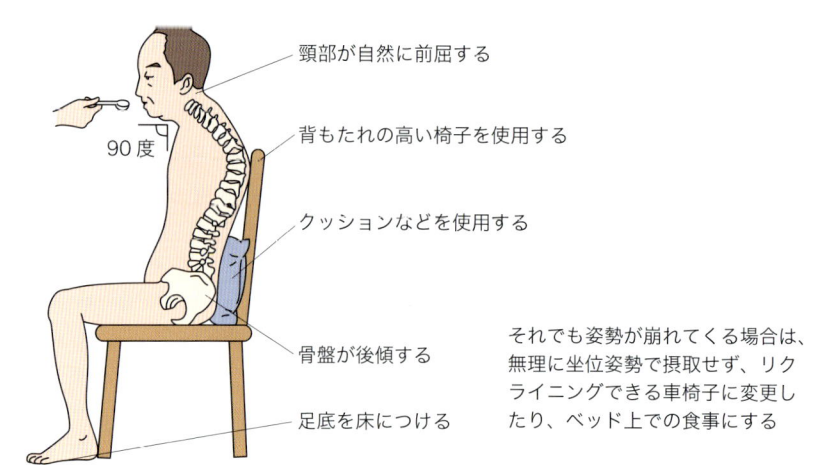

図1　坐位姿勢を安定させる方法
ほかにも、車椅子やテーブルに肘を乗せて固定したり、体幹・四肢の失調症状がある場合、失調が強い場合に500g程度のおもりをつけるなどの工夫がある（文献2を参考に作成）

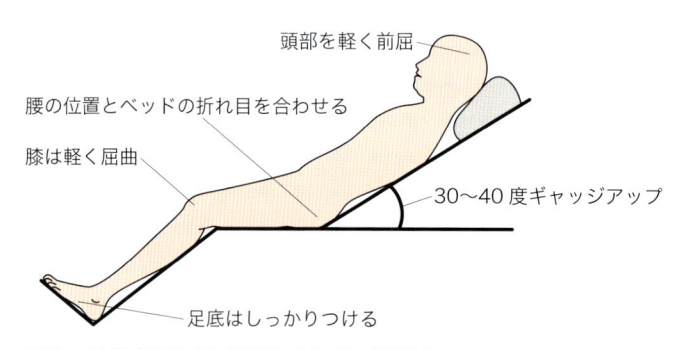

図2　体幹角度調整を整えるときの注意点
軽く膝を曲げ、足底を安定させることにより、腹部の緊張が取れリラックスした体位を取ることができる

　体幹角度調整では、気道が上側、食道が下側になるため、食塊が気道に入りにくくなります。また、体幹が後方に傾くため、食物は咽頭後壁をゆっくりとつたい通過しやすくなります[7]。一般的に、摂食・嚥下障害が重度なほど、30度程度の低い角度の方が誤嚥しにくいとされています。しかし、患者さんによっては逆に嚥下状態が悪化する場合もあるので、個別に十分な評価を行い適切な体幹角度を設定する必要があります。注意点としては、長時間のリクライニング位ではずり下がりやすくなる、頭頸部が伸展位となりやすい、舌根沈下による呼吸障害が生じる、自力摂取が困難となる、水分は口腔では保持しにくいなどの問題があります。対策としては、ずり下がりを予防するには腰の位置をベッドの折れ目と合わせるように安定させ、膝の下にクッションを置くなどして、軽く膝が立つような姿勢を取るとよいでしょう（図2）。膝を曲げることにより、腹部にかかる緊張も和らげることができます。頭頸部の伸展位を予防するには、顎を軽く引いた程度の角度になるように枕を当てるよいです。この際、首を曲げすぎないように工夫する必要があります。

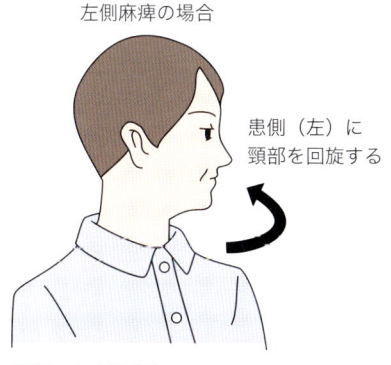

図3　頸部回旋
顎を引いて、患側に頸部を回旋したまま飲み込む

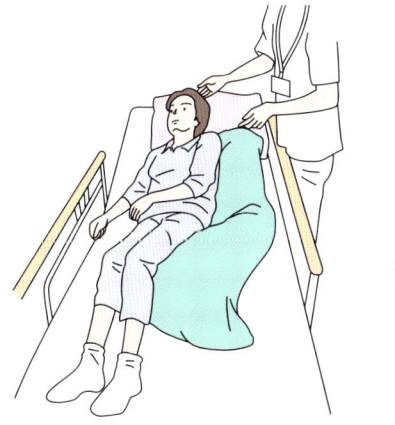

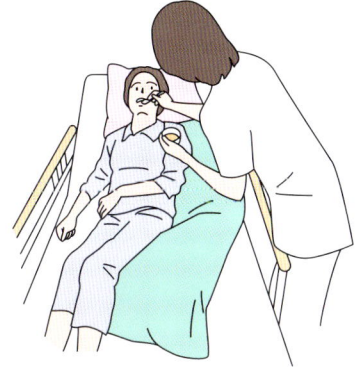

図4　右側臥位左頸部回旋
健側が右側の場合、右側臥位の左頸部回旋を行うとよい

3　頸部回旋[8]

　　頸部回旋は、回旋側とは反対側の梨状窩および食道入口部を広げ食塊の通過を改善させます[9]。主な対象者は、咽頭残留や咽頭通過に左右差がある場合、食道入口部の通過障害がある患者さんになります[10]。具体的方法は、咽頭残留を予防するために行う場合は、嚥下前に咽頭機能の悪い側に頸部を回旋させ嚥下をします（図3）。咽頭残留を除去するために行う場合は、正面を向いて嚥下した後に、残留のある側とは反対方向に頸部を回旋させ嚥下をします。

4　一側嚥下（リクライニング位＋頸部回旋）[11]

　　リクライニング位だけでは誤嚥予防が不十分な場合に、頸部回旋を組み合わせることがあります。本方法では、重力の効果と頸部回旋の効果により咽頭残留と誤嚥を予防します。ただし、リクライニング位で頸部を回旋させると、回旋側（麻痺側）が低くなり、健側が上になりやすい傾向があります。これにより、重力の影響で麻痺側の咽頭に食塊が進行しやすくなり、かえって誤嚥のリスクが高まるので注意が必要です。したがって、本方法を選択する際には、体幹リクライニングの状態で健側下の側臥位をとり、頸部を麻痺側に回旋させる必要があります（図4）。

5　Chin down（頭部屈曲位、頸部屈曲位）[12]〜[15]

　　Chin downは、頭部屈曲位、頸部屈曲位、複合屈曲位（頭部屈曲＋頸部屈曲）等いくつかの肢位の総称となります。効果としては、頭部、頸部を屈曲することにより咽頭の形を変形させ誤嚥を予防します。
　　同じ屈曲でも頭部と頸椎の関係で、咽頭・喉頭の位置関係は異なり、摂食・嚥下機能に及ぼす効果は変わります。頭部・上部頸椎の運動を「頭部屈曲・伸展」、下部頸椎による運動を

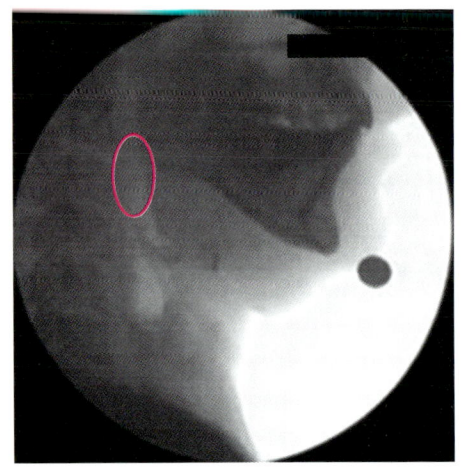

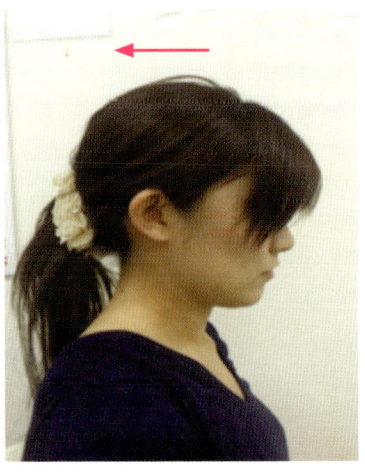

図5　頭部屈曲位
頭部を後ろへ引くように上位頸椎を中心に屈曲させる。舌根部と咽頭後壁が接触しやすくなる

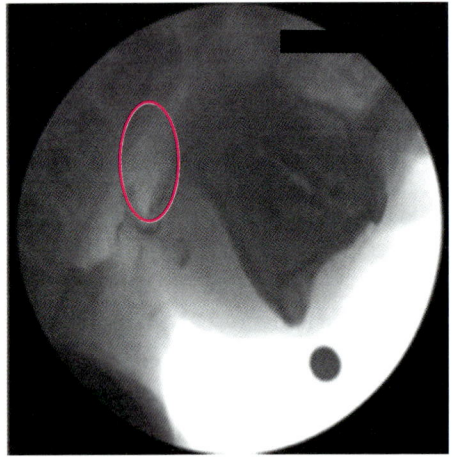

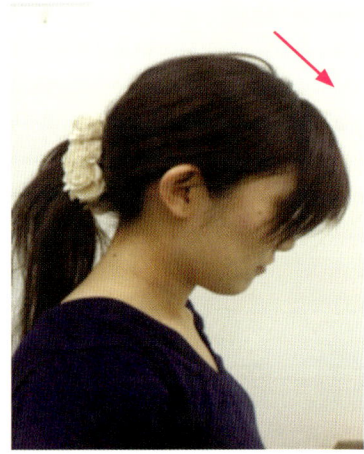

図6　頸部屈曲位
お辞儀をするように下位頸椎を屈曲させる。咽頭腔が広がる傾向がある

　「頸部屈曲・伸展」、両方による運動を「複合屈曲・伸展」と表現します。
　頭部屈曲位は、頭部を後ろへ引くように（顎を引く）上位頸椎を中心に屈曲させます（図5）。効果としては、舌根部と咽頭後壁が接触しやすくなるため、咽頭腔、喉頭の入り口を狭め、咽頭残留を軽減させ嚥下後誤嚥を防ぐ効果があります。頸部屈曲位は、お辞儀をするように下位頸椎を屈曲させます（図6）。効果としては、咽頭腔が広がる傾向となるため、喉頭の入り口を狭め、嚥下前誤嚥を防ぐ効果があります。複合屈曲位は、頭部と頸部を同時に屈曲させるため、かえって飲み込みにくいことがあるので注意が必要です。
　いずれにしても、頭部と頸部の位置関係・効果を正しく理解し、患者さんに説明するときには、顎を引いたような状態で飲み込むのか、頭を下げたような状態で飲み込むのかを明確にして表現する必要があります。

● 文献

1) 日本摂食・嚥下リハビリテーション学会医療検討委員会：訓練法のまとめ. 日本摂食・嚥下リハビリテーション学会誌, 13 (1)：32-49, 2009
2) 浅田美紅：高齢者への食事介助Q&A. 月刊ナーシング, 27 (8)：11, 2007
3) 「摂食・嚥下障害ベストナーシング」(向井美惠・鎌倉やよい編), 103-116, 学研メディカル秀潤社, 2010
4) 「脳卒中の摂食・嚥下障害 第2版」(藤島一郎 著), 88-95, 医歯薬出版, 1998
5) 清水充子：Monthly Book Medical Rehabilitation, 57, 41-57, 全日本病院出版会, 2005
6) 馬場尊, 他：摂食・嚥下障害リハビリテーション, Modern Physician, 26 (1)：57-64, 2006
7) 岡田澄子：Ⅱ直接訓練・食事介助・外科治療.「日摂食リハ学会eラーニング対応 第4分野 摂食・嚥下リハビリテーションの介入」(日本摂食・嚥下リハビリテーション学会 編) 32-38, 2011
8) 「脳卒中の摂食・嚥下障害 第2版」(藤島一郎 著), 116-120, 医歯薬出版, 1998
9) 柴本勇, 他：頸部回旋による食道入口部静止圧の変化. 総合リハビリテーション, 29 (1)：61-64, 2001
10) Logemann, J.A. et al.：The benefit of head rotation on pharyngoesophageal dysphagia. Arch, Phys, Med, Rehabil., 70 (10)：767-771, 1989
11) 太田喜久夫：姿勢と摂食・嚥下.「摂食・嚥下リハビリテーション 第2版」(才藤栄一, 向井美惠監修), 104-111, 医歯薬出版, 2007
12) Shanahan, T.K. et al.：Chin down posture effect on aspiration in dysphagic patients. Arch. Phys. MedRehabil., 74 (7)：736-739., 1993
13) Welch, M.V. et al. ： Changes in pharyngeal dimensions effected by chin tuck. Arch. Phys. Med. Rehabil., 74 (2)：178-181, 1993
14) Ekberg, O.：Posture of the head and pharyngeal swallowing. Acta. Radiol. Diagn., 27 (6)：691-696, 1986
15) 唐帆健浩：顎引き頭位の嚥下機能に及ぼす影響. 日気管食道会報, 50 (3)：396-409, 1999

嚥下のエキスパートナースが伝授するケアのコツ

ギャッジアップ可能なベッドを使用し、直接訓練を実施しているケースで、頸部前屈と頸部回旋が必要な場合は、ベッドの高さを介助者よりも高い位置に調整し、介助者が回旋側に位置して下方から介助すると頸部前屈と回旋が同時に得られやすくなります。　　（白坂誉子）

医師からのアドバイス

梨状窩の食塊残留に対して頸部回旋後空嚥下はしばしば有効です。回旋の方向は残留がある梨状窩と反対方向に回旋するのが原則です。嚥下造影検査では残留側がわかりますが、ベッドサイドではどうしたらよいでしょうか。患者さんの自覚所見を信じてよいのでしょうか。残留の左右を認知できる方もいますが、意外と当てにならないことが多いようです。嚥下造影検査では残留の左右差を自覚できているか確認するようにしましょう。　　（谷口　洋）

第1章 3. リハビリ・ケア

Q9 嚥下反射が起こりにくい場合はどうすればいいですか

森脇元希

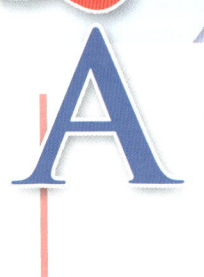

嚥下反射がなかなか起こらない場合の対処法として、のどのアイスマッサージや嚥下反射促通手技、Kポイント刺激法などの嚥下反射誘発法があります。それぞれの患者さんに適した手技を選択し、適宜組み合わせて用いることが重要です。

　摂食・嚥下リハビリテーションの臨床では、嚥下反射惹起不全のある患者さんや、認知症のため食物を口に入れても、そのまま溜め込んで行動が止まってしまう患者さんにしばしば遭遇します。このように、摂食場面でなかなか嚥下が起こらないときには、以下の各種嚥下反射誘発法を用いることができます。

1 嚥下反射が起こりにくい患者さん全般

i) のどのアイスマッサージ (図1) [1)2)3)]

　嚥下反射が起こりにくい患者さん全般に有効です。直接訓練に至らない段階の基礎訓練[4]としても実施しますが、食前に準備体操として行うことで摂食開始時に起こりやすい誤嚥の防止や摂食中に嚥下反射を誘発したい場合にも有効です。これは、物理的刺激（圧）、冷刺激、化学的刺激（水）の複合的な刺激により嚥下反射を促します。

　手順としては、①凍らせたアイスマッサージ棒（以下アイス棒）を氷水につけ余分な水気を切ります。②アイス棒で口唇から、舌、口蓋へ前方より順々に湿らせます。③軟口蓋をゆっくりと左右に1〜2往復なでるようにすべらせ、奥舌〜舌根部を左側、中央部、右側と3箇所軽く押すように刺激をし、その後嚥下を促します。

　注意点は、いきなり口の奥を刺激しないこと、咽頭反射が強い場合には無理に刺激しないこと、口腔からアイスマッサージ棒を引き抜く際に噛み込んでしまう場合は、先端の綿花が棒から外れないように留意することなどです。

　また、認知症などで指示に従えずアイス棒を吸ってしまうこともありますが、少量の水で嚥下反射が惹起される場合もあります。その際は、患者さんの状態をよく見ながら、無理に口腔内を刺激せず、あらかじめ浸す水分を少なめにしておくとよいでしょう。

● アイス棒のつくり方

　市販されている口腔ケア綿棒を使用すると簡便なうえ、衛生管理の面からも優れています。
　自宅で継続的に使用する際には、まとめてつくっておけば、いつでも使用できます。つくり方は、口腔ケア綿棒の封を切り綿花部を水につけた後、再び袋に戻し冷凍して保管します。

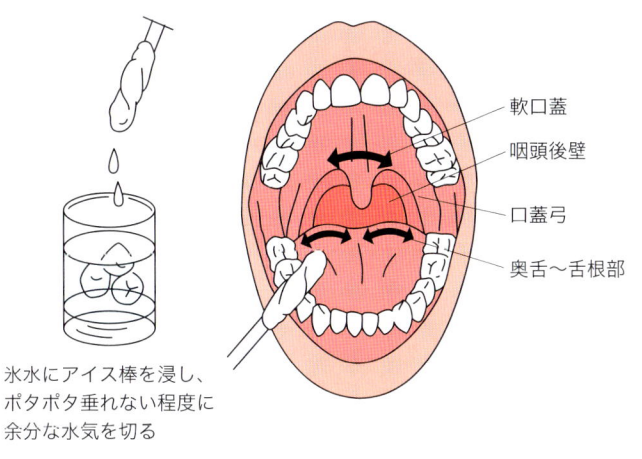

図1　のどのアイスマッサージの方法

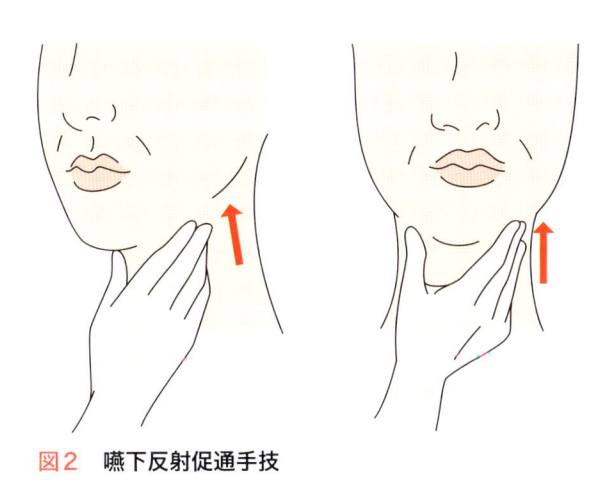

氷水にアイス棒を浸し、ポタポタ垂れない程度に余分な水気を切る

軟口蓋
咽頭後壁
口蓋弓
奥舌〜舌根部

図2　嚥下反射促通手技

ii）嚥下反射促通手技（図2）[5]

　　嚥下反射の惹起不全のある場合や、認知症、嚥下失行等により咽頭への送り込み運動が止まってしまう場合に、この方法で刺激をすると嚥下反射が誘発される患者さんがいます。患者さんの甲状軟骨（のど仏）から下顎の下面にかけて指で皮膚を上方に数回摩擦すると下顎と舌の上下運動（咀嚼様運動）に続き嚥下反射が誘発されることがあります。一度の刺激で嚥下反射が起こらないときは、何度かくり返してみたり、のどのアイスマッサージと併用して行ってみてください。

　　頸部を伸展させないことや、あまり強く皮膚を押さないこと、甲状軟骨を強くつまみ過ぎないことに注意する必要があります。口の中に大量の食塊が入っているときはアイスマッサージや、Kポイント刺激より、まず簡単なこの方法で嚥下を促してみるのがよいと思います。

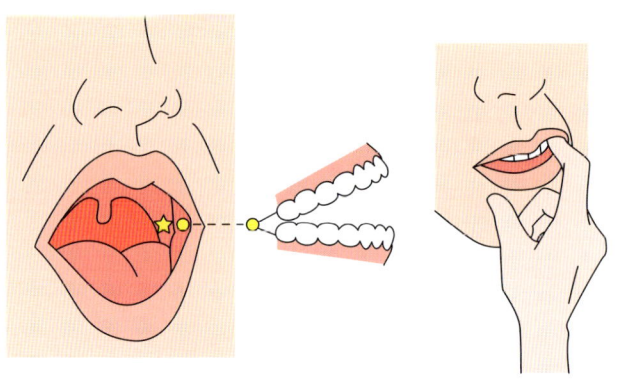

開口障害がある場合は、歯列に
沿って指を奥に入れ刺激する

図3　Kポイント刺激法（Kポイントの位置）

2 偽性（仮性）球麻痺の場合

Kポイント刺激法（図3）[6]

　これは、両側の皮質延髄路が障害された偽性球麻痺で、咬反射が強く開口障害を認める場合に、開口を促す方法としても利用するとともに、食物を口に入れても咽頭への送り込みや嚥下反射が起きない場合に嚥下反射を促す方法として大変有効です。臼後三角後縁のやや後方（◯）の内側に健常者では特別に敏感に感じる部分（☆）があり、ここをKポイントとよんでいます。ここに軽く触れると、咀嚼様運動に続き嚥下反射が誘発されます。なお、開口障害があって強く噛み込んでしまうような場合には、指やKスプーンの柄の部分を歯列に沿うように奥へすすめ臼歯の奥から口腔内に挿入するとちょうどKポイントを刺激することが可能です。

　重度の偽性球麻痺により、舌の動きが悪く咽頭への送り込みと嚥下反射が起きにくい患者さんでは、リクライニング位でスライス型ゼリーなど丸飲みしてもよい食品を奥舌に入れ、スプーンを抜いてくる動作の途中で、エッジ部分をKポイントに軽く触れさせて刺激する方法が有効です。

　認知症を伴う偽性球麻痺で食物を口にいれたまま止まってしまうような場合には、再度口腔内にアイス棒や、スプーンを挿入しKポイントを刺激すると嚥下運動が再開することがあります。

　Kポイント刺激で左右差がある場合は、より有効な方を刺激します。四肢の麻痺の強い側を刺激した方が効くとされています。なお、Kポイント刺激は、延髄の脳神経核が損傷されている球麻痺や低酸素脳症の患者さんでは効果がありません。

　刺激をする際に、無理やり口をこじ開けたり、強く刺激しすぎて粘膜を傷つけないように注意が必要です。

3 認知が不良な場合

赤ちゃんせんべい法[1]

　認知が不良なために、食物を口に溜め込んで止まってしまうが、咽頭期の障害がないか軽度の場合には、赤ちゃんせんべいなど、ぱりぱりしたものを追加して取り込む（前歯で噛んだりする）と、咀嚼が促され、それまで口に溜めていた食物が咽頭に送り込まれて嚥下が起こります。赤ちゃんせんべいを利用する理由は、もしも再び行動が止まったとしても唾液と混ざって溶け泥状になり、窒息のリスクを回避でき安全だからです。例えばボーロなど、このような性質をもつ食物であれば他のものでも代用が可能です。舌運動や歯牙の状態、義歯の適合状況など咀嚼運動が可能な口腔内の環境が整っていることが重要です。

　食物を口に入れたまま飲み込まない場合の対処法としては、その他にも次の一口を見せながら「飲み込んだら、次を食べましょう」などと声掛けをして状況から嚥下を促す方法や、スプーンを手渡して口まで運ぶよう介助し習熟動作から嚥下反射を誘発する方法などもあります。

　以上のように、いくつかの嚥下反射を促す方法があります。嚥下反射の起こりにくい原因に合わせ適切な手技を選択し、適宜組み合わせて行うとよいでしょう。手技の実施にあたっては、患者さんに行う前に練習をしておくことが大切です。

文献

1) 「嚥下障害ポケットマニュアル，第2版」（聖隷嚥下チーム著），医歯薬出版，2003
2) Nakamura, T., Fujishima, I. : Usefulness of Ice Massage in Triggering the Swallow Reflex. J. Stroke Cerebrovasc. Dis., 22（4）：378-382, 2013
3) Nakamura, T., Fujishima, I. : Usefulness of ice massage to trigger swallowing reflex in dysphagic patients without stroke. Deglutition, 1（2）：413-418, 2012
4) 「訓練法のまとめ（改訂2010）」（日本摂食・嚥下リハビリテーション学会医療検討委員会版），2010
5) 小島義次，植村研一：麻痺性嚥下障害に対する嚥下反射促通手技の臨床応用．音声言語医学：36：360-364, 1995
6) Kojima, C. et al. : Jaw opening and swallow triggering method for bilateral brain damaged patients : K-point stimulation. Dysphagia, 17（4）：273-277, 2002

嚥下のエキスパートナースが伝授するケアのコツ

　認知症の方など食物を認知しにくい場合は、咽頭期の問題がないかあるいは軽度であれば、一口量をやや多めにしたり、少量ずつを二口続けて与えるようにすると、送り込みがスムーズになり嚥下反射も起こりやすくなることもあります。

（白坂誉子）

第1章 3. リハビリ・ケア

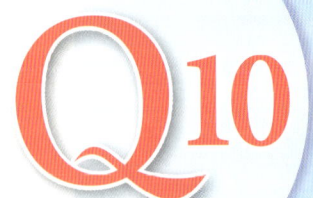

Q10 患者さんが自己摂取しやすい環境調整のポイントを教えてください

佐野亜花里

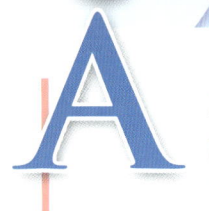

患者さんが自己摂取しやすい環境調整のポイントとして、①食べることに意識が集中できる環境か？　②食べやすい姿勢を保持できているか？　③使用する摂食用具は適しているか？　などがあげられます。
これらのポイントをふまえ、患者さんが「おいしい、食事が楽しい」と思える環境調整を図りましょう。

1 食べることに意識が集中できる環境か？

　高次脳機能障害患者さんや認知症患者さんなどに「キョロキョロして食事に集中できない、食事を途中でやめてしまう」といった症状がみられ、食事がすすまないことがあります。対応策として、まずは患者さんの食事摂取状況（特に目の動き）を見て、意識が反れてしまう要因は何かを観察し、そのうえで患者さんができるかぎり食事に集中できる環境調整を図るとよいでしょう。

ⅰ）食事環境

　人の動きや音に意識が反れてしまう場合は、できるだけ人の出入りや外から入る音が少ない環境を設定しましょう。テレビは消す、カーテンで仕切る、時間をずらすなどできることから工夫しましょう。一方、患者さんによっては食堂でご家族や他の患者さんと一緒に食事をした方が、食事を認識でき自己摂取できるという場合もあります。それぞれの患者さんの性格や食習慣にも配慮した個別的な対応をこころがけましょう。

ⅱ）食器の色、食事の提供方法

　食器やエプロンの模様や柄が気になって食事がすすまないこともあるため、食器や食具はできるだけ模様や柄の少ないものがよいでしょう。また高齢者など視力障害がある患者さんは、同系色の食物と食器では区別しにくいことがあります（図1）。食物が区別しやすいよう、食器や食物の色を工夫するとよいでしょう。
　病院食などトレーに主食と数種類の副食をのせ提供する際、主食を手にしたものの、他の副食が気になり、なかなか食事がすすまないことも多く経験します。対応策として、提供する食事を1品にして、患者さんに食器を持たせると自己摂取が可能となる場合があります。ただし、1品に集中すると味に飽きてしまい食事が滞ることがあるため、その際はヨーグルトやゼ

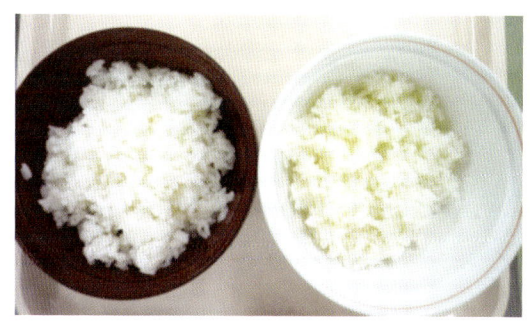

図1　食器の色による見え方の違い

リーなど甘味や喉越しがよいもので変化をつけるとよいでしょう。

iii）支援の方法

認知や記憶、実行機能などに障害がある患者さんは、「食事がわからない、食事をしていいのかわからない」といった状況に陥りやすく、食行動へすすめないことがあります。この際、食事への手がかりをつけると、その後の食行動をひきだせることがあります。声かけや刺激、介助者のジェスチャーで食事が開始できることもありますが、難しい場合は嚥下ゼリーやとろみ茶など、嚥下しやすいものを介助者が口元へ運び介助します。介助でスムーズに摂取できるようになったら、次は介助者が患者さんの手に食具を持たせる、上肢を支えるなどして、患者さんに自己摂取を促すよう支援します。一口が摂取できたら、その後は自己摂取できることも多いため、介助者は患者さんが「食事であること、食事をしていいのだ」と認識できる手がかりをつけるとよいでしょう。

2　食べやすい姿勢を保持できているか？

姿勢の調整は、摂食・嚥下障害患者さんの誤嚥防止に向けた代償法の1つであり、安定した食事姿勢は、患者さんの自己摂取能力を引き出す重要な要素になります。しかし、中枢神経系に損傷を受けた片麻痺患者さんなどでは、不安定な麻痺側を補うため頸部や非麻痺側は過剰に緊張した状態となり、その結果食具の操作がしにくい、体幹が食卓へむかいにくいといった状況を招きやすくなります。無理な姿勢での摂食は、疲労感やむせ・誤嚥を助長し、患者さんの「食べる意欲」を損なう原因にもなりかねません。介助者は姿勢の重要性を理解したうえで、患者さんの摂取姿勢の調整を行う必要があります。

食べやすい食事姿勢の条件として、①頭頸部が軽度前屈していること、②嚥下にかかわる頸部周囲の諸筋群がリラックスしていること、③上肢使用時も体幹の対称性を維持できること、④視覚的に食事を認知でき、箸やスプーンの操作がしやすいこと、などがあげられます。図2は片麻痺者の姿勢調節方法の一例です。それぞれの患者さんによって調節方法は異なるため、理学療法士や作業療養士にアドバイスを受けながら調節するとよいでしょう。

姿勢調節前

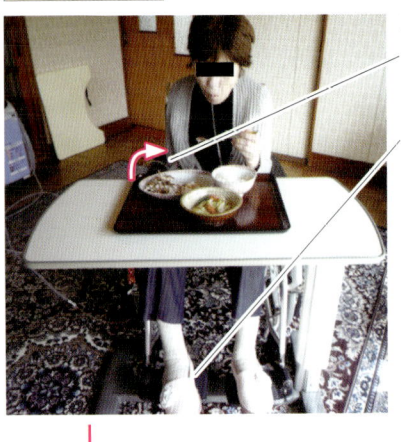

正面から見た図
・麻痺側の上肢がテーブル上に乗っていないため、左右のバランスが悪い
・足元が不安定なため麻痺側下肢が外転および骨盤が後傾位となり、体幹が前方へ向かいにくい

後方から見た図
・麻痺側への傾きが強い

姿勢調節実施

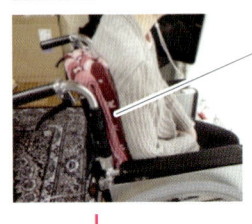

ポイント1
バスタオルを麻痺側に入れ非麻痺側とのバランスを図る

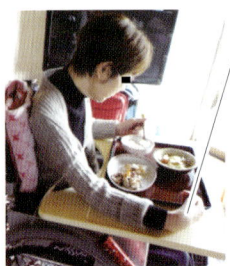

ポイント2
テーブルを車椅子テーブルに変え、麻痺側の上肢をテーブル上に乗せる

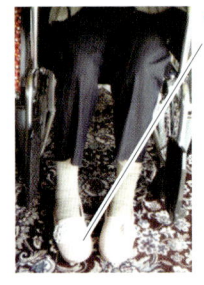

ポイント3
両下肢の足底をしっかり床につける

姿勢調節実施後

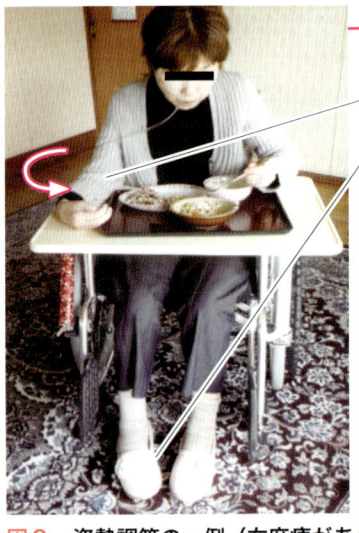

正面から見た図
・左右のバランスが図れ、安定感がある
・足元が安定し、体幹が食事へ向かいやすくなる

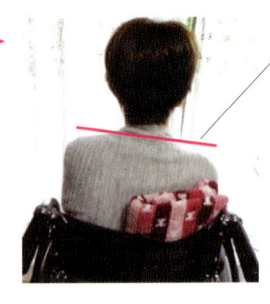

後方から見た図
・右への傾きが軽減している

図2　姿勢調節の一例（右麻痺があり、右への傾きが強い患者さん）

皿

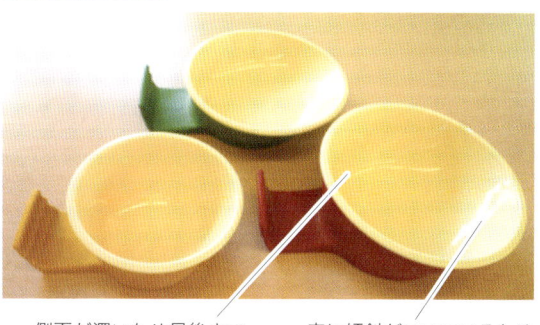

側面が深いため最後まで　　底に傾斜がついているため　　食器を手で押さえやすい
すくいやすい　　　　　　　スプーンがさしこみやすい

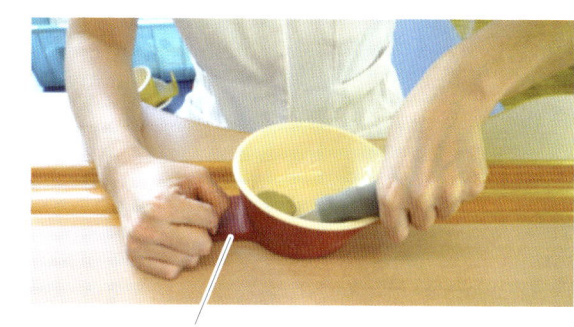

スプーン・フォーク

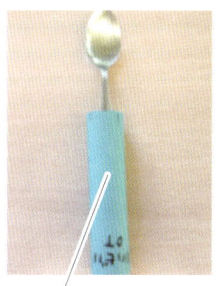

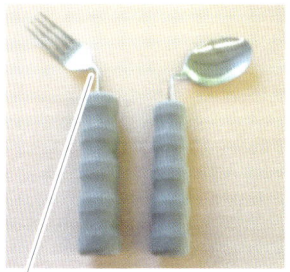

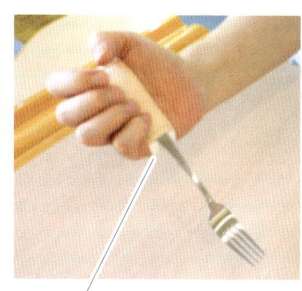

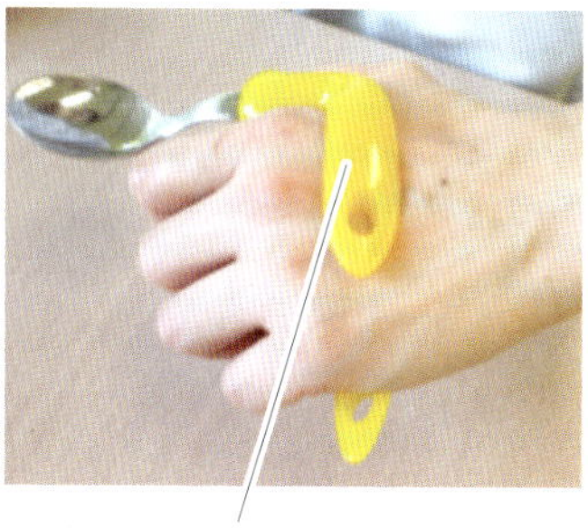

柄が太く握りやすい　　先を自由に曲げられる　　マジックテープで固定できる　　お湯につけると形が変えられる

バネ箸

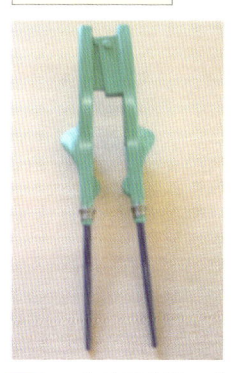

握力が弱くても
つまめる箸
先がクロスしない

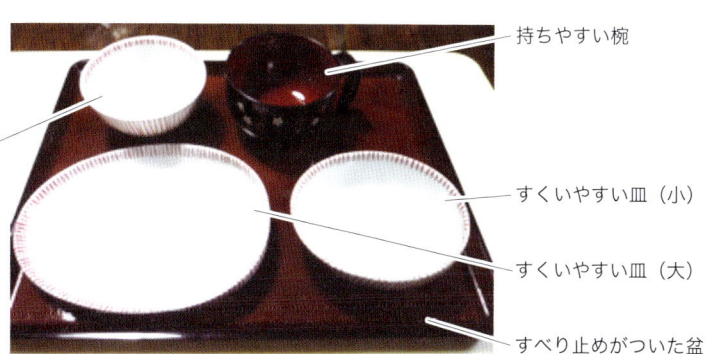

軽い茶碗

持ちやすい椀
すくいやすい皿（小）
すくいやすい皿（大）
すべり止めがついた盆

図3　介助用食器・食具の一例

3　使用する摂食用具は適しているか？

　それぞれの患者さんの摂食機能に応じた道具を選択することも、自己摂取しやすい環境調節の重要なポイントとなります。介護用品の専門店では、箸やスプーン、皿やコップなどさまざまな工夫が施されたものを取り扱っています。図3に、代表的な摂食用具を紹介するので参考にしてください。

今回紹介したものは、すべてインターネットで購入できますが、その他福祉用具カタログにも掲載されています。どれを選択すればよいかわからないときは、作業療法士や地域の福祉用具専門職に相談してみるとよいでしょう。

文献

◇ 「活動分析アプローチ－中枢神経系障害の評価と治療－」（山本伸一，他 編），青海社，2005

◇ 「環境適応－中枢神経系障害への治療的アプローチ第2版」（柏木正好 著），青海社，2007

◇ 「認知症患者の摂食・嚥下リハビリテーション」（野原幹司 編），南山堂，2011

◇ 「ビジュアルでわかる早期経口摂取実践ガイド」（小山珠美 監），日総研，2012

嚥下のエキスパートナースが伝授するケアのコツ

安全に食べることができる姿勢や食物形態、食具、食べ方などを「摂食条件」として入院中に調整している場合は、自己摂取により誤嚥や窒息などのリスクが高まることのないように配慮することが重要です。さらに在宅療養に向けて、摂食条件を自宅で再現できるように物品や環境調整の工夫について検討することも必要です。

（白坂誉子）

memo

第1章　3. リハビリ・ケア

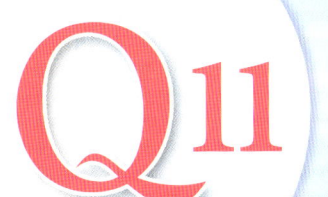

Q11 在宅療養に向けた家族への指導で、注意していることはありますか

佐野亜花里

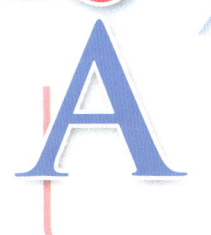

摂食・嚥下機能に障害をもつ患者さんが、在宅で経口摂取を継続する場合、家族の理解や協力は欠かせません。指導する際は、家族の介護力や地域のサポート体制の有無を把握し、指導内容を検討する必要があります。

　摂食・嚥下障害患者さんが、経口摂取する場合、誤嚥防止策として、食物形態や食事姿勢、嚥下法など何らかの条件を備える必要があります。退院後もその条件を継続する必要がありますが、在宅では食事の準備から口腔ケア、食事援助、リスク管理まで家族によって担われることが多くあります。家族の協力や理解がなくては、在宅での「口から食べる」は支えられないといってもよいでしょう。そのため、指導する際は、患者さんや家族の生活様式、介護力、地域のサポート体制などを十分に把握し、自宅で継続可能な方法を検討することが重要です。
　この項では、摂食・嚥下障害をもつ高齢患者さんの在宅に向けた家族への指導で、筆者が特に注意していること、工夫していることを紹介します。

1　条件設定表、パンフレットの活用

　家族へ指導を実施する前に、あらかじめ条件設定表やパンフレットを準備しておきます。実際の指導場面で、条件設定表やパンフレットの内容を1つ1つ説明しながら実施すると、内容が理解されやすくなります。
　パンフレットは院内で統一されたものを使用してもよいですが、その患者さんによって条件設定や特に注意するべき内容が異なるため、できれば個別的なパンフレットを作成した方がよいでしょう。
　筆者は、以下の3点に注意しパンフレットを作成しています。
- 家族以外の介護者がかかわることも考慮し、実際の食事場面を撮影し作成する
- 介護者が理解しやすいよう、写真や文字の配置や構成を工夫する
- 食卓やベッドサイドで確認できるよう、用紙は1～2枚にまとめる

　パンフレットは内容が多すぎて家族が辟易するものではなく、「これだけやればいいのか！」と思える工夫が必要です（図1）。

2　食事指導

　退院後の生活で、家族が悩まれていることの1つとして「嚥下食の調理」があります。「病

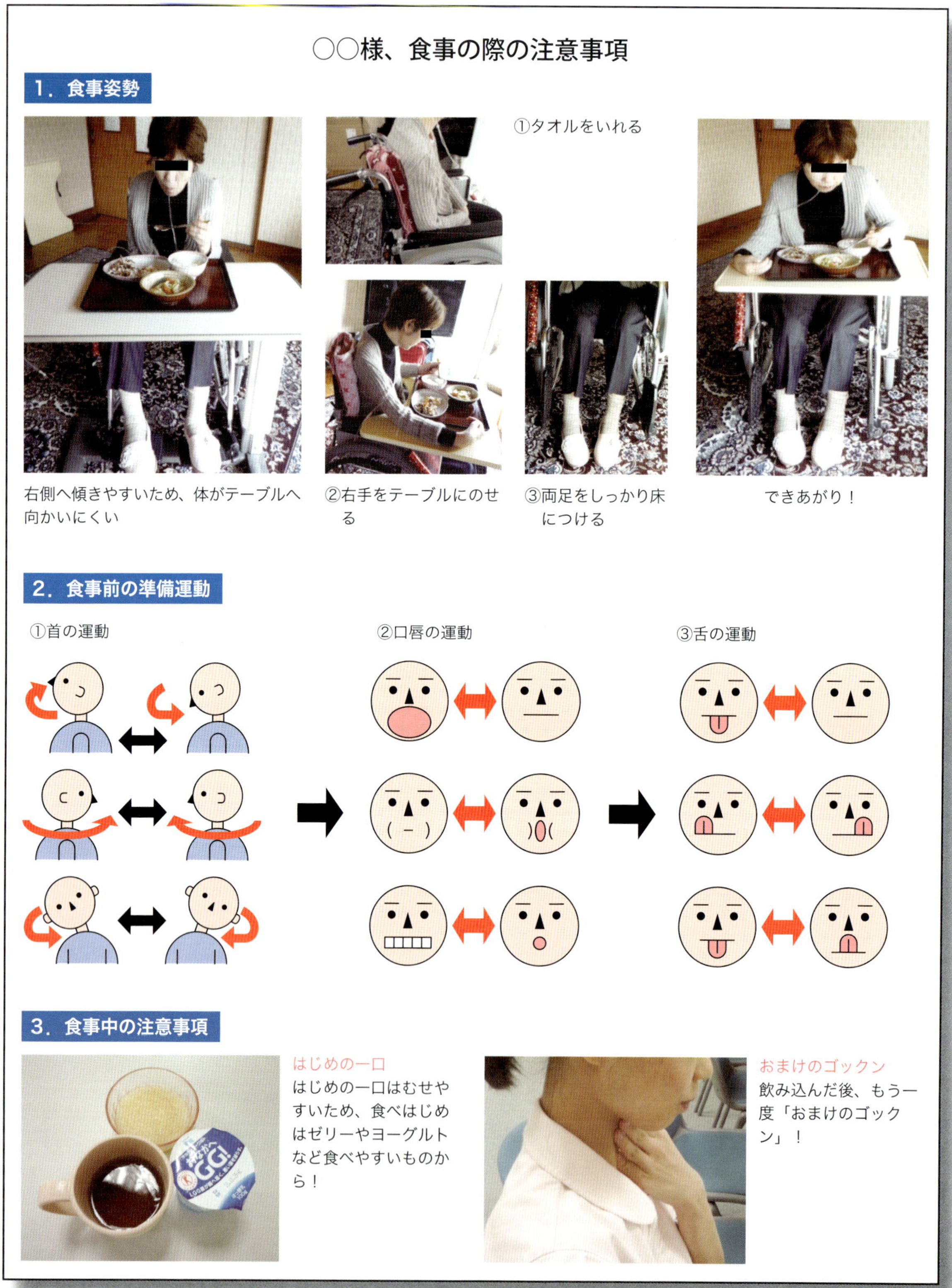

○○様、食事の際の注意事項

1. 食事姿勢

①タオルをいれる

右側へ傾きやすいため、体がテーブルへ向かいにくい

②右手をテーブルにのせる

③両足をしっかり床につける

できあがり！

2. 食事前の準備運動

①首の運動　　②口唇の運動　　③舌の運動

3. 食事中の注意事項

はじめの一口
はじめの一口はむせやすいため、食べはじめはゼリーやヨーグルトなど食べやすいものから！

おまけのゴックン
飲み込んだ後、もう一度「おまけのゴックン」！

図1　パンフレット事例

院と同じようなものは自宅ではつくれない」「一人分だけつくるのは大変」など、退院前から負担を感じている家族は多いです。できるだけ、入院中に普通食に近い状態までもっていき、安全を確認できればよいのですが、やはり咀嚼や送り込みに問題が残る患者さんや誤嚥の危険性がある患者さんは、在宅でも嚥下機能に応じた食事に調整する必要があります。

ⅰ) 生活様式、介護力、経済力を考慮する

主介護者が高齢、あるいは主介護者に家庭や仕事がある、年金暮らしで経済的な負担があるなど、患者さん・家族によって背景はさまざまです。指導する際は、これらの背景を十分考慮し、それぞれの患者さん・家族に適した方法を選択する必要があります。

家族によっては、嚥下食は特別に調理しなければならないと感じている方もいますが、今は嚥下食の市販品も増え、その他インターネットやカタログなどでも購入できます。また訪問介護やデイサービス、デイケアなど、嚥下食の提供が可能な事業所や施設も増えてきています。いろいろな選択肢があることを説明し、そのなかでどの方法を取り入れ、組み合わせていくかを家族とともに考えましょう。

ⅱ) 嚥下食調理の指導・工夫

嚥下食の調理について、口頭の説明だけでは、家族がイメージしにくく、さらに負担感が増してしまった経験も多くあります。

筆者は、クリニコ製品の固形化補助粉末「まとめるこ easy」を使用し、実際に患者さん・家族の前で調理方法を実践しています（図2）。まとめるこ easy はいろいろな食品をミキサーにかけるだけでまとめることができる、再加熱の手間がないなどの特徴があり、比較的簡単においしく調理できます。家族からは「家族と同じものが食べられますね」「思ったより簡単です」「ミキサーは自宅にあるものでも使えますね」などの反応があり、実際に調理を体験し、試食することによってイメージがつきやすくなるようです。

また、シチューや野菜のやわらか煮、かぼちゃの煮つけなど、調理法によっては、ミキサーや固形化剤を使用せずに野菜を刻んだり、つぶすだけでよいものもあります。またマヨネーズや生クリーム、ジュレタイプのドレッシングなどを使用することで食品がまとまりやすくなります。その他、レトルト食品の活用や、まとめて調理して冷凍保存する方法など、家族の負担を軽減できる工夫も紹介します。

ⅲ) 市販の介護食の紹介

今は介護食として取り扱われる嚥下食の種類や量も増えてきています。しかし、嚥下食といっても「容易にかめる」「やわらかい」「よりやわらかい」「最もやわらかい」など種類があるため、どのタイプが適しているか説明する必要があります。その他水分補給方法として、とろみ調整食品やゼリータイプのものの紹介や、必要であれば、おやつとして摂取できる高カロリーのゼリーやプリンなどの紹介も行うとよいでしょう。

食事は退院当日より必要です。できれば退院前に数日分注文し、準備することをおすすめします。

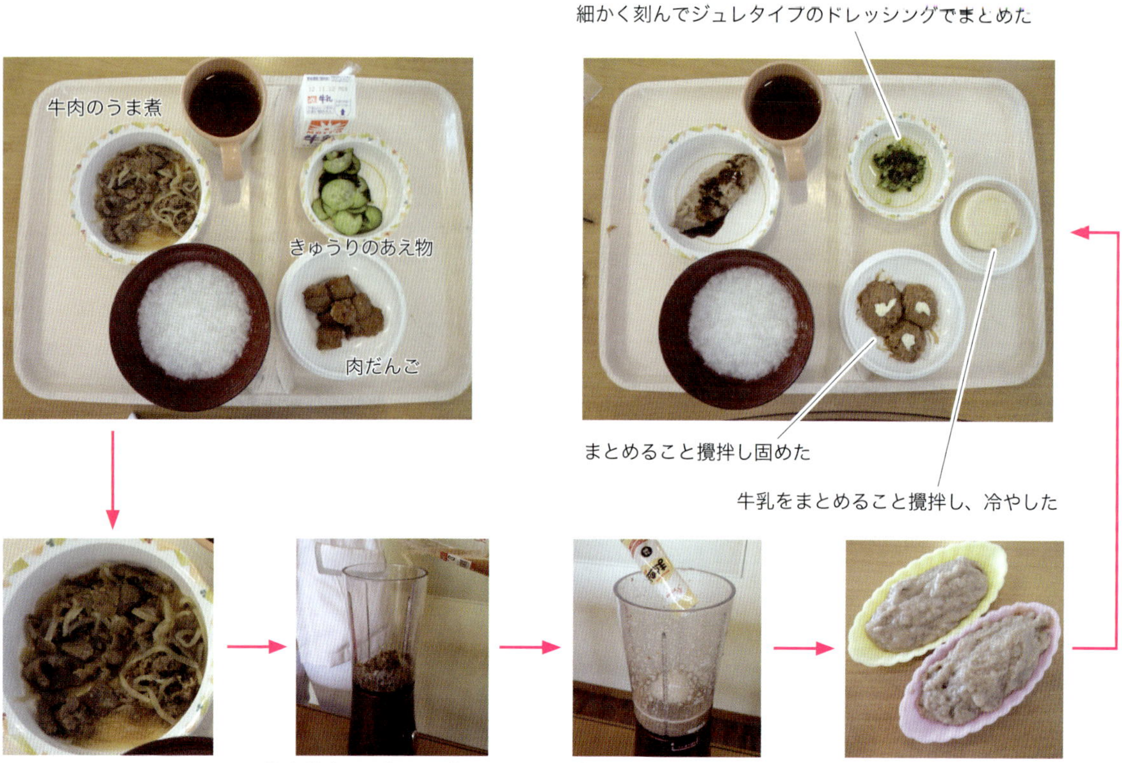

牛肉のうま煮

きゅうりのあえ物

肉だんご

細かく刻んでジュレタイプのドレッシングでまとめた

まとめること攪拌し固めた

牛乳をまとめること攪拌し、冷やした

①食材（100g）と65℃以上の湯を100mL入れ軽く攪拌する（風味づけのため、粉末のだしを入れた）

②まとめるこeasy 1パックを入れ、30秒〜1分攪拌

③型にいれて形を整える

図2　まとめるこeasyを使った調理の一例
食材の分量や温度などによって、仕上がりが異なる。詳しくは株式会社クリニコホームページを参照（http://www.clinico.co.jp）

3 地域との連携

　摂食・嚥下障害患者さんには、誤嚥性肺炎や窒息、栄養量不足や脱水といったリスクが常に伴い、このリスクは入院中に比べ在宅ではさらに高まります。そのため、退院後も継続した支援が受けられるよう、入院中からケアマネージャーなどの地域専門職と連携を図ることが重要です。

　地域専門職と連携を図るためには、院内の退院支援部門に相談するとよいでしょう。できれば退院前に地域専門職とカンファレンスを開催します。ケアマネジャー、訪問診療医、訪問看護師、ホームヘルパー、デイサービス職員、福祉用具担当者など関連職種の参加を募り、実際に姿勢調節方法、口腔ケア、嚥下法などを実践します。カンファレンスによって、リスク管理や在宅でのアレンジ方法などが検討でき、また各担当者の役割が具体的に決まり、チーム全体の方向性が定まります。患者さん・家族からは、「かかわってくれる方がたくさんいることがわかって安心した」「退院後の生活がイメージできた」などの反応があります。

　地域・病院との顔の見える連携は患者さん・家族の不安軽減にもつながります。

文献

1) 「訪問看護における摂食・嚥下リハビリテーション」(鎌倉やよい, 向井美惠 編), 医歯薬出版, 2007
2) 「ビジュアルでわかる早期経口摂取実践ガイド」(小山珠美 監), 日総研, 2012
3) 「口から食べる－嚥下障害Q＆A第3版」(藤島一郎 著), 中央法規出版, 2004
4) 実践事例満載でよく身につくリハビリナースの摂食・嚥下障害看護, 「リハビリナース秋季増刊」(市村久美子 編), 232-235, 2010

医師からのアドバイス

地域によって利用できるサービスが異なります。核となる病院や指導者がいない場合などは十分な在宅サポートができない場合もあると思いますが、地域の特殊性をまず理解し、一歩一歩努力していってください。

(藤島一郎)

memo

知って役立つ！Column

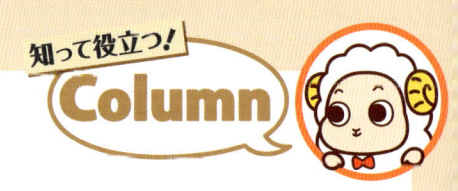

摂食・嚥下リハビリに期待すること
年寄りの知恵袋

　リハビリテーションとは、戦争や災害、疾病で障害を受けた人々が可能な限り以前に近い生活を取り戻すための自己との戦いです。その「生活の取り戻し」の間も食を欠かすわけにはいきません。食欲がなくても栄養は摂らなければなりません。食欲は何よりも生きている者皆がもっている一時的欲求の1つです。

　私は25年前、94歳で3回目の脳梗塞で大腿骨頸部骨折をした舅を在宅でケアすることになりました。そのとき経験した、食に対する強い意思に対応した例を記すことにします。

　ある日「おはぎが食べたい」との舅の希望で準備をし、1個のおはぎを箸で四等分にしてテーブルに置きました。それを見た舅は「角の四角いおはぎなんて食べられない」と立腹。私は急いでその角を丸めてお皿に戻しました。今度は「美味しそう！」と機嫌よく全部食べました。私はそのとき摂食障害ということのみ考えていました。美味しく安心して食べてもらうには、先に現物をみてもらい説明し、四等分にすればよかったのだと、その動作の欠落を反省しました。

　またある日、今度は「サキイカが食べたい」とのこと。前回の反省を踏まえ、まず実物を本人に確認してもらいました。のどに詰まらせると危険なので、細かく切ることを条件に出しました。舅はすかさずビールを要求。少量でも満足したように飲み込みました。危険と直結した食事には配慮したつもりですが反省は尽きません。しかしその経験で学んだことは、今の食物の状態を伝え、その物を見てもらい、音を伝え、臭いを知ってもらう。そこで安全に食べるための方法に関し、必ず本人の了解を得、納得して食してもらうということが、相手の満足に繋がる一連の動作ではないかということでした。舅は最期に感謝の言葉を一言告げ、96歳の生涯を終えました。

　生きるために食べることは大切です。生まれてから最期のときまで自分の口で食を楽しみたい。終わることのない食への欲求に対応すべくさらなる摂食・嚥下リハビリの向上に期待したいものです。

落合芙美子

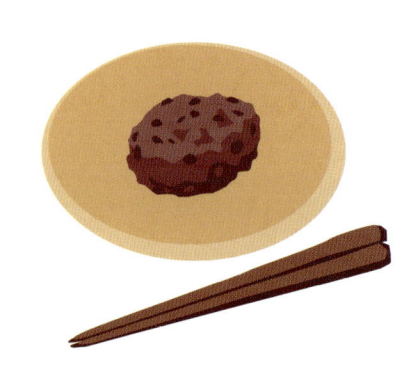

第2章

実践力が身につく！
症例編

第2章　1. 疾患別

1. 脳血管障害—球麻痺

今田智美

> **ポイント**
> - 病態に応じて次のような対応を行う［健側咽頭による代償嚥下法／嚥下パターン異常に対する嚥下パターン訓練／食道入口部開大不全に対するバルーン訓練法］
> - 唾液誤嚥の予防と栄養管理方法の検討をする

疾患・生活環境の概要

i）球麻痺とは？

ここでは、「球麻痺」を延髄の諸脳神経（舌咽・迷走・舌下神経）の運動神経核の障害と定義します。代表疾患としてワレンベルグ症候群（延髄外側梗塞）があり、この疾患について述べていきます。

ii）注意すべき点

● 球麻痺の摂食・嚥下障害の特徴

軽症では病巣側の咽頭や声帯の麻痺を認めますが、健側の機能は保たれています。しかし、重症例では疑核や孤束核のみならず、嚥下パターン形成器（central pattern genertor：CPG）、いわゆる嚥下中枢の障害があることが特徴です。そのため難治症例では唾液も嚥下できず、急性期の呼吸管理は不可欠です。重症度は病変の部位や大きさにより異なります。

● 球麻痺の摂食・嚥下障害の症状

球麻痺では主に咽頭期障害を呈し、嚥下検査による詳細な評価が必要です。ワレンベルグ症候群では嚥下造影検査（videofluoroscopic examination of swallowing：VF）で病巣側の咽喉頭麻痺による「咽喉頭運動の左右差」や「病巣側の食道入口部開大不全」「鼻咽腔閉鎖不全」、CPGの障害による「嚥下反射の減弱や消失」「嚥下パターン異常（嚥下反射・咽頭収縮・食道入口部開大など咽頭期嚥下運動の定常性がない）」などの症状を認めます。「食道入口部開大不全」による食物通過側は症例タイプ（表1）や病期によっても異なります[1]。嚥下内視鏡検査（videoendoscopic evaluation of swallowing：VE）では病巣側の咽喉頭の感覚異常や運動障害、声帯麻痺などの症状を認めます。

● 大脳病変との違い

大脳病変では病側と反対側に障害が出現しますが、延髄病変では病変と同側に障害が出現します。また、片麻痺や高次脳機能障害などが少なく、認知や運動機能が保たれ、自己訓練の習得が可能なことも特徴です。

表1 食道入口部開大不全のタイプ分類

	タイプ1		タイプ2		タイプ3	
延髄	病巣側	健側	病巣側	健側	病巣側	健側
食物通過	通過しにくい	通過	わずかに通過	通過しない	通過しない	通過しない
治療対応	病巣側への頸部回旋 健側を下にした一側嚥下 息こらえ嚥下		健側への頸部回旋 病巣側を下にした一側嚥下		バルーン訓練法 ボツリヌス毒素注入療法 輪状咽頭筋切断術	

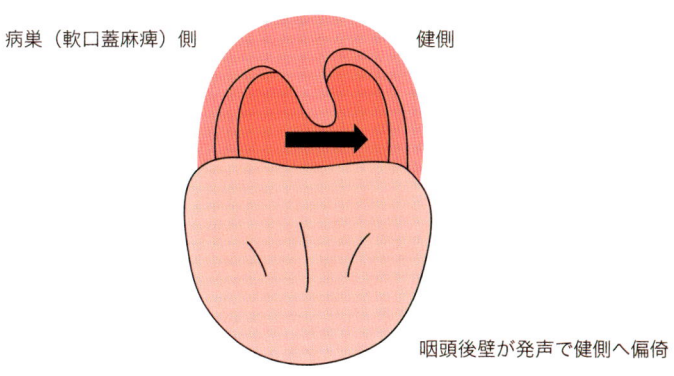

図1 カーテン徴候

iii) アセスメント

　脳血管障害では脳神経のフィジカルアセスメントは欠かせません。そのなかで「カーテン徴候」（図1）は、舌咽・迷走神経障害による球麻痺の典型的所見です。

● 球麻痺の訓練のポイント

- **呼吸管理**：唾液が咽頭に流入しても飲み込めない場合は、姿勢の調整により喀出することが重要です。また排痰機能を高めていく必要もあります。また、ワレンベルグ症候群では中枢性呼吸障害を起こすことがあります。
- **代償嚥下法**：咽頭運動の左右差を考慮し、最も安全で効果的に嚥下できるさまざまな代償姿勢を検討します。また、訓練方法や食物形態、一口量の設定などを検査で確認します。
- **嚥下パターン訓練**：嚥下パターンの再習得を目的に代償法を用い少量の冷水嚥下やチューブ飲み訓練などを行うこともあります。
- **食物形態**：球麻痺では、食道入口部の開大不全や嚥下圧低下のために咽頭残留を認めます。粘性の高いとろみ水や変形性のない半固形物は嚥下しにくく、冷水は嚥下しやすい場合があります。
- **間歇的経管栄養法**：常にチューブ留置せず、栄養投与のときだけ栄養チューブを経口的に挿入する方法です。チューブ飲み訓練の効果も期待でき、嚥下反射の低下している球麻痺症例には比較的有効です。

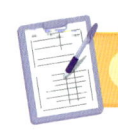

症例

ⅰ）患者情報

【70歳代　男性】 身長：164 cm、体重：47.0 kg（入院時3カ月前より6 kg減少）、BMI：17

診断名：左延髄外側梗塞（ワレンベルグ症候群）、嚥下障害

既往歴：糖尿病（2カ月前からインスリンコントロール自己注射）高血圧、不整脈、高脂血症

家族背景：妻と2人暮らし

症状：左ホルネル症候群、左軟口蓋麻痺、嚥下障害、カーテン徴候（咽頭後壁が発声で左から右へ偏倚）、構音障害（嗄声）、失調症状（左上下肢の失調、体幹失調）、温痛覚障害（左顔面・右上下肢）

● 入院までの経過

夕食時に飲酒、入浴後、うたた寝して目覚めると嘔吐・体が右に傾く・歩行困難などの症状を認めた。近医を受診し、左延髄外側梗塞（ワレンベルグ症候群）と診断され入院した。しかし重度の嚥下障害が残存し、1カ月後に胃ろう造設し、2カ月後に紹介受診し、嚥下訓練目的で入院となった。

● 入院時の状態

栄養

胃ろうより糖尿病用濃厚流動食1,200kcal／日投与、TP 5.9 g/dL、ALB 2.6 g/dL、Na 137 mEq/L、K 3.2 mEq/L、CRP 0.3 mg/dL、Hb 12.7%、消化器症状や浮腫なし。

呼吸機能

呼吸不全はなく、自力での排痰も可能。喀痰などによる著しい口腔汚染と口腔乾燥あり。

日常生活行動（ADL）

杖歩行可能、ADLはほぼ自立、体幹失調症状あり、手指の巧緻性は保たれていた。

● 検査結果

嚥下内視鏡検査（VE）結果

左声帯麻痺、喉頭感覚低下（披裂部・喉頭蓋に触れるが披裂軟骨は内転せず、咳嗽反射低下）
唾液の梨状窩貯留および唾液誤嚥

嚥下造影検査（VF）結果

体幹失調による姿勢障害
咽頭期嚥下運動の惹起不全、嚥下パターン異常、喉頭挙上不全
両側食道入口部開大不全（複数回嚥下で右側が有意に通過）
咽頭収縮不全（右＜左）、鼻咽腔逆流、喉頭蓋谷・梨状窩に残留
嚥下後誤嚥不顕性誤嚥

代償嚥下法

体幹角度15度右下一側嚥下左頸部回旋法（図2）で冷水2 mL嚥下可能

胸部X線写真

肺炎像なし

頭部MRI

左延髄外側にT2高信号域（図3）

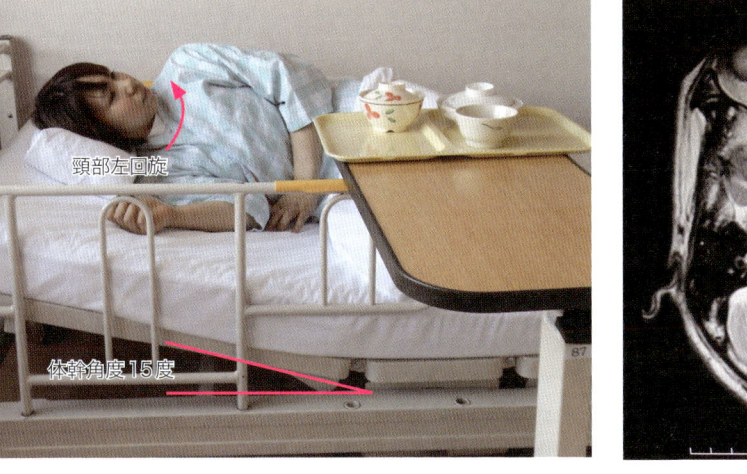

図2　右下一側嚥下（頸部左回旋／体幹角度15度）

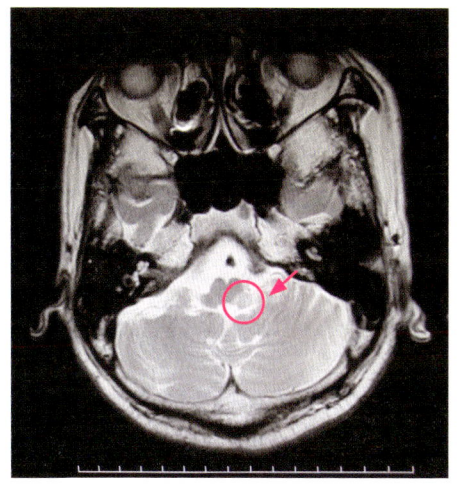

図3　頭部MRI　T2強調画像

表2　訓練分担

言語聴覚士	理学療法士	看護師
1．嚥下筋群筋力強化訓練：シャキア法、声帯内転訓練、前舌保持法、ブローイング 2．嚥下パターン訓練：右下一側嚥下左頸部回旋での息こらえ嚥下（冷水2 mL） 3．構音訓練 4．バルーン訓練法	1．日常生活動作訓練：坐位・立位・歩行 2．姿勢調整訓練 3．呼吸リハビリテーション 4．協調性訓練	1．バルーン訓練法：自己管理確認、異常への対応（迷走神経反射など） 2．口腔ケア・口腔機能訓練 3．排痰訓練：深呼吸・胸郭運動・強制呼出 4．嚥下体操 5．心理的支援：傾聴

心臓超音波検査

心腔内血栓なし、心機能良好

● 退院までの目標

❶呼吸・排痰機能を高め、肺炎が予防できる

❷嚥下訓練方法を習得し、自己訓練ができる

❸栄養管理と血糖コントロールができる

ⅱ）看護の実際

第69病日、入院1日目

訓練目的で転院。入院前のVF結果をもとに各職種が協力・分担し、訓練の実施と自己訓練をめざした指導を行った（表2）

第76病日、入院7日目

喀痰増量あり。CRP 2.9 mg/dL↑。発熱なし。嚥下パターン訓練を一時中止。嚥下筋群筋力強化・バルーン訓練法・排痰訓練を中心に実施

第78病日、入院9日目

【嚥下造影検査】機会誤嚥あり。声門閉鎖・排痰機能の強化をめざす。バルーン訓練法により健側食道入口部開大が改善し、嚥下パターン訓練を再開

- **第79病日、入院10日目**
  【病状説明：本人・長男】現在の障害の程度や治療内容を説明し訓練で改善しない場合の選択肢（手術療法やボツリヌス毒素注入療法など）について説明し同意を得た

  > **ナースの目**
  > 病状の改善が乏しく厳しい病状説明でしたが、ご自身の障害と現在の訓練との関連が明確となり、訓練への動機づけにつながったようでした。また、改善しない場合の選択肢が示されたことで、希望をつなぐことにもなっていたようです。

- **第83病日、入院14日目**
  バルーン訓練法の自己訓練方法を習得。看護師による監視のみ続行 CRP 1.6 mg/dL
- **第92病日、入院23日目**
  【嚥下造影検査】嚥下機能の改善なし。鼻咽腔逆流著しく、ノーズクリップを使用。自己訓練を習得し、監視下での実施を終了
- **第93病日**
  転院（もとの病院へ）

ⅲ）その後の経過

転院後自己訓練を続け、第106病日には嚥下パターンは改善し、食物を用いた訓練を開始しました。その後も訓練の継続により、肺炎などの合併症なく、段階的改善を認めています（図4）。

ⅳ）行った看護のポイント

本症例は延髄健側食道入口部通過が困難（両側食道入口部開大不全）な重症例であり、23日間の訓練入院では著しい嚥下機能の改善を認めませんでした。しかし、「正確な病態（嚥下機能）評価ができたこと」「自己嚥下訓練が可能となったこと」「患者さん自身が前向きに長期的訓練に取り組む心の準備が整ったこと」がその後の訓練を継続していくうえで重要でした。

個々の患者さんの能力や理解度に応じた訓練（最適課題）を選択することは患者さん自身の達成感やリスク管理につながります。本症例では理解・意欲ともに問題なく、バルーン訓練法といった難しい訓練が可能でした。看護師の監視のもと日課としたことでその後の生活に密着した訓練となりました。

機会誤嚥を認めましたが、口腔衛生や基礎栄養の改善、呼吸機能・排痰機能の強化を図ったことで、誤嚥予防や誤嚥時の重症化予防につながりました。

ⅴ）本症例での注意点

機会誤嚥・不顕性誤嚥があり、常に誤嚥性肺炎のリスクがありました。嚥下造影の結果だけでなく、さまざまな視点から日々患者さんの状況変化をとらえ、訓練の中止や変更など効果的訓練方法を選択していくことが重要です。

バルーン訓練法は、ワレンベルグ症候群における食道入口部開大不全に対する効果的な訓練ですが、迷走神経反射や喉頭麻痺などを伴う危険性も理解し、指導・対策を講じることが必要です。

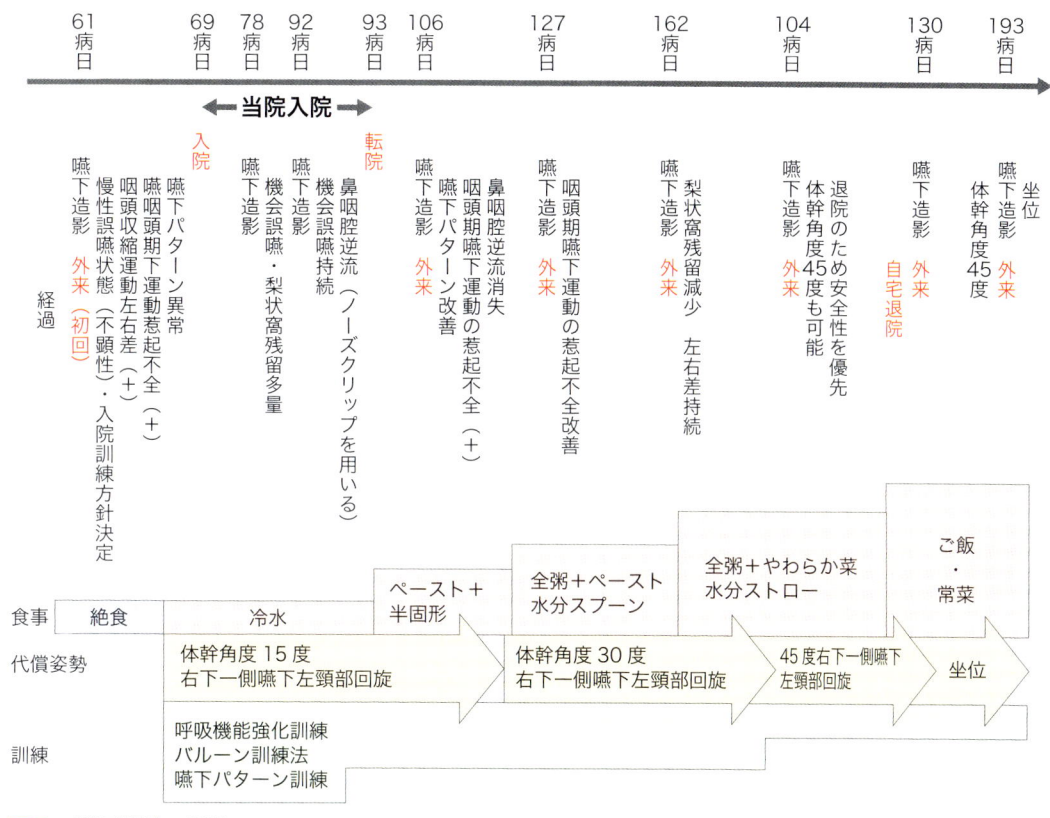

図4　嚥下訓練の経過

文献

1) Oshima, F. et al：Prediction of dysphagia severity: An investigation of the dysphagia patterns in patients with lateral medullary infarction. Internal Medicine, 52：1325-1331, 2013
◇「疾患別に診る嚥下障害」（藤島一郎 監修），47-55，医歯薬出版，2012
◇「よくわかる嚥下障害改訂第3版」（藤島一郎 編著），59-64，永井書店，2012
◇「第4分野摂食・嚥下リハビリテーションの介入Ⅰ口腔ケア・間接訓練」（日本摂食・嚥下リハビリテーション学会編集），79, 83, 85, 105-109, 110-117, 医歯薬出版, 2011
◇「早期経口摂取実現とQOLのための摂食・嚥下リハビリテーション」（小山珠美 監修），55，メディカルレビュー社，2010
◇「脳卒中の摂食・嚥下障害第2版」（藤島一郎 著），8-14，医歯薬出版，2005
◇ 梅崎俊郎：嚥下神経機構の解明，MonthlyBook MEDICAL REHABILITATION, 57：222-230, 2005
◇「よくわかる摂食・嚥下のメカニズム」（山田好秋 著），92-97，医歯薬出版，2004
◇「ナースのための摂食・嚥下障害ガイドブック」（藤島一郎 編著），248-249，中央法規出版，2005
◇「摂食・嚥下リハビリテーション第2版」（才藤栄一，他 監修），医歯薬出版，2007
◇ 嚥下医学，日本嚥下医学会学会誌，1（1），2012

嚥下のエキスパートナースが伝授するケアのコツ

　球麻痺では，急性期に唾液誤嚥を伴うことが多く，①唾液誤嚥の予防，②栄養確保，③排痰機能の強化の3点を最優先します．その後の経過においてもこの3点が整っていることでトラブル防止につながります．

　栄養療法では，胃管を留置しない「間歇的口腔食道経管栄養法」は栄養改善とチューブ飲み訓練の両方を併せもった効果的治療法といえるでしょう．

（白坂誉子）

医師からのアドバイス

延髄外側梗塞では食道入口部の通過にしばしば左右差があります。過去の筆者の検討では、食道入口部の通過が病巣側優位は19%で健側優位は34%でした（左右差なしが13%で、両側不通過は34%）。健側（脳梗塞と反対側）の通過が良い例が多いのですが、摂食時の体位を決定する際には可能な限り嚥下内視鏡検査や嚥下造影検査で確認してください。

（谷口　洋）

memo

2. 偽性球麻痺

中野みさと

> **ポイント**
> - 障害部位別の病態の理解と、摂食・嚥下障害への影響の理解
> - 正しい評価に基づいた有効な嚥下訓練、代償法の検討
> - 良好な口腔内環境を保つことによる誤嚥性肺炎の予防

疾患・生活環境の概要

ⅰ) 偽性（仮性）球麻痺

偽性球麻痺は、両側皮質延髄路の上位ニューロン（大脳皮質から脳幹にある脳神経核までの神経路）の障害によって発症します（図1）。

構音障害と嚥下障害を主症状としますが、顔面、舌、軟口蓋、咽頭、喉頭などの麻痺による筋力低下、運動の協調性の低下、感覚障害などその他にも障害の部位によってさまざまな症状を呈します。

特徴として、軟口蓋反射が減弱し、下顎反射は亢進します。舌の運動障害が著明ですが、舌萎縮はありません。固形物よりも水分での嚥下障害が著明です。嚥下器官の麻痺により嚥下反射の惹起が遅延しますが、嚥下中枢である延髄そのものの障害ではないため反射自体は保たれています。

両側性の脳血管障害が主な原因疾患です。その他、パーキンソン病・進行性核上性麻痺などの神経変性疾患、多発性硬化症、脳炎、脳腫瘍などの神経変性疾患や多発性硬化症などによって偽性球麻痺を起こすこともあります。

ⅱ) 嚥下動態

咀嚼障害、舌の運動障害により食塊形成が困難です。咀嚼中の食物を口腔内で保持することが困難なため、嚥下前に食物が咽頭へ垂れ込み、嚥下反射惹起も遅延していることから飲み込みのタイミングが合わなくなります。また、嚥下に関連した組織の筋力低下や協調性の欠如により嚥下運動は弱く、嚥下後に食物が咽頭に残留します。

ⅲ) 分類

障害の部位により、「皮質・皮質下型」、「内包型」、「脳幹（橋）型」に分けられます（図1）。

- **皮質・皮質下型**

高次脳機能障害を伴うことが多く、強制泣き・笑いなどの症状もみられます。指示理解が困難な場合、嚥下の評価やスクリーニングの実施が困難です。また注意障害において発動性

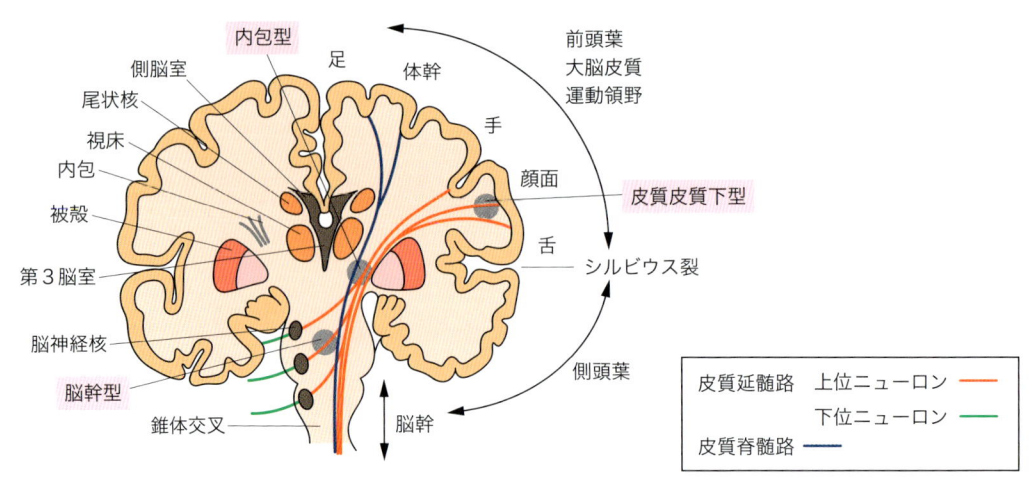

図1　皮質延髄路

の低下が重度になると、食事に対しての意欲や反応も低下し介入が困難になります。

● **内包型**

　両側内包、線条体（尾状核、被殻）、視床を含む領域の多発性ラクナ梗塞が典型例です。パーキンソン症候群の症状を認め、嚥下反射、咳反射が減弱し、誤嚥のリスクが高くなります。

● **橋型**

　嚥下中枢である延髄に近い中脳、橋の障害によって起こるため、球麻痺と同症状を呈して重症化しやすいです。

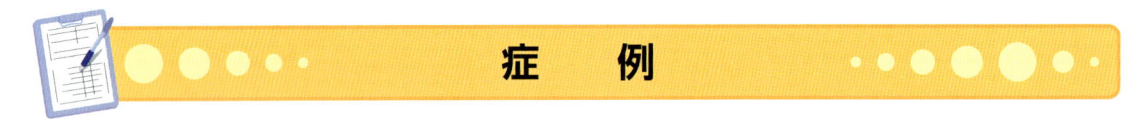

症　例

i) 患者情報

【78歳　男性】 身長：156cm、体重：42.5kg

原疾患：右視床出血、脳室内穿破、多発性脳梗塞

画像所見：右視床出血、側脳室穿破、内包圧排、両側視床多発性ラクナ梗塞、多発性微小出血

身体所見：意識レベルJCS Ⅱ-30、左不全麻痺（上下肢MMT 1/5）、構音障害、左半側空間無視

既往歴：65歳時、頸椎脊注管狭窄症手術、左上下肢不全麻痺残存（MMT 4/5）。その際無症候性脳梗塞の指摘を受け、当院（知多厚生病院）脳神経外科に通院治療中であった。

● **発症までの経過**

　介護サービスと子供の援助を受けながら独居で生活をしていた。家族からの情報では、歩行はできないため室内は這って移動していた。また、入院前の認知機能に問題はなかったとのことであった。入院の5日程前より発熱があり、来院当日は朝から起きることも困難になってきたため受診し、脱水にて入院となる。入院時意識レベルJCS Ⅰ-2、入院翌日よりリハビリが開始された。言語聴覚士（ST）の嚥下評価は、改訂水飲みテスト（MWST）、食物テス

ト（FT）ともに判定4（嚥下あり、呼吸良好、むせない）であり、発熱が治まり次第食事開始予定であった。入院8日目に意識レベルの低下がみられ、CT、MRIの結果、右視床出血、側脳室穿破と診断され脳神経外科へ転科となった。

ii）看護の実際

● 発症～食事開始まで

発症当日
意識レベルJCS Ⅱ-30、バイタルサインは安定。左不全片麻痺（MMT 1/5）、左半側空間無視、構音障害あり

1病日
CTにおいて出血の増加はなく、保存的治療による経過観察となりリハビリ再開

2病日
経鼻チューブ挿入、内服薬の注入、経管栄養開始

3病日
【意識レベル】JCS Ⅰ-3程度まで回復するがむらあり。表情は乏しく、刺激に対する反応も少なく緩慢
【スクリーニング評価】MWST 2mLで判定3（嚥下あり、むせる）、とろみ水によるMWST、FTで判定4。口腔内の乾燥、汚染あり。口唇閉鎖、挺舌などは指示に従えないため評価不可。軟口蓋反射はほぼ消失、嚥下反射惹起遅延あり。評価結果をSTと共有し援助計画を立てた
【STによる訓練】患者の意識レベルに変動があるため、覚醒状態がよく直接訓練が可能なときにとろみ水やエンゲリード®での経口摂取訓練を実施した
【看護師によるケア】患者は常に開口状態で口呼吸をしており、口腔内の乾燥・汚染が著明であるため、4回/日の口腔ケアを計画・実施した。日中2回の口腔ケアは、STと時間が重ならないよう午前は看護師、午後はSTと決め、効果的なケアにより誤嚥性肺炎の予防に努めた

16病日
【嚥下内視鏡】VE実施により経口摂取の安全性を確認し、食事開始予定となる

20病日
食事開始予定であったが、嘔吐に伴う発熱あり。CTの結果誤嚥性肺炎と診断され食事開始は延期、直接訓練も一時中止となった。状態の変化に伴い覚醒も不良となり、口腔内乾燥・汚染もさらに著明となったため、看護師、STともに口腔ケアと間接訓練は継続して確実に実施した

● 食事開始～食経口摂取まで

35病日
STによる訓練時本人より、「ご飯が食べたい」という言動が聞かれたため、主治医の許可を得てエンゲリード®による経口摂取訓練を再開した

43病日
エンゲリード®による直接訓練開始から1週間を経て、肺炎症状なく食事開始となる（昼食のみ：ミキサー食1/2）。食事開始にあたり、看護師は食前の口腔ケアを確実に実施し、口腔内の保清と同時に機能的訓練を実施した

44～62病日
はじめの数日はSTと一緒に摂食訓練を行い、その後は統一した訓練を行えるよう介助方法や注意点をベッドサイドに表示
【姿勢調節】当初ベッド上リクライニング位で食事介助を行い、その後の車椅子での食事についてはPTに相談。患者は、左半側空間無視による頸部の非麻痺側への回旋と伸展が著明であること、また端座位では頸部保持の耐久性に欠けることから摂食・嚥下機能に悪影響を及ぼすため、リクライニング車椅子の使用が適切であるとアドバイスを受けた

- **63病日**
    食事回数を昼・夕２食に、副食を全量に変更した
- **71病日**
    経鼻チューブ抜去、３食経口摂取のみとなった
    退院後は施設入所方向となり、当院のミキサー粥は、スベラカーゼ®を使用したゼリー状の形態であるため、入所施設で対応できる食物形態を考慮し、主食を全粥に変更し経口摂取のゴールとした

> **ナースの目**
>
> 施設によって、提供できる食事内容が限られたり、異なったりする場合が多く、また同様の食事名であっても実際の形態は大きく異なることがあるため注意が必要です。看護師は施設間の連携を密にし、退院後も安全な食事が提供できるよう、現在提供している食物形態が後方施設でも対応可能か、できなければどの食物形態が一番安全に提供できるものになるのか、など検討しておく必要があります。

ⅲ）行った看護のポイント

● 食事介助方法の統一、リスク管理

常に同じ看護師が摂食訓練をすることはできません。そこで、看護師間での訓練方法の共通認識と実施が重要なポイントになります。本症例においては、覚醒レベルに変動があること、口腔内の乾燥・汚染が著明であること、嚥下反射惹起遅延があること、咽頭残留があることに対して適切な食事介助方法の統一を行いました。まずは、必ず食事前に口腔内の状態を確認し、口腔乾燥や汚染に対するケアを実施しました。口腔保清はもちろんのこと、口唇、頰、舌のストレッチを行うなどの口腔ケアを行うことで覚醒レベルをアップさせ、食事前のウォーミングアップを行いました。

実際の訓練のなかでは、口腔内に食物を取り込んでから飲み込むまでに時間がかかること、また、飲み込んでいないにもかかわらず口をあけて次の一口を要求することがあるため、必ず喉の動きで飲み込んだこと、飲み込んだ後は口のなかを見て口腔内残留がないことを確認するようにしました。咽頭残留に対しては交互嚥下を行い、時々嚥下後に発声を促し、湿性嗄声の有無で咽頭残留を確認しました。湿性嗄声があるときには空嚥下を促し、できないときには少量のとろみ水を追加することで嚥下を促しました。以上訓練方法の実際や注意点について部屋に表示し、訓練方法の統一をはかりました（図2）。

ⅳ）本症例での注意点

本症例でもみられるように、偽性球麻痺では舌をはじめ口腔機能の麻痺、感覚障害から口腔内環境が悪化しやすくなります。また、誤嚥性肺炎をはじめとした一般状態の悪化に伴う口腔内環境の悪化は、さらに激しく著明です。発症当初から口腔内環境を良好に保つことができるようケア計画を立て、誤嚥性肺炎を予防することが第一です。また、状態の悪化により経口摂取訓練ができなくても、嚥下機能を低下させないよう機能的訓練としての口腔ケアを継続することが重要です。

ⅴ）その後の経過

その後、施設入所までの期間、当院の療養病床に入所されました。経過途中、副食である

頭が後ろに反らないように小枕を使用!!

- ✓食事前口腔内の確認！
- ✓飲み込んだことを確認後次の一口
- ■口腔内に残っていないか
- ■声を出してもらい、声がガラガラしないか
  ガラガラしていたらもう一度ゴックン！
  できなければ少量のお茶を追加

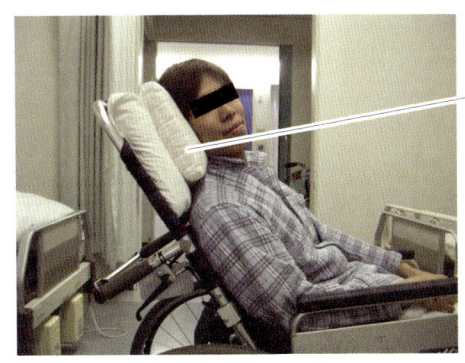

図2　食事介助

ミキサー食を吐き出してしまうといった行為がありましたが、全粥は吐き出さないため、「食感に問題があるのではないか」ということでSTに相談があり、副食を分粥菜（歯ぐきで押しつぶせる形態）に変更したところ問題なく摂取することができました。療養病床入所から約5カ月後、介護施設に入所されました。本症例の投稿について家族にお電話をさせていただいた際、ご本人はご健在で、現在も経口摂取を継続できるといううれしいご報告をいただくことができました。

文献

◇ 藤島一郎：成人期・老年期の疾患と摂食・嚥下障害の評価・対処法，「摂食・嚥下リハビリテーション第2版」（才藤栄一，向井美恵 監），276-278，医歯薬出版，2007

◇ 巨島文子：球麻痺と偽性球麻痺の神経症候，「よくわかる嚥下障害改訂第2版」（藤島一郎 編），52-60，永井書店，2005

◇ 「絵でみる脳と神経 第3版」（馬場元毅 著），医学書院，2009

◇ 巨島文子：誤嚥性肺炎―最近の考え方―神経内科の立場から．日本胸部臨床，68（9）：819-828，2009

◇ 巨島文子：脳血管障害による嚥下障害への対応―神経内科医の立場から〜脳梗塞急性期の嚥下障害―．音声言語医学，52：197-201，2011

◇ 「早期経口摂取実現とQOLのための摂食・嚥下リハビリテーション」（小山珠美 監），メディカルビュー，2010

嚥下のエキスパートナースが伝授するケアのコツ

脳血管障害による嚥下反射障害による誤嚥性肺炎の病態に、大脳基底核を中心としたドパミン合成・分泌やサブスタンスPの産生が低下することが関与していると考えられています。唐辛子に含まれるカプサイシンはサブスタンスPの放出を促進するとされ、フィルム状やトローチが健康食品として販売されています。高齢者や脳血管障害後遺症で嚥下反射が起きにくくなっている患者さんに利用するとよいでしょう。

（藤森まり子）

医師からのアドバイス

臨床で遭遇する偽性球麻痺では口腔準備期・口腔期の障害が強く、適切な食塊が咽頭に送り込まれれば、嚥下反射は比較的よいという症例が多いと思います。体位と嚥下食を上手に選んで段階的に摂食訓練（p.122コラム参照）を行えば、かなりの成果を上げることができます。

（藤島一郎）

第2章 1. 疾患別

3. パーキンソン病

臼井晴美

> **ポイント**
> - 疾患や症状の理解、口腔・嚥下機能の変化
> - wearing-off現象の理解、内服薬の理解
> - 窒息や誤嚥、不顕性誤嚥予防の理解
> - 口腔内の評価と嚥下機能の評価

疾患・生活環境の概要

i）パーキンソン病とは

パーキンソン病は中脳の黒質にあるドパミン作動性神経細胞が変性し、ドパミン分泌が不足することによって症状が現れる神経難病です。50～60歳代に発症することが多く、進行速度は緩徐ですが、運動障害の強さは一般的に罹病期間よりも年齢に大きく関与します。

また、パーキンソン病の症状には運動症状と非運動症状があります。

● パーキンソン病の四大症状（運動症状）

特徴的な運動症状は以下の四大症状としてあげられます。

❶ 四肢や下顎など「安静時の振戦」
❷ 他動的に患者さんの関節を動かすと抵抗があり筋が硬くこわばる「筋強剛」
❸ 動けないもしくは動作が遅くなる「無動寡動」
❹ 体のバランスが悪く、転倒しやすくなる「姿勢反射障害」

また、立位での前屈姿勢や歩きはじめの一歩が出ない「すくみ足」、歩幅が小さくなる「小刻み歩行」が、みられることがあります。

● 非運動症状とは

便秘や起立性低血圧、排尿障害などの自律神経症状、睡眠障害、異常感覚や疼痛、抑うつや幻覚などの精神症状を伴うことがあります。これを非運動症状といいます。

●「Hoehn&Yahr運動機能重症度分類」とは

パーキンソン病の運動障害の程度を示す分類として（表1）が用いられています。

● 日内変動

症状の日内変動に応じた援助が必要です。日常生活を過ごしやすくするために決められたときに薬を内服することが大切です。

表1　Hoehn&Yahr運動機能重症度分類

Ⅰ度	・症状は一側のみにみられる ・機能的障害がないかあっても軽度
Ⅱ度	・症状は両側にあるが姿勢保持障害はない ・日常生活と職業には多少の障害はあるが、行い得る
Ⅲ度	・姿勢保持障害がみられる ・機能的障害は軽度～中等度、自力で日常生活動作が可能
Ⅳ度	・支えられずに立つことや歩くことはどうにか可能 ・機能的障害は重度となり、日常生活に介助が必要となる
Ⅴ度	・立つことが不可能で介助がなければベッド上生活や車椅子生活が強いられる

● 転倒予防

　運動症状により転倒する危険があります。不安定なものに掴まることやスリッパなど踵のない靴を履いて行動することはバランスを崩しやすく危険です。動きが悪いときは補助具を使用することも必要です。環境調整が大切になります。

● 歩行

　すくみ足対策として一歩を意識することや大きく歩幅をとるように意識づけることにより、小刻み歩行が緩和されます。リハビリテーションが大切になります。

● 食事

　症状が進行するにつれ摂食・嚥下障害を生じます。摂食・嚥下機能の早期評価・対応が必要です。

● 社会資源

　パーキンソン病は厚生労働省特定疾患治療研究事業の特定疾患ですが、Hoehn&YahrⅢ度以上、かつ日常生活機能障害度が2度以上を対象と定められています。他にも介護保険など公的サービスを受けることが可能です。

ⅱ）抗パーキンソン病薬による問題点

　パーキンソン病は根治的治療法がない神経難病ですが、L-dopaやドパミンアゴニストといった抗パーキンソン病薬で症状が改善します。しかし、抗パーキンソン病薬による治療が長期的になると、薬効時間が短縮し、次の服用までに効果が切れて症状が悪くなるwearing-off（ウェアリング・オフ）現象、突然体が動かなくなるon-off（オンオフ）現象、無意識に体をくねらせるような動き（ジスキネジア）などの問題が出現することがあります。これらを予防や改善するために、薬物調整が大切となります。

　また、抗パーキンソン病薬の内服を急に止めてしまうと悪性症候群による発熱・意識障害・筋強剛などを招きます。また幻覚妄想などさまざまな副作用が出現することがあります。

ⅲ）パーキンソン病に似た疾患

　薬剤性パーキンソン症候群や血管性パーキンソン症候群は二次性パーキンソン症候群とい

い、またパーキンソン病関連疾患として進行性核上性麻痺や大脳皮質基底核変性症があります。

症　例

ⅰ）患者情報

【70歳代　男性】 身長：160 cm、体重：53.2 kg（入院時）、BMI：20.7、1日必要エネルギー：1,528 kcal（ハリス・ベネディクトの式）、1年前から10 kg体重減少あり

原疾患：パーキンソン病

既往歴：40歳代　高脂血症、高尿酸血症、肺炎・窒息の既往はなし

家族歴：神経難病疾患の血縁なし　妻と子供2人

● 発症からの経過

　　　60歳代に指先の巧緻動作困難と歩行緩慢を主症状とし、パーキンソン病と診断される。薬物治療を開始するが、徐々に動作緩慢が目立つようになりHoehn&Yahr重症度分類Ⅳ、認知度を示すMMSE（mini mental state examination）：29点、オフ時はすくみ足が出現する。姿勢は前傾で歩行は杖や歩行器を使用している。幻覚妄想・体感幻覚があり抗精神病薬内服調整後に消失した。

　　　発症から5年後、飲み込みにくさを自覚するようになり食事摂取量が低下しはじめ、体重は1年間で約10 kg減少した。オフ現象時嚥下しにくいと感じ、自宅ではオン現象になるのを待ち、食事を摂取するようにしていた。今回パーキンソン病の病状評価と精密検査目的で入院した。

● 入院時から肺炎発症までの経過

　　　入院時の血液検査で炎症反応を示すCRP 1.0 mg/dL、感染症状は観察されなかった。会話中に湿性嗄声がみられていた。40分かけて自力で固形食をほぼ10割摂取した。薬は起床時と毎食後に看護師管理で内服介助していた。酸化マグネシウムとレボドパ・カルビドパ配合剤（ドパコール®）を内服しており歯ブラシは毛先が黒く、口蓋や舌背が黒く変色を示していた（図1）。

　　　入院3週間後、肺炎を発症し経口摂取をいったん中止。気道内分泌物が多く自力での痰の喀出は困難で、体位ドレナージ法やスクイージングなど排痰ケアを実施し、呼吸状態の改善を図るために呼吸ケアを開始した。

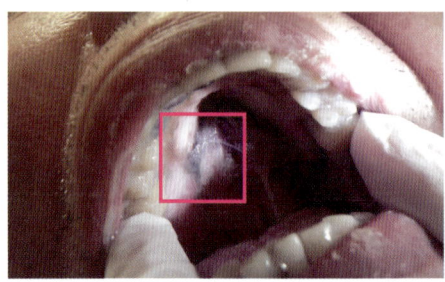

図1　口腔内の様子
口腔内の□内に部分的な黒色を呈している

ii）看護の実際

肺炎治療開始（1病日）：不顕性誤嚥予防策（上体拳上と口腔ケア方法の検討）の介入

経口摂取中止。末梢静脈栄養管理。体重：53.2 kg

口腔内評価にて口腔内乾燥と舌苔の付着あり。ドパコール®と酸化マグネシウムで黒くなっている。薬が口腔内に残っている

【看護介入】不顕性誤嚥予防策として上体30度拳上、口腔ケア時、舌苔除去に効果的な2％重曹水で口腔粘膜清掃後に保湿剤を塗布した。2％重曹水と保湿剤使用から5日後に舌苔除去、口腔内乾燥は改善した。口腔内環境を良好に保つため2％重曹水と保湿剤の使用は継続した。動作時の疲労を生じているため口腔ケアは介助で実施した

【口腔内評価時の観察内容】口腔内乾燥や歯垢・舌苔・分泌物付着程度、口臭、開口度、口腔ケア物品や介助の有無

ナースの目

2％重曹水は舌苔除去に効果的です。また、安価であることから退院後も在宅で継続しやすい方法の1つとして2％重曹水の使用継続の推奨を退院時に家族へ説明しています。

また、口腔ケア後に保湿剤を塗布することで分泌物の付着を避け、口腔内乾燥を防ぐとともに口腔内環境の安定が図れます。

6病日：水分とろみ調整・摂食訓練評価の介入

体重：51.0 kg（6日で−2.2 kg）

末梢静脈栄養管理を継続しながら経口摂取開始時の評価を実施した。歯牙欠損なし。摂食時に手指の振戦あり。端座位可能だが15分ほどで疲労感が出現するため、リクライニング式車椅子を使用した。上体を60度拳上時、疲労感の出現なし

【嚥下評価】反復唾液飲みテスト（RSST）：8回/30秒、日本語版嚥下障害質問票（SDQ-J）（表2）：20.5、喉頭拳上1横指以上、会話中に湿性嗄声が出現し、咳払いをしていることが多い

【水分評価】改訂水飲みテスト（MWST）：嚥下あり・むせあり・湿性嗄声あり

ポタージュ状とろみ水で評価時：嚥下あり・むせ軽度あり・湿性嗄声あり、咳払いで改善した

【食物での評価】補助栄養剤を早食いやかき込んで摂取する行動はないが、食後に湿性嗄声が軽度あり、咳払いと複数回嚥下で改善した

【看護介入】薬は口腔内に残らないようにするため看護師によりヨーグルトに混ぜて内服介助を実施していた。水分はポタージュ状のとろみを付けて飲用とした。離水しない補助栄養剤（1個150kcal）を選定し、ベッド上で上体を60度拳上した姿勢で1日3回（1日450 kcal）摂食訓練を開始した。咳払いと複数回嚥下の習慣づけに対する声掛けと見守りを開始した

13病日：食事開始に伴う食物形態やエネルギー、食具の検討の介入

肺炎寛解。体重51.0 kg（±0 kg）、1日必要エネルギー：1,485 kcal

ドパコール®など錠剤の大きい薬を内服したときに嚥下困難さを生じる。ヨーグルト状補助栄養剤は「食べやすくてよい」と好んでいる。経口摂取中に時折手指の振戦が出現した。野菜のお浸しなどでむせ込みあり。経口摂取量は平均6〜8割。車椅子や椅子に座りながら日常生活を過ごすことは可能であった

【嚥下造影検査結果】液体は喉頭蓋谷に残留あり、喉頭侵入はあったが誤嚥はなし。固形は口腔から咽頭への送り込みは悪く、喉頭蓋谷に多く残留あり

【看護介入】錠剤の大きい薬は半分に割り、ヨーグルト状補助栄養剤（1個150 kcal）と混ぜて内服し、嚥下困難感は改善がみられた。食物形態とカロリー調整を実施した。食事は10割摂取できていないため補助栄養剤1個（150 kcal）を毎食付ける。主食は全粥、副菜は舌で潰せる硬さの1cm刻み食（1,200 kcal）、水分はポタージュ状のとろみ付けを継続とした。水分に浸した食事内容は、水分を破棄または軽度とろみを付ける。手指の振戦が強いときは食事介助を実施した。巧緻動作が困難なためスプーンを使用。食事摂取開始時期であり疲労を軽減するために車椅子乗車

（上体角度90度）で摂取した

【口腔ケア】口腔内乾燥は消失したため保湿剤を中止したが口腔内環境の悪化はなし。2％重曹水の使用は継続とした。口腔ケアの全面的な介助は中止し口腔ケア後の仕上げチェックは継続

20病日：視覚や味覚の満足度を高め、摂食ペース習慣化の介入

体重：51 kg（±0）

食事摂取中の疲労感が出現することはなかったが食事摂取量が減少。病院食の味付けの不満訴えあり。塩分制限なし。オフ症状により食事摂取が難しく嚥下困難を感じていた体験から、オフ症状が出現する前に早く食事を終わらせて内服したいという気持ちが強く、掻き込んで食事摂取することが多かった。手指の振戦により器をなかなか把持できないだけでなく、すくうときに器が動いてしまいすくうことができなかったため、訓練皿を使用してすくいやすくした。食事の際は椅子に坐りテーブルの高さを調整した。かき込んで摂取しないように注意書きの紙を立てかけたり声掛けを行ったりしながら予防した。オフ症状により食事摂取に影響を及ぼしていないか観察し、内服薬調整の情報内容として食事の様子を医師に伝えた。口腔内評価にて口腔内乾燥や舌苔の付着はなかった

【看護介入】カロリーや食物形態は変更せず毎食スープとおやつ付きの食事（1,200 kcal）に変更。毎食10割摂取しているため内服時に摂取する補助栄養剤を1日3個から2個に変更（1日300 kcal）と合わせて1日約1,500 kcal摂取とした。「ゆっくり食べる。食後は咳払いをする。もう一度ごっくんと飲み込む」と記載した立て紙を摂食時のテーブルに掲示し、声掛けによる注意喚起を行った。立て紙の掲示開始1週間後から摂食動作の問題は生じず、自ら立て紙を食事のときに掲示するようになった。食事のときは椅子を使用したが摂食疲労は生じなかった

【口腔ケア】口腔内乾燥なし、舌苔付着なく口腔内環境が安定維持できていた。退院後の継続ケアについて検討した結果、2％重曹水を中止とした。口腔ケアの仕上げチェックは継続。口腔内環境の悪化はなかった

> **ナースの目**
>
> 薬効が切れオフ現象になることを懸念して摂取スピードが速くなる場合があります。さらに口腔から咽頭への送り込みが悪く喉頭蓋谷に残留も生じる場合、一口量や食物形態、とろみの程度に注意を払わないと窒息のリスクが増大します[1]。検査結果だけでなく実際の食事動作など含め対応が大切です。
>
> オフ現象時の振戦など運動症状により疲労を伴い経口摂取量が低下する恐れがあります。食事摂取量と体重減少に注意を払いながらカロリー設定をします。

iii）行った看護のポイント

● 入院時の炎症反応をチェックしよう

入院時の炎症反応が上昇しているが感染症状が現れていない場合があります。常に唾液を誤嚥しているのではないか、嚥下に問題を生じているのではないかと確認をし早期介入していくことが必要です。

● 普段の会話の声質にも注意しよう

経口摂取のときだけではなく普段の会話での声質が湿性音であれば唾液が咽頭残留しやすく食事や水分摂取にも問題を抱えている可能性を念頭に早期介入します。睡眠中の不顕性誤嚥を生じている可能性があるため予防を図ります。

● 口腔ケアができているか観察しよう

オフ現象出現時は、手の振戦を伴い巧緻動作が困難になるため口腔ケアが不十分となりや

表2　問診により誤嚥評価をみる日本語版嚥下障害質問票（SDQ-J）

	質問	0 ない	1 まれに （月1回以下）	2 しばしば （週1〜7回）	3 よくある （週7回以上）
1	リンゴやクッキーやの煎餅ような固いものを噛みにくいと感じますか？				
2	飲み込んだ後、口の中、歯ぐきと頬の間、舌の裏に食べ物が残ったり、上顎部分に食べ物が貼りつくことがありますか？				
3	食べたり飲んだりするとき、食べ物や水分が鼻から出てくることがありますか？				
4	噛んでいる食べ物が口から出てくることがありますか？				
5	口の中に唾液が多いと思いますか？口からよだれが垂れたり、唾液を飲み込みにくいと感じますか？				
6	噛んだ食べ物がのどを通過するとき、数回飲み込みを繰り返しますか？				
7	固い食べ物を飲み込みにくいですか？（リンゴや煎餅がのどに詰まる感じがしますか？）				
8	すりつぶした食べ物を飲み込みにくいですか？				
9	食べているとき、食べ物のかたまりがのどに詰まるような感じがありますか？				
10	水分を飲むときに咳こみますか？				
11	固い食べ物を食べるときに咳こみますか？				
12	食べたり飲んだりした直後に声がしゃがれたり、小さくなったり、声が変わりますか？				
13	食事以外のときに気管に唾液が垂れこみ、咳こんだり、呼吸しにくいことがありますか？				
14	食事中、呼吸しにくくなることがありますか？				
15	ここ1年で呼吸器感染（肺炎、気管支炎）をわずらったことがありますか？	いいえ		はい	

回答日　　年　　月　　日　　氏名

それぞれの質問に頻度で回答。「ない」：0点、「稀に（月1回以下）」：＋1点、「しばしば（週1〜7回）：＋2点、「よくある（週7回以上）」：＋3点を加点。質問15では「ない」：＋0.5点、「ある」：＋2.5点を加点。パーキンソン病では合計が11点以上のとき、嚥下障害が疑われます（文献2より改変）[3]

すい状態です。磨き残しがないか、舌の汚れはないか、薬剤が残っていないかなど観察し、口腔ケア後のチェックや、必要時は口腔ケアの仕上げや口腔ケア物品を検討します。口腔内環境の悪化は誤嚥性肺炎発症のリスクを高めるため口腔内状態のチェックは大切です。

● 食事の動作と症状の変化を関連づけて観察しよう

オフ現象出現時は、舌の動きや口腔から咽頭への送り込みがさらに不良となり、窒息や誤嚥のリスクを伴います。また、振戦や筋強剛により摂食動作がスムーズに行えず口腔内に運ぶことが難しくなり、摂食時間が長くなり疲労しやすいため食事摂取量が低下し、低栄養や脱水を引き起こしてしまうことがあります。食事時間がオフ症状と重ならないよう決められた

時間に薬を内服することが大切です。

iv）本症例での注意点

　　ドパコール®と酸化マグネシウムを一緒に内服すると口腔内でアルカリ性に変化し、黒く変色します。口腔から咽頭への送り込みが悪く、薬が口腔内に残るため内服したすべての量の薬効が得られていない可能性があります。また、摂食・嚥下運動の問題として口腔から咽頭への送り込みが悪いかどうかの指標となります。

v）その後の経過

　　全身状態は安定して食事摂取量の確保もできました。患者さんは自宅での生活を希望し、食事の準備やとろみ調整食品の購入に対して患者さん自身は受け入れられていましたが、家族の拒否が強く食事に対する説明も拒否されました。病状説明後にケア会議を実施しましたが家族の思いは変わりませんでした。在宅介護の受け入れが困難という理由で長期療養型病院へ転院しました。食事やとろみ調整食品使用に関して継続した介入の依頼を転院時看護サマリーに記載しました。

　　患者さん自身が症状の受け入れができても、家族や介護者は症状の変化や介護の必要性を受け入れるには時間がかかります。社会資源の活用や家庭環境を把握し、検討しながら患者さんのニーズに応じた対応が求められます。

■ 文献

1)「難病患者支援マニュアル4 神経難病と栄養」(埼玉県難病医療連絡協議会), 2009
2) 日本語版嚥下障害質問票：M.B. Med. Reha. 135：37-44, 2011
3) 山本敏之, 他：問診によるパーキンソン病患者の誤嚥の評価. 嚥下医学, 1 (1)：90-98, 2012
4)「改訂版やさしいパーキンソン病の自己管理」(村田美穂 著), 医療ジャーナル社, 2012

嚥下のエキスパートナースが伝授するケアのコツ

　　内服薬は口腔内だけでなく咽頭や食道内に残留し、粘膜に潰瘍形成する場合があります。食後薬は、食事の前半に内服し食事で押し流すようにします。食前・食間薬、絶食で薬のみ経口摂取の場合は、数口ゼリーやとろみ水を飲んで口腔・咽頭・食道内を湿潤させ、その後内服し、再びゼリーやとろみ水で残留を除去するとよいでしょう。

（藤森まり子）

医師からのアドバイス

　　パーキンソン病の運動症状に抗パーキンソン病薬が効くことは周知の事実です。しかし、嚥下障害に対する抗パーキンソン病薬の効果は有効とする報告も、無効とする報告もあり一定の見解がありません。これはパーキンソン病による嚥下障害が複雑な病態から成り立っているからでしょう。ただ、日常臨床では薬が効いているオンの状態で食事をしていただくに越したことないと思います。

（谷口　洋）

第2章　1. 疾患別

4. 筋萎縮性側索硬化症（ALS）

寺尾聡子

> **ポイント**
> - 嚥下障害と呼吸障害は必発である。進行が遅くても油断しない
> - 体重や栄養データを定期的に評価する
> - 嚥下・呼吸の状態変化時はすみやかに評価し対応する

疾患・生活環境の概要

i）ALSとは

　筋萎縮性側索硬化症（amyotrophic lateral sclerosis：ALS）は運動神経が徐々に侵されていく難病であり有効な治療法はありません。進行する全身の筋力低下と筋萎縮を特徴とし、なかでも呼吸筋麻痺と嚥下障害が重要であり、適切な処置が行なわれなければ呼吸不全や肺炎など生命にかかわる重篤な合併症の原因となります。

ii）ALSで注意すべき点

● 嚥下障害

　ALSの嚥下障害の進行は一律ではありません。口腔期から悪くなる場合、咽頭期から悪くなる場合、両者が同時に悪くなる場合があります。口腔期の障害は口唇や舌の筋力低下に伴いしゃべりにくくなる、よだれが出るなどのため自他ともにわかりやすいのですが、咽頭期の障害は進行がわかりにくく注意が必要です。また、ALSでは一般的に知能や知覚の障害をきたさないことが多いため自覚症状の信頼性が高いですが、時に不顕性誤嚥（誤嚥してもむせない）があるため、嚥下造影などの客観的評価が重要です。

● 呼吸

　呼吸障害の進行は比較的急速で、呼吸不全に対して呼吸管理をしなければ発症から死亡までの平均期間は約3.5年（20〜48カ月）といわれていますが、個人差が大きいです。進行が早い球麻痺型で発症から3カ月以内に死亡する例がある一方、補助呼吸なしで十数年の経過を取る例もあります。
　また、胃ろうを造設する場合においても呼吸機能は重要です。日本神経学会治療ガイドラインでは、％FVC（努力性肺活量）50％以上が安全であるといわれています。

● 栄養

　ALSの嚥下障害は比較的進行が早く、経口摂取が難しくなった場合どうするか早期から考えることが大切です。一般に、長期に経口摂取困難な場合は胃ろうが適応されます。しかし、

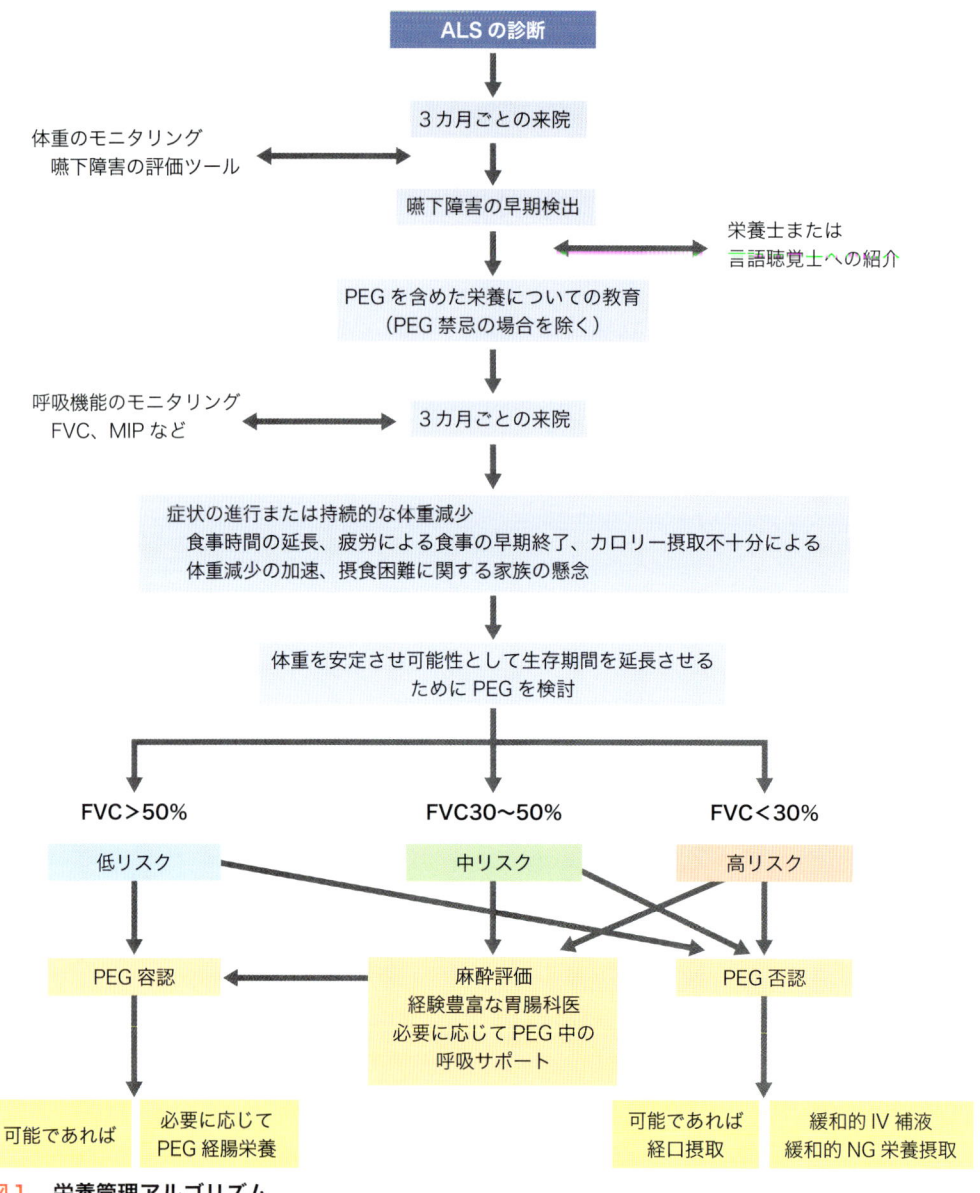

```
                    ALSの診断
                        │
                        ▼
体重のモニタリング    3カ月ごとの来院
嚥下障害の評価ツール ←→    │
                        ▼
                  嚥下障害の早期検出 ←→ 栄養士または
                        │               言語聴覚士への紹介
                        ▼
               PEGを含めた栄養についての教育
                 （PEG禁忌の場合を除く）
                        │
呼吸機能のモニタリング   ▼
FVC、MIPなど    ←→ 3カ月ごとの来院
                        │
                        ▼
         症状の進行または持続的な体重減少
      食事時間の延長、疲労による食事の早期終了、カロリー摂取不十分による
         体重減少の加速、摂食困難に関する家族の懸念
                        │
                        ▼
         体重を安定させ可能性として生存期間を延長させる
                 ためにPEGを検討
```

図1 栄養管理アルゴリズム
文献1より引用

（FVC＞50％：低リスク、FVC30〜50％：中リスク、FVC＜30％：高リスク）
低リスク→PEG容認→可能であれば／必要に応じてPEG経腸栄養
中リスク→麻酔評価・経験豊富な胃腸科医・必要に応じてPEG中の呼吸サポート
高リスク→PEG否認→可能であれば経口摂取／緩和的IV補液・緩和的NG栄養摂取

　呼吸状態が悪化した場合の胃ろう造設はリスクが高く、胃ろう造設後も、トラブルがないという保障はありません。メリット・デメリットをよく検討し、呼吸状態や栄養状態が悪化しないうちに行うことが望ましいでしょう。図1はALSにおける栄養管理の指針です。定期的に栄養状態をモニタリングしながら胃ろう造設を検討します。ALS患者さんにおける胃ろう適応の時期に関しては十分なデータが得られていませんが、ALSにおける胃ろうは生存期間の延長に有効である（レベルB）といわれています。
　また、胃ろうになっても、少しのものを口から食べる（味わう）ことは可能です。筆者もどうしても食べたいと望む胃ろう患者さんに対して、主治医と相談しながら、基礎訓練と誤嚥や

表1　神経疾患患者さんの摂食場面で行いたいアセスメント項目

□ 姿勢の安定	□ 頸部の柔軟性・頸部前屈
□ 上肢の機能・筋力	□ 口腔内の状態（清潔・乾燥など）
□ 咀嚼・食塊形成・食物移送	□ 嚥下時の舌骨挙上・頸部聴診での嚥下音
□ むせの有無（何でむせたか）	□ 随意的な咳ができるか
□ 摂食時間・摂取量	□ 食事中の疲労の有無
□ 体重減少	□ 血液検査のデータ
□ 夜間の咳	□ 倦怠感・頭痛・頭重感
□ 食事中・夜間の酸素飽和度	

肺炎（特に不顕性誤嚥）に対するリスク管理を行いながら少しのゼリーや飴などを味わってもらうかかわりを行っています。最終的には本人や家族がどのような生活を望むかであり、適切な情報を提供し自己決定を支えることが大切です。

iii）アセスメント

ALSに限らず、神経筋疾患患者さんは表1のような項目をアセスメントします。一般的な摂食・嚥下に関するものだけでなく、体幹や上肢の筋力、疲労状態なども注意深く観察し、疲労や食事時間の著明な延長がある場合は介助も取り入れます。

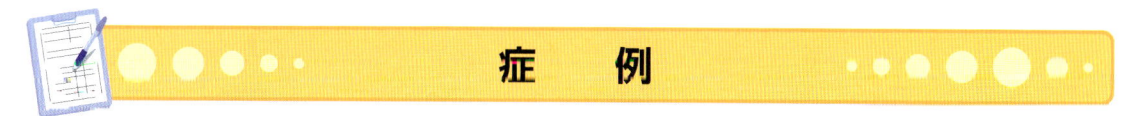

症　例

i）患者情報

【60歳代　男性】 身長：171.5 cm、体重：68 kg

診断：ALS

既往歴：なし

主訴：嚥下機能の評価とリハビリテーション

● **入院までの経過**

2009年秋頃より体重低下、体力低下があった。2010年はじめ頃から起き上がりが難しくなり四肢全体に症状が出現、構音障害もあった。同年11月、誤嚥性肺炎となりALSと診断された。2011年8月、嚥下評価・リハビリ目的で入院、摂食・嚥下・栄養サポートチーム介入となった。

● **入院時からの状態**

食事はじめのむせと食欲低下の自覚があった。水分誤嚥はなく、普通食を30分程度で自力摂取可能。姿勢調節と嚥下の意識化（think swallow）で様子をみていた。入院当初は活気がなかったが、徐々に体力が回復し、歩行器を使い歩行できるようになった。2012年夏頃までは、食事時の姿勢が悪い程度で摂食・嚥下機能に大きな問題はなかった。

ii）看護の実際（表2参照）

初回評価時（2011年8月）

水分でのむせがみられたため、コップから飲むのではなく、頸部前屈でストローを使い少量ずつ水分を取り込むようにした。また水分嚥下後に咽頭残留があった。水分誤嚥予防のため、また咽頭残留の放置は嚥下後誤嚥につながるため、水分はとろみをつけた

> **ナースの目**
> 【コップ飲みとストロー飲み】
> 　水分をコップで飲むと、後半はどうしても頸部後屈位となり誤嚥を誘発します。これに対し、ストローでは最後まで頸部後屈することなく水分摂取できます。しかし、ストローは口腔内に陰圧をつくり水分を取り込めることが前提です。吸気で水分を取り込んでいる場合はかえって誤嚥につながります。ストローは陰圧か、吸気か、患者さんがどちらで行っているのか見極め、陰圧が形成できる場合に使用しましょう。

安定期（2011年8月～2012年8月）

特に問題なく安全に摂食できていた。しかし、本人の食べ方のクセで、2～3口続けて口に入れ、まとめて嚥下しているため一口量が多くなる傾向があった。このため、一口量を少なくすること、頸部前屈を指導した

また、体が傾いたままで食べていることがあった。不安定な姿勢では余分な筋緊張が強いられ疲労を起こすため、まっすぐ座り正面からお膳に向かうよう指導した

> **ナースの目**
> 【一口量を減らすと時間がかかる？ 疲れる？】
> 　これは自力摂取、介助ともよくいわれます。一口量の調整（減量）は窒息リスクの高い場合、誤嚥リスクの高い場合の両方に対して行います。たしかに一口量を減らすとスプーンを運ぶ回数も増え、嚥下を確認しながら介助していると時間もかかります。しかし、なぜ、行うか考えてほしいのです。どちらも誤嚥や窒息リスクを減らし安全に食べるためです。時間がかかり疲れる場合は、1食を半量にし、高カロリー食品を追加する、間食をするなどで対応するとよいでしょう。

呼吸苦を自覚してきた時期（2012年8月）

倦怠感と呼吸苦が出現し酸素を使うようになった

【肺機能検査】
％VC 94.7％、％FVC 91.6％と正常範囲であった

【嚥下機能評価】
頸部聴診による嚥下機能評価では嚥下圧はやや弱いが明らかな誤嚥はみられなかった。しかし、疲労の自覚があることから本人の了解を得て食物形態を普通食からつぶし粥・一口カット食（嚥下ピラミットでレベル3～4に相当）に変更した（図2参照）。変更後は本人から「食事が食べやすくなった」との言葉が聞かれた

図2は当院の食物形態である。①から④の順に嚥下しやすい安全な形態になっていく

2012年10月以降

食事変更後、しばらく変わりはなかったが、10月より再び倦怠感が出現し、活動量が低下して、1～2割しか食べられないことが続いた。体重も減少し、栄養状態の悪化が心配されたため、栄養補助として高カロリーゼリーを導入した。また、特に朝食が食べられないため、本人の嗜好を確認し、経口摂取も可能な経腸栄養剤にとろみを付けて提供することで摂取カロリーの増加を図った

表2　経過と介入の流れ

	2009年秋頃	2010年はじめ	11月	2011年8月	9月	10月	2012年8月	10月	12月
症状	体重低下 体力低下	起き上がりにくい 筋力低下（全身） 構音障害	誤嚥性肺炎	評価・リハビリ目的入院	食事中の体の傾き（椅子坐位、自食）		倦怠感 呼吸困難感	倦怠感↑ 食欲低下 摂取量低下	「食べると息苦しい」 「食べるのは限界」
体重	元気なときは80kgあった		59 kg	68 kg		67 kg	68 kg	66.2 kg	64.9 kg
呼吸				呼吸困難なし			呼吸困難 FVC 94.7% 酸素 0.3L		
食事	普通食（自宅）			普通食（病院食）			嚥下調整食	補助栄養追加	経鼻胃管
嚥下	水分 とろみなし			嚥下チーム介入開始 水分誤嚥なし 咽頭残留あり		むせ自覚 一口量多い	食事時の倦怠感		
介入				コップ飲み中止 ストローに変更 一口量調整 とろみ付水分に変更	姿勢調節崩れに注意	一口量↓ 頸部前屈 交互嚥下	嚥下評価 食物形態↓	食事介助併用 観察を強化	
血液データ	データなし			TP 6.9 Alb 4.2			TP 6.8 Alb 4.2	TP 6.5 Alb 4.2	データなし

	10月下旬	11月中旬	11月下旬
患者さんの状態	「しんどい」「やせた」 臥床中 酸素0.3L吸入中 活気なし SpO₂ 96% P（63）	活気なし　酸素0.3L吸入中 SpO₂ 94% P（63） 深呼吸すると96％に上昇 口腔内衛生不良（乾燥・舌苔）	活気なし　酸素0.3L吸入中 SpO₂ 95% P（63） 「食べると疲れる」 「先生から管を入れると言われている」
嚥下機能	挺舌やや努力様 挺舌すると舌が震える RSST 4回/30秒	舌運動不良　開口量低下（2横指） 咳嗽可能 RSST 3回/30秒	嚥下音が弱い むせあり・誤嚥なし

iii）行った看護のポイント

● 呼吸状態の観察

　本人が症状をほとんど訴えないため、労作時の呼吸困難、酸素飽和度の低下、脈の増加夜間の睡眠状態、起床時の頭重感などの他覚的症状を観察しました。食事中、食事前後の酸素飽和度や脈の変化を観察することで、食事による疲労の程度を観察しました。

①普通食

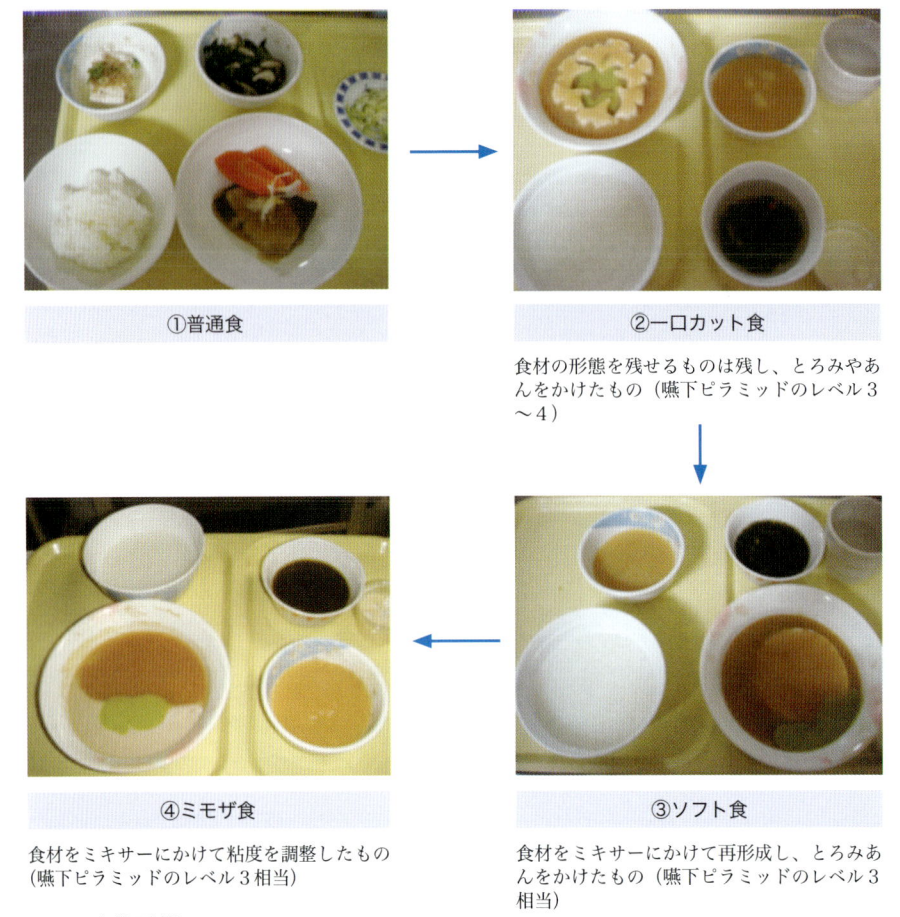

②一口カット食
食材の形態を残せるものは残し、とろみやあんをかけたもの（嚥下ピラミッドのレベル3〜4）

④ミモザ食
食材をミキサーにかけて粘度を調整したもの（嚥下ピラミッドのレベル3相当）

③ソフト食
食材をミキサーにかけて再形成し、とろみあんをかけたもの（嚥下ピラミッドのレベル3相当）

図2　食物形態
④ミモザの下にブレンダー食（嚥下ピラミッドのレベル2〜3相当）がある

● **嚥下機能の観察**

　入院時からチームでかかわっていましたが、倦怠感・呼吸苦の出現後はさらに主治医、病棟、各担当と連絡を密に取り観察を強化しました。活動量が低下し、倦怠感から口腔ケアを自分で行うことが難しくなり、歯垢や舌苔が増加、嚥下機能も以前より低下しました。

● **疲労を考慮し食事を変更**

　食事による疲労により摂取量が低下するようになってからは、食事を軟らかい形態に変更し、栄養補助食品（高カロリーゼリー）を導入しました。また、朝が特に食べられないため、本人と相談した結果、「ジュースなら飲めそう」というため、風味のよい経腸栄養剤にとろみを付けて提供しました。

ⅳ) 本症例での注意点

　ALSとしては比較的進行がゆっくりでしたが、やはり倦怠感や呼吸苦など呼吸状態の悪化が出現し、嚥下機能も低下しました。このため嚥下と呼吸の評価は重要といえます。

v) その後の経過

本人から、「もう限界」と経口摂取の困難の訴えがあり、経鼻胃管が留置されました。経鼻胃管留置の直前まで経口摂取していたため、下痢などのトラブルはなく経腸栄養が行えています。しかし、経鼻胃管の不快感があり、経腸栄養が長期になることが予想されるため、今後は、胃ろうやIUC（間欠的経口経管療法）などの検討が必要です。また、呼吸器は装着しないという希望のため、苦痛が最小限となるよう緩和療法に対する援助も必要です。

文献

1) Miller, R.G. et al.：Practice parameter update: the care of the patient with amyotrophic lateral sclerosis: drug, nutritional, and respiratory therapies (an evidence-based review): report of the Quality Standards Subcommittee of the American Academy of Neurology. Neurology, 73 (15)：1218-1226, 2009
◇ 「誰にでもわかる神経筋疾患119番」（金澤一郎，川原仁志 監），147-148，日本プランニングセンター，2007
◇ 「神経・筋疾患 摂食・嚥下障害とのおつきあい～患者とケアスタッフのために～」（湯浅龍彦，野﨑園子 編），16-23，全日本病院出版会，2010
◇ 米国神経学会Quality Standards Subcommittee（三木博，斎藤豊和 監訳）：診療指標の改訂：筋萎縮性側索硬化症患者のケア：薬物療法，栄養療法および呼吸療法（エビデンスに基づくレビュー）．Neurology, 73：1218-1226, 2009
◇ 『日本神経学会治療ガイドライン：ALS治療ガイドライン2002』日本神経学会
◇ 「疾患別に診る嚥下障害」（藤島一郎 監），医歯薬出版，2012

嚥下のエキスパートナースが伝授するケアのコツ

ALS患者さんでは、疾患の進行に伴う筋肉量の低下などから、体重で栄養状態を判断することが難しいため、定期的に血液検査を行って栄養管理することが必要です。（藤森まり子）

医師からのアドバイス

ALSでは術中のリスクを考えて、呼吸筋麻痺が進行する前に胃ろう作成が薦められてきました。しかし、胃ろうを考慮したときに呼吸筋麻痺がすでに進行していることも珍しくありません。最近、そのような例に対して非侵襲的陽圧換気療法下で胃ろうを作成したとの報告が散見されます。呼吸筋麻痺が重度のときは胃ろう作成後も陽圧換気療法から離脱できない可能性もありますが、一考の価値はあるでしょう。　　　　　　　　　　　　（谷口　洋）

ALSでは感覚が保たれるため太いチューブを用いるとOE法が行えない症例が多くなります。ただし、意義をよく説明し細いチューブを用いることによりOE法が奏功している例もあるようです。NGチューブの留置も違和感が強く、PEGが選択されることが多いようです[1]。

1) 野﨑園子，他：筋萎縮性側索硬化症患者に対する間欠的経口経管栄養法．神経内科，60 (5)：543-548, 2004

（藤島一郎）

第2章 1. 疾患別

5. 脊髄小脳変性症

臼井晴美

ポイント
- 孤発性（非遺伝性）と遺伝性疾患の理解
- 小脳失調症状やパーキンソン症状、自律神経症状による口腔・嚥下機能の理解
- 嚥下機能評価、摂取量確保に向けた観察点
- 家族の支援

疾患・生活環境の概要

i）病態

　　脊髄小脳変性症は脊髄、小脳、脳幹を中心に変性が起こり、この脳の部分の神経細胞が脱落し神経障害を生じる進行性の疾患です。患者さんの約2/3が孤発性（非遺伝性）、約1/3が遺伝性に分かれます。

ii）孤発性（非遺伝性）について

　　孤発性の脊髄小脳変性症で最も多い多系統萎縮症は、小脳性運動失調、自律神経障害、パーキンソン症状（動作緩慢、筋強剛、姿勢反射障害）が現れます。発症年齢の多くは中年期以降です。また、起立性低血圧や排尿障害などの自律神経障害が強く現れるシャイ・ドレーガー症候群があります。
　　多系統萎縮症は睡眠時の声帯外転麻痺による金属音の高音いびきが特徴的です。また、声帯外転麻痺による気道閉塞が突然死となる可能性があり非侵襲的陽圧換気療法など検討される場合があります。
　　栄養面では嚥下機能が低下し、低栄養や脱水予防のために経口摂取以外の栄養摂取方法として経鼻経管栄養や経皮内視鏡的胃ろう造設術（percutaneous endoscopic gastrostomy：PEG）などの経管栄養を考慮する場合があります。

iii）遺伝性について

　　遺伝性脊髄小脳変性症はわが国では常染色体優性遺伝が多くを占め、脊髄小脳失調症や歯状核赤核淡蒼球ルイ体萎縮症に分けられます。発症年齢は10歳から60歳と多岐にわたります。多系統萎縮症と同様に失調性歩行やパーキンソン症状、自律神経症状、錐体路徴候の症状が現れます。欧米では常染色体劣性遺伝であるフリードライヒ運動失調症が多くを占め、幼少期から学童期にかけて若年層に発症します。

iv) 小脳性運動失調について

　麻痺がないにもかかわらず協調運動ができない状態を小脳性運動失調といいます。バランスよく姿勢を保持できず体幹が安定しない体幹失調や、一直線に歩行することができず、身体を揺らしながら歩行する失調性歩行（酩酊様歩行）、会話が途切れたように不明瞭に話す小脳性構音障害（断綴性言語）、巧緻動作ができず物を近づけるときに細かく震える（企図振戦）がみられます。失調性歩行に対しては、踵のついた軽い靴を履き、左右に下肢を開いて歩行する、構音障害に対しては、ゆっくり話すように指導します。上肢の運動失調に対しては、肘をテーブルにつけて動作をするよう指導しますが、いずれも症状に合わせた内容を検討します。

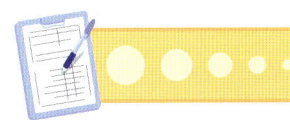

症　例

i) 患者情報

【60歳代　女性】 身長：146.0 cm、体重：32.0 kg（入院時）、BMI：15.01、％IBM：68.2％、1日必要エネルギー：1,109 kcal（ハリス・ベネディクトの式より）

原疾患：多系統萎縮症（パーキンソン症状優位型）

既往歴：なし

合併症：なし

症状：肺炎の既往はないが、自宅でメロンパンや肉を塊のまま摂取した際に窒息した。入院3カ月前に人参が噛めずに喉に詰まらせた。この頃から経口摂取量が低下しはじめ3カ月で4 kgの体重減少あり。窒息後から小さく刻んだものを摂取、水分はとろみなしで飲用していた。声帯運動障害、頸部伸展位、頸部緊張あり。挺舌は歯列程度。認知面の低下はなし

家族背景：夫・子供と同居

● 入院時の状態

　40歳代で発症。自宅では食事摂取中に疲労感を伴い経口摂取量の低下を認めた。

　入院1カ月前から発熱を契機に自分で立ち上がることができなくなった。経口摂取量が減少し、肺炎を契機として現疾患の病状が悪化した。パーキンソン症状（手の振戦、筋強剛、姿勢反射障害）が著明にあり、誤嚥性肺炎治療とPEG検討も視野に入れ入院加療となった。入院時から末梢静脈栄養（1,700 mL）管理を行い、自己喀痰ができないため体外式人工呼吸器による排痰ケアを実施した。口腔内乾燥が強く舌苔付着があり、舌苔除去のため2％重曹水と口腔内乾燥予防のため保湿剤の使用を開始した。不顕性誤嚥予防のため常時上体を15～30度挙上、口腔ケアの指導を実施した。

口腔ケア指導内容

　舌苔除去に効果的な2％重曹水で歯面をブラッシング、口腔粘膜を清掃し分泌物や舌苔を除去した。口腔ケア後にスポンジブラシで口唇や口腔粘膜に保湿剤を塗布した。歯面のブラッシングは1日1回、口腔粘膜清掃と保湿剤の塗布は1日3回と口腔内汚染時に実施するようにスタッフに指導した。

● 退院までの目標

　PEGに対してはすでに医師から勧められていたが「まだ大丈夫ならお腹に穴を開けたくない。開けても口から食べられると言われたけど開けてしまえばもう終わりのように感じる」と発言あり。経口摂取のみで生活を続けたいと強く望んでいる。家族は患者介護に協力的、PEG造設に関しては患者さんの意思を尊重したいという思いが強い。経口摂取の評価を実施し、PEGも視野に入れながら誤嚥・窒息対応を検討していく。

ⅱ）看護の実際

■ 直接訓練開始1日目：摂食開始に向けたスクリーニング評価介入

体重：31 kg（－1 kg）、肺炎治療1週間後発熱なし。気道分泌物量減少
【嚥下評価】喉頭挙上1横指、改訂水飲みテスト（MWST）：嚥下あり・むせあり、反復唾液飲みテスト（RSST）：3回/30秒
【摂食訓練】濃い味付けを好む。摂食意欲が湧くように自宅で好んで摂取していたムースとヨーグルト状補助栄養剤で摂食訓練を実施した（1個：150 kcal）、SpO_2低下なく97％維持、むせはないが口腔から咽頭の送り込みに時間が掛かり複数回嚥下をくり返す。湿性嗄声は軽度持続していた。嚥下を確認しながら8割摂取するがその後咽頭から少量栄養剤が吸引される。発熱なく呼吸状態の悪化なし

■ 2日目：食事開始に伴い食物形態やカロリー検討、水分評価、食事介助時の注意点に関する介入

体重：30 kg（－1 kg）、発熱なし。気道分泌物増加なし
　1日1回食事摂取を開始した。末梢静脈栄養継続（1,700 mL/520 kcal）、1日必要エネルギー1,109 kcal、全粥、副菜はペースト（1食：400 kcal＋補助栄養剤150 kcal）、末梢静脈栄養と合わせ1日1,070 kcal
【水分摂取に対する介入について】吸引力が弱いためストローは使用できず水分はポタージュ状のとろみを付け吸呑やスプーンで少量ずつ飲用とした。しかし自立摂取では、口元に運ぶときに吸呑やコップで重さを感じることがあり、小刻みの振戦も増えたため、介助で水分摂取した
【姿勢調節】口腔から咽頭への送り込みに時間がかかり、体幹失調を伴うため体幹バランス保持も含めた体位をリハビリ担当者とリクライニング角度の調整を実施した
　ベッド上45度上体を挙上した体位では、嚥下時に頸部を持ち上げる動作を繰り返し、疲労しやすくなるため60度で食事介助を実施し、体幹バランスと頸部位置が安定した。頸部筋緊張があり頸部後屈位予防のためヘッドレスト付き車椅子で60度上体挙上し、足底が床につくように足台を使用した
【食事摂取に対する介入について】口腔から咽頭への送り込み不良のため嚥下確認と口腔内残留の有無を確認した
　咽頭残留による嚥下後誤嚥をなくすため複数回嚥下と咳払い後の声質確認を食事介助ポイントに入れる。呼吸状態悪化なし。食事介助で8割摂取維持
【看護師への指導】摂食疲労軽減として食事介助中に声質を確認し、喘鳴を伴っているときに発声を促す、次の食物を口腔内に入れる際、口腔内に食物が残っていた場合に複数回嚥下を促すことを指導
【患者さんへの指導】喉元に唾液や食物、水分が絡むと感じた際に咳払いや複数回嚥下、「あー」と発声する習慣づけの指導

> **ナースの目**
>
> ＜とろみ付けに対する注意＞
> 　口腔から咽頭へ送り込み不良の場合は強めのとろみを水分に付けるとさらに送り込みが困難になります。とろみなしの水分では誤嚥をしていたためポタージュ状のとろみにし、誤嚥を防ぐことで状態安定が維持できます。

7日目：摂食疲労や咽頭残留貯留時の除去方法の習慣づけ・食具の検討介入

体重：32 kg（＋1 kg）、坐位保持時間延長のリハビリを実施し、午前・午後各1時間延長するが疲労症状を伴わない。食事1日1回から1日2回に食事回数を増やした
水分摂取も兼ね末梢静脈栄養を併用。呼吸状態の悪化なし。自己摂取に向け介入した

【嚥下造影検査VF】 水分：喉頭侵入あり、ポタージュ状では誤嚥なし
固形：口腔から咽頭への送り込み不良、嚥下後に喉頭蓋谷に残留あり。窒息のリスクを考慮し、全粥と副菜はペースト状で対応。とろみを付けすぎて喉頭蓋谷の残留を増やさないためにポタージュ状のとろみ付きの水分で対応

【食具の工夫について】 摂食疲労軽減を図ること、頸部前屈位がとれないため口に運びやすい方法を検討した。器は軽くて小さく深いものにし、プラスティック製のものに注ぎ分けて渡す
巧緻動作困難なため平たいティースプーン状のプラスティック製の使用を統一した

【介助のタイミング・声掛けのポイントについて】 パーキンソン症状による手の振戦が強いときや摂食動作に時間がかかるときは早期に介助を実施。患者さん自身で摂取できたときは摂取量にかかわらず声を掛け一緒に喜ぶことで、「見て、全部食べたよ」という発言が聞かれた

【介入による結果】 振戦により自己摂取が進まない時間帯は一定ではなく1～2日に1回の割合で介助が必要であった。平均8割を患者さん自身で摂取、介助で摂取することで約10割摂取できた

14日目：経口摂取で栄養・水分摂取確保に向けた介入

体重：32 kg（±0 kg）

水分摂取は食事時間以外でも自発的に行えているため末梢静脈栄養は中止。食事中の複数回嚥下と咳払い後の発声や食事時間以外でも咽頭に残留を感じたときには自ら咳払いを実施するようになった

【食事内容】 毎食時ポタージュ状のとろみ付きお茶150 mL×3、ウイダーinゼリー® 1日1本180 mL、食事水分約500 mLで、1日水分摂取量1,000 mL以上、（水分摂取1日1,000 mL目標）SpO_2低下なく呼吸状態は安定していた。食事摂取量8～10割確保。食事時間を中心に車椅子乗車1時間。ドパコール®は半錠に割りウイダーinゼリーに混ぜて内服

【食事内容による食欲低下への取り組み】 食事介助の有無にかかわらず副菜の摂取量が5割以下に減少し、副菜の味付けと形態に対して摂食意欲低下の発言があった。食物形態を変えて1 cmきざみ副菜の摂取を言語聴覚士と評価。呼吸状態安定。湿性嗄声は軽度出現するが咳払いと複数回嚥下で咽頭残留音なし。食事摂取量低下を防ぎ摂取量確保の目的で1 cmきざみ食に変更。車椅子乗車し、上体を60度挙上した体位で副菜の形状を変更後、副菜は8割以上患者さん自身で摂取できた
口腔ケアは電動歯ブラシを使用して自己で実施したが仕上げを看護師が介助した

20日目：退院に向け家族や患者さんへ指導介入

体重：33 kg（＋1 kg）

【退院に向け自宅外出】 食事に対する不安を軽減する目的で退院前に自宅外出する。外出前に家族と患者さんに向け食事指導実施（図1）。食事介助の目安は、小刻みに上肢の振戦があるときは無理に自己摂取すると疲労により摂取量が低下するため早めに介助することを伝達した。家族が食事（ペースト食）を準備し、8～10割を患者さん自身で摂取した。食欲はあり、介助はせずに患者さん自身で摂取できたと報告を受ける

ナースの目

＜窒息予防への対応＞

固形物での窒息既往があり、咳払いが弱かったため食物形態に注意を払いました。さらに嚥下造影検査では喉頭蓋谷に残留を認めました。窒息しやすいため固形食の摂食が困難な理由を患者さんや家族に伝えて在宅での食事環境などを調整していただくことが大切です。

お食事について留意していただきたいこと

　　〇〇〇〇　　　　　　　　　様

1. 飲み込みの検査の結果、以下の項目に問題があることがわかりました
   - ■ 口の中の食べ物を喉まで送り込むことが難しい
   - □ 噛む力が弱い
   - □ 食べ物を飲み込むタイミングがずれている（遅れている）
   - ■ 食べ物が喉元にたまりやすい
   - ■ 飲んだ物が気管に入っている（ポタージュ程度のとろみを付けた水分であれば気管に入っていません）
   - □ 気管に入った異物を出す咳の力が弱い
   - □ 食べ物が気管に入ってもむせない
   - □ 食べ物を次々に口に入れてしまう
   - □ 食べるときに首が後ろに反ってしまう

2. 入院中の食事内容は以下のようになっていました
   - 【主食】　普通のごはん　　やわらかいご飯　　[全粥]　　ペースト状のお粥
   - 【おかず】　普通のおかず
     　　　　　1cm角に刻んだ物　　みじん切りにした物　　[ペースト状にした物]
   - 【禁止食品】　[パン]　牛乳　麺

医師，歯科医，看護師，言語聴覚士で退院後のお食事について検討しました
次の点に気をつけてください
1. 食事中の姿勢
   - □ （30°・45°・60°）体を倒し，頭の後ろに枕などを入れて顎を軽く引いた姿勢を保つ
   - ■ 普通に座った姿勢で顎を軽く引く

   （図：枕を高くする／気管／食道／30°）

2. 退院後にお薦めする食物形態
   【主食】
   - □ お粥をミキサーにかけて（ポタージュ・ヨーグルト・ジャム）くらいの硬さに調節
   - ■ （三分がゆ、五分がゆ　[全粥]　）
   - □ やわらかく炊いたご飯
   - □ 通常のかたさのご飯

   【おかず】
   - ■ ミキサーにかけて（[ポタージュ]・ヨーグルト・ジャム）くらいの硬さに調節
   - □ 細かく刻んであんかけ状の液体をからめる
   - □ 一口大に切る
   - ■ やわらかく押しつぶしやすい固さに調理したら、ミキサーにかけてください

とろみ剤の目安（ネオハイトロミールⅢの場合）

	ポタージュ状	ヨーグルト状	ジャム状
水 100mL	1g	2g	4g
牛乳 100mL	1.5g	2.7g	4g

iii）行った看護のポイント

● 摂食疲労による食事摂取量低下を防ごう

　　パーキンソン症状による手の振戦が強いときや摂食動作に時間がかかるときは摂取しやすいように軽いスプーンや食器を選択します。また、食具の工夫だけでなく介助を実施して食事摂取時の状態を観察し、摂食疲労による食事摂取量低下を防ぐためのアセスメントを行う

水分
- ☐ ゼリー状にする
- ■ とろみ剤を使って（ ポタージュ ・ヨーグルト・ジャム）くらいの硬さに調節
- ☐ とろみ剤は不要

食べると危険な食物
- ■ お餅
- ■ パン
- ■ 芋やカボチャなどぱさぱさした食品
- ■ 水分と固形物が混ざった食品．お味噌汁，がんもどき，高野豆腐，スイカ，トマトなど

3．食べ方
- ■ 小さなスプーンを使って，一口量を少なめにする
- ☐ 小さめの容器に少しずつ盛ってペースをコントロールする
- ■ 口にいれたものを飲み込んでから次の一口を入れる
- ☐ 食べ物を舌の奥において送り込みやすくする
- ☐ 食べ物を口に入れてから，ごっくんできるように唇を閉じる
- ☐ お茶ゼリーやとろみ付のお茶と交互に食べる
- ☐ 食事の途中で右下・左下を向いて，1回ずつごっくんする
- ■ 一口に対して2度ごっくんする

4．その他
- ■ むせているときはしっかりむせさせる．無理に止めようとしない
- ■ むせがおさまってから，食事を再開する
- ■ 食事時間が長引くようなら1日に数回に分けて食事を摂る
- ■ 飲み込むときに首がうしろに反らないように注意する
- ■ 食事中の血圧低下や呼吸状態に注意する
- ■ 食後は必ず口腔ケアを行う（口腔ケアの方法は病棟看護師から説明があります）
- ☐ 入れ歯は必ず着ける（合わないときは，かかりつけの歯医者さんに直してもらってください）
- ☐ 食べることに集中する（食事のときはテレビを消し，ゲームを持ったり紙やペンを預かりましょう）

十分に注意しても、頻繁にむせる、熱が続く、痩せてくるなどの症状が出たときは、
必ず主治医にご相談ください。

　　　　　　　　　　　　　　　　　　　　　　　年　　　月　　　日
　　　　　　　　　　　　　　　　　　　　　　　国立精神・神経医療研究センター病院
　　　　　　　　　　　　　　　　　　　　　　　作成者：臼井晴美／担当ST　〇〇〇〇
　　　　　　　　　　　　　　　　　　　　　　　説明者　臼井晴美

図1　患者さん家族に食事指導を実施する際に使用（国立精神・神経医療研究センター病院院内限定使用）

ことが大切です。

● 安心して食事摂取ができるように姿勢には気をつけよう

体幹失調によりバランスが悪くなると摂食動作が困難になります。車椅子乗車時の角度調整やポジショニングをリハビリ担当者と連携しながら評価し、安全・安心して食事摂取ができるようにすることが大切です。

● 摂食意欲へのかかわりは大切

自分でできるという達成感を感じることは意欲にもつながります。患者さん自身で摂取でき

た量に対して一緒に喜び、できたことを認めて声を掛けることは摂食意欲だけでなく生きる喜びにもつながります。

iv）本症例での注意点

今回はPEGをしていませんが、今後受け入れた場合に注意することとしては、PEGを造設しても経口から摂取できることを伝え、患者さんの嗜好も含めてどのような食物形態が安全かつ摂取しやすいかを患者さんや家族と一緒に考えることです。また摂食訓練や評価をしながら他部門とも連携して検討します。患者さんの思いを引き出せるようにコミュニケーションをとることが大切です。

PEGの管理や経管栄養に対して患者さんだけでなくご家族もはじめてな場合が多いため、患者さんや家族の気持ちを汲みとりながら不安なく在宅での生活が過ごせるように情報提供をしながら退院に向けて指導をします。訪問看護師との連携が必要になる場合があります。

v）その後の経過

退院後は誤嚥性肺炎の発症はなく在宅での生活を継続しました。家族により食事を準備したものを自己や介助で摂取しています。PEGに対する理解はされ、患者さん家族で検討はしていますが入院時からの気持ちと変化はありません。自宅での経口摂取を続け体重は35 kgに安定。毎月1回の外来通院で疾患のフォローを受けています。外来に通院したときに患者さんや家族から食事について相談対応をしています。

患者さんはなによりもいつまでも「口から食べる」ことを大切に考えています。どうしたらその思いを叶えられるのか、家族と一緒に在宅での生活を考えていくなかで、患者さんの思いを尊重しながら口から食べることの大切さ、家族と共に考え支援する大切さを学びました。患者さんや家族に出会え、ケアを一緒に考えられたことは私にとって財産となりました。こころより感謝致します。

■ 文献

◇ 「病気がみえるvol.7 脳・神経」（医療情報科学研究所 編），メディックメディア，2012
◇ 「疾患別に診る嚥下障害」（藤島一郎 監修），医歯薬出版，2012

嚥下のエキスパートナースが伝授するケアのコツ

吸引力が低下して、ストローでは飲めなくなった場合、シュアグリップマグ（プロト・ワン）のように取っ手があり、吸い口のついた蓋は液体がこぼれないようになっている容器や、縁の一部をカットしたコップ（Uカップ）など、誤嚥しにくく自力摂取しやすい容器を紹介するのもQOLを高める援助として大切なことです。　　　　　　　　　　　　　　　（藤森まり子）

医師からのアドバイス

多系統萎縮症（multiple system atrophy：MSA）はパーキンソン症状が優位なMSA-Pと小脳症状が優位なMSA-Cとにわかれます。MSA-Pの方が嚥下障害が早く出現するとされています。　　　　　　　　　　　　　　　　　　　　　　　　　　　　　　　　　　　　　　（谷口　洋）

知って役立つ！
Column

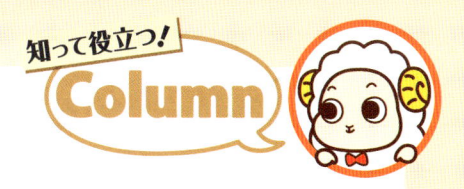

スタッフとともにつくり上げるケアの確立
摂食・嚥下障害看護認定看護師の活動を通して

　摂食・嚥下障害看護認定看護師として活動し、5年が経過しました。当初は学んできたことを実践してみたいという気持ちが強かったように思います。しかし、最近になって認定看護師は、スタッフから何を求められ、何が提供できるのか、あらためて考えるようになりました。私たち認定看護師の役割として最も大切なことは、スタッフがエビデンスに基づきケアを実践できるようにかかわることではないかと考えています。

　摂食・嚥下障害看護についてスタッフへ指導する際、まず正常な摂食・嚥下に対する理解度を確認しています。何らかの理由により摂食・嚥下に障害が起きた患者さんに関わる際に、スタッフはケア方法を知りたくなります。統一したケアを提供することは大切なことですが、患者さんに起きている状況や症状の原因を明らかにすることが必要です。それがケアの根拠となり、個別的な対応につながると考えます。認定看護師としてスタッフに指導する際、スタッフ自身が自ら判断し、計画、実践、評価する力をつけられるように支援する必要があると感じています。

　コンサルテーションを受け、実際のケア方法を一緒に実践するときは、アセスメントしたことについて、スタッフと一緒に確認しながら実践します。スタッフが私の指導のもとケアを行うときには、患者さんの同意を得て、看護過程を踏まえたケアを継続し評価するまでを確認します。患者さんの状況に変化がみえはじめると、スタッフは「患者さんの口がきれいになりました。少しですが食事がとれるようになってきました」という成果を伝えてくれるようになります。真摯にケアを行ったことを認め、成功体験を積み重ねられるようになることがスタッフの目標です。

　ある講師から「『食』は『人を良くする』と書く」と伺ったことがあります。すべての患者さんが「食べられる」ことは困難かもしれませんが、その方のもっている力を見極め、最大限に引き出し、「人を良くする」ために務めることが私たち摂食・嚥下障害看護認定看護師の力なのではないかと思っています。

　さらに、近年、高齢社会が進み複数の疾患を抱える患者さんが増えています。全人的に患者さんを捉え、摂食・嚥下障害看護認定看護師としてどのように関わるかスタッフを通して検討しながら日々ケアを提供していきたいと考えています。広い視野で患者さんにかかわり、摂食・嚥下障害のみに視点を当てることなく全人的なアプローチができるように行動し、摂食・嚥下障害看護を通してスタッフとともに育っていきたいと感じながら日々を過ごしています。

外塚恵理子

第2章　1. 疾患別

6. ギラン・バレー症候群

宇佐美康子

ポイント
- 摂食・嚥下機能の評価と訓練内容への結びつけ
- 呼吸機能と嚥下機能との関連
- 院内の多くの専門職との協働

疾患・生活環境の概要

ⅰ）ギラン・バレー症候群（Guillain-Barré syndrome：GBS）とは

　ウイルスや細菌感染（上気道炎、下痢など）をきっかけに、本来は侵入したウイルスや細菌（抗原）を攻撃する体内の抗体が誤って自分の末梢神経を攻撃することによって起こる自己免疫性の多発神経炎の1つです。予後は良好であるといわれていますが、自律神経障害や顔面神経、外眼神経麻痺や球麻痺症状などの脳神経症状がみられ、重症例では呼吸筋麻痺で人工呼吸器管理も必要になって障害を残す場合もあります。難病指定もされている疾患[1]です。発症率は、年間10万人に1～2人と推測され、幼児～老人まであらゆる年齢層にみられ、男性の方が多くみられます。

ⅱ）注意すべき点

　患者さんと家族が病気の本体と予後をよく理解して、前向きに治療・看護が受けられるようなサポートをしていく必要があります。そのためには、主治医からのインフォームド・コンセントでは、患者さんの状態や今後の経過・治療について、十分な説明が必要です。看護師は、患者さんと家族の理解度に合わせて、適宜フォローの説明を加えたり、直接主治医との話し合いの時間がもてるようにするなどのコーディネートを図っていくことが必要になってきます。

　また、先述したように、重症例では、人工呼吸器を装着し、呼吸や循環の管理がまず必要で、廃用と肺炎予防を積極的に実践していく必要があります。

症　例

ⅰ）患者情報

【50歳代　男性】身長：168 cm、体重：60 kg、BMI：21
原疾患：ギラン・バレー症候群（軸索損傷型）、GBSの重症度（Hughesのfunctional grade）Grade 5

障害：四肢麻痺、膀胱直腸障害、感覚障害、複視と眼球の運動障害、摂食・嚥下障害

既往歴：うつ病、肝炎

● 入院以前の病歴

　　入院1週間前のカンピロバクターによる先行感染（発熱と下痢）が原因とされる、下肢優位の四肢の脱力と運動障害、複視と構音障害が出現し、近医へ受診しそのまま入院となった。近医入院1病日目に四肢の脱力と麻痺悪化、自立坐位困難で自律神経障害（尿閉）も出現し、症状悪化のために救急車にて名古屋第二赤十字病院救急外来へ転送され紹介受診し、ギランバレー症候群と診断され入院となった。

● 入院時現症

　　バイタルサインは、血圧176 mmHg、心拍数90 bpm、呼吸は酸素2 L下でSpO$_2$値98％、呼吸18 bpm、体温38.1℃であった。意識レベルは救急外来ではJCSがI-1であったが、入院時がJCSがII-10で意識レベルの低下がみられた。発声は、小声で構音障害があった。開眼はできるが、ほとんど閉眼している状態で複視もみられた。四肢の動きは、右上肢は何とか10 cmほど挙上可能であるが動揺があり、保持力は弱かった。左上肢は数センチ挙上できるのみで、両下肢ともに挙上できず、足趾が動くのみで、膝立ては他動的に行うが、保持は不可であった。左上下肢のしびれがあり、運動障害と感覚障害がみられた。入院直後に口渇の訴えがあり、少量の水飲みはむせなく嚥下可能であった。2病日には、手指の動きはわずかで、下肢は全く動きがみられず、急速に症状悪化がみられた。唾液が飲み込めない状態であった。

　　その後、突然の呼吸停止状態となり、気管挿管しICUへ入室となった。呼吸と循環の管理と疾患の治療がメインとされ、治療はグロブリンの大量療法とステロイドパルス療法が開始された。

● 退院までの目標

　　入院直後の時点では、短期・中期目標として、肺炎予防・廃用予防と設定された。その後、患者さんの回復の経過をみながら、人工呼吸器離脱→お楽しみレベルでの摂食へ、目標を修正していった。

ii）看護の実際

　　患者さんの経過とそのかかわりの概要については図1に示す。

● 栄養管理と間接訓練

- **2病日目**
  中心静脈栄養（TPN）へ変更、胃管挿入
- **4病日目**
  GFO® 開始
- **6病日目**
  経腸栄養開始
- **16病日目**
  TPNから末梢静脈栄養（PPN）へ変更

69病日目

呼吸商の少ない栄養剤への変更、栄養剤の半固形化実施
嚥下機能の初期評価と嚥下訓練開始
【訓練内容】頸部と背部のマッサージと可動域訓練、顔面マッサージ、口腔ケアの継続、口腔内・口腔周囲筋のマッサージとストレッチ、味覚刺激、のどのアイスマッサージ、口唇・舌・顎の運動、用手的呼吸補助訓練、リハビリ科との協働にて坐位訓練、呼吸理学療法など

> **ナースの目**
> 摂食・嚥下機能のアセスメントを行い、訓練へと結びつけて実践しました(表1)。
> 入院早期からモアブラシ®使用による、口腔ケアを実践し継続を図りました。

80病日目

舌の動きが軽度みられるようになった

83病日目

レモン水による味覚刺激を開始した。嚥下反射は消失していたため、嚥下できない唾液はすべて吸引した

89病日目

嗜好品(蜂蜜)での味覚刺激を実施した際に、はじめて笑顔がみられた

96〜108病日目

gag反射(咽頭反射)が弱く出現、1横指開口→2横指開口可能になったため、ガムやハイチュウ®をガーゼに包んで咀嚼訓練を追加した

● **直接訓練**

定期的なベッドサイドスクリーニングテストを含めた評価を実施し、その結果を主治医へ報告しながら進めた。

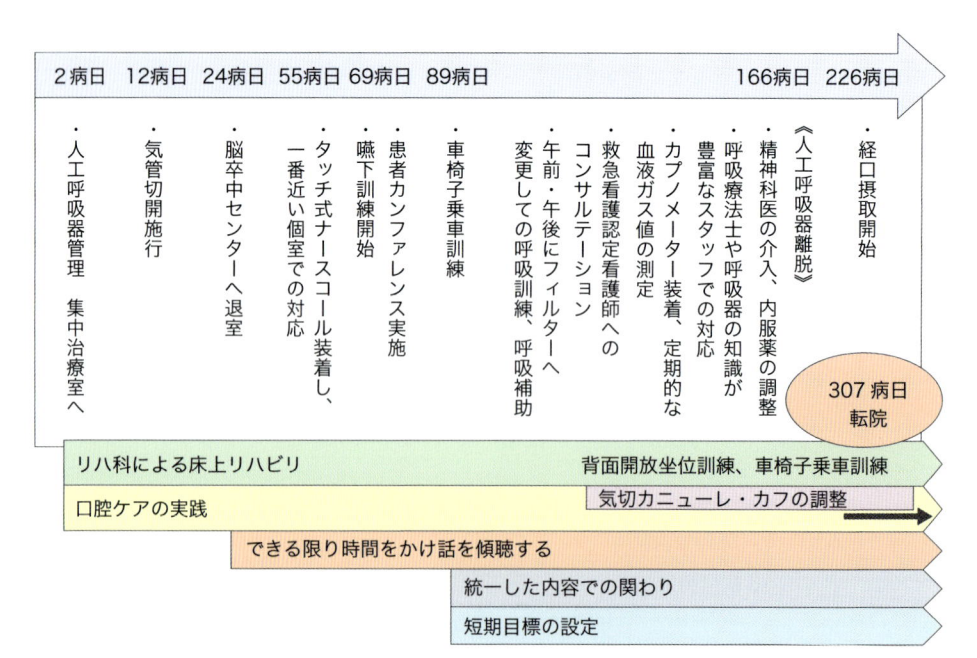

図1 **患者さんの経過とその関わりの概要**

- **118〜225病日目**

    スクリーニングテストの結果、気管切開孔からの垂れこみがなかったことを確認したうえで、1％とろみ付きの飲水訓練を追加した

    用手的呼吸補助訓練、リハビリとの協働で座位訓練、呼吸理学療法などを併用し、実施した結果166病日目に呼吸器離脱に至った

- **226〜295病日目**

    【嚥下内視鏡検査（VE）】 左の声帯の動きが右に比べてやや鈍いこと、さらに、体幹角度はギャッジアップ30度、右の一側嚥下での摂食が有効とわかった。家族の手づくりスープを少量摂取することや時期をみながら、昼1食のみペースト状の1/2量を提供開始した

    【呼吸】 気管カニューレの種類に関して、スピーチカニューレへの変更や、カフあり→カフの脱気→カフなしへ変更した。さらにワンウェイキャップ→エアウェイキャップを使用して段階的に呼吸訓練を実施していった

- **307病日目**

    昼1食のみペースト状の1/2量を提供し、メインの栄養は、経鼻経管栄養の注入を継続した。その後、リハビリテーション目的で転院した。入院中、尿路感染はみられたが、肺炎の発症はみられなかった

表1　患者さんの摂食・嚥下機能のアセスメントと訓練内容

嚥下の5期	現症	障害・問題	訓練内容
先行期	・意識レベルの低下 ・四肢麻痺、感覚障害がみられた ・頸部の筋緊張がみられた ・精神的にうつ状態であった	・意識障害による食物認知の低下 ・頸部筋緊張があり、頸部可動域制限と四肢の麻痺による、姿勢保持が困難な状況 ・うつ状態の影響によるリハビリ意欲の低下	・離床への働きかけ ・頸部と背部のマッサージと可動域訓練 ・リラックスできるポジショニングの実践 ・家族の協力を得ることや患者さんの訴えの傾聴、多職種との協働など
準備期	・顔面の表情筋の運動性が乏しく、仮面様顔貌であり、開口は1横指弱であった 開口1横指弱、仮面様顔貌	・口唇閉鎖不全や上肢麻痺による、食物の取り込み障害 ・舌や頬、顎の運動障害による食塊形成不全	・顔面マッサージ、口腔内と口腔周囲筋のマッサージとストレッチ ・ガーゼで包んだガムなどによる咀嚼訓練
口腔期	・舌の動きは全くなく、舌全体の萎縮著明であった	・舌の運動障害による食物の送り込み障害 ・頬、口唇の運動障害、口腔内の知覚障害	・顔面マッサージ、口腔内と口腔周囲筋のマッサージとストレッチ ・味覚刺激
咽頭期	・軟口蓋と咽頭後壁の動きは覗くことはできなかった ・嚥下反射消失 ・gag（咽頭）反射消失 ・咳嗽反射減弱 ・気管カニューレ挿入、人工呼吸器装着中	・嚥下反射消失、咽頭・喉頭の感覚障害による誤嚥の危険性が高い状態 ・気管カニューレ挿入、人工呼吸器装着中による喉頭挙上障害	・のどのアイスマッサージ、味覚刺激 ・用手的呼吸補助訓練、リハビリとの協働にて坐位訓練、呼吸理学療法など ・カニューレの種類の変更やキャップを使用した呼吸訓練
食道期	・胃チューブ挿入中 ・寝たきり状態	・胃食道逆流の危険性が高い	・ベッドの角度を20度〜30度にキープ ・濃厚流動食の半固形化

iii) 行った看護のポイント

● 人工呼吸器離脱に向けての働きかけ・多職種との協働

　呼吸機能と嚥下機能は密接に関連しており、嚥下する際には、呼吸を一瞬止めて（嚥下時無呼吸）、喉頭を閉鎖させた状態で嚥下し、嚥下直後には、呼吸を再開させるという、嚥下と呼吸の協調運動が重要になります。呼吸状態が落ち着かないと、嚥下と呼吸の協調運動のバランスが崩れて、誤嚥する可能性が高くなってしまいます。

　患者さんは、12病日に気管切開術を施行し、長期にわたって人工呼吸器管理をしている状態で、呼吸筋の廃用の要素も強くみられました。また気管カニューレによる弊害として以下のことがみられました。①声門下圧の低下により嚥下圧が不十分となり、いきめない、②カニューレの重さの影響で喉頭挙上が制限される、③カフの影響で食道が圧迫され、嚥下と呼吸の協調性が崩れる、④臭いを感じないことで食欲が低下する、などです。そのため、人工呼吸器離脱と気管カニューレの調整を行いました。さらに、人工呼吸器への依存が強く、不安を抱えている状況だったため、できるだけ、多職種（主治医、救急認定看護師、摂食・嚥下障害認定看護師、精神科医、耳鼻科医、リハビリセラピスト）でかかわり、定期的な呼吸機能の評価とカンファレンスを実施して、患者さんの情報共有と、かかわりの統一を図りました。また、目標設定は達成可能な短期目標を設定し、患者さんへフィードバックしながら進めました（図2、図3）。

> **ナースの目**
> 　四肢麻痺・長期臥床によるボディイメージや社会的役割の変化と予後の見通しなどによる不安が強く、不眠・うつ状態であったため、精神面への介入が重要でした。摂食・嚥下機能のみではなく、患者さんの全体像を捉えてアセスメントし、ベッドサイドでの関わり（傾聴やタッチングなど）の時間を密にしたこと、家族とのコミュニケーションも密に図ることを心がけました。

- 坐位訓練、車椅子乗車訓練
- 午前・午後に人工呼吸器回路をはずして酸素2L投与のみでの呼吸訓練
- $ETCO_2$値をモニタリング
- 定期的な血液ガス値の測定
- 呼吸補助
- 救急看護認定看護師へのコンサルテーション
- 呼吸器の知識が豊富なスタッフと呼吸療法認定士によるアプローチ
- 患者カンファレンス実施

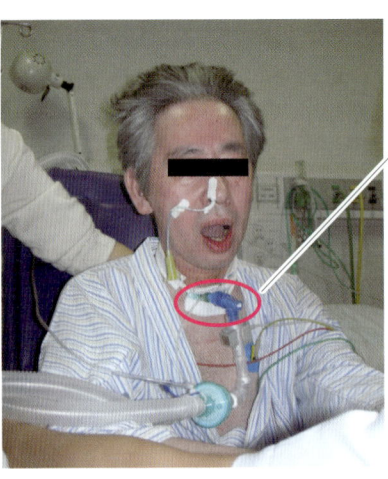

図2　呼吸器離脱へ向けての働きかけ

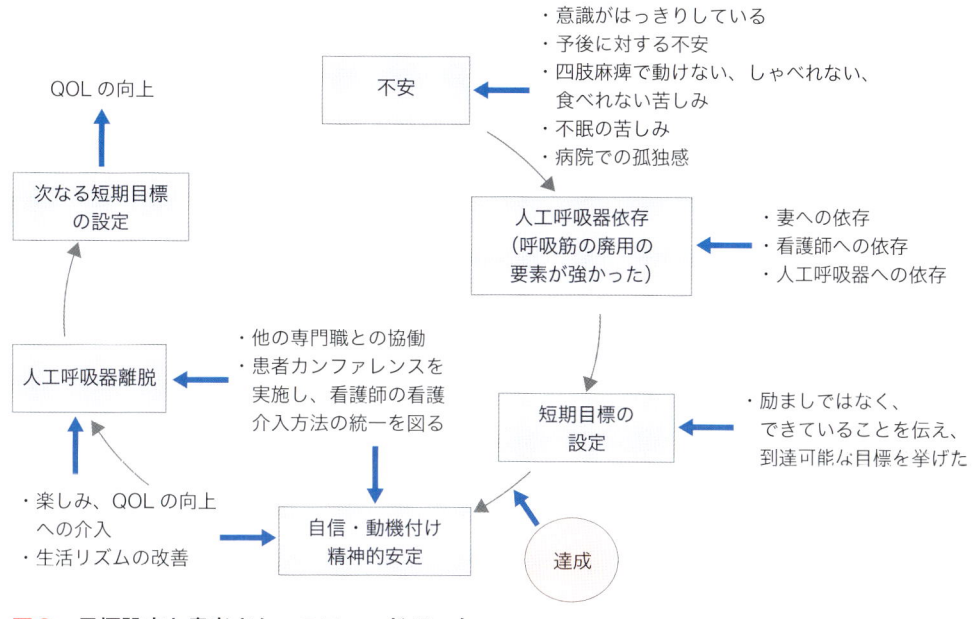

```
                                    ・意識がはっきりしている
                                    ・予後に対する不安
    QOLの向上      ┌──────┐        ・四肢麻痺で動けない、しゃべれない、
       ↑          │ 不安 │ ←──    食べれない苦しみ
  ┌─────────┐    └──────┘        ・不眠の苦しみ
  │次なる短期目標│       │            ・病院での孤独感
  │ の設定    │       ↓
  └─────────┘   ┌──────────┐
       ↑        │人工呼吸器依存│       ・妻への依存
              │(呼吸筋の廃用の)│ ←── ・看護師への依存
  ┌─────────┐  │要素が強かった)│      ・人工呼吸器への依存
  │人工呼吸器離脱│←  └──────────┘
  └─────────┘ ・他の専門職との協働  │
       ↑     ・患者カンファレンスを  ↓
              実施し、看護師の看護  ┌──────┐     ・励ましではなく、
              介入方法の統一を図る  │短期目標の│       できていることを伝え、
                               │ 設定  │ ←──  到達可能な目標を挙げた
                               └──────┘
  ・楽しみ、QOLの向上              │      ↑
   への介入   → ┌─────────┐   ↓      │
  ・生活リズムの改善 │自信・動機付け│←─(達成)
              │精神的安定   │
              └─────────┘
```

図3 目標設定と患者さんへのフィードバック

● 摂食訓練の進行と気管カニューレの選択

　人工呼吸器を装着した状況下では、単管のカフありカニューレが使用されていたため、人工呼吸器がはずれてからは、疲労感や努力様呼吸の有無、SpO_2値を測定しながら、気管カニューレ抜去へ向けての働きかけを行いました。まずは、233病日目に複管のカフあり（スピーチカニューレ）へ変更し、日中にワンウェイバルブキャップを使用して発声できるように働きかけました。今までのコミュニケーション方法は、患者さんの口の動きを見て判断していましたが、内容の伝わりが十分ではなく、患者さんへ与えるストレスが大きかったです。発声できるようになった時期から、そのストレスが解消されたことで、患者さんの表情が明るく変化していきました。ワンウェイバルブキャップをしている状態でのメリットは、キャップがない状態よりも嚥下圧がかかりやすいため、嚥下機能にかなり影響をきたすことです。そのことから、摂食訓練をするときには必ずキャップをして実施するように働きかけました。その後は、患者さんの呼吸状態を継続して観察しながら、キャップの装着時間を延長していき、最終的には終日キャップを装着した状態でも呼吸状態は安定していきました。ワンウェイバルブキャップからエアウェイキャップへの変更のタイミングも、上記同様の流れで実施しました。

　気管カニューレのカフありからカフなしへの変更のタイミングは、まずは、カフありの気管カニューレの時期に、カフを脱気する時間を日中に数時間から徐々に延長して、気管孔からの唾液や食物の垂れこみがないことを確認しながらカフなしへ変更しました。

iv) 本症例での注意点

　多職種がリハビリの状況をベッドサイドで共有し、定期的なカンファレンスを通してリハビリのゴール設定を共通認識しながら協働を図れたことが、よかった点としてあげられます。一方、呼吸器離脱までに約半年あまりを要し、呼吸筋の廃用の要因も考えられたため、もう少

図4　自宅訪問時の様子
①妻が0.5％程度にとろみ付けしたお茶、②茶碗蒸し・白米、③歯ごたえのある漬物、④カラッとあげられたエビフライ

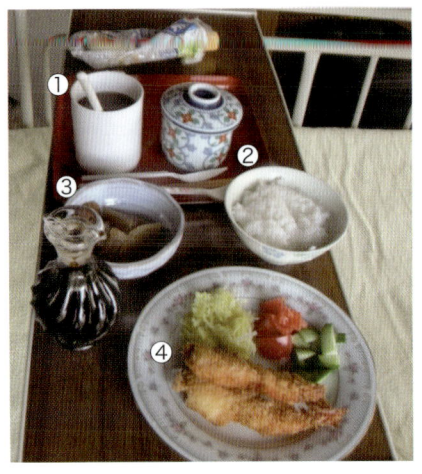

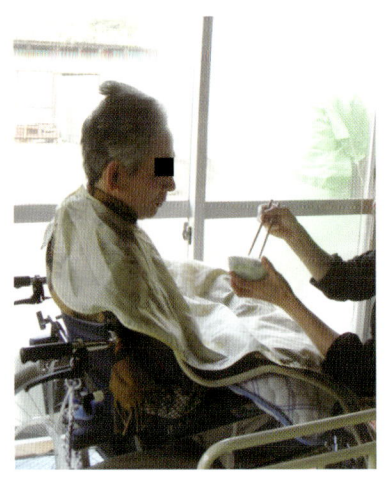

車椅子坐位姿勢での食事

し早い時点での人工呼吸離脱へ向けての働きかけが必要であったと考えます。

v) その後の経過

　発症して2年過ぎた頃に自宅へ訪問した際には、気管カニューレが抜去され、車椅子へ乗車した坐位で、水分は0.5％程度のとろみつきで飲水されていました。食物形態は米飯・エビフライ・野菜のお漬物・茶碗蒸しなどを妻の介助で食されていました（図4）。このように、経口摂取確立までにかなりの時間を要する事例もあるため、一施設では対応困難な場合は少なくありません。後方施設への情報伝達のあり方を含む、連携強化についても今後の課題であると考えます。

文献

1) 「臨床神経内科学　改訂5版」（平山惠造 監），508，南山堂，2009
◇ 日本神経治療学会 神経免疫疾患治療ガイドライン参考資料．ギラン・バレー症候群（GBS）・慢性炎症性脱髄性ニューロパチー（CIDP）の治療ガイドライン：http://www.Jsnt.gr.jp/guideline/img/meneki_4.pdf
◇ 宇佐美康子，他：神経筋疾患　症例20　ギラン・バレー症候群により重症な嚥下障害を呈した一例．「嚥下障害の臨床実践編　症例報告から基本を学ぶ」（岡田澄子，他編），176-188，医歯薬出版，2012

医師からのアドバイス

　ギラン・バレー症候群の重症例では、呼吸筋麻痺から気管内挿管、人工呼吸器管理となることがあります。呼吸筋麻痺は早期の改善が難しいので、その際には早期に気管切開をすることが推奨されています。

　重症例では呼吸筋麻痺が遷延することがありますが、2、3年におよぶ長期間のリハビリテーションで改善する報告もあります。じっくり取り組み、あきらめないことが大切です。

（谷口　洋）

第2章 1. 疾患別

7. 認知症

鈴木葉子、伊藤史朗

> **ポイント**
> - 一人で対応せず他職種の協力を得る
> - 自覚症状を自己で訴えることができないため看護師としての観察する力を養う
> - 記憶や判断力は低下するが感情は残る
> - 本人や家族の気持ちを考えたサポートをする

疾患・生活環境の概要

i) 認知症とは

　認知症とは通常、慢性あるいは進行性の脳の疾患によって生じ、記憶・思考・見当識・概念・計算・学習・言語・判断など多数の高次脳機能の障害からなる症候群であるとWHOで定義されています。認知症の症状は中核症状（認知機能障害）と周辺症状（心理・行動障害）に分けられます。中核症状（認知機能障害）は認知症の症状のうち障害の中心となっている記憶障害、見当識障害、判断障害、思考障害、言葉や数のような抽象的能力の障害、実行機能障害など高次脳機能障害を主体とする認知機能障害です。それに対して周辺症状は、国際的にはBPSD（behavioral and psychological symptoms of dementia）といわれ、具体的には抑うつ、興奮、不安、徘徊、不眠、被害念慮、妄想などがあります。認知症では、中核症状と周辺症状により生活上の障害（感情の変化や行動の異常など）が出現しています。

ii) 主な認知症

　主な認知症の原因疾患には次のようなものがあります。アルツハイマー型認知症、レビー小体型認知症、脳血管性認知症、前頭側頭葉型認知症、そしてその他さまざまな疾患により認知症を呈します。代表的な認知症の摂食・嚥下障害の特徴について概説します。アルツハイマー型認知症では、病期の初期では記憶障害、失行、失認、空間認知障害、注意障害による摂食・嚥下の先行期の問題が主となります。病期が進行し、重度になると大脳皮質の神経細胞が障害され、運動障害が進行し、寝たきりになる場合もあり、重度の嚥下障害が出現します。レビー小体型認知症ではパーキンソン症状により摂食・嚥下の各期に問題が生じます。また注意力障害と症状の日内変動で食事を開始できなかったり途中で食事が中断してしまうことがあります。脳血管性認知症では、脳の損傷部位によって摂食・嚥下障害の症状も多彩となります。認知機能に変動があり、覚醒レベルに変動がみられるのも特徴です。

症　例

ⅰ) 患者情報

【77歳　女性】 身長：145 cm、体重：33.0 kg、BMI：15.7

診断名：アルツハイマー型認知症

認知症の評価：MMSE（ミニメンタルステート検査）認知機能低下のため実施できず。FAST（アルツハイマー型認知症のアセスメント）重度の認知症、時と場所の見当識障害あり

血液学的データ：軽度の貧血を示していたが、その他は特記する異常所見はなし

家族背景：家族は、夫と一人娘がいるが、娘には家庭がありキーパーソンは夫

症状：主訴は、食欲低下で入院した。入院10日ほど前から発熱、嘔吐と下痢があり胃腸炎と診断されグループホームで内服治療を受け、症状は改善した。しかし食欲低下が続き脱水、低栄養改善目的のため入院となった

● 今後の目標

高齢の夫では自宅での介護が困難であるため、入院前に入所していたグループホームに退院することが目標となる。グループホームに退院するためには、現在のセルフケア能力が低下しないことが最大の目標である。また非経口的な栄養摂取方法ではグループホームに帰ることは困難である。経口的に栄養を取ることが条件となるために口から食事をとることを目標とした。

ⅱ) 看護師の対応

入院から初回NST（Nutrition Support Team）対応まで

食欲不振の原因特定するために、上部消化管内視鏡検査を行ったが特に大きな問題はなかった。嚥下障害が食欲不振の原因ではないかと考え、スクリーニングを行ったが認知機能低下のためスクリーニングは満足に行えなかった。そこで日常生活の観察を重視して嚥下評価をすることになった

> **ナースの目**
>
> 介助して口に入れば問題なく嚥下できました。このことから嚥下障害ではなく認知機能低下からくる摂食障害と考えました。

注意障害があり食事に集中できなかった。そこで認知症の認定看護師と相談してチームで対応することにした。静かに食事ができる環境を設定した。しかし摂食行動がみられないため、本人の嗜好を取り入れることが重要と考えNSTに依頼した

NST介入時の状況

NST依頼時の栄養摂取量は約500 kcalで輸液も行っていた。必要エネルギーは約1,055 kcalなので半分程度の摂取栄養量であった。栄養士と相談をして嗜好を取り入れた食事を提供することにした。しかし食器を並び替えるだけで食べようとしなかったり、介助をすると顔をそむけてしまうため、食器をワンプレートにするなどの工夫をし、食べたいとの気持ちが起こるまで待った（図1）。しかし食事量の改善はなかった

環境を変えるための退院

食事量が改善しないため、家族、グループホーム職員、主治医、看護師（摂食嚥下障害認定看護師、認知症認定看護師）がカンファレンスを行った。そこで生活環境を元にもどすのも1つの方法ではないかと考えグループホームに退院となった

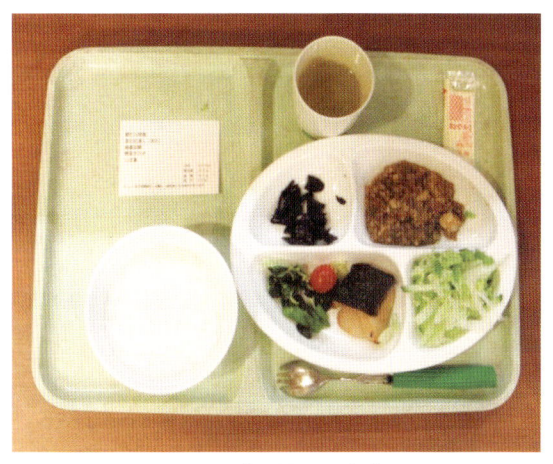

図1 ワンプレートで盛り付けた食事

> **ナースの目**
> 他職種で連携することも重要です。そのときに看護師はよいコーディネーター役になりましょう。

再入院

グループホームに退院したが、食事量は増えず体力的にもグループホームの介護力の点でも限界となった。入院時の栄養状態は体重700gの減少と栄養状態は改善されなかったため引き続きNSTの継続的対応となった。家族は、今後も施設での療養を希望されたため胃ろうの造設も検討された

> **ナースの目**
> 現在では、患者さんの気持ちを理解することはできません。胃ろう造設は患者さんの真意なのだろうか。

再度患者さんの食事のときの観察を行った。見当識障害から、食事時間を認識することが困難であると考えて毎日嚥下体操を日課にした（図2）。また看護師が介助を行う食事摂取から、自力で摂取していただくために注意障害、失行、視空間失認へのアプローチを開始した。このような対応のなかで、食事をほぼ全量摂取することができるようになった

> **ナースの目**
> 日常生活から何が問題かをみつけるためには細かい観察が重要です。

iii) 看護のポイント

● 嚥下機能評価

認知機能低下により満足な嚥下機能評価が行えなかったため、日常生活のなかでの観察を重視して嚥下障害を評価することになりました。構音障害はなく、湿性の嗄声なく食事を観察してみると食事に集中できず食事中に叫んだり、食器を並び替えたりするだけで食事に結びつきませんでした。しかしながら介助して口に入れば問題ない状態であったことから嚥下障害

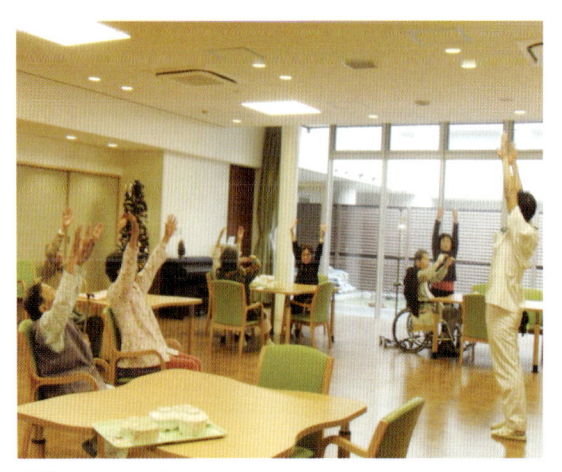

図2　嚥下体操

ではなく認知機能低下からくる摂食障害であると判断しました。

● **嚥下体操**

　見当識障害から食事時間が認識できないのではと考え、毎日食事前に行っている嚥下体操に参加していただき嚥下体操の後は食事と認識できるようにしました。

● **食具と食事の認識**

　また記憶力の低下と視空間認識力の低下から食べ物を認識できないのではと考えました。看護師は患者さんの真正面に座り声をかけながら食事が見えるように介助しました。食事を前にしてもなかなか自己で食事を開始しようとしないのは、失認から食具と食事が認識できず、また失行から食具を使えないと判断しました。スプーンを本人に持ってもらい、看護師は手を添える介助を行いました。視空間認知力の低下により食物までの距離を測ることができないためすくえなかったので、看護師がスプーンに一口ずつ入れる介助を行いました。注意力障害で食器をつついたり回したりする行動に関しては、ワンプレートの皿を準備してそこにすべて盛り付けるようにしました。こうして食事がほぼ全量自己で摂取できるようになりました。

ⅳ）その後の患者さん

　自己で食事ができるようになったためにグループホームへの退院が決定しました。しかし再度食欲低下が起こる可能性もあるためグループホームの職員に食事時間に来棟を依頼して食事の状態をみていただくこととしました。病院でできても退院後に継続されなければ意味がないので、病院での看護を実際に施設職員に確認していただくことが重要です。幸いにもグループホームでも対応可能であるとの返事をいただき退院されました。今も元気にグループホームで生活されています。

ⅴ）本症例での注意点

　今回の患者さんでは、嚥下機能の問題よりも認知機能低下による先行期の問題がありまし

た。そのため患者さんの食事前の観察も重要になります。覚醒のレベルはどうか、そわそわしていないか、どこかに行こうとしていないか？　私たちにとって意味のない行動と思われても、「トイレに行きたかった」り、その行動に意味があることがあります。また食事に集中できる気持ちの準備が整っているかも重要になります。食事の場面では、失行や失認、遂行機能障害のため行えないことがあります。そこで何をすることができないのか、どこを補えばできるようになるのかをじっくり観察する必要があります。認知症は、認知機能が低下していますが感情は残っています。できることまで介助してしまうと自尊心が傷つき意欲の低下にまでつながってしまう可能性があります。

文献

◇「認知症ケアの考え方と技術」（六角僚子 著），医学書院，2005
◇「よくわかる認知症Q＆A　知っておきたい最新医療と優しい介護のコツ」（遠藤英俊 著），中央法規出版，2012

嚥下のエキスパートナースが伝授するケアのコツ

認知症患者さんの拒食に対して、昔どのようなものを好んで食べていたかを本人や家族に聞いて、本人の嗜好に合わせた食事を提供することを試みますが、咀嚼力の低下や味覚の低下などで嗜好が変化している場合があるので注意が必要です。

（藤森まり子）

医師からのアドバイス

記憶を司る脳として海馬という部分があります。認知症ではこの海馬が萎縮していますが、すぐそばの情動反応を司る扁桃体は比較的保たれるとされています。自分の意にそぐわないこと、いやなこと、また逆に嬉しかったこと、快いことなどの感情の記憶だけが残るということを知っていると役立つことがあるかもしれません。

（藤島一郎）

第2章　1. 疾患別

8. 高次脳機能障害

鈴木葉子、伊藤史朗

> **ポイント**
> - 高次脳機能障害を理解するには日常生活の観察が大切
> - 注意障害では環境を整えることが大切
> - 訓練が単調にならないように趣味や遊びを取り入れるなど工夫が必要

疾患・生活環境の概要

ⅰ) 高次脳機能障害とは

　高次脳機能障害とは、脳梗塞・脳出血・脳腫瘍・脳炎などの病気や事故などにより脳に損傷をきたしたために生ずる、言語能力や記憶能力、思考能力、空間認知能力などの認知機能や精神機能の障害を指します。主な症状としては、記憶障害、注意障害、失語症、失行、失認、半側空間無視などさまざまでかつ複合的です[1)2)]。

　高次脳機能障害が摂食・嚥下に関係してくるのは、注意障害では、食事に集中できずに、周りに注意が逸れたり、いつまでも口の中で食べ物を嚙み続けて飲み込まないなど、食事に時間がかかり摂食量がすすまないことがあります。失行でスプーンや箸の使い方がわからず手づかみで食べたり、お椀ごと口に持っていき食べこぼしが多くなったりします。口舌顔面失行では、タイミングよく開口できなかったり、舌の運動がうまくできないため、食塊形成や食塊の送り込みが困難となることがあります。半側空間無視では、麻痺側の食事に気づかないために食べ残しがみられます。全失語では、食事を理解できない場合があり、記憶の障害では、先行期が障害されて摂食障害につながります。

ⅱ) 注意すべき点

　高次脳機能障害では、覚醒の不良や注意障害のため、食事に集中できず、誤嚥や窒息のリスクがあります。また、運動麻痺を伴うことが多いため、嚥下障害が出現することがあります。嚥下訓練も能動的に行えず、受動的となり嚥下訓練の効果が上がらないため、訓練に人手がかかります。嚥下訓練に集中できるように、訓練に趣味や遊びを取り入れるなど工夫が必要です。

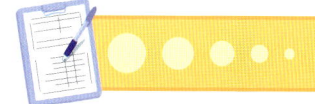

症例

ⅰ）患者情報

【60歳代　男性】 身長：164 cm、体重：43.3 kg、BMI：16、必要エネルギー量：1,363 kcal

診断名：左尾状核出血、脳室穿破

家族背景：独身、特別養護老人ホーム入所中。兄が二人いるが、遠方で病気のため交流は少ない

既往歴：脳梗塞、左不全麻痺、糖尿病、肝硬変

● 現病歴

　　意識レベルの低下、嘔吐、右片麻痺が出現し、救急搬送された。筆者の勤める国立長寿医療研究センター到着時、呼びかけにも反応がなく、意識レベル（GCS）E1-V1-M1、瞳孔3.0/3.0 mm同大、弱い対光反射を認めた。CTの所見から左尾状核出血、脳室穿破を認めた。抗凝固剤も内服しており、止血しにくい状況であった。交通性水頭症を呈し、脳室ドレナージの適用であったが、本人の施設入所時の延命処置に関する書類で、延命は望まないと意思確認はされていた。家族も、主治医より「手術を行っても後遺症が残り、寝たきりの生活になる」と説明があり、積極的な治療を望まれず、保存的治療が選択された。発症から10日目より病状が安定したため代替栄養法として経鼻経管栄養が開始となった。意識障害があり経口摂取はまだはじめられなかった。発症から36日目遷延性意識障害が改善され（意識レベルE4-V3-M1）、主治医より摂食・嚥下障害認定看護師に嚥下機能評価の依頼があった。

● 今後の目標

　　本人、家族は代替栄養法を望んでおられず、今後の療養先は胃ろうなど非経口的栄養法では受け入れが困難であったため、嚥下リハビリを行い、経鼻経管栄養から経口摂取に移行していくことにした。

ⅱ）看護の実際

発病から36病日：嚥下機能評価

【スクリーニングの結果】 反復唾液嚥下テスト（RSST）：0回　改訂水飲みテスト（MWST）：3（水1 mL）　フードテスト（FT）：3

【患者さんの様子】 患者さんは易疲労があり、活動の耐久性の低下がみられた。日中傾眠がちで、指示に従うことができず、検査中もきょろきょろしていた。また、右への注意が向きにくい様子であった。高次脳機能障害として、注意障害、右半側空間無視があり、また嚥下の先行期の障害もあった

【嚥下の評価】 舌は動きが弱く構音障害があり、嚥下の準備期・口腔期の障害が考えられた。湿性・気息性の嗄声もあり、喉頭拳上は1横指程度であった。別の日に施行された嚥下内視鏡検査（VE）の結果でも嚥下反射惹起遅延、咽頭残留が認められた。患者さんは既往に脳梗塞があり偽性球麻痺が疑われ、嚥下の咽頭期の障害が考えられた

【摂食条件】 以上のことから、嚥下前・中・後の誤嚥のリスクがあるとアセスメントした。しかし、スクリーニングの結果からゼリー食を1回/日からであれば食事が開始できると判断し、摂食条件をリクライニング位30度、一口量をティースプーン1/2杯、食事時間の目安を30分とし疲労がみられた場合は終了すると設定した

37病日より

　　離床を図ることからはじめようと考え主治医と相談し、ベッドサイドリハビリを開始した。同時

に嚥下訓練も開始した

【基礎訓練】 舌・咽頭にターゲットを絞り、他動的にリラクゼーション、口腔ケア、頬・舌のマッサージなどを行った

> **ナースの目**
> 五感を刺激してみましょう。スクリーニングを行い、嚥下障害を判断することが大切です。

口唇・舌の自動運動として、口唇をとがらせたり、口角を横に引いたり、舌を前後・左右に動かしたりする運動を取り入れたが、「もういい。嫌だ。寝る」など、拒否的で進まなかった。そこで患者さんの嗜好を取り入れ、電車が好きということを訓練に取り入れ、ベッドギャッジアップ40°くらいにあげて、お腹の上にのせた本を読むように、頭を挙上するシャキア変法や、駅名を言ってもらうなどの構音訓練をした（図1）。また、棒付き飴を舐めてもらい舌の自動運動、遊びを取り入れふき戻しを吹くことでのブローイング訓練など自動運動を実施した

> **ナースの目**
> 患者さんが興味を示すものを探してみます。単調な訓練にならないように工夫します。

【食事への介入】 注意障害や右半側空間無視に対しては、カーテンを閉めて左側の視空間を遮断し、食事に集中できるようにした。また、なかなか嚥下をしないまま、食べ物を口にため込んでしまうことがあるため、患者さんにスプーンを保持させ、手続き記憶を誘導することで、嚥下反射が惹起されるようにした

- **50病日**
  食事中の覚醒もよくなりゼリー食が安定して摂取できるようになったため、ゼリー食を3回/日（1,000 kcal）と回数を増やした

- **57病日**
  ゼリー食を3食7割以上安定してとれるようになったため、ミキサーとろみ食（1,500 kcal）に変更した（図2）。摂取カロリーも1,300〜1,500 kcalとなり、経鼻チューブを抜去した

iii) 行った看護のポイント

患者さんは介入当初、遷延性意識障害があり日中も傾眠がちでした。そのため、日中の覚醒を促すために離床を計画しました。さらに、口腔ケアや他動的に舌や頬を訓練することで、刺激を与えました。患者さんは、長期間ベッド臥床と絶食の状態が続いたため、廃用により口

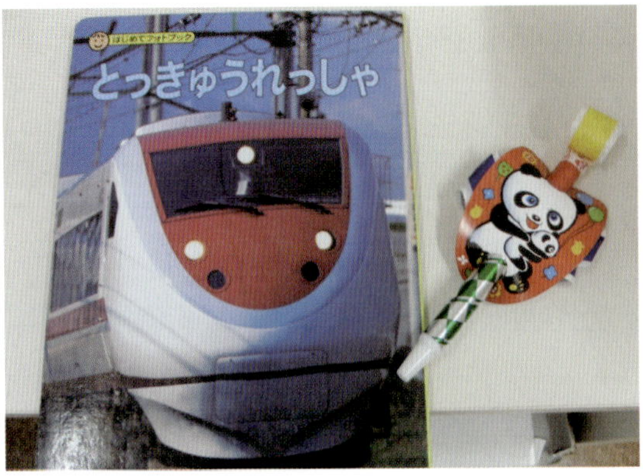

図1　訓練に使用した物品

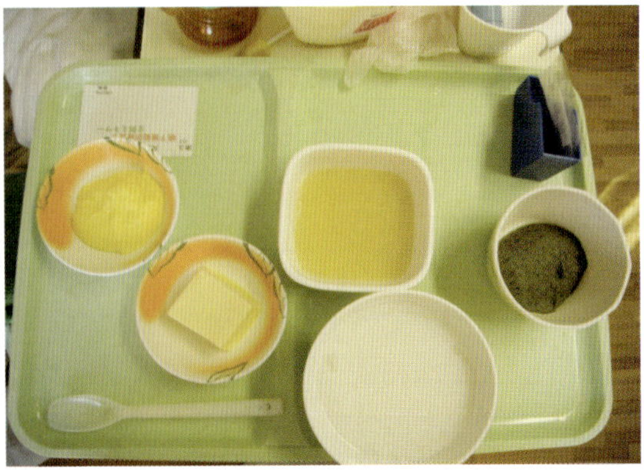

図2　ミキサーとろみ食

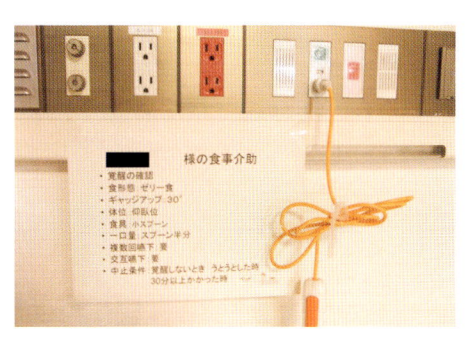

図3 摂食条件表 ベットサイドに提示

○○様の食事介助
・覚醒の確認
・食形態：ゼリー食
・ギャッジアップ：30°
・体位：仰臥位
・食具：小スプーン
・一口量：スプーン半分
・複数回嚥下：要
・交互嚥下：要
・中止条件：覚醒しないとき　うとうとした時
　　　　　　30分以上かかった時

　唇・舌や咽頭の機能の低下がみられたため、嚥下訓練を計画しました。しかし、高次脳機能障害として注意障害や右側半側空間無視がみられたため、訓練に集中することが難しく、左側の視空間を遮断するようにカーテンを閉めるなど、外空間刺激の遮断や静かな環境の提供など外的因子の管理を行いました。また、訓練に少しでも集中ができるように、患者さんが興味や関心をもっていることを訓練に取り入れることで、自動運動を促すことができました。また、単調な訓練では集中力が続かないため、棒付き飴を使うなど味覚を刺激することを利用したり、遊びを取り入れることで興味をもたせながらリハビリを効果的に行うことができました。

　スタッフ全員が同じ方法で食事介助ができるように、カンファレンスを開いて情報を共有し、さらに摂食条件をベッドサイドに提示するなど明確にしました（図3）。

iv）本症例での注意点

　注意障害による先行期の障害があったため、食事のときに覚醒が不十分な場合は、食前に口腔ケアを行い覚醒を促しました。また、テレビの音、他の患者さんの動きや声にも気が散ってしまうため、訓練や食事に集中できる環境を整えました。

　訓練では環境を整えるだけではなく、何に興味を示すか、趣味などを家族や施設職員などから聞き、訓練や日常生活に取り入れるようにしました。

　右半側空間無視があったため、左から声掛けや指示を与えるようにしました。食事では器の右半分には手を付けないため、食事中も右にも注意が向くように声掛けをしたり、器の位置を左に寄せたり、食器に残った食べ物を左に寄せるなど食事が認識されるようにしました。

v）その後の経過

　患者さんは、食物形態をミキサーとろみ食までアップし、食事量も安定したため、経鼻経管チューブを抜去し、経口摂取のみで施設に帰ることができました。口の中の食べ物を飲み込まないうちに次々と食べ物を口の中に運んでしまうペーシングの障害が残り、見守りと声掛けは必要でしたが、食堂でも左側に壁がくるよう食事をセッティングすれば食事に集中でき、車椅子で食事を自己摂取できるようになりました。

■ 文献

1) 「脳血管障害による高次脳機能障害 ナーシングガイド 改訂版」（小山珠美, 所和彦 監）, 日総研出版, 2006

2) 東京都福祉保健局ウェブページ：とうきょう高次脳機能障害インフォメーション　高次脳機能障害とは「高次脳機能障害地域支援ハンドブック（改訂版）」http://www.fukushihoken.metro.tokyo.jp/shinsho/kojino/

嚥下のエキスパートナースが伝授するケアのコツ

高次脳機能障害の患者さんを看る家族は、患者さんの人格変化など障害の受容が困難で、外観の変化が少ないため周囲から障害が理解されず孤独に陥りやすいため、家族のケアも必要です。

（藤森まり子）

医師からのアドバイス

半側空間無視では無視側の空間認識を高めるために、無視側からの呼びかけや刺激入力が重要です。しかし、食事介助に関しては誤嚥や窒息が怖いので原則的には健側からの介助になります。

（谷口　洋）

memo

第2章　1. 疾患別

9. 口腔がん、咽頭がん

青山真弓

> **ポイント**
> - 術式や治療に伴う構造上の変化や副作用症状の把握
> - 放射線照射による副作用に伴う創部や嚥下機能への影響
> - 術後の呼吸状態、嚥下機能に応じた適切なカニューレの変更と管理
> - がんを抱える患者さんの心理を汲み取ったかかわり

疾患・生活環境の概要

ⅰ) 口腔がん、咽頭がんとは

　口腔・咽頭は、呼吸・栄養など生命に直結した機能を有する場所であり、会話や食事などQOLにかかわる重要な機能を有しています。

　口腔がんは、口腔に発生するがんの総称であり、発生頻度は、舌、頬粘膜、口底、上顎歯肉、下顎歯肉、硬口蓋の順で多いとされています。全がんの2％であり、口腔にがんができることを知らない患者さんも多いことから、病期が進行した段階で受診される方も少なくありません。リスクファクターは、飲酒・喫煙・口腔衛生不良といわれています。治療は、手術・化学療法・放射線治療とそれらの併用です。

　咽頭がんは、咽頭に発生するがんであり、上咽頭・中咽頭・下咽頭にわかれています。がんができる部位によって症状は異なりますが、嚥下時痛や飲み込みにくさを訴えることが多いです。リスクファクターは、上咽頭がんは、EBウイルスの関与が指摘されており、中咽頭・下咽頭がんは、飲酒・喫煙が関与しているといわれています。治療は、口腔がんと同様ですが、上咽頭がんは放射線に対する感受性が高く放射線照射が第一選択となります。

ⅱ) 注意すべき点

● 障害部位の把握

　治療により起こる嚥下障害を把握するうえで、その臓器がどのような役割を担っているのかを把握することが重要です。口腔がんの場合、食塊形成や食物の送り込みに必要な組織が障害を受けることで、準備期・口腔期に障害を受けることが多いです。口腔がんのなかでも口腔底がんの場合は、舌骨上筋群の切除により喉頭挙上制限が起こり咽頭期の嚥下障害が起こることがあります。また、咽頭がんの場合、咽頭期に必要な組織（口蓋・舌根部・口狭部）が障害されることで、嚥下反射惹起遅延や嚥下圧形成不全など咽頭期に障害を受けることが多いです。障害部位が担っている機能をどのように補うか考え、介入することが大切です。

iii) アセスメント

口腔・咽頭がんの嚥下障害は、神経筋疾患と異なり嚥下機能に構造的な変化が生じ機能障害が出現します。その障害が手術で切除した部位のように不可逆的なものか、放射線照射後の粘膜炎のような一時的なものかを理解したうえで、今後の予後予測を立てながら介入することが必要です。

症　例

i) 患者情報

【70歳代　男性】 身長：166 cm、体重：57 kg、BMI：20.9

原疾患：左中咽頭がん

既往歴：高血圧

家族背景：妻、次男と同居

趣味：家庭菜園

喫煙歴：20本/日吸っていたが、1年前より禁煙している

● **入院から手術までの経過**

咽頭痛が出現したため、耳鼻咽喉科受診。精密検査にて、左中咽頭がん（T3N2bM0）の診断を受け、中咽頭腫瘍切除・左頸部郭清・前腕遊離皮弁再建・気管切開術を施行した。

● **退院までの目標**

手術に伴う嚥下障害に対して、術前から介入を行い訓練・評価を継続的に実施し経口摂取をめざしていく。また、術後の放射線照射に伴う、嚥下機能への影響を考慮し、経口摂取の維持を目標とした。

ii) 看護の実際

術前介入

①疾患や治療に対しどのように捉えているのかを確認し、術後必要な訓練を指導。疾患や手術に対する理解は良好であり、術後必要な訓練も積極的に実施する姿がみられた

②術前後の精神的ケアを行う目的で、精神科医師へ依頼を行い併診する。術前・術後の精神的不安に対して、精神科医師がサポートすることを伝えた

③歯科衛生士による口腔ケアの実施

入院前まで口腔ケアを1日2回行っていたが、口腔汚染著明であり適切なケアが行われていなかった。そのため、口腔ケアの必要性とともにブラッシングや粘膜清掃方法を指導した

手術日

左中咽頭腫瘍切除（左軟口蓋〜左舌根部）、左舌可動部切除、左頸部郭清（副神経合併切除）、前腕遊離皮弁再建、気管切開術施行しICU管理となった。舌骨上筋群は、左顎二腹筋後腹・茎突舌骨筋を合併切除した

経管栄養チューブの嚥下への影響を考慮し、手術中に廃液チューブ（16Fr）からEDチューブ（10Fr）へ変更

術後1日目
頸部の安静を保ち、皮弁部の血流確認を行った。皮弁部の色はピンクであり、血流良好
看護師による健常部分に対する口腔ケアを実施

術後2日目
カフ付きカニューレ挿入中であるが、カフ上唾液が多いため、呼吸訓練・喀痰訓練を積極的に実施するよう指導した

> **ナースの目**
>
> 口腔・咽頭の手術は、創部の浮腫や嚥下機能の低下から、誤嚥や窒息のリスクがあり、術中に気管カニューレが挿入されます。カフ付きカニューレ（図1）は、呼吸管理の必要な術直後の患者さんに適しています。しかし、嚥下機能にとっては、喉頭挙上の阻害や声門下圧の低下など悪影響を及ぼします。そのため、呼吸訓練や喀痰訓練を積極的に実施し、嚥下への影響が少ないレティナ（図2）などのカニューレに変更できるような介入が必要です。

術後3日目：基礎訓練開始
安静解除後より歩行訓練の開始と口腔ケアの自立に向けた指導を実施
術前より歯肉炎を認めていたことに加え、術後左可動部舌と左軟口蓋にかけて皮弁があることから、歯ブラシは柔らかめのものを使用しスポンジブラシと併用しながら実施した
カフ付きカニューレ挿入中は、発話ができないため、嚥下関連筋群の廃用症候群を予防する目的で口腔器官の運動を開始した

術後6日目：構音訓練開始
カフ上唾液もなくなり、自己喀痰可能であったため、カフ付きカニューレからレティナへ変更した。レティナになったことで、呼気が声門を通るため発話が可能となり構音訓練を開始した
「パ」行の口唇音と「カ」行の奥舌音の明瞭度不良であったため、重点的に構音訓練を実施

術後9日目
副神経の合併切除を行っていることから、左上肢の挙上障害が出現していたため、PTによる肩のリハビリテーションを開始した

術後14日目：嚥下造影検査（VF）
医師とともに嚥下造影検査実施
形態：とろみ水3 mL
嚥下機能：口唇閉鎖不全により口角からとろみ水の一部が外に出てしまう。用手的に口唇をおさえ、口唇閉鎖を行う。皮弁による奥舌の運動障害により、口腔保持困難であり、早期咽頭流入を認める
鼻咽腔閉鎖不全は認めない。嚥下反射は良好であり、誤嚥は認めない
形態：エンゲリード®〔造影剤入りゼリー（レベル0）〕

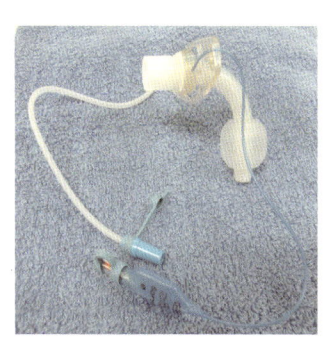

図1　カフ付きカニューレ

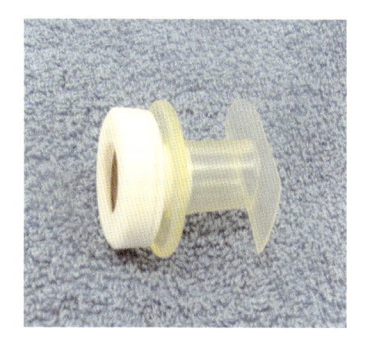

図2　レティナ

嚥下評価：嚥下スプーンを使用し、右側の健常舌よりエンゲリード®4gを入れ評価。健常舌側に乗せたゼリーの一部は、口唇閉鎖不全により口角より出てしまう。咽頭に送られたゼリーは、量が増えることで咽頭残留認めたが、複数回嚥下にてクリアランス良好。誤嚥は認めなかった

口唇閉鎖不全・奥舌挙上障害により口腔保持困難であるため、水分など咽頭流入速度の速い形態は嚥下前誤嚥のリスクが高いと判断した。皮弁部の感覚がないことから、右舌に食物を置き摂取するように指導し、ゼリー形態より開始とした

1回量や健常舌側を使用し摂取するなど、ベッドサイドに食事摂取方法を提示し、統一した指導が行えるよう調整した

術後16日目
嚥下ゼリー食の摂取開始後も誤嚥の兆候なく摂取可能なため、とろみ食に変更した

術後18日目：嚥下内視鏡検査（VE）
医師とともに嚥下内視鏡検査実施。水分摂取が可能かどうか評価を行った。早期咽頭流入により喉頭進入認めるが、咳払いにて喀出可能。水分の摂取は、誤嚥のリスクがあると判断し、水分にとろみを付け摂取するようにした

術後28日目〜
段階的に食物形態の調整を行い、全粥食にて退院となる。術後放射線照射（患側頸部）を外来で行うため、放射線照射による副作用と対処法について指導を行った
外来照射10Gy：口腔乾燥訴え、保湿剤にて対処を行った
外来照射18Gy：咽頭痛や粘膜炎が出現し、経口摂取量が低下した。鎮痛剤の使用や粘膜保護剤の使用とともに、高カロリーゼリーや経口栄養剤などの補助食品の摂取を行った
外来照射20Gy：頸部の皮膚損傷により表層感染を起こし、照射を一時中断する。創部が軽快した1週間後より照射を再開した
外来照射50Gy：放射線照射終了。経口摂取は、補助食品のみ摂取した

iii）行った看護のポイント

● **退院時指導**

放射線照射に伴う宿酔症状・骨髄抑制・皮膚症状・粘膜症状についての説明と対処法について指導をしました。特に粘膜症状に関しては、照射部位から粘膜炎や唾液腺への照射に伴い口腔乾燥の出現するリスクが高いため、食物形態の調整や保湿剤の使用を行うことを伝えました。口腔ケアは、1日4回実施できていましたが、今後起こる粘膜炎の二次感染の予防のためにも再度歯科衛生士による口腔ケア指導を実施しました。

iv）本症例での注意事項

口腔・咽頭がんは、がんの進行度や再発などにより手術・化学療法・放射線治療などが併用されていますが、嚥下機能もまた治療により複雑に変化をきたします。本症例においても、咽頭がんの手術に伴い嚥下障害が出現し、訓練により経口摂取が可能となりました。しかし、その後の放射線照射に伴う副作用により嚥下機能が低下したため、一時的に経口補助食品しか摂取できなくなりました。術後の嚥下機能は、軽度の嚥下障害であっても、その後の治療によって嚥下障害の悪化をきたす場合があります。現在の嚥下機能だけでなく、今後の治療により起こる障害を予測し、患者さん指導や栄養経路の確保などを考慮することが必要です。

v）その後の経過

放射線照射終了後、粘膜炎や疼痛が軽減したことで、補助栄養以外の食事の摂取が可能と

なり、現在全粥食の摂取を行っています。口腔乾燥は、残存しているため保湿剤の使用を継続しています。

文献

- 「摂食嚥下障害ナーシングフィジカルアセスメントから嚥下訓練へ」(鎌倉やよい 編著),医学書院,2000
- 大上研二:嚥下障害を考慮に入れた口腔・咽頭癌手術術式の選択-上側壁型中咽頭癌切除後再建症例を中心に-.耳鼻と臨床, 54 (2):103-111, 2008
- 杉本良介,他:上・側壁型中咽頭癌に対する術後機能評価.頭頸部癌, 35 (1):21-24, 2009
- 藤本保志,他:頭頸部がん手術後嚥下障害の予防と対応.JOHNS, 19 (3):445-450, 2003
- 藤本保志,中島務:頭頸部癌術後嚥下障害のリハビリテーション.日気食会報, 62 (5):494-500, 2011
- 鎌倉やよい,深田順子:頭頸部癌術後の咀嚼・嚥下リハビリテーション:看護の立場から.頭頸部癌, 31 (3):331-336, 2005
- 藤本保志:頭頸部癌術後.耳喉頭頸, 80 (8):539-546, 2008
- 兵頭政光:頭頸部癌症例における嚥下リハビリテーション. MB ENT, 103:65-69, 2009
- 藤本保志:咽頭・喉頭・舌癌の術前リハ.臨床リハビリテーション, 13:129-134, 2001
- 鬼塚哲朗:口腔癌・中咽頭癌手術.「疾患別に診る嚥下障害」(藤島一郎 監),医歯薬出版, 309-317, 2012
- 「よくわかる嚥下障害改訂第2版」(藤島一郎 編著), 231-243,永井書店, 2006
- 「放射線療法の有害反応-多職種チームで実践する治療と患者支援-」(丹生健一 編著),日本看護協会出版会, 2011
- 「口腔・中咽頭がんのリハビリテーション-構音障害,摂食・嚥下障害」(溝尻源太郎,熊倉勇美 著),医歯薬出版, 2000

嚥下のエキスパートナースが伝授するケアのコツ

口腔・咽頭がん手術に伴う嚥下機能障害の考え方は、具体的な切除範囲を医師に確認して、①切除による不可逆な問題は何か、②時間的経過や訓練により回復可能な問題は何か、③不可逆な問題を代償する方法は何かを、明らかにしてアプローチの方法を検討することです。

(藤森まり子)

医師からのアドバイス

口腔・咽頭がんで放射線療法を受けている場合は、急性期を乗り切ったとしても、数年後に徐々に晩発性の障害が出てくることがしばしばみられます。咽頭収縮筋の収縮や食道入口部の開大が放射線障害によって進行性に生じるためです。この場合、早期に発見してリハビリテーションを行うことで進行を防止できたり、遅らせることができます。注意深い観察と指導を忘れないでください(第2章-1-12参照)。

(藤島一郎)

第2章 1. 疾患別

10. 舌がん

青山真弓

> **ポイント**
> - 術後の嚥下機能障害を踏まえた術前介入
> - 神経や筋肉の切除範囲を含めた術式と解剖生理の理解
> - 嚥下機能評価、残存機能を活かした嚥下訓練の実施
> - 手術により変化した患者さんのボディイメージに配慮したかかわり

舌がんの概要

ⅰ）舌がんとは

　舌がんは、口腔がんのなかで最も発生頻度が高く、ほとんどは舌縁部に発生します。初期症状は、びらんや潰瘍、白斑や赤斑ができますが、患者さんにとって馴染みのない疾患であることなどから、リンパ節転移など進行した状態で受診される方も多くいます。リスクファクターは、飲酒・喫煙・口腔衛生の不良といわれています。特に口腔衛生不良に関しては、口腔ケア習慣がない場合や舌がんによる舌痛の出現などから口腔内汚染を認める患者さんも少なくありません。主な治療法は、手術・放射線治療・化学療法とそれらの併用です。

ⅱ）注意すべき点

● 術式の把握

　舌がんの切除範囲により、術後の嚥下障害の重症度が変わってきます。同じ舌亜全摘出術の患者さんでも、舌根部切除と可動部舌のみの切除では、術後の嚥下障害が大きく変わります。（図1）このように、図の①と②は同じ半側切除と記され、③と④は同じ亜全摘出術と記されますが、有郭乳頭より後ろの舌根部の切除により、術後の咽頭期の嚥下に与える影響が大きく変わってきます。術式によっては、舌骨上筋群の合併切除による喉頭挙上制限や副神経・顔面神経・舌下神経の切除や損傷による運動障害が起こる可能性があります。また、欠損部分の大きさと再建皮弁のボリュームのバランスは、術後の舌可動性や口峡の大きさに影響するので確認しておきます。手術記録だけでは細かい筋・神経の切除範囲を知ることが難しいため、医師に確認を行うことが大切です。

● 皮弁部の血流確認

　手術直後は、創部の安静が大切です。特に、遊離皮弁再建を行う場合は、腹直筋や前腕筋などを使用し再建します。皮弁再建は、血管吻合を行うため、皮弁部の血流の確認と安静を保持することが重要なケアとなります。

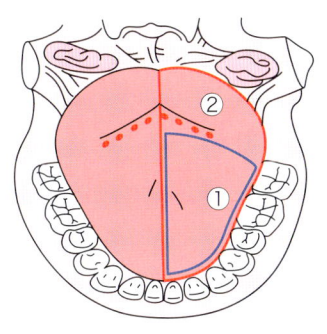

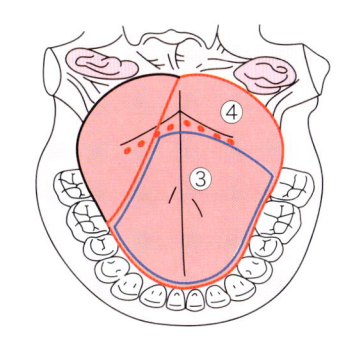

図1　舌がん切除部位

iii）アセスメント

　　術前から術後起こりうる嚥下障害がある程度予測でき、意識レベルが正常で、日常生活動作が自分で行える患者さんが多いことが特徴です。そのため、術前介入により術後の状態をイメージできるようかかわることが大切です。術後早期から訓練を開始することで、機能回復を助け、合併症を予防し、経口摂取の開始をスムーズにすることができます。手術により失った機能を明確にし、代償や残存機能を活かした介入をすることが必要です。

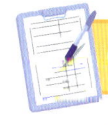

症　例

i）患者情報

【60歳代　女性】 身長：154 cm、体重：47.8 kg、BMI：20.2

原疾患：舌がん（右側面）

既往歴：なし

家族背景：父（別居）、母（別居）、配偶者（離婚）、息子（同居）

職業：接客業

● 入院から手術までの経過

　　舌の腫脹・右咽頭痛自覚し、当院受診。生検の結果、舌がん（T4N2cM0）の診断にて舌亜全摘出・両側頸部郭清・腹直筋遊離皮弁再建・気管切開術を施行する。

● 退院までの目標

　　手術前から手術後の状態がイメージできるようにかかわり、術後の安静解除後早期よりリハビリテーションを開始できるようにしていく。残存機能を活かした訓練を実施し、経口摂取に移行することができる。

ⅱ) 看護の実際

術前介入

①疾患や治療に対しどのように捉えているのかを確認。疾患に対する理解良好であるが、術後のイメージはできていない様子であった
②嚥下模型を用い嚥下の解剖と術後想定される嚥下障害について説明を行った
③歯科衛生士による口腔ケア方法の確認
　術前の口腔ケア回数は、1日2回であり朝と眠前に実施していた
　手術前日、歯科衛生士により歯科専門用具を使用した歯こうの除去、歯石の除去、クリーニングを実施した
④言語聴覚士（ST）と作成した嚥下訓練パンフレットを用い、嚥下機能訓練を指導した（図2、3）
⑤術後に必要な頸部固定体験や気管カニューレ・経管栄養チューブに触れ、イメージできるようなかかわりを行った
⑥外来で、同じような手術を受けた患者さんに実際に会ってもらい、術後の日常生活についての疑問点や不安点を解消してもらった

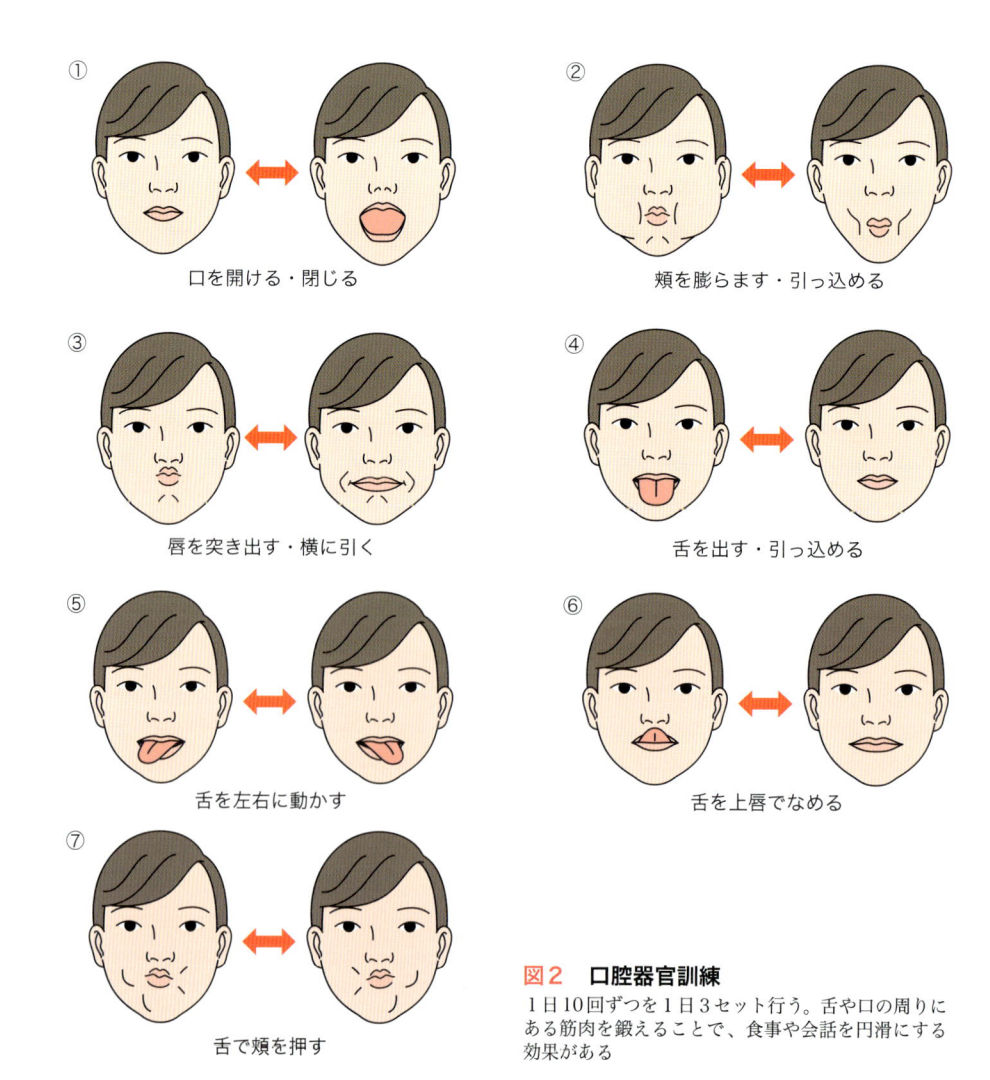

① 口を開ける・閉じる
② 頰を膨らます・引っ込める
③ 唇を突き出す・横に引く
④ 舌を出す・引っ込める
⑤ 舌を左右に動かす
⑥ 舌を上唇でなめる
⑦ 舌で頰を押す

図2　口腔器官訓練
1日10回ずつを1日3セット行う。舌や口の周りにある筋肉を鍛えることで、食事や会話を円滑にする効果がある

手術日
舌がん切除（亜全摘出・右舌根部含む）、両側頸部郭清、腹直筋遊離皮弁再建、気管切開術を施行しICU管理となった。医師に詳しい術式と切除範囲を確認する。手術により、舌がんの切除に加え、舌骨上筋群（右側のオトガイ舌骨筋・顎舌骨筋・顎二腹筋前腹）の切除を施行した

術後1日目：ICU帰室
頸部部固定枕を使用し、頸部の安静の保持と皮弁部の血流を観察した
皮弁部の色はピンクであり、血流テストも問題なし。皮弁部の確認（ピンク→正常　白→阻血　紫・黒→うっ血）
看護師による正常組織に対する口腔ケアの実施

術後3日目
安静解除後より歩行訓練の開始と口腔ケアの自立に向けた指導を実施

> **ナースの目**
> 創部の感染予防のため、手術により変化した口腔内の観察を行いながら実施できることが理想ですが、顔貌の変化に対する受容段階を確認しながら鏡を使用するなどの配慮が必要です。今回も口腔ケアの自立を促す際、患者さんに鏡を使用して口腔ケアを実施してもよいか確認を行いました。初日は、怖くてみられないとの発言が聞かれたため、鏡の使用を控え見守り下で一緒に実施。翌日より、患者さん自ら鏡の前に立ち、口腔内を観察しながら口腔ケアの実施ができるようになりました。

胃チューブの嚥下への影響を考慮し、手術中に廃液目的で挿入された胃チューブ（16Fr）をEDチューブ（10Fr）へ変更

術後4日目
医師の指示のもと基礎訓練として口腔器官訓練を開始した

1．口の運動
アタ・エタ・オタ
アテ・エテ・オテ
アト・エト・オト
タテト・テトタ
タ・テ・チ・ツ・テ・ト・タ・ト

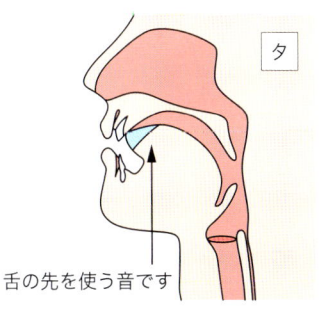

タ
舌の先を使う音です

2．単語

たいこ	ちから	ツバメ	テント	とけい
ネクタイ	うちわ	まつり	カステラ	えんとつ
カルタ	マッチ	なつ	きって	デパート

3．短い文
台風で大木が倒れました
テニスをしていて手を怪我しました
停車場の近くで汽笛が聞こえた
トンネルを通って東北へ行きました
友達と、とんぼを取って遊びました

図3　構音訓練

左舌根部しか残存していないため、残存部分を意識して実施するよう指導
- **術後6日目：構音訓練**
　　　気管カニューレを抜去し構音訓練を開始した
　　　口唇音問題なし、舌尖音・弾音明瞭度低い、奥舌音軽度明瞭度不良のため、「カ」「タ」「ラ」の音を重点的に訓練するよう指導した
- **術後7日目：嚥下評価**
　　　STとともに嚥下評価施行
　　　反復唾液嚥下テスト（RSST）2回/30秒、（喉頭挙上不十分のため）改訂水飲みテスト（MWST）4点
　　　舌運動重度障害、嚥下反射は良好であるが喉頭挙上制限あり
- **術後14日目：嚥下造影検査**
　　　【形態】：とろみ水3 mL
　　　【嚥下機能】：舌運動が重度に障害されていることから、食塊形成や送り込みが困難。舌根部の挙上制限から口腔保持がうまく行えず、とろみ水の一部が咽頭流入してしまう。喉頭進入したとろみ水は、咳反射にて喀出可能。喉頭挙上制限認め、食道入口部の開大は少ないが複数回嚥下にてクリアランス良好。誤嚥は認めなかった
　　　【代償法】：舌運動障害に対しては、残存している左舌根部に食物を乗せ、頸部を軽度後屈し咽頭へ送り込み、その後頸部前屈し嚥下を行うことで代償した。喉頭挙上制限に対しては、メンデルソン手技を行い、咽頭残留してしまう食物は複数回嚥下にてクリアランスを保てていた
　　　メンデルソン手技：舌骨喉頭挙止の運動範囲の拡大と挙上持続時間の延長を目的に行う。方法は、嚥下時の喉頭挙上がピークに達したときにそのまま数秒停止し、力を抜いて嚥下前の状態に戻す
　　　【食器具】：左舌根部に置けるような柄が長く、1回量が多くならないカップが小さめのスプーン（ソーダースプーン）を使用
- **術後20日目**
　　　ペースト食に変更し、食事摂取量に応じ経管栄養にて投与を行った
- **術後25日目**
　　　経口摂取のみで必要栄養量を確保することができているため、栄養指導を受け退院となる

iii）行った看護のポイント

● 術前の本人への指導

　　　疾患に対する理解は良好でしたが、手術について「想像ができない」との発言が聞かれていました。意識レベルが正常であり、「よくなるために何でもやりたい」との前向きな姿勢から、患者さんが主体的に訓練を実施できるよう指導を行いました。

　　　術前予測した嚥下障害は、舌切除による食塊形成や咽頭への送り込み不全、舌根部切除による嚥下圧形成不全に伴う嚥下後誤嚥のリスク、舌骨上筋群切除に伴う喉頭挙上制限による咽頭残留や食道入口部開大不全、皮弁部分の感覚低下による嚥下反射惹起遅延、気管カニューレや経管栄養チューブの挿入による嚥下への影響が考えられました。術後スムーズな訓練が開始できるよう、術前より術後に必要な舌や口唇の運動、構音訓練、呼吸訓練の指導を行いました。

　　　感染や瘻孔などの合併症を予防するための口腔ケアに関しては、口腔ケアの習慣化はされていたため、術後の変化した口腔形態に応じた口腔ケア方法を術後安静解除後から一緒に行うことを伝えました。

iv）本症例での注意点

　　手術後の残存機能がどの程度か、失った機能は何か、それを代償するために何を活用すればよいのかを明確にすることが重要です。本症例では、残存舌は、左側の半側舌根部です。舌がん切除を補う皮弁は、知覚・味覚・運動など舌の機能を有しているわけではありません。その失った機能の代償法として、残存している左側の舌根部を強化するための舌運動や、直接訓練時に左舌根部に向けて食物を置くなど残存部位を強化し補うアプローチが必要です。患者さんのなかには、皮弁部がいつか舌と同じような働きができるようになると思い、一生懸命訓練を実施している方もいます。その場合、訓練の効果を実感することができず精神的に落ち込んでしまう可能性が高いです。そのようなことを避けるためにも、患者さん指導を行ううえで、患者さん自身が自分の失った機能・残存機能を理解できるようなかかわりを行うことが重要です。

v）その後の経過

　　嚥下食を自分で調理するため、栄養補助食品の紹介を含めた栄養指導を受け、退院されました。仕事に関しては、構音障害があるため、接客業から事務仕事へ変更し職場復帰をしました。外来での通院をしながら追加治療として、放射線照射を行いました。放射線照射後期には、一時的に経口摂取が困難となりましたが、その後現在まで嚥下食を摂取できています。

文献

- 「摂食嚥下障害スクリーニング／クリニカルアセスメントから嚥下訓練へ」（鎌倉やよい 編著），医学書院，2000
- 「口腔・中咽頭がんのリハビリテーション－構音障害 摂食・嚥下障害」（溝尻源太郎，熊倉勇美 著），医歯薬出版，2000
- 藤本保志 他：頭頸部がん手術後嚥下障害の予防と対応．JOHNS, 19（3）：445-450, 2003
- 藤本保志，中島務：頭頸部癌術後嚥下障害のリハビリテーション，日気食会報：62（5）：494-500, 2011
- 鎌倉やよい，深田順子：頭頸部癌術後の咀嚼・嚥下リハビリテーション：看護の立場から．頭頸部癌，31：331-336, 2005
- 藤本保志：頭頸部癌術後．耳喉頭頸，80（8）：539-546, 2008
- 兵頭政光：頭頸部癌症例における嚥下リハビリテーション．MB ENT, 103：65-69, 2009
- 藤本保志：咽頭・喉頭・舌癌の術前リハ．臨床リハ，13：129-134, 2001
- 「疾患別に診る嚥下障害」（藤島一郎 監），医歯薬出版，2012
- 「よくわかる嚥下障害改訂第2版」（藤島一郎 編著），231-243, 永井書店，2006

医師からのアドバイス

　　舌は有郭乳頭より前方の部分です。それより後方は舌根部と呼ばれ、咽頭（の前壁）に分類されます。舌がんは尖った歯や義歯などによる慢性の刺激で発生するといわれています。口腔内でいつも同じ部位にアフタができる場合など要注意です。

（藤島一郎）

第2章　1. 疾患別

11. 食道がん

鈴木恭子

> **ポイント**
> - 腫瘍による通過障害などがある際の食物形態の調整や栄養管理
> - 術操作による反回神経麻痺の有無・程度の確認
> - 術式による解剖学的変化のため、新たに食事摂取方法を習得するための患者さん指導

疾患・生活環境の概要

ⅰ) 食道がんとは

　日本における食道がん患者さんは約90％以上が扁平上皮がんであり、半数以上が胸部中部食道がんで4分の1が胸部下部食道がんで、罹患年齢は60～70歳代の男性に多いのが特徴です。発症因子は喫煙や多量の飲酒が明らかになっており、初発症状はないことが多く、検診時に発見されることがあります。初発症状は、通過障害、熱いものを飲んだときにしみる、体重減少などがあります。食道がんの治療は、病期によって異なります（図1）。
　今回は、これら治療方法のなかから嚥下障害が起こりやすい外科治療（主に胸部食道がん）における摂食・嚥下機能の変化について述べます。

ⅱ) 注意すべき点

● 栄養管理について

　胸部食道がんの多くは術前化学補助療法（シスプラチン＋フルオロウラシル2コース等）を行うため、治療の副作用（嘔気や食欲不振など）で十分な栄養摂取ができず、体重減少や低栄養状態になる場合があります。もしくは、腫瘍による食道の通過障害が起こり（Leopoldの摂食・嚥下運動の分類[2]による食道期の問題）、特定の食物形態しか摂取できないなどの問題が生じます。そのため、術前から必要な栄養摂取が行えるように必要摂取量の計算を行い、どのような食事内容であれば摂取可能か検討・相談し、手術に耐えうる状態にしていく必要があります。

● 術操作による反回神経麻痺の有無、程度の確認

　胸部食道がんの手術では、所属する3領域のリンパ節郭清（頸部・胸部・腹部）を行います。胸部リンパ節郭清の際には反回神経周辺を操作するため、術後、反回神経麻痺が起こる可能性があります。反回神経麻痺が起こると、声門閉鎖不全となり、誤嚥のリスクが高まります。そのため、医師は術後早期の段階に気管支鏡検査を実施し、声帯の動きを評価します。観察点は、麻痺の有無、麻痺側の特定などで、看護師はそれらを把握し、基礎訓練（声門閉鎖

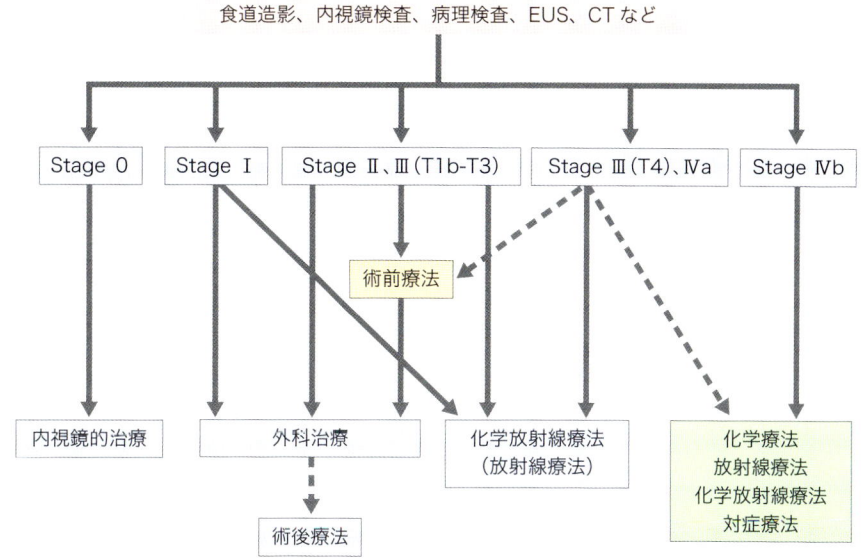

図1　食道がん治療のアルゴリズム
EUS：超音波内視鏡検査（文献1のp2より転載）

訓練など）の実施や経口摂取開始時の嚥下方法（息こらえ嚥下や麻痺側への頸部回旋位、食物形態の調整など）を検討する必要があります。

新たな食事摂取方法を習得するための患者さん指導

多くの胸部食道がんの手術では、食道を抜去し胃管を吊り上げて頸部食道に吻合するため、本来の胃の機能が低下します。主な胃の機能は、食物を粥状にこなす、貯留させ少しずつ腸に送ることです。そのため、患者さんはこれらの機能変化に対応した新たな食事摂取方法を習得する必要があります。

食物を粥状にこなす機能を補うために、咀嚼回数を増やし粥状にしてから嚥下する必要があります。患者さんの多くは男性であり、あまり咀嚼をせずに嚥下するという食習慣の方が多い傾向にあります。看護師は十分な咀嚼が必要である理由を説明したうえで、食習慣の変更を指導します。

胃の貯留機能が低下しているため、少量で満腹になってしまい1回の摂取量が低下します。これを補うために、間食や高カロリーの食材を選択するなどして1日に必要な栄養量の摂取を行います。退院が近づいてくるころに、看護師は患者さんの生活環境に合わせ、どのタイミングで間食が可能かなど、患者さん・家族と一緒に考え食生活の指導をする必要があります。

iii）アセスメント

●手術による嚥下機能の変化

食道がん術後には、気管周囲のリンパ節郭清に伴う前頸筋群の切離による術創付近の瘢痕から喉頭挙上制限が生じ、咽頭残留や食道入口部開大不全が引き起こされます。さらに、胃

噴門機能の消失に伴い胃内容物の逆流が起こりやすい状態です。また、合併症として反回神経麻痺が生じると、声門閉鎖不全により喉頭挙上期の誤嚥など嚥下障害を認めることがあります。そして、頸部食道吻合部の狭窄が生じると通過障害や咽頭残留が起こりやすくなります。

● 誤嚥性肺炎のリスク

長時間におよぶ手術による気管内挿管の影響、開胸術に伴う呼吸機能低下、創部（頸部・胸部・腹部）痛やドレーン挿入部痛に伴う有効な咳嗽力の低下、酸素投与やドライサイド管理（輸液量を抑える管理）に伴う口腔乾燥や数日間の非経口摂取状況による唾液分泌低下に伴う口腔内汚染、前述の手術による嚥下機能の変化など多くの誤嚥性肺炎の因子があります。

症　例

i ）患者情報

【60歳代　男性】 身長：170 cm、体重：60 kg（入院時）、BMI：20.7
現病歴：胸部食道がん（T3N2M0）
既往歴：喘息（最終発作30歳代）、高血圧（内服治療中）
家族背景：配偶者、子供2人（同居）
術式：右開胸開腹食道亜全摘、3領域郭清、胸骨後経路頸部食道胃管再建
合併症：左反回神経麻痺

● 手術までの経過

つかえ感があり近医を受診し、内視鏡検査で食道がんの疑いがあると診断され国立がん研究センター中央病院食道外科紹介となる。診察の結果、術前化学療法（FP療法：シスプラチン＋5FUを2コース）＋手術を希望される。術前化学療法では軽度の嘔気・食欲不振があったが制吐剤の使用により食事摂取はできており、体重変化もほとんどなかった。

ii）看護の実際

入院日
　術後起こりうる嚥下機能の変化、口腔ケアの必要性、咳嗽訓練の説明と指導

手術日
　右開胸開腹食道亜全摘、3領域郭清、胸骨後経路頸部食道胃管再建術を施行。気管挿管を抜管しICU管理となる

1病日
　内視鏡検査で左反回神経麻痺（傍正中固定）と診断
　口腔ケア、離床訓練（坐位姿勢の保持や数メートル歩行）、呼吸・循環動態の管理、就寝時もベッド30度以上で頸部前屈位になるよう体位調整

> **ナースの目**
>
> 内視鏡検査で左反回神経麻痺があると診断され、誤嚥のリスクが高まったことに対し、口腔ケアに舌のブラッシングを加えました。さらに、呼吸管理として早期離床を促し、創部痛を軽減しながらの咳嗽訓練や体位調整などを行い、肺炎を起こすことなく経過することができました。

- **7病日**
  医師による改訂水飲みテストを実施し、1回目はむせあり、2回目はむせなし
  バリウム使用による透視検査で縫合不全なし、咽頭残留軽度、誤嚥なしと診断
  一般病棟へ移動し、食事開始前にパンフレットを用いた食事指導と誤嚥予防の嚥下方法を本人に実施。食事中の食行動観察を行い30分以上かけて、5回全粥食を全量摂取
- **12病日**
  管理栄養士による自宅での栄養管理に関する栄養指導
- **13病日**
  新たに習得した食行動の再確認、退院後の間食のタイミングなどを含めた退院指導を患者さんと家族に実施した
- **14病日**
  退院

iii) 行った看護のポイント

● 7病日の食事指導

手術による嚥下・消化機能変化があるため、新たに習得すべき食習慣についての食事指導を行いました。加えて、ICU管理中に行われた内視鏡検査で左反回神経麻痺があると診断された情報と改訂水飲みテストの結果から、誤嚥予防の嚥下方法（息こらえ嚥下、左側への嚥下前頸部回旋）の指導と液体にとろみをつけることを行いました。さらに、指導内容を行動できているかを確認するため、初回摂取時に食事場面の観察（むせの有無、嚥下方法の実行、咀嚼回数など）を行いました。その結果、食事中にむせることなく全量摂取ができました。

iv) 本例での注意点

手術によって多くの嚥下機能低下因子があるため、手術直後から誤嚥のリスク管理を行うことが必要です。特に非経口摂取期間の管理は見落としがちですが、口腔ケアの強化や呼吸管理、体位調整など実施することは多くあります。さらに、食事が開始された際は、患者さんが新たな食行動を取得するための根拠を説明し、行動変容ができているか実際の食事場面を観察することが大切です。

v) その後の経過

退院後、自宅療養において食事摂取量や活動量を徐々に増やしていますが体重増加に至っていない状態です。水やお茶でたまにむせることがあるようなので、液体にはとろみをつけることを継続しています。

■ 文献

1) 「食道癌診断・治療ガイドライン　2012年4月版」(特定非営利活動法人日本食道学会 編), 金原出版, 2012
2) Leopold, N.A., Kagel, M.C. : Swallowing, ingestion and dysphagia: a reappraisal. Arch. Phys. Med. Rehabil., 64 (8) : 371-373, 1983

◇ 「癌のリハビリテーション」(辻哲也, 他 編), 金原出版, 2006
◇ 「がん看護　実践シリーズ4　食道がん」(加藤抱一 編), メヂカルフレンド社, 2008
◇ 「嚥下障害ナーシング」(鎌倉やよい 編), 医学書院, 2004

嚥下のエキスパートナースが伝授するケアのコツ

食道がん術後の摂食・嚥下障害の病態は、通過障害ですが咽頭期に問題があることも多く、食物形態の選択は重要です。食事を開始できる状態かどうかを評価し、食事開始にあたっては、スライスゼリー丸呑みやとろみ付き液体などからはじめ、段階的に上げていく必要があり、最終的に常食まで上げられない症例もあります。

(藤森まり子)

医師からのアドバイス

脳卒中患者さんにも食道がん（とくに下部〜噴門部）を合併することがあります。一度食べられるようになった患者さんに、固形物だとのどを通らなくなる、食べはじめてしばらくすると吐く、という症状が出たら要注意です。筆者は何人もこのような症状で食道がんを発見しています。疑わしいと思ったら必ず早めに検査を依頼するようにしてください。

(藤島一郎)

memo

第2章　1. 疾患別

12. 放射線治療の後遺症

鈴木恭子

> **ポイント**
> - 放射線治療の照射野が嚥下機能の低下に関与する部位であるか確認する
> - 歯科医やリハビリテーションチームと協働し、症状緩和に努める
> - 症状が永続的な場合が多いため、精神的な支援を行う

疾患・生活環境の概要

ⅰ) 放射線治療とは

　放射線治療は局所治療であり、放射線照射により細胞の中にあるDNAの二重鎖が切断されてがん細胞が死滅するということを利用しています。放射線は分裂細胞を殺す効果が強く、がん細胞は正常細胞よりも増殖スピードが早く分裂期の細胞が多いので死滅しやすいこと、また、正常細胞はがん細胞より障害の程度が軽く、元の状態に回復することがほとんどであるという特徴があります。

　治療の方法は外部照射法と密封小線源治療法があり、がんの特徴によってどちらか1つ行うこともあれば組み合わせて治療することもあります。最も多く行われているのは外部照射法のみの治療です。

　まず、治療を行う前にCTで得られた画像を用いて3次元治療計画などを行います。また、治療は何回にも分けて行われるため、毎回同じ位置に照射できるように体位を固定するための固定具を作製したり、皮膚表面にマーキングをします。そして、放射線照射は一方向からのこともあれば、複数方向から照射する場合もあります。どのような照射方法が適切かは腫瘍、周囲正常組織に与える影響、治療の目的（根治目的か緩和目的か）、全身状態などを考慮して決定されます。

　放射線治療によって嚥下障害を起こしやすいのは、頭頸部領域のがんです。この領域では、根治目的で放射線治療を行うのはⅠ、Ⅱ期の早期がんが多いです。Ⅰ、Ⅱ期の早期がんでは、はじめに行う治療が放射線治療でも手術でも治癒率に大きな差がないことがわかっており、形態や機能が保たれる可能性がある放射線治療を勧められることが多くなります。放射線治療は6〜8週間の外部照射法で治療することがほとんどです。そのため、多くの方は通院で治療を行っており、放射線治療の副作用のために入院しなければならない方は少数です。一方、進行がんに対しては、照射野が広範囲になることや放射線化学療法を行うため副作用が強く出ます。そのため、治療後、口腔トラブルが遷延したり、嚥下関連筋群の廃用や筋拘縮などで経口摂取が困難になり胃ろう造設をすることがあります。

表1　放射線治療による主な口腔トラブル

発症時期	口腔トラブル	原因	病態	症状
急性期	口腔粘膜炎	粘膜基底細胞のフリーラジカルによるアポトーシス（細胞死）	口腔粘膜びらんまたは潰瘍	粘膜潰瘍部分の強い疼痛
	味覚障害	味蕾細胞へ直接ダメージ	味覚変化、味覚の喪失　特定の味の不快感	味がうすいと塩分が強い食事を好む　苦い感じがする
急性～慢性期	口腔乾燥	唾液分泌細胞への直接ダメージによる分泌量減少	口腔粘膜の乾燥	口の中がざらざら　食物を噛んでもまとまらない
	ヘルペス感染	免疫力低下に伴う日和見感染	粘膜の水泡性病変　すぐに破裂して潰瘍形成	持続性の強い疼痛
	カンジダ感染		剥離可能な粘膜の白苔	ピリピリする弱い痛み
晩発性	開口障害・瘢痕形成	照射部位の筋肉結合組織の線維化	筋肉組織の瘢痕拘縮による開口障害	経口摂取・嚥下機能困難
	軟組織壊死	口腔粘膜の末梢血管障害による虚血	義歯が粘膜圧迫する部位に放射線性骨壊死に先行し発症	口腔粘膜の壊死　持続的な骨露出
	放射線性骨髄炎	顎骨内末梢血管の虚血、骨組織線維化	骨の感染抵抗力低下　抜歯を契機に骨壊死リスク	顎骨より排膿、創部疼痛　遷延する顎骨骨髄炎と壊死
	放射線性う蝕	唾液分泌低下による自浄作用、免疫作用低下	唾液pH緩衝作用低下　口腔内酸性に傾きう蝕増加	残存歯の歯頸部のう蝕進行、歯冠崩壊、残根状態

文献1より引用

ii）注意すべき点

　頭頸部領域の放射線治療では、口腔内に照射野が含まれる場合、口腔トラブルの発症率は100％といわれています。そして、その口腔トラブルは治療後も遷延して患者さんのQOLに大きな影響を与えます。口腔トラブルの発症時期は、急性期に限定されるもの、急性期～慢性期にわたるもの、後遺症・晩発性のものがあります（表1）。特に、慢性期・後遺症・晩発性の口腔トラブル発生リスクが高いと考えられる患者さんには、放射線治療終了後も口腔内の評価と口腔ケアを歯科医や歯科衛生士と協力し、継続していく必要があります。

iii）アセスメント

● 口腔乾燥症

　放射線治療による唾液組織の線維化、脂肪変性、腺房萎縮などの原因で起こるとされています。発症時期は、放射線治療開始の約2週間後からはじまり、治療終了後も数年間継続するといわれています。この間、少しずつ口腔乾燥症状は改善傾向を示しますが、現在の外部照射方法では永続的な唾液腺の機能障害を生じる可能性が強くあります。特に、高齢者は強く障害が生じます。また、唾液腺のなかでも耳下腺が照射野に含まれると口腔乾燥症状は必発です。耳下腺は1日あたりの唾液量の約60％を分泌し、唾液の性状はさらさらした漿液性唾液です。耳下腺は粘稠な唾液を分泌する顎下腺や舌下腺よりも放射線感度が強いという特徴があります。

このように口腔内の唾液分泌量が少なくなると、味覚異常が起きます。味覚異常があると食べる楽しみの低下につながり、QOL低下とともに経口摂取量の低下や低栄養状態を引き起こします。さらに、唾液量が少ないことで食物を口腔内で嚥下しやすい形態にしたり、咽頭へ送り込む際の障害になります。そして、口腔内の自浄作用が低下するため、う歯を生じやすくなるので口腔ケアを積極的に行う必要があります。

● 開口障害

照射野に舌根部、唾液腺、上顎、下顎が含まれると顎関節周囲の皮膚や筋肉などが萎縮・線維化することで、開口困難になります。開口障害はコミュニケーション、摂食・嚥下障害、口腔ケア不足など多くの問題を引き起こします。摂食・嚥下障害に関しては、捕食のしづらさや捕食可能なものが制限されてしまうこと、咀嚼能力が低下し食塊形成不全を招き、口腔や咽頭への残留物増加をきたすことがあります。そして、これらの要因は誤嚥の発生を増加させます。

● 組織線維症

組織線維症とは、放射線照射野にある小血管系に損傷が起こり、組織が再生する際に病的再生（筋線維の結合組織によって置換され瘢痕）し、永続することです。主な障害は、舌根の後方への運動性の低下、喉頭挙上障害、喉頭蓋の反転が制限されることです。この状態は、食塊の残留と嚥下前および嚥下後の誤嚥を引き起こすことがあります。そして、放射線照射野が頸部の場合、瘢痕化し硬化した際には治療終了後約1年以内にはある程度の軟らかさを取り戻しますが、稀にさらに深層にある筋層まで瘢痕化すると、その変化は不可逆的になります。特に輪状咽頭筋が瘢痕化すると嚥下時の食道入口部開大が著明に障害され、同時に喉頭挙上が妨げられます。また、頸部可動域が低下すると体位による代償も困難になり、結果として嚥下後誤嚥を引き起こします。

● 照射野が咽頭・喉頭部の場合

咽頭の収縮能力や喉頭挙上の低下が生じ食塊の咽頭残留や誤嚥の原因になります。そして、気道の感覚低下により不顕性誤嚥の危険性があります。もちろん、頸部も照射野になるため頸部可動域の低下をきたします。

症　例

ⅰ）患者情報

【60歳代　男性】 身長：165 cm、体重：56 kg、BMI：20.5

原疾患：中咽頭がん（舌根がん）T2N2M0

既往歴：なし

家族背景：独居

治療：放射線70Gy照射（照射部：舌根部と所属リンパ節）　終了後1年経過

ii）看護の実際

外来受診時

患者さんより「口腔乾燥が残存し会話も食事も困難なときがある。特に朝起きると乾燥が著明で痰も絡みスムーズに喀出することができない。また、水を飲むときにむせることがある。開口障害があり、大きなスプーンは入らない。1年も経っているのに症状が改善せず、いつまで続くのかと思うと精神的に参ってしまう」という訴えがあった。また、味覚障害の有無を確認したところ、今は軽減し何とか食事はできているとのことであった

【口腔乾燥症への対応】夜間の口腔乾燥に対し、マスクの着用や加湿器を使用すること、枕元にスプレータイプの口腔保湿剤を置き、途中覚醒時に使用することを提案した

【摂食・嚥下障害への対応】水分でむせることへは、薄めのとろみをつけることを提案した。頸部可動域を評価すると頸部前屈位が可能であったため、特に液体を摂取する際には前屈位で嚥下してみることを指導した

開口障害に関しては、開口器を渡し、食事前などに使用してみることを指導した。食具については無理せず開口可能な大きさのティースプーンやストローの使用を勧めた

> **ナースの目**
>
> 口腔乾燥は、定期的な含漱をすることができない夜間に著明になることが多いです。そのため、起床時の対応に苦慮される方が多くいます。今回その対応方法として、洗面所まで含漱のために起きなくても、口腔保湿が可能なスプレータイプの保湿剤の使用を提案しました。また、開口・咀嚼状態を確認し、食事摂取時の困難な点を聞きました。そして、ペンライトを使用し口腔内を観察しながら、定期的に歯科受診をすることの意義を説明しました。

iii）行った看護のポイント

放射線治療を行い、形態は残されたが多くの後遺症で精神的につらい気持ちを傾聴し、訴えに対し「それはお辛いですね」「いろいろと努力されているのですね」と声掛けを行い、その気持ちを患者さんが抱えていることに理解を示しました。

iv）本例での注意点

食事摂取は工夫をしながらできているようですが、水分摂取時はむせるという訴えより、舌運動の低下や咽頭期の問題が予測されました。この患者さんのように口腔乾燥があると、唾液の代わりに水分や水分の多い食材を選択する傾向にあるため、誤嚥の機会が多くなります。その対応として、とろみ調整食品を使用し咽頭への早期流入を防ぐことと、水分摂取の際は頸部前屈位で嚥下することを指導しました。

v）その後の経過

起床時の口腔乾燥は軽減されましたが、残存しています。開口障害に関しては、開口器を使用して少しは開口しやすくなりました。そして、液体には薄めのとろみを付加して摂取するようになり、むせが減りました。

■ 文献

1) 国立がん研究センターがん情報サービス：
   http://ganjoho.ncc.go.jp/public/statistics/pub/update.html
◇ 「頭頸部がん化学放射線療法をサポートする口腔ケアと嚥下リハビリテーション」（浅井昌大，他 編），オーラルケア，2009
◇ 「頭頸部領域のがんへの放射線療法による口腔乾燥症とケア」（西村哲夫，大田洋二郎 編），サンスター
◇ 「他職種チームのための周術期マニュアル 4頭頸部癌」（近藤晴彦 監，鬼塚哲郎 編），メヂカルフレンド社，2006
◇ 「癌のリハビリテーション」（辻哲也，他 編），金原出版，2006
◇ 「口腔・中咽頭がんのリハビリテーション 構音障害、摂食・嚥下障害」（溝尻源太郎，熊倉勇美 編），医歯薬出版，2004
◇ 「摂食・嚥下メカニズムUPDATE 構造・機能からみる新たな臨床への展開」（金子芳洋 訳），医歯薬出版，2006

嚥下のエキスパートナースが伝授するケアのコツ

抗がん剤治療や放射線治療を受けている患者さんの在宅療養では、好みに合わせて食べられるものを食べられるときに食べれられるだけ食べるという気持ちで、市販のヨーグルトやプリン、豆腐など、のどごしのよい食品を常備しておくのがよいでしょう。摂食量が少ない場合は、市販の栄養強化食品のなかで、口に合うものを選んで利用するとよいでしょう。濃厚流動食や経口補水液はシャーベットにすると食べやすくなります。

（藤森まり子）

医師からのアドバイス

放射線治療から6カ月以降に出現する副作用は晩発反応とよばれています。晩発反応は皮膚、粘膜、筋肉、そして末梢神経にも出現します。照射から症状出現の期間は長いと10年にもなるため、患者さんが照射歴を教えてくれず、原因不明の神経障害とされているケースもあります。詳細な病歴聴取が診断のポイントです。

（谷口 洋）

第2章 2. 生活環境別

1. 重症集中治療室

柿沼香里、杉山理恵

ポイント
- 安静臥床に伴う筋肉の廃用萎縮、関節拘縮を最小限にとどめる
- 口腔内を清潔に保ち、誤嚥性肺炎を予防する
- 疾患や病期に応じた適切な栄養管理を行い、バクテリアトランスロケーションを予防する
- 全身状態の改善に併せて、嚥下機能の評価と嚥下訓練を実施する

重症集中治療室の概要

i) 集中治療室とは

　日本集中治療医学会で、「内科系、外科系を問わず、呼吸、循環、代謝その他の重篤な急性機能不全の患者を収容し、強力かつ集中的に治療を行うことにより、その効果を期待する部門が集中治療室（Intensive Care Unit：ICU）である」と定義されています。各施設によりICUの医療提供の内容は異なっていますが、主に「病棟で重篤な症状を表した患者」「救急患者のうち継続的な状態管理が必要な患者」「手術後に高度な状態管理が必要な患者」を24時間体制で管理を行っており、急性症状のない慢性疾患や末期がん患者などは重症であってもICUの対象にならない場合があります。

ii) 急性期管理における注意点とケア介入

　ICU管理下にある患者さんの多くは、人工呼吸器装着などの生命維持装置を使用しているため活動範囲が制限され、臥床状態が続く場合があります。安静臥床による障害は、筋萎縮、血圧低下、酸素摂取量の低下などがあり、これらを回避するには早期からの積極的な運動や坐位・立位などを行っていきます。

　重症患者さんの場合、気管挿管や呼吸管理、絶食、薬剤の影響によって口腔内環境が悪化しやすく、侵襲などによって免疫力が低下し誤嚥性肺炎を起こしやすい状態にあります。人工呼吸器管理を行っている場合、気管粘膜の損傷や線毛運動の低下、誤嚥などによるVAP（Ventilator-Associated Pneumonia：呼吸器関連肺炎）発症のリスクがあるため、口腔ケア、挿管チューブのカフ上部吸引を行います。誤嚥を防止するため、可能であれば30度以上の上半身挙上と頸部の前屈位を取ります。

　消化管を使用しない栄養管理によって、腸管粘膜が脱落し、腸内細菌が粘膜バリアを通過し体内に移行し〔バクテリアルトランスロケーション（bacterial translocation：BT）〕、敗血症などの重篤な感染症を起こすことがあるため、早期から消化管を使用した栄養管理が必要です。

　意識障害や気管内挿管、薬物療法などの病状や治療によって経口摂取ができない時期であっ

ても、頸部・肩の運動や口唇・舌・頬の他動運動を行い、嚥下関連筋の廃用を防止していきます。意識障害が改善し、全身状態が落ち着けば嚥下機能を評価し、経口摂取が可能かを判断します。

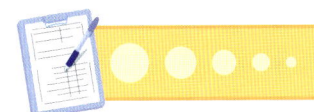

症 例

ⅰ) 患者情報

【60歳代 女性】 身長：148 cm、体重：38.4 kg（理想体重：48.2 kg）、BMI：17.5、IBW：79.7％

現病歴：左下肢壊死性筋膜による敗血症（A群溶血性連鎖球菌感染）

既往歴：右大腿骨頸部骨折、統合失調症、胃潰瘍・胃穿孔（部分胃切除）

家族背景：長女（別居）、次女（同居）

術式：切開排膿術、植皮術

合併症：敗血症

入院までの経過

統合失調症に対する外来通院および内服を中断しており、独語や不眠が持続していた。入院数日前から意思疎通を図ることも困難であった。入院前日に突然臥床傾向となり、左下腿部の発赤・腫脹を認め、歩行困難となった。様子をみていたが、意志疎通ができず、呂律が回っていない感じがあり、次女が救急要請した。

集中治療終了までの目標

❶口腔内の衛生環境を維持し、VAPの予防に努め、早期に呼吸器から離脱する
❷適切な栄養管理を行い、低栄養状態を予防する
❸ADL制限に伴う全身の筋肉の廃用予防、関節拘縮を予防する

ⅱ) 看護の実際

1病日

入院時の左下腿外側はコンパートメント症候群を呈しており、減張切開を施行し末梢循環を改善させた。A群溶血性連鎖球菌感染であることが判明し、抗菌薬投与が開始された。敗血症性ショックによる血圧低下から、昇圧薬（ノルアドレナリン®）の投与による循環維持を開始した。さらに呼吸速迫、酸素化不良となり気管挿管を実施し呼吸器管理となった

ナースの目

気管挿管中は、VAP予防に努めました。口腔環境をアセスメントするツールとして、ROAG（表1）を用いました。

5病日目

創部感染徴候の拡大と発熱が続き、壊死性筋膜炎が疑われデブリードマンを実施する。胃管よりGFO®療法開始
【GFO®療法】 グルタミン、水溶性食物線維、オリゴ糖の3つの栄養素を、水分（100〜150 mL）に溶解して投与する
投与意義：①免疫増強、筋タンパク崩壊抑制・合成促進、②腸管刺激、整腸作用

表1 ROAG（Revised Oral Assessment Guide）

カテゴリー	1度（点）	2度（点）	3度（点）
声	正常	低いorかすれてる	会話しづらいor痛い
嚥下	正常嚥下	痛いor嚥下しにくい	嚥下不能
口唇	平滑でピンク	乾燥or亀裂and/or口角炎	潰瘍or出血
粘膜	ピンクで潤いあり	乾燥and/or赤、紫や白色へ変化	著しい発赤or厚い白苔出血の有無にかかわらず水疱や潰瘍
歯肉	ピンクで引き締まっている	浮腫性and/or発赤	手で圧迫しても容易に出血
歯・義歯	きれい、食物残渣なし	1. 部分的に歯垢や食物残渣 2. 虫歯や義歯の損傷	全般的に歯垢や食物残渣
舌	ピンクで、潤いがあり乳頭がある	乾燥、乳頭の消失赤や白色へ変化	非常に厚い白苔水疱や潰瘍
唾液	水っぽくサラサラしている	粘度が高くねばねばしている	唾液がみられない（乾燥状態）

文献1を参考に作成

投与基準：①1週間以上の絶食、②高度外傷、③急性膵炎、④敗血症、⑤熱傷（体表面積15％以上）、⑥MRSA感染症・腸炎、⑦偽膜性腸炎

ナースの目

敗血症による腸管機能低下の可能性から、経管栄養開始に伴う消化器症状の有無に注意しました。特に、胃内容物の量が500mL/日以上でないこと、下痢の有無を観察項目に付け加えました。

8病日目

デブリードマン実施。壊死組織の融解と炎症所見の改善を認め、VAC（vacuum assisted closure）システムによる陰圧密閉療法が開始となる。敗血症からの離脱を確認し、GFO®開始後も消化器症状に問題ないため胃管より流動食アノム®20 kcal/時で持続投与開始

15病日目

気管内チューブ抜去（抜管）、胃管抜去

ナースの目

抜管前に口腔環境を整えるため、イソジンによる口腔ケアを実施しました。ケア後は一時的に唾液分泌が増強したため、ケアの時間を抜管1時間前としました。このことで唾液分泌が増強する時間帯をさけ、抜管後の咽頭感覚などによる唾液誤嚥のリスクを避けました。

16病日目

【嚥下機能評価】
- 喉頭拳上良好
- 反復唾液嚥下テスト（RSST）：陰性（2回）
- 改訂水飲みテスト（MWST）4：嚥下あり、むせなし、湿性嗄声なし、呼吸変化なし
- フードテスト（FT）5：嚥下あり、呼吸変化なし、湿性嗄声なし、口腔内残留なし、その後追加嚥下が30秒以内に2回以上できた
- 嚥下音は左右差なく聴取でき、嚥下前後で雑音などは聞かれなかった
- 抜管後1日目であったため、気息性嗄声がみられた
- 直接訓練開始基準（表2）の項目をすべてクリアできていることを確認したため、経口摂取開始することとした。しかし、長期気管内挿管実施による嚥下関連筋の廃用と咽頭感覚の低下が考えられたため、経口摂取の感覚を取り戻すため、ゼリー食から開始した

18病日目

左大腿部から採皮し、左下腿へ植皮術を行う

表2　直接訓練開始基準

①意識レベルが清明か覚醒（JCSで0〜1桁）している。浅眠がちでも食事をすることが意識でき、指示に従える
②全身状態が安定している。重篤な心疾患、消化器合併症、痰のからみがない。発熱時は呼吸器感染を除き、食欲があれば試してみて可
③脳血管障害の進行がないこと。特に急性期の数日は観察が必要
④改訂水飲みテストで嚥下反射を認める
⑤十分な咳（随意性または反射性）ができる
⑥著しい舌運動、喉頭運動の低下がない

文献1より引用

20病日目

嚥下食Ⅱ（ミキサー食）開始

ナースの目

経口摂取開始後、ゼリー食から嚥下食Ⅱへ、嚥下食Ⅱから一般食へ、食物形態をアップするときは、発熱の有無、痰の量の増加の有無、痰の性状変化の有無、血液データによる炎症所見の変化の有無、胸部X線での肺炎像の有無という客観的評価と、食事摂取状況から、むせの有無、摂取量、食事摂取行動などの主観的評価から判断しました。

25病日目

一般食へ移行、創傷治癒促進のためアルジネード®を朝・夕食につける（アルジネード®は、体125 mLの中に、創傷に有効なアミノ酸「アルギニン」2,500 mgをはじめ、亜鉛、銅、セレン、ビタミン等を豊富に含んだ栄養補助食品）

33病日目

一般病棟へ転室

iii）行った看護のポイント

● VAP予防

体位管理はセミファーラー位を維持するようにし、口腔内、カフ上部および気管内チューブ内吸引を適宜実施しました。過度な吸引は、患者さんに苦痛を与えるとともに、気道粘膜損傷、肺胞虚脱・無気肺、低酸素血症、気管支攣縮、不整脈・徐脈、異常血圧（高血圧・低血圧）などの合併症を伴うことがあるため避け、聴診や呼吸器のパラメータの変化、呼吸苦の有無などからアセスメントしたうえで実施することを徹底しました。

● 口腔ケア

ROAG6点を境界に口腔ケアの方法を2パターン準備しました。
6点以下：口腔清拭（6時、12時、18時）
6点以上：口腔清浄（6時）、口腔清拭（10時、14時、18時、22時）

iv）本症例での注意点

治療開始初期は、敗血症であることから全身管理が重要であり、バイタルサインの変化や水分出納バランス、呼吸状態の変化に注意しました。消化器症状に注意しながら早期に経管

栄養を開始することで、低栄養期間を最小限にし、免疫機能の維持と筋タンパクの維持に努めました。

抜管前には、挿管中に使用していた鎮静剤の影響が抜管後に残存することで、意識障害や咳嗽力の低下をきたす恐れがあったため、意識レベルの確認と随意的咳嗽が可能かどうか確認しました。

v）その後の経過

長期気管内挿管を実施していたため、声帯の運動障害から気息性嗄声を認めましたが、重篤な嚥下障害はみられず、25病日目には普通食が摂取可能となり、33病日目には車椅子で一般病棟へ転室することができました。抜管後、早期に精神神経科の専門的介入を依頼し、適切な薬物療法が行われ、精神的に安定して過ごすことができました。患者さんは、経口摂取開始できると笑顔で「おいしいわ。食べられるっていいことね」と発言されていました。車椅子乗車訓練やセルフケアに対しても積極的に行うことができるようになりました。

■ 文献

1) Andersson, P. et al.：Inter-rater reliability of an oral assessment guide for elderly patients residing in a renabillitation ward. Spec. Care Dentist., 22（5）：181-186, 2002
◇ 「摂食・嚥下リハビリテーション第2版」(才藤栄一，他編)，医歯薬出版，2007
◇ 高橋仁美：吸引手順と理学療法士が注意すべき事項—気管吸引（挿管下・気道切開例）．理学療法ジャーナル，46(2), 2012

嚥下のエキスパートナースが伝授するケアのコツ

カフ付き気管カニューレを装着している患者さんに気管内吸引する場合には、先に吸引ラインからカフ上の分泌物を吸引して、気管内吸引時にカフ上部に溜まった分泌物を引きこまないようにすることが大切です。

（藤森まり子）

医師からのアドバイス

吸引は可能ならばカニューレ内のみとしてください。気管内まで吸引管を入れると激しく咳き込み大変苦しいものです。患者さん自身が咳をして上がってきた痰をカニューレ内で吸引するだけで十分な場合もしばしばあります。

（藤島一郎）

"食べることを支援する"看護の魅力とちから
摂食・嚥下障害看護認定看護師として働くなかで感じたこと

　数年前になりますが「こんな食事で可哀そう。ゲロ（吐物）みたい」「美味しくなさそう」そんな言葉をうっかり患者さんの前で言い放っては「ちゃんと飲んでね」と食事を介助する看護師さんがいたのを覚えています。それが今では、「食べられるようになって本当によかったですね」「1日1回だけでも口から食事を食べさせてあげたい」なんて言葉が飛び交うようになっているのですから、"食べることを支援する"そこには確かに看護の魅力があるのだと思います。

　高齢者の脳卒中で経鼻経管栄養を行っている患者さんはよくみるケースだと思います。ずっと経管栄養なのか？胃ろうを造設するのか？そんなことにとらわれず、口腔ケアで食べられるための口づくりをしましょう。そして口から食べる機会を常に狙っていきましょう。そんな支援を続けていると、ある日患者さんのご家族からこんな言葉をいただけるのです。「感動しました！口から食べるリハビリがあるんですね。この病院に入院できて本当によかった」。そしてようやくゼリーを食べることができたときの患者さんとご家族の笑顔。それは正に看護の喜びです。

　しかし、私も認定看護師として働きはじめたころは、誤嚥・窒息を予防する原理原則に硬く縛られた、いわゆる応用の利かない看護師でした。おかげでご家族に言われてハッとさせられたことがあります。ゼリー食品とペースト食品の経口摂取訓練を実施しているけれど、時間をかけても数口しか摂取できない嚥下障害のある患者さんがいました。状況をみかねたご家族から、「どうせちょっとしか食べられないんだから、不味いもんより本人が好きな味の濃い美味いもんの方がいいだろ！」と、一喝されたのです。その通りだ。患者さんの嚥下機能を考えて…食事の物性を考えて…と考え方が凝り固まっていることに気づかされました。本人はウナギのタレと○○店のケーキが好物なので、それらを用いた経口摂取訓練を主治医に提案したところ許可を得ることができました（ただしケーキはムース系）。もちろん購入については家族の協力が得られました。好物への反応は良好で、それをきっかけにその後患者さんは病院の嚥下食による訓練を継続でき、2週間で常食（もちろん塩分制限）を完食し、"元気"になってくれました。知識や技術だけではいけない、患者さんに寄り添った看護の在り方・食事の意味について改めて学ばせていただきました。

　摂食・嚥下障害看護認定看護師として働いてみて、口からご飯を食べられる患者さんは実はこんなにいたんだ！と実感しています。食への支援は本当に魅力に溢れています。これを読んでいる看護師の皆さんも、早速"食べること"を支援して、看護の力を実感しましょう。皆さんがいるから、患者さんとその家族は ここに入院できてよかったって、きっと思ってくれますよ。

戸田浩司

第2章 2. 生活環境別

2. 回復期リハビリテーション

木本ちはる

> **ポイント**
> - 脳卒中などの発症後2カ月以内に入院し、総合的・集中的にリハビリテーションを展開する療養環境
> - チーム医療で多職種が総合的なアプローチを展開
> - 心理回復も含め、患者さん・家族を支援する体制が重要
> - 地域連携支援が回復期リハビリテーション終了後の嚥下機能を維持させるうえで重要

回復期リハビリテーション病棟の概要

ⅰ）回復期リハビリテーションとは

　回復期リハビリテーション（以下回復期リハ）とは、発症2カ月を目処とした急性期リハビリテーションの後、疾患管理に留意しつつ、能動的で多彩な訓練を中心とするリハビリテーションのことを指します。2000年の診療報酬改定に伴い創設された「回復期リハビリテーション病棟」の特徴は脳血管疾患、脊椎損傷、大腿骨頸部骨折、廃用症候群などを対象に、従来の訓練室中心のリハビリテーションではなく、病棟の生活を中核に据えたリハビリテーションをすることにあります。摂食・嚥下障害リハビリテーションの回復期は急性期の延長上の過程にあり、急性期を受けてできるだけ嚥下機能のよい状態で慢性期（在宅）へのアプローチをめざす時期です。

　藤島の報告[1]では脳梗塞急性期（発症から5日未満）の患者さんでは嚥下障害の有病率は50～80％（報告による）と高いが梗塞後2週間経過した患者さんの場合（未治療）有病率はわずか10～20％となると述べています。回復期まで嚥下障害が残っている患者さんは急性期の状態が重症であったり、基礎疾患管理が不十分で効果的なリハビリが継続できなかったり、誤嚥性肺炎などの合併症をくり返した場合などが考えられます。そしてこの期間が長くなるほどリハビリへの侵襲は大きく改善に時間を要します。

ⅱ）注意すべき点

　急性期を経過して回復期リハ病棟へ入院した患者さんは、原疾患の侵襲によるストレス、絶食などから廃用症候群を合併しています。また、患者さんの高齢化、侵襲や必要栄養量不足に伴う栄養状態の悪化によりサルコペニア（筋減弱症）の状態を示しています。

　経管栄養の患者さんは胃排泄能の低下や下痢などにより必要栄養量を補えない場合があります。嘔吐による誤嚥性肺炎の合併症はリハビリの回復を遅らせるだけでなく、生命予後にも影響します。嘔吐、下痢予防に留意した栄養管理が重要となります。

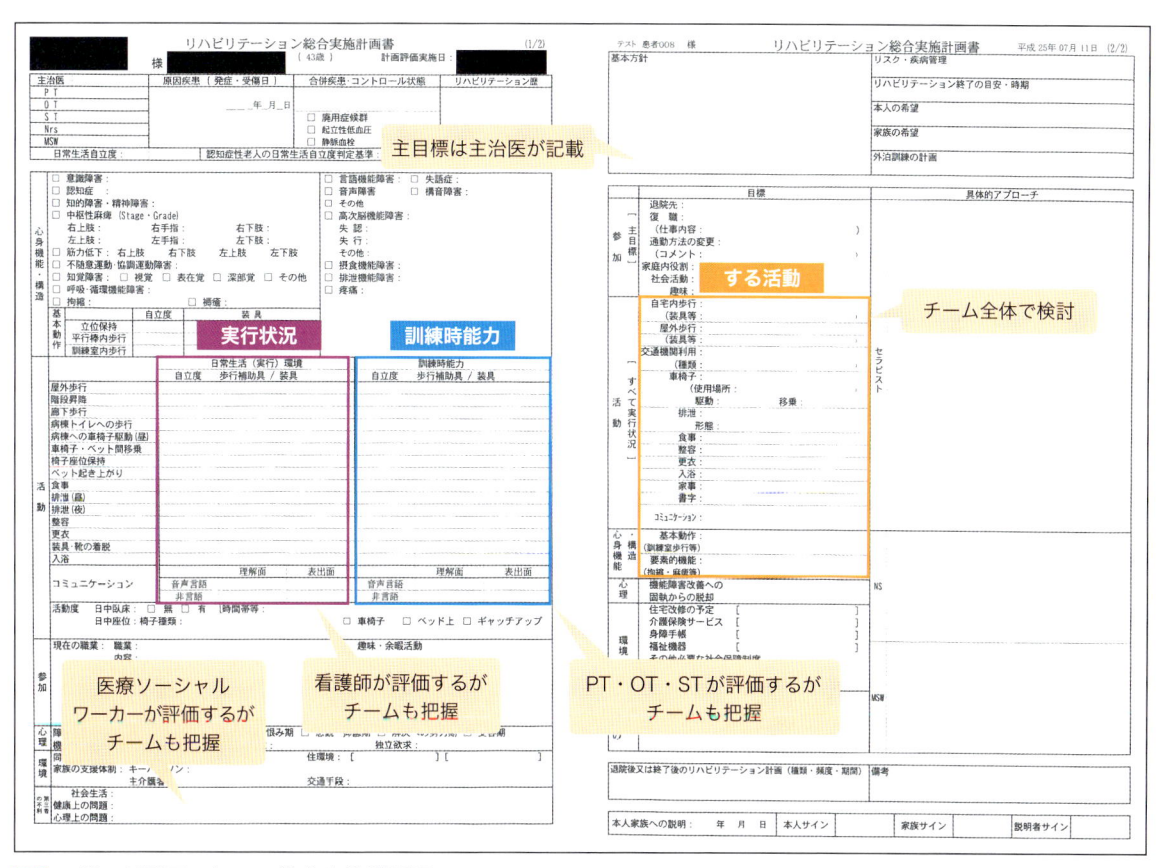

図1　リハビリテーション総合実施計画書

　また絶食に伴い口腔内が汚染しやすく、口内炎や歯肉炎があったり歯が欠損していたりします。口腔衛生の保持、義歯の調整など早期から口腔環境を整える必要があります。

　高次脳機能障害や認知症の進行など先行期障害を主体とした嚥下障害を合併し、食べる方法や、摂食リズムが混乱するケースがあります。

　実践に対しては病棟専従のリハビリスタッフ、介護福祉士との協働など、チームアプローチによる多職種協働での展開が主体となります（図1）。看護師は病棟の日常生活の中でトータル的に活動性を向上させながら、かつ同時進行で摂食へのアプローチを行う必要があります。日々変化する実践的アプローチをいかに24時間継続できるか、かかわるスタッフが周知できる情報共有など質の維持が重要です。

　看護師は看護師間や他職種との協働を実践するための、コミュニケーション能力やネゴシエーション能力が重要となります。看護師は患者さんの治療方針、慢性疾患管理をはじめ、生活上の情報を十分に把握し、リハビリ後の疲労感や24時間の患者さんの生活状態をカンファレンスや日々のディスカッションのなかで情報提供する役割を担っています（図2）。

　発症後間もなく入院する回復期リハ病棟では、患者さん・家族は障害を受け入れられず苦悩しています。入院を通して生活への自信を取り戻し、さらにはこれまでの人生を省みこれからの生活のために心の立て直しを図ってもらうためには、心理的支援、障害受容への支援が不可欠です（図3）。

223

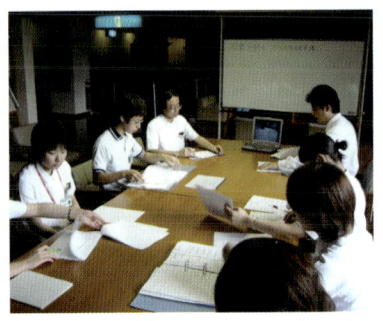

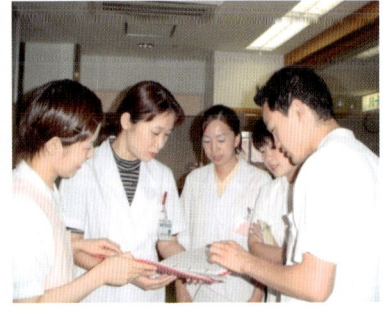

退院前カンファレンスへの参加　　病棟での情報交換　　摂食場面での情報交換

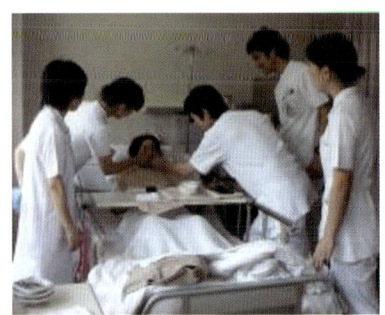

図2　他職種との情報交換

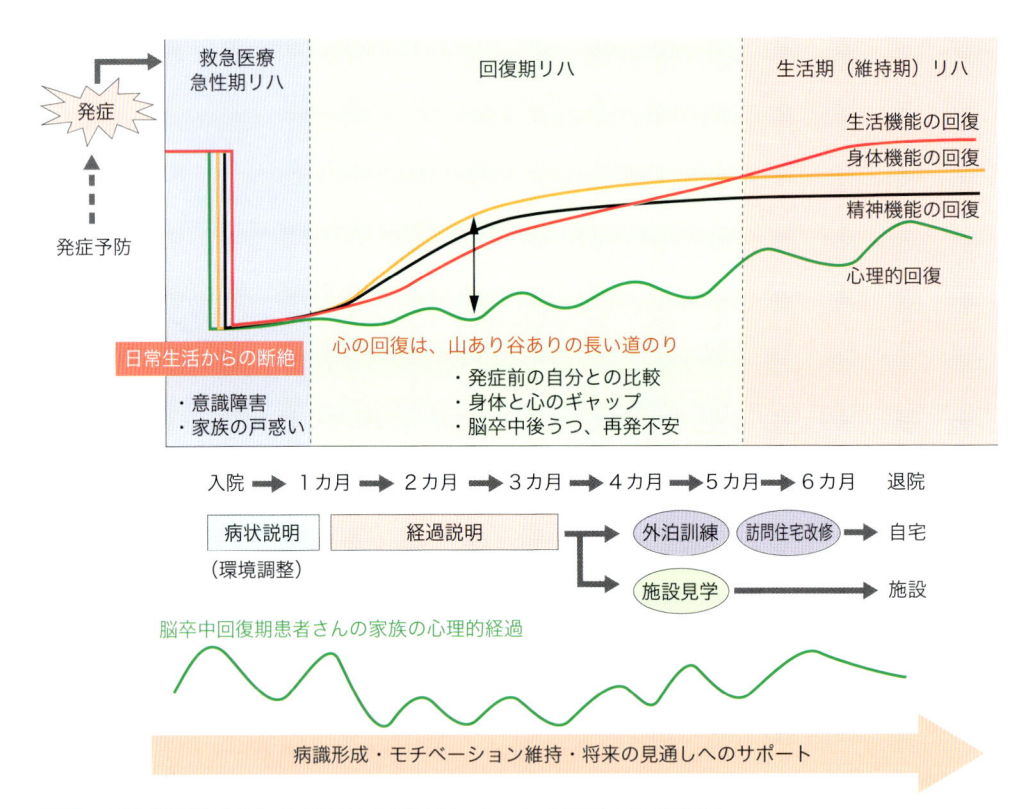

図3　回復期医療分野におけるリハビリテーションの区分と回復過程
臨床心理士 加藤真樹子氏 資料を参考に作成

　　患者さんのほとんどは急性期医療施設から回復期リハ病棟を経て、自宅、または施設へと移行していくことから急性期医療施設、後方施設との連携、維持期リハビリテーションの充実、患者さんの在宅環境の把握など、幅広い分野との連携が必要となります。

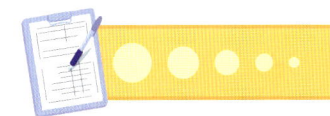

症　例

ⅰ）患者情報

【70歳代　男性】 身長：157.9 cm、体重：49.1 kg

家族：70歳代の妻と本人の二人暮らし

診断名：脳挫傷、誤嚥性肺炎、嚥下障害

入院時の状況：2011年8月、熱中症で救急病院へ搬送され翌日退院する。2日後、自宅の台所で転倒し頭部外傷で大学病院へ搬送された。入院時、誤嚥性肺炎を合併していた。症状改善後、経口摂取開始しミキサー食を摂取していたが再び肺炎を合併、その後も誤嚥性肺炎をくり返した。自宅近くのかかり付け医に転院したが嚥下障害が改善せず、8月末、湯布院厚生年金病院へ嚥下リハビリテーション目的で入院となる。

ⅱ）看護の実際

1病日目

体重は健常時より6 kg減少し入院。右肺に誤嚥性肺炎の所見認め、栄養状態改善目的にて経管栄養を開始した。歩行は手引き歩行で意識レベルは清明であった。入院時の検査ではAlb 2.9 g/dL、CRP 4.6 mg/dL、BMI 21.7であった

【摂食・嚥下障害のアセスメント】 入院時、脳挫傷に伴う両側の硬膜下水腫（図4）を認めた。頭部外傷後の硬膜下水腫、頭部外傷による軸索損傷による高次脳機能障害を軽度認めたが、先行期の障害は認めず、改訂水飲みテストで、嚥下あり、呼吸切迫（silent aspirationの疑い）であり咽頭期の障害を主に認めた。当院入院前の1カ月の絶食期間に伴う廃用症候群、体重減少によるサルコペニアによるものと考えられ、嚥下関連筋群の低下による食道入口部の開大不全を認め誤嚥性肺炎を合併していた

2～7病日目

経管栄養により滴下注入した半消化態栄養剤が胃に停滞していた。吸引刺激により、胃内容物を多量に嘔吐し誤嚥性肺炎を合併した。その後、絶食となり酸素投与、抗生剤投与施行、末梢での栄養管理となった

8病日目

肺炎は改善し経口摂取をゼリー食から再開

入院時（CT）　　2カ月後（MRI）　　退院時（CT）

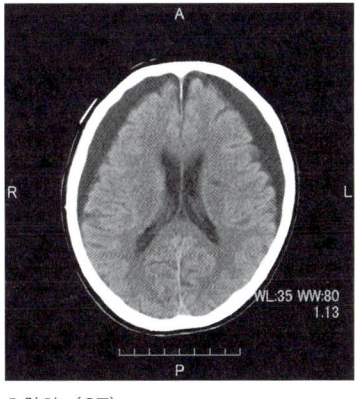

図4 頭部画像検査の経過

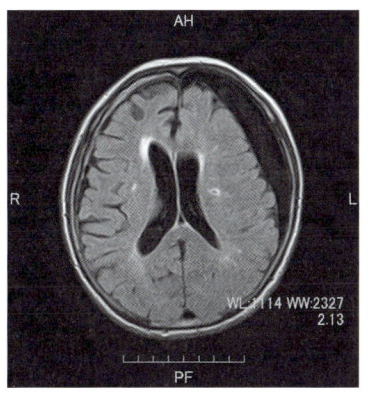

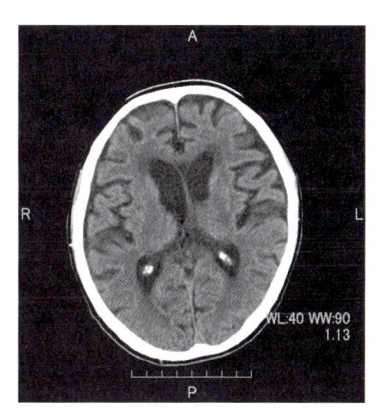

- 1カ月後

  てんかん発作を起こし再び肺炎を合併した。その後も誤嚥性肺炎を2回合併し、経管栄養による栄養管理も安定せず、栄養状態は改善しなかった。加えて脳挫傷に伴う高次脳機能障害が出現し危険行動などもみられるようになった

  【検査所見】入院から1カ月で4 kg減少、Alb 2.7 g/dLから1.7 g/dLと低下した

  【嚥下造影検査（VF）】喉頭の低位、嚥下関連筋群の筋減弱に伴う食道入口部の開大不全、不顕性誤嚥を認めた

  【基礎訓練と口腔ケア】基礎訓練を中心に炎症所見の改善、熱の状況をみながらリハビリテーション内容を調整した。絶食期間中、看護師は歯科衛生士やSTとともに、口腔ケア、口腔周囲筋群のストレッチ、口腔乾燥に対してリフレケア®などを使用して湿潤環境を保ち、清潔な口腔環境保持に努めた

- 2カ月後

  不穏状態による過活動があった

- 3カ月後

  誤嚥性肺炎によるリハビリテーションの中断から段階的摂食訓練は進まなかった

  【退院時までの目標】「昼食時の経口摂取、朝、夕、眠前に経管栄養を併用」と設定し、胃ろうを造設して栄養状態を改善し、廃用症候群や、サルコペニア改善に向けた援助を行った。「在宅における3食経口摂取」を長期目標とし当院の同施設での訪問看護、訪問リハビリテーション（ST）を利用した積極的な段階的摂食訓練ができる体制を整えた

  【退院指導】病棟看護師は、経管栄養の注入方法についてパンフレットを作成し、妻に計画的に指導した。訪問看護師も同席し、実際に妻のつくった食事を試食して食材や調理方法を確認指導した

  【サービス担当者会議】病棟看護師、訪問看護師、訪問リハビリテーションの連携を行い、訪問看護認定看護師から摂食・嚥下障害看護認定看護師へのコンサルテーションを充実させ、タイムリーな情報交換、評価が展開できるようにし（図5）、自宅退院となった

- 退院時の状況

  【ADL】一部見守り、歩行は可能、介護認定要介護4

  【リハビリテーションプログラム】週2回の訪問看護と週2回の訪問リハビリテーション（ST）を利用

  【栄養状態】退院時、身長156.0 cm、体重49.0 kg、BMI 19、1日の必要熱量1,400 kcal 朝、夕、眠前は胃ろうからの注入、ニュートリート®、朝夕各400 kcal、水分各300 mL 昼のみ経口摂取（軟飯ソフト、水分とろみ付き200 mLに1/2本）

  【胃ろうの管理】バルン型チューブタイプ、胃ろう固定液の交換　週1回

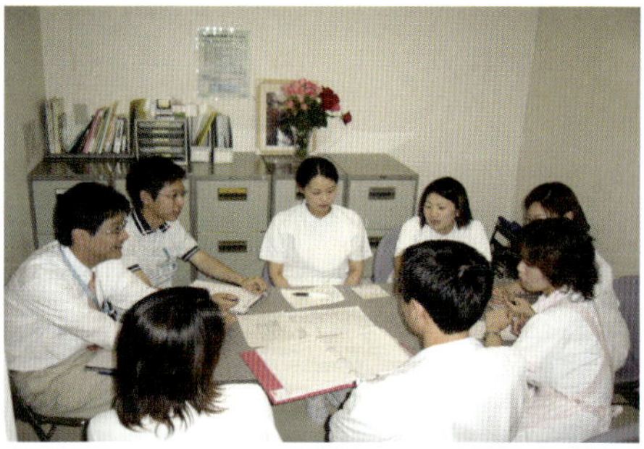

図5　入院時担当者を交えてのサービス担当者会議

iii）行った看護のポイント

● 患者さんのモチベーションを引き上げる・あきらめない看護

患者さんは入院後、絶食になるたびに「口から食べたい」と希望していました。看護師は絶食期間中でも、食べるための準備として意欲を継続できる取り組みに力を入れました。冷圧刺激のアイス綿棒に焼き肉のたれやジュース味などさまざまな味をつけて少しでも楽しめるようにしました。混乱状態になり不穏行動などが持続しましたが、患者さん・家族の精神面での支援が重要であることから根気強くかかわり、危険防止対策を徹底しました。胃ろう造設後、再開された段階的な摂食訓練に対し積極的にかかわり、できたことをスタッフ全員で一

緒に喜びました。在宅に向けて、妻への退院指導を計画的に展開するなかで信頼関係を構築することができました。

iv) 本症例での注意点

● 嘔吐や誤嚥性肺炎をくり返さない栄養管理の戦略

入院時、低栄養状態にあった患者さんであり、必要栄養量を投与することを優先していました。そのため、消化機能が低下し嘔吐する可能性を視野に入れた栄養管理が不足していました。このことが悪循環を引き起こす原因となりました。栄養剤の投与量、滴下時間を調整し、改善されました。

現在はこのような患者さんには半消化態栄養剤の選択、経腸栄養ポンプの導入、段階的な投与量の調整、排便の管理などを検討し実践しています。また、嚥下機能改善を視野に入れた口腔ケアは、意識レベルの改善、誤嚥性肺炎の予防、口から食べるための準備として重要です。

v) その後の経過

自宅退院後、嚥下状態の確認や誤嚥性肺炎の予防、胃ろうの管理、栄養状態の観察、指導を目的に翌日より訪問看護、訪問リハビリテーションの支援を開始しました。妻の胃ろうの管理や食事援助方法について状況確認を行い、栄養状態の評価を実施し栄養状態の改善を図りました。退院後2週目、1日2食（朝食・昼食）へ食事回数を増やし、退院後11週目で3食経口摂取可能となりました。栄養状態も順調に改善し、退院時49.0 kgの体重は3カ月目に52.5 kgと増加し4カ月後胃ろうカテーテル抜去に至り、かかりつけ医へ引き繋ぐことができました。

回復期リハ病棟へ入院後、さまざまな合併症によりリハビリが進まない事例もあります。低栄養、サルコペニア、廃用症候群など複雑に合併した問題をもちながら症状が安定するまで時間を要しますが、根気強く「そのとき」を待つことも必要ではないでしょうか。今後は地域包括システムを強化し、在宅で摂食訓練が継続され改善するシステムつくりへ回復期リハ病棟から発信していく必要があります。

文献

- ◇「疾患別に診る嚥下障害」（藤島一郎，他 編），医歯薬出版，2012
- ◇ 田中靖代：回復期の摂食・嚥下リハビリテーション．看護技術，47（2）：49-52，2001
- ◇「サルコペニアの摂食・嚥下障害」（若林秀隆，藤本篤士 編），医歯薬出版，2012
- ◇「回復期リハビリテーション病棟第2版」（日本リハビリテーション病院・施設協会全国回復期リハビリテーション病棟連絡協議会 編），三輪書店，2010
- ◇ 加藤真樹子：医療現場のコミュニケーション-医療心理学的アプローチ．「脳卒中患者のリハビリテーション」，138，あいり出版，2008

医師からのアドバイス

最近は急性期病院から早期に回復期病院へ転院するケースも増え、原疾患の悪化や肺炎などの合併症の治療を回復期病院で行わなければならないことも多くなりました。回復期病院の役割はますます重要となっています。特に摂食・嚥下障害は時間をかけてじっくり取り組める回復期病院が中心となって地域をリードするという気持ちで真剣に取り組んでください。

（藤島一郎）

第2章　2. 生活環境別

3. 重症心身障害児施設

吉野綾子

> **ポイント**
> - 言語表現不可能、観察力の向上と異常の早期発見
> - 成長・加齢に伴う機能の変化、ライフサイクルに応じた対応
> - 食事環境（姿勢、食具、形態、介助方法など）の統一
> - 能力の個人差が大きく、一般化が困難

重症心身障害児施設の概要

重症心身障害児施設とは

　児童福祉法では、「重症心身障害児施設とは、重度の知的障害および重度の肢体不自由が重複している児童を入所させ、これを保護するとともに、治療および日常生活の指導をすることを目的とする施設とする」と規定されています。定義上は児童を意味する内容となっていますが、児童福祉法の規定により、満18歳以上の場合でも児童と同様に福祉的措置ができます（児・者一貫）[1]。

　日本重症児福祉協会が平成24年度に実施した「全国重症心身障害児（者）施設実態調査」では、全国の公法人立124施設（定員12,127名）の長期入所者の年齢は、0～17歳が全体の11％、18～59歳が79.4％、60歳以上が9.7％でした。ADLでは、寝たきりが45.1％、坐位が27％で、コミュニケーションでは、言語理解能力のある入所者が37.4％、ない入所者が62.6％、表現能力のある入所者が32.8％、ない入所者が67.2％でした[2]。

　重症心身障害児（者）の定義としては、IQ35以下で、坐れる以上の運動機能をもたない、大島分類1～4に属する障害児とすることが多いようです（表1）[3]。大島分類は、専門外の人にも重症心身障害児を理解してもらうために開発された分類表で、縦軸は知能指標（IQ）を示し、横軸は肢体不自由の程度を運動能力として具体的に表現したものです。両軸はともに

表1　大島分類

					IQ
21	22	23	24	25	80
20	13	14	15	16	70
19	12	7	8	9	50
18	11	6	3	4	35
17	10	5	2	1	20
走れる	歩ける	歩行障害	坐れる	寝たきり	0

文献3より引用

5分割され、できた25区分のなかで「1」は知能障害も肢体不自由も最重度を示します（IQ20以下で寝たきり）。重症心身障害児（者）は、てんかん発作、筋緊張異常、コミュニケーション障害などの随伴症状があり、成長・加齢とともに上気道狭窄、胸郭運動制限、変形側弯の進行による呼吸障害、胃食道逆流や横隔膜裂孔ヘルニアなどの消化管障害、摂食・嚥下障害などが合併することで、人工呼吸器管理、気管切開、胃ろう、腸ろうなどの入所者も多く、生活リズムの乱れや日常生活機能の低下もみられます。重症心身障害児施設は病院ですので、医師、看護師が日々の医療ケアを担っていますが、介護福祉士、保育士、指導員など多職種が直接介護にあたるとともに誕生会、季節行事、外出などの療育活動も行って、長期入所者の日常生活を豊かなものにしています。

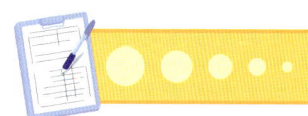

症　例

i ）利用者情報

【30歳代　女性】身長：151 cm、体重：37 kg、BMI：16

診断名：脳性麻痺（痙性両麻痺）、重度知的障害、てんかん、右耳難聴、変形性脊椎症

大島分類：1

● 入所までの経過

在胎38週、鉗子分娩で出生。10カ月でてんかん発症、6歳で坐位可能。有意語なし。

食事は10歳まではミキサー食で、それ以後はきざみ食を摂取していた。18歳で特別支援学校卒業後、東京都立東大和療育センターに入所する（入所時の食事は、主食：軟飯、副食：きざみ、1,500 kcal）。

● 入所後の経過

23歳頃から食後の喘鳴、呼吸困難、チアノーゼが時々観察され、25～26歳時に呼吸器感染症をくり返すようになる。食事中、食後の喘鳴も増加したため、介助方法について検討する。その結果、舌の食物の送り込みが悪いため、奥舌に食物を置くようにすることと、具の入った汁物でむせるため、汁と具を分けて摂取する。

27歳時に嚥下造影（VF）を実施し、水分の誤嚥が観察されたためとろみ調整食品を使用する。

33歳時に2回目の嚥下造影を実施し、むせの原因と摂食時の体位について評価を行う。その結果、食物が喉頭蓋谷、梨状窩に残留することがわかったので、ゼリーで交互嚥下を行う。また、背臥位は、嚥下のタイミングがずれると誤嚥の危険があるため中止する。

36歳時に3回目の嚥下造影を実施し、食物形態とゼリーの硬さについて評価を行い、主食は酵素使用マッシュ食（ミキサーにかけてなめらかにし、酵素を使用してゼリー状にしたもの）、副食はつぶしとろみ食に変更する。

37歳時に食物形態について再度検討を行い、汁物を酵素使用マッシュ食に変更する。

38歳時にウイルス性肺炎に罹患し、食事中にむせ込みがみられたため、経口摂取中止、経鼻胃管留置となる。13病日に、経鼻経管栄養開始となり、主治医から摂食・嚥下リハビリテー

ションチームに嚥下機能評価依頼が出される。

● **看護目標**

経鼻胃チューブ抜去と安全な経口摂取再開ができる。

ii）看護の実際

- **1病日**
  ウイルス性肺炎罹患
- **2～12病日**
  輸液治療（維持液と抗生剤）、経口摂取中止
- **13病日**
  経鼻経管栄養に切り替え
- **26病日**
  【嚥下機能評価】直接訓練が可能かどうか評価を実施した。覚醒良好で食事をみると声を出し、手でスプーンを握ろうとする。とろみ水は1％よりも3％の方が嚥下良好であった。酵素使用マッシュ食は、分割嚥下が観察されるが、ゼリーよりも破片になりにくかった。ゼリーは口腔内で破片が崩れて残留がみられた。評価中酸素飽和度は93～96％で経過し、むせ込みはなかった
- **28病日**
  直接訓練による**摂食機能療法開始**（看護のポイント①参照）

  > **ナースの目**
  >
  > ＜観察の重要性＞
  > 　A氏の観察ポイントとして、食事中は声の変化、嚥下と同期した咳やむせ込み、喘鳴、顔色、息切れ、酸素飽和度の変動、食後は咳嗽や疲労、バイタルサインの変化、夜間は、睡眠状態、喘鳴やチアノーゼの有無を挙げました。また、A氏はコミュニケーションが難しいため、観察するなかでいつもと違う様子や小さな変化にも注意するようスタッフに助言しました。

- **35病日**
  直接訓練開始後、A氏はむせ込みや喘鳴は観察されなかったため、食物形態アップが可能かどうか**嚥下造影で評価**。その結果、すべての食材で誤嚥は観察されなかったが、つぶし食は喉頭侵入、マッシュ食（ミキサー食）ととろみ水は分割嚥下で口腔内残留が観察された。酵素使用マッシュ食とゼリー食は1回で嚥下が可能であった。
- **48病日**
  食物形態アップと経鼻胃チューブ抜去（看護のポイント②参照）

  > **ナースの目**
  >
  > ＜職員間の統一した食事介助＞
  > 　施設では、看護師、介護福祉士、保育士など多職種が勤務しており、毎食介助者が異なります。介助者が変わっても安全で確実な食事介助を行うために、摂食・嚥下リハビリテーションチームで摂食・嚥下訓練表を作成し、とろみ調整食品の量、使用するスプーン、体位、介助方法の統一を図りました。また、統一した介助方法で実施できるように、摂食・嚥下リハビリテーションチームの看護師が担当グループ職員を中心に指導を行いました。

iii）看護のポイント

①嚥下機能評価後に職員に対して摂食・嚥下訓練表を提示して認定看護師、言語聴覚士が中

表2 摂食・嚥下訓練表1（摂食機能療法開始〜経鼻胃チューブ抜去まで）

形態	主食：酵素使用のマッシュ食 50 mL その他：3％とろみ付き濃厚流動食 60 mL 　　　　岩のりまたは鯛みそ　　　　　　　　　　　　朝・夕摂取
食具	食事はなめらかスプーン（TSUBAME オークス社製） とろみ付き濃厚流動食はアイスクリームスプーン
体位	本人用車椅子（坐角90度） 車椅子用テーブル
介助方法	・マッシュ食ととろみ付き濃厚流動食を交互に介助する（交互嚥下を行うことで咽頭クリアランスを図る） ・分割嚥下のため、摂取後に口腔内残渣がないかどうか確認してから次を介助する
留意点	・摂取時間は20分程度として、全量摂取できなくても終了とする ・食事中・食後の喘鳴、顔色、むせ込み、酸素飽和度などを注意して観察する

表3 摂食・嚥下訓練表2（経鼻胃チューブ抜去〜摂食機能療法終了まで）

形態	主食：酵素使用のマッシュ食 副食：マッシュ食 300 kcal その他：固形化補助食品として高カロリーゼリー 790 kcal　合計1,090 kcal（図1）
食具	食事はなめらかスプーン ゼリーはアイスクリームスプーン
体位	本人用車椅子（坐角90度） 車椅子用テーブル
介助方法	・食物（特にマッシュ食）が喉頭蓋谷や梨状窩に残留するので、食事開始時、食間、食後にスライスしたゼリーを摂取して咽頭クリアランスを図る ・捕食時に口唇閉鎖介助を行い、送り込みと嚥下がスムーズにいくように介助する ・口腔内の食物を確実に嚥下したことを確認してから次を介助する（口腔内残渣がある場合は、ゼリーを1〜2口介助する）
留意点	・A氏は気が散りやすいので、1対1で静かに食事に集中できる環境下で介助する（図2） ・興奮や発声がみられた場合は、落ち着くのを待って介助する ・食事時間は30分を越えないようにする（残食しても構わない）

心となって指導を行いました（28病日）（表2）。

②嚥下造影後に、経鼻胃チューブを抜去しても安全に摂取できるマッシュ食、ゼリー食中心の食事が開始となりました（48病日）（表3）。

iv）本症例での注意点

● 姿勢保持

　A氏は気が散りやすいため集中して食事摂取することが困難でした。また、A氏のむせ込みの要因として、姿勢保持困難（物音で急に伸展位となったり、食事中に右側を気にして体幹が右に傾くなど）が考えられました。このため、摂食評価後に、食事に集中できる環境と本人の車椅子の右側を壁側に接触させるように設定したことで、A氏の姿勢保持が可能となりました。

● 食事形態の検討

　入所当初、A氏は軟飯、きざみ食を摂取していましたが、きざみ食でむせ込むことが多くなりました。しかし、家族は食物形態を下げたくないという強い希望をもっていました。そのた

図1　A氏の食事形態　　　　図2　食事介助場面

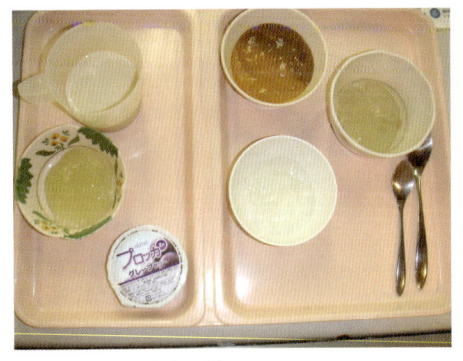

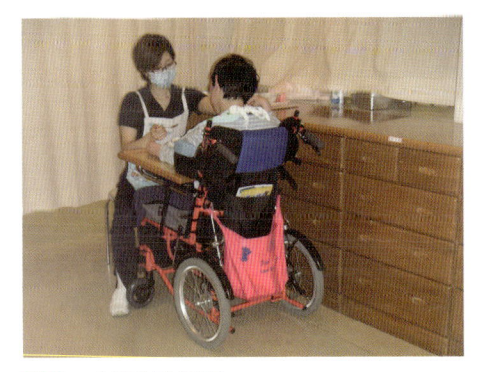

め、家族と一緒に嚥下造影を実施して摂食評価を行いました。その結果、つぶし食、つぶしとろみ食、酵素使用のマッシュ食、ゼリー食への変更が家族の了承を得て可能となりました。

v）その後の経過

　A氏は食物形態をゼリー食中心に変更してからむせ込みが激減しました。摂食機能療法開始2カ月後に行った水分補給時、食事摂取時の体位の評価では、水分補給時はクッションチェアー、食事摂取時は車椅子坐角70度が一番安定していました。その後問題なく経過したため摂食機能療法は3カ月間で終了となりました。現在は、酵素使用のマッシュ食500 kcalと固形化補助食品として高カロリーゼリー660 kcal、合わせて1,160 kcalを摂取しています。

文献
1) 「重症心身障害療育マニュアル第2版」（江草安彦 監），医歯薬出版，2005
2) 日本重症児福祉協会：平成24年度全国重症心身障害児(者)施設実態調査報告書
3) 平山義人：重症心身障害児を理解するために．小児看護：19（1）：33-36, 1996

嚥下のエキスパートナースが伝授するケアのコツ

　重症心身障害児の家族は、患者さんが疾患や加齢で嚥下障害を起しても、できるだけこれまで通りの食事を口から食べさせたいという希望が強いため、嚥下造影検査に同席してもらい、現実を理解してもらうことが必要です。
（藤森まり子）

医師からのアドバイス

　重症心身障害児のVFやVEは成人と異なり、体位の設定に苦労します。検査中の動きも多かったり、途中から食べてくれなかったりして、十分な情報が得られないことがあります。何を一番知りたいかよく検討してから検査に入ることが大切です。
（藤島一郎）

第2章 2. 生活環境別

4. 介護保険指定施設

田中靖代

> **ポイント**
> - 基礎疾患の理解と看護管理
> - 呼吸状態、栄養状態の把握
> - 摂食・嚥下障害の観察と評価・実施
> - 家族を含むサポートチームの連携

介護保険指定施設の概要

ⅰ) 介護保険指定施設とは

　　介護保険指定施設には、入所と通所機能をもつものがあります。前者は、特別養護老人ホームやグループホームなど、患者さんの住居となるものです。後者は、自宅から通い、1日数時間の介護やリハビリを受けるデイサービス、デイケアの他、短期的に宿泊できるショートステイなどがあります。介護施設における摂食・嚥下訓練（以下摂食訓練とする）の対象者は、急性期を脱し、全身状態の安定した慢性期の患者さんです。しかし、この時期になっても摂食・嚥下訓練を必要とするのは重度障害であるともいえます。さらに、認知症や高次脳機能障害にみる失認・失行などがみられることも少なくありません。しかも、施設では、医師やリハビリの専門家（PT・OT・STなど）が少なく、摂食・嚥下訓練は看護・介護主導の展開になりがちです。それだけに摂食・嚥下訓練の専門的な知識と熟練の技が求められることになります。

ⅱ) 注意すべき点

　　摂食・嚥下訓練は、人的、物的環境からもリスク管理が重要です。病態やメカニズムをよく理解し、適切な方法で楽しみながら行う摂食訓練でありたいものです。そのために、患者さんの日々の変化や推移をよく観察し、決して無理をさせてはなりません。万一、窒息や誤嚥した場合に備え、対応法や支援システムを周知しておくことが必要です。

　　摂食訓練の際には、患者さんの苦痛を除き、呼吸状態を良好に保つことが重要です。呼吸困難な状態では、喉頭蓋を閉鎖する余力がなく誤嚥のリスクが高まるため、摂食・嚥下訓練よりも気道確保が優先されます。

　　また、認知症高齢者や高次脳機能障害患者さんでは、騒音や人の動きが気になり摂食できない場合があります。そのため、摂食に集中できる環境づくりが必要です。

　　高齢者は特に原疾患がなくても誤嚥しやすいものです。そのため、日頃から誤嚥リスクを考慮した口腔環境が求められます。食前に行う口腔ケアは、舌や嚥下筋群の活動を高め、就寝前の口腔ケアはびまん性誤嚥性細気管支炎（高齢者に多い肺炎）の予防になります。

介護保険指定施設へ来る患者さんは義歯を付けていることが多いと思われます。義歯は、咬合が悪かったり、痛かったり、はずれやすかったりすると機能しませんので、きちんと合っているかどうかを観察することが重要です。また、たとえ患者さんに合った義歯が装着されていても、咀嚼筋力が低下している場合には摂食は困難になります。

iii) アセスメント

摂食・嚥下訓練の経過や専門家の情報、検査所見などを踏まえ、普段の生活行動を観察します。観察は、見たり、聞いたり、触れたり、動かしたりしてどうかという方法です。「見たり」からは、姿勢や活動、表情などの他、摂食場面では、食物をぼろぼろこぼしたり、いつまでも噛んでいたり、食べ方がわからなかったりするなどが観察できます。「聞いたり」からは、話の内容や理解力、声の質や構音障害等がわかります。声の大きさや長さから呼吸状態が読みとれ、また、鼻声があれば鼻咽腔の閉鎖不全が推察されます。構音障害からは、食塊の送り込みの悪さや残留などが考えられます。また、摂食訓練中も捕食や咀嚼運動、食塊の送り込み具合や残留、呼吸状態、咳嗽の強さ、喉頭挙上、頸部の安定性等の情報も収集できます。このようにして異常を捉え、できるだけ正常のメカニズムに近づける工夫を行います。例えば、口唇が開いていたり、口が尖っていたりする場合には、口唇を閉じ、口角を引いて食べるように指導します。

誤嚥防止は重要ですが、誤嚥が起きたときにはなぜ起きたかを考えることで、よりよい摂食方法につながると考えています。

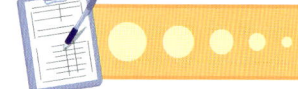

症　例

i) 患者情報

【78歳　女性】 身長：149 cm、体重：38 kg

診断名：アルツハイマー型認知症、右大腿骨転子部骨折（20XX年6月手術）

既往歴：脳梗塞（左片麻痺）、房室ブロック（ペースメーカーあり）

家族背景：コーヒー店を経営する長女と2人暮らし

● 入院時の状態

20XX年5月より食欲が低下し6月に入院。入院中に右大腿骨を骨折し、手術を受けた。術後から摂食を開始したが、口へ含んだままなかなか嚥下することができなかった。水分は時間をかけ、補液とともに1日、約1,200 kcalを確保していた。体重は4カ月で10 kg減少。同年9月、摂食・嚥下訓練の目的でナーシングホーム気の里を利用することになった。

● 訓練開始時の状態

患者さんは、意識や呼吸状態は良好であったが、会話はなく、質問に小声で「はい」と応えると同時に嚥下反射が惹起した。表情は、いつも口を尖らせ、口を開けると流涎が認められた。挺舌を促すとゆっくりだが嚥下反射が惹起した。坐位でゼリーを舌へ載せたが送り込めず、舌をスプーンで押さえると咀嚼運動が起こり次いで嚥下反射が惹起した。ストローでの

吸啜は少量で、続けて行うことはできなかった。食事は流動性の高いミキサー食とした。

● **今後の目標（3カ月の目標）**
❶補液をせず、経口摂取によって栄養供給できる
❷体重が3 kg以上増加する

ⅱ）看護の実際

- **9月5日**
  当施設利用にあたり、担当者会議を開いた。会議では経過報告と今後の方針などについて検討した（参加者は、本人、家族、主治医、利用施設の相談員など）

- **9月11日**
  通所介護の利用開始
  【自宅】長女の介助で流動物を4回/日、計1,300 mLを摂取し、隔日で補液を受けた
  【摂食訓練】当施設では、摂食・嚥下訓練にミキサー食を用い、送り込みを考慮して70度リクライニング位で行った。口腔ケアは、摂食訓練前に行い、舌や頬の動きを引き出すために歌をうたった。義歯の咬合はよかったが、咀嚼力は弱く、薄切りのイチゴをうまくつぶせなかった

- **9月20日**
  患者さんは「舌が動く」と嚥下反射が惹起していたことから、舌を動かし、まず「咽頭を通す」ことをめざした。そこでミキサー食をスプーンで舌を刺激しながら口へ入れ、舌を出してから「口角を引いて、息を止めてうなずく」というリズムをとった。何とか嚥下反射は惹起したが、嚥下圧が加わると左側に鼻水が認められた。これは左の軟口蓋挙上不全と判断し、頸部を左横向き、右側が食物の通路になるようにして摂食した
  食事の前には、口腔器官の運動として意識的に会話量を増やし、歌は大きな声で長く出すように促した
  【摂食訓練】昼食のみで45分間かかり、約400 mLを摂取できた。家族との連携で補液と合わせて1日約1,500 mLを確保した

- **10月4日**
  【摂食条件】咀嚼運動を促すために当施設の嚥下段階食〔フランス料理風きざみB食（ミキサー食70％　きざみ食30％)〕に変更した。体位は50度リクライニング位とした。食物を口へ入れながらスプーンの底で舌を押さえるとゆっくりした咀嚼運動がみられ、軟らかく調理したかぼちゃを食べることができた
  【基礎訓練】さらに舌の動きを引き出すために、歌を歌うことに加えて、舌や頬のマッサージとストレッチを行った
  【直接訓練】開口してもらい、食物を舌中央の窪みに乗せる、もしくは、スプーンの先を硬口蓋へ付けてから口唇閉鎖を促し、スプーンの内側を上唇で拭うようにして抜き取った。この方法によって咀嚼運動が誘発され、食塊形成を助けた。また、のど越しを考慮して食物を水へくぐらせてから口へ入れたり、咀嚼中に少量の水を上唇へつけたりした。食塊残留がなくなるまでくり返し嚥下を促し、送り込みを確認した

- **10月15日**
  座位で自分で箸を持ち、好物の野菜類を口へ運ぶことができた。咀嚼運動がうまくできるときには食塊残留はほとんどなかった。食材によっては食塊残留が起きるが、少量（0.5 mL）の水で上唇を潤すことで改善できた
  【嚥下食】C食（ミキサー食30％　きざみ食70％）から段階的に常食へ移行できた。しかし、摂食には時間がかかり、声をかけ、ときには介助しないと量的に不十分であった

iii）行った看護のポイント

● 摂食・嚥下運動は運動機能の1つである

口腔ケアは、口腔内の保清とともに食事前の準備運動でもあります。また今回取り入れたように、歌を歌うだけでも、舌や頬筋、呼吸のトレーニングになります。患者さんは、寡黙で小声でしたが、歌った後の摂食・嚥下訓練は、食塊の送り込みもよく、摂食に要する時間が短縮して量も増えました。

● 嚥下反射誘発部位へ食物を到達させる

唾液や食物を口に含んだまま、嚥下反射が得られない状態でしたが、「はい」の声に続いて嚥下する場面から、舌根沈下の状態部が嚥下反射誘発部位を覆っているために刺激が伝わらないと考えました。そこで嚥下する前に舌を前方へ出したり、口角をなめてもらったりすることで、舌の動きを引き出し、反射誘発部位へ食物を移動することができました。舌が動くと咀嚼運動が活発になって、食塊形成や移送、嚥下反射惹起へと連動します。つまり、「舌が前方へ動けば、次は後方へ引かれる」という動きを嚥下反射誘発に結びつけたことになります。

● 摂食方法の工夫

食材によっては送り込みが難しい場合がありました。このときは咀嚼途中に極少量の水（唾液を添える感覚）で上口唇を潤し、食物をお茶などにくぐらせてから口へ入れました。これによって食塊形成や食物の流動性に効果がみられ、食塊の残留が少なくなりました。嚥下食も、きざみを加えて咀嚼運動を誘発させることで、より正常に近い摂食状態になりました。

iv）本症例での注意点

● 舌の動きが悪い

舌下神経麻痺で食塊の送り込みが悪い場合は、食物の重力を利用できる半坐位（リクライニングを調整）が効果的です。この場合は誤嚥を防ぐために「うなずき」ができる程度に頸部前屈位をとります。過度の前屈位では、喉頭拳上を阻害し、嚥下反射が得られませんので注意が必要です。

● 疲れない摂食

食物の通り道と呼吸での空気の通り道では共通の通路を使います。それは信号のある交差点に似ています。つまり、食物が青信号で通過しているときには呼気吸気は赤信号ですから通してはいけません。このルールを違反すると誤嚥になるわけです。ルールを守るにはエネルギーが要ります。余計な力の入らない体位や、食塊が通過する間待つことができる呼吸の余力が必要で、体力づくりも大切な摂食訓練法といえます。

● 声掛け

食べられるようになったからといって見守っているだけでは十分な摂食量が得られず栄養不良になることがあります。声をかけ、食べるリズムをお手伝いすると摂食量が得られます。

● 異常を補い正常の食べ方を求める

口唇閉鎖ができない場合は、鼻の下をじんわり伸ばすようにして上唇を閉じます。開口状態

では誤嚥のリスクが高まることになります。食物を口腔内へ入れる際は、スプーンの先を硬口蓋へ付け、口唇閉鎖を促しつつ上唇でスプーンの内側を拭うようにして抜き取ります。このようなテクニックは、口腔内で食物が拡がらず、舌の動きを誘発させる生理的な方法です。

ⅴ）その後の経過

摂食量が増え体重は目標を達成することができました。噛んで食べるようになり、歩行器で50ｍ以上歩くなど、ADLが拡大しました。意識状態も改善しましたが、「摂食方法はわかるが、思うように動けない」と訴える場面もあり、いつでも同じようには食べられません。特に失行のある患者さんの場合は、食べ方をくり返し促し学習する必要はありますが、食べ方を直そうとするよりも、患者さんのペースを尊重した見守り中心の介助の方が意外にうまくいく患者さんもいます。しかし、摂食量の確保や時間がかかるなどの課題も残されています。

嚥下のエキスパートナースが伝授するケアのコツ

デイケアの利用者の多くが高齢者ですが加齢による嚥下機能の低下に気がついていない方も多く、注意が必要です。特に、餅は高齢者の好物ですが、窒息の危険性があります。白玉粉を利用した「代用餅」なら噛み切りやすくなります。白玉団子をつくる際に、ゆでつぶしたジャガイモや豆腐を混ぜてつくると軟らかい餅状になります。雑煮にしたい場合は、汁にとろみをつけると飲み込みやすくなります。

（藤森まり子）

医師からのアドバイス

栄養状態の指標に体重は重要です。しかし、立位がとれない患者さんは、在宅で体重測定ができません。介護施設で定期的に体重測定をして、増減を確認することで、栄養状態を判断することが大切です。

（谷口　洋）

第2章　2. 生活環境別

5. 在宅療養・外来通院

藤森まり子、藤島一郎

> **ポイント**
> - その家庭で継続できる具体的な訓練方法の指導
> - 日常のリスク管理および緊急時の対処方法の指導
> - 主治医、専門医療機関および在宅サービス事業者の連携

在宅療養・外来通院の概要

ⅰ) 摂食・嚥下障害患者さんの在宅療養の現状

　医療者が指示する安全な食べ方は、在宅で社会生活を営む患者さんと家族にとって大きな制約になることを肝に銘じておく必要があります。筆者は、病院で摂食・嚥下訓練の指導を受けた患者さんへの訪問看護を行うなかで、在宅で医療者の指示を守り続けることの困難さを経験しています。在宅療養の問題として、食物が簡単に手に入るため誤嚥や窒息につながりやすいものを勝手に食べてしまうこと、安全に食べる姿勢や食べ方を毎日守り続けることが面倒になること、家族と同じ物をこれまで通り坐った姿勢で食べたい気持ちが強くなること、患者さんを介護する家族の身体的・精神的負担が多いこと、複数のサービス機関の利用で対応が異なるため一貫した方法での管理が難しいことなど、いろいろあります。

ⅱ) アセスメントと介入方法

● その家庭で継続できる具体的な訓練方法の指導

　まずは、患者さんと家族の生活習慣の情報を収集することが大切です[1]。そのうえで、食事場所、食事回数、食事内容、嚥下調整食の調理や購入、補助栄養の方法、基礎訓練や口腔ケアの方法等、それぞれの家庭で継続できる具体的な方法を検討し、指導する必要があります（表1）。その際は、患者さんと家族の希望を聞きながら日常生活に位置づけられるように一緒に検討します。特に治療方針とフォロー体制を明確にし、在宅療養の不安の軽減に配慮します。今指導されている食べ方をいつまで守らなければならないのか、いつ再評価するのかなど、今後の展望を具体的に示すことで、患者さんと家族は今後の生活の見通しをたてることができ、当面は指示された食べ方を継続しようという気持ちをもちやすくなります。

● 主治医、専門医療機関および在宅サービス事業者の連携

　どの場面の食事でも一貫性のある指導や支援ができるように、患者さんにかかわる医療機関と在宅サービス事業者が連携することが大切です。特に、かかりつけ医と摂食・嚥下障害の専門医療機関の医師同士が連携して、現在の評価、ゴール、治療方針を一致させる必要が

表1　患者さん・家族への指導内容

- 全身状態および摂食状況の観察方法
- 安全な食事摂取方法とその理由
- 安全な摂食姿勢をとるために必要な物品と入手方法
- 食べやすい食物形態とその調理方法および市販品の入手方法
- 必要摂取量および摂取量不足時の対応方法
- 基礎訓練、口腔ケア、運動機能訓練、呼吸訓練等の方法と日課への組み込み方
- 医療処置の方法と必要物品の入手方法
- 誤嚥・窒息等の対応方法
- 家族の健康維持と介護量軽減の工夫　　　　　　　　　　　　　　　　など

あります。退院前カンファレンスや介護保険で位置づけられている在宅サービス担当者会議等を活用して、顔のみえる関係づくりに心がけると、日常の連絡調整がしやすくなり効果的です。

● 異常の早期発見と対処方法の指導

　その日の体調等によってむせやすかったり、摂食量が減るなどの問題が起きることがあります。低栄養や脱水はそれだけでも嚥下機能に悪影響を及ぼし、悪循環に陥りやすくなります。そこで、必要摂取量の目安と、不足時の対処方法をあらかじめ指導する必要があります。不足時の対応としては、栄養補助食品の利用や適切な水分補給方法、場合によっては経管栄養等による補い方など、患者さんの状態に合った方法を指導しておく必要があります。誤嚥したときや窒息時の対処方法は実技も含めて指導し、いざというときに実行できるようにします。状態変化時にタイムリーに相談し、早期に対処してもらえるかかりつけ医をもったり、訪問看護の24時間連絡体制を契約するなど、在宅療養の環境を整えることも大切です。

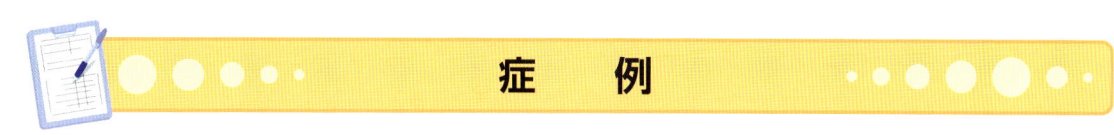

症　例

外来診療と訪問看護の指導で段階的摂食訓練を行い、藤島の摂食・嚥下機能グレード[2]でGr.4A（楽しみレベル）からGr.7（嚥下調整食を3食経口摂取）まで回復した事例。

ⅰ）患者情報

【70歳代　男性】	身長：168 cm、体重：50 kg、BMI：17.7、IBW：80.5%
原疾患	原因不明の迷走神経麻痺（嚥下障害、声帯麻痺）、甲状腺腫瘍（良性）
既往歴	なし（定年退職前、会社の健診では高血糖を指摘されていた）
家族歴	妻（同居）、子供2人（長男家族は隣の敷地に居住、次男は遠方に別居）
生活状況	会社員だったが、定年退職後は自宅で農業を営んでいる

● 初診から診断までの経過

　20XX年1月20日肩こり、咽喉の痛み、頭痛、左歯痛、嗄声が出現し、うどんと水分しか飲み込めなくなった。

1月31日耳鼻咽喉科を受診し、甲状腺腫瘍、左迷走神経麻痺、肝機能異常を指摘された。その後、精査の結果、甲状腺腫瘍は良性でその他は異常なしと診断された。

　2月6日嚥下障害の精査目的でリハビリテーション科に紹介された。嚥下内視鏡（VE）の所見では、咽頭に泡沫状唾液が多量に貯留し、左鼻咽腔閉鎖不全とカーテン徴候があり、発声で咽頭後壁が右へ偏位、左声門の動きが不良であった。現状では経口摂取は困難と判断され、すでに2週間で5kgの体重減少や脱水状態がみられたことから、入院治療が必要だった。しかし、入院ベッドが個室しかなく、本人と妻は経済的理由から在宅療養を希望した。外来で電解質輸液1,000 mLを施行された。栄養確保のため経管栄養が必要で、間歇的口腔食道経管栄養法（intermittent oro-esophageal tube feeding：OE法）を試みたが、咽頭反射が強く不可能で、経鼻胃経管栄養をすることになった。栄養チューブを挿入し、その場でエンシュアリキッド®250 mLと白湯150 mLを注入し、異常がないか観察した。医師は、訪問看護で経管栄養の手技の指導を受けることを勧めたが、本人と妻から経済的理由で断られたため、その場の外来看護で指導した。

> **ナースの目**
>
> 　1回の外来指導だけで自宅で安全に実施できるようになるのは非常に大変です。それでもできるだけ理解度を確かめながら丁寧に指導書と実技を交えて指導しました。誤注入を防ぐための注入前の気泡音確認、胃内容物の吸引、チューブ固定位置の確認の方法、また、胃食道逆流予防や観察事項について具体的に指導しました。必要な物品は、在宅療養指導管理料*の指示で即日準備しました。
> ＊在宅で医療処置を行う必要がある患者さん・家族に対し適正な指導を行い必要な医療材料を支給します

ⅱ）外来診療と訪問看護の実際

2月19日（外来診療2回目）
体力の回復がみられたため、外来で嚥下造影を実施した
　＜嚥下造影（VF）所見＞
【口腔期】問題なし
【咽頭期】体幹角度30度、正中位では、ゼラチンゼリー1gが砕けて梨状窩に残留するが、複数回嚥下で残留除去可能、咽頭送り込みは左、通過側は左が優位だった。左下一側嚥下では、寒天・とろみ水を実施、寒天は梨状窩に残留するが、複数回嚥下と交互嚥下で残留除去可能だった
【食道期】食道内停滞が軽度あるが、複数回嚥下で解消した
　＜治療方針＞
藤島の摂食・嚥下グレードはGr. 4～5、将来Gr. 7に回復する可能性はあるため、段階的直接訓練を開始する
【直接訓練】体幹角度30度、左下一側嚥下。複数回嚥下、交互嚥下で咽頭残留除去。スライス型ゼリー丸飲み法から開始し、段階的に全粥ミキサー食まで変更可
【基礎訓練】随意的咳嗽、のどのアイスマッサージ空嚥下。摂食条件は複雑であり、外来指導では限界があるため、医師が訪問看護で指導を受けることを勧め、本人・妻は訪問頻度を少なくすることで承諾した

2月20日（訪問看護1回目）
【指導】体幹角度30度、左下一側嚥下の姿勢を座椅子と座布団、枕で工夫（図1）。嚥下訓練用ゼリーとおかずゼリーの試供品を調達、一口ごとの交互嚥下で1日1回直接訓練、緊急時の連絡先

を確認

> **ナースの目**
>
> 目標を、安全に直接訓練と経管栄養管理ができ、異常を早期に発見し相談できることとしました。安全に食べられる食物形態を守ることは誤嚥予防に欠かせないため、経済的負担を考慮して適切な試供品を調達し無料で提供しました。

2月25日（訪問看護2回目）
【摂食状況】一口量1～2gのゼリーを嚥下するのに、2～3回の複数回嚥下が必要で、30分もかけてゼリー1個70gを食べていた。また、妻は1～2gのスライスゼリーをすくうのに大変苦労していた

3月14日（外来診療3回目）
【病態】血清アルブミン3.7 g/dLと栄養状態は回復。夜間に咳込みがあり、白血球10,250/μL、CRP 2.8 mg/dLと炎症所見があり、胃食道逆流を疑ってエリスロシン®を投与

3月25日（外来診療4回目）
【嚥下造影所見（2回目）】設定：姿勢は変更せず、食物形態をゼラチン、とろみ水、寒天まで実施
結果：誤嚥はない。コーディネーションが不良で梨状窩に常に残留がみられ、複数回嚥下で除去。胃食道逆流なし
目標：食事量が維持できれば嚥下機能グレードGr.5をめざす

3月28日（訪問看護3回目）
【摂食状況】数日前から妻が体調を壊し、直接訓練は未実施。経管栄養を1日3回自分で注入
【訓練】直接訓練でゼリー100gを15分で摂食可能
【指導】隣に住む嫁が協力を申し出、本人、妻、嫁にペースト状の食事の調理方法を指導。ペースト食2品をとろみ茶か市販のゼリーで交互嚥下する食べ方を指導

4月8日（外来診療5回目）
【病態】2日前に一時的に発熱、血液検査で白血球6,360/μL、CRP 0.2 mg/dL、血清血糖199 mg/dL、Hb1Ac 7.0％、GOT 93 IU/L、GPT 147 IU/Lで、経管栄養による耐糖能異常と薬剤性の肝機能障害が疑われた
【摂食状況】ペースト食とゼリーを200gを20分で摂取
【指導】経口摂取を1日1食に変更し、経管栄養は1日2回と水分3回で1,000 kcal、1,500 mL。外来栄養指導で全粥ペースト食の調理方法を指導

4月12日（訪問看護4回目）
【摂食状況】全粥ペースト食468gを40分で摂取可能で、摂食状況Lv.5[3]

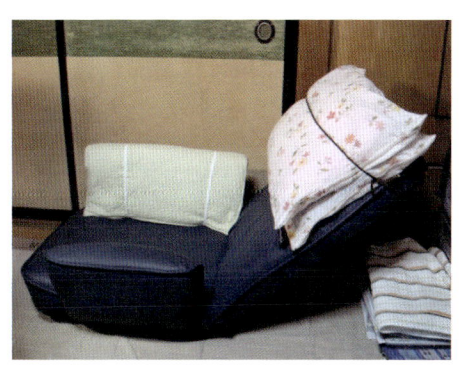

図1　左下一側嚥下に設定した座椅子
左下一側嚥下の姿勢が取れるように座椅子に枕と座布団をセット

- **4月22日（外来診療6回目）**
    - 【病態】問題なく1食分は経口摂取し、炎症所見なし
    - 【指導】経口摂取1日2食（1食400g水分100mLを目安）、経管栄養を1日1回500mL、白湯200mLへと変更
- **5月8日（外来診療7回目）**
    - 【嚥下造影所見（3回目）】
    - 設定：体幹角度30度、正中位
    - 結果：咽頭通過は左側が良好、咽頭残留は複数回嚥下、右側への嚥下前頸部回旋、交互嚥下で対処可能、体幹角度45度でも同様の結果
    - 方針：姿勢を体幹角度30度で正中位に変更
- **5月9日（訪問看護5回目）**
    - 【指導】リクライニング椅子で体幹角度45度、自力摂取を設定。右側への嚥下前頸部回旋で嚥下し、時々左側への嚥下後回旋空嚥下で残留除去を指導
    - 【摂食状況】全粥ペースト食を607g、40分で自力摂取
    - 【目標】経口摂取1日2食、食事摂取量が維持できれば嚥下機能グレードのGr.7をめざす

> **ナースの目**
>
> 本人は夜間尿を気にして経管栄養の白湯を200mLから150mLに減らしていたため、白湯の注入を昼前に行うように指導しました。また、便秘で市販の錠剤を購入したが飲み込めず吐き出したとのことだったため、経管栄養から注入できるように水薬の緩下剤の処方を医師に依頼しました。

- **6月8日（外来診療8回目）**
    - 【摂食状況】5月29日から1日3食経口摂取可能、水分のみ経管栄養で注入
    - 【病態】炎症所見なし。嚥下障害の原因は結局不明、経管栄養に伴う耐糖能異常、薬剤性が疑われる肝障害、一過性の発熱は、特に治療をせず経過観察で軽快。嚥下機能グレードGr.7、摂食状況はLv.7
    - 【指導】栄養チューブを抜去し、3食経口摂取。全粥ペースト食を1食500～600g、水分は1日で600mL以上摂取

> **ナースの目**
>
> 自宅で食べたものを具体的に確認すると、おやつとしてクッキーとケーキを坐位で摂取したところむせたと訴えました。「口の中でとろけるからいいと思った」といいました。自己判断で不適切な摂食をするようになっていたため、安全な食べ方の必要性を再指導しました。

iii）行った看護のポイント

筆者は、摂食・嚥下障害患者さんへの訪問看護と外来指導に携わっています。本症例は、ともに70歳代の患者さんと妻の2人に訪問は経済的理由で拒否されたため、経鼻経管栄養の管理方法を外来指導だけで行うことになりました。在宅用指導パンフレットを用い、リスク管理に重点をおいて実技を交えて患者さんと家族に指導しました。経管栄養を行うために必要な医療物品は、医師の指示で在宅管理指導料の手続きをし、即日物品を渡すことができました。

● 患者さんの負担を考慮したサポート

直接訓練を開始する際は、しばらく食べていない患者さんには誤嚥のリスクが高いと思われたため、医師からの説明で筆者の訪問看護を受け入れてもらいました。医療機関の訪問看護

は、医療保険で550点、自宅までの交通費は実費で、経済的負担がかかります。そのため外来受診時の指導と組み合わせて訪問頻度を少なくし、摂食訓練が在宅で安全に実施でき、かつ異常を早期に発見して対処できるように指導しました。また、訪問看護が入ることで、安心して在宅療養が継続できると思ってもらえるように、患者さんと家族の生活に即した具体的な指導に心掛け、臨時の電話相談にも対応する体制をとりました。

● その家庭に合った具体的な訓練指導

短期間の指導だけで直接訓練を行うことになったため、時間をかけて無理のない範囲で訓練を行うことにしました。毎回同じように適切な摂食姿勢をとることができるように、家の中で直接訓練を行う場所を決めて座椅子と枕、座布団の位置を固定しました。患者さんが、そこへ行って横になり頸部回旋するだけで、左下一側嚥下の姿勢になるように設定しました。訓練開始時はスライスゼリー丸呑み法が必要でしたが、妻には適切なゼラチンゼリーの調理が困難であったため、試供品の嚥下訓練用ゼリーを調達して無料で提供しました。その後、段階的に食物形態を上げるときは、妻と同じ食事をアレンジして飲み込みやすくする工夫を、実際に調理しながら指導し、負担感を減らすようにしました。

看護の基本は、自立への援助といわれています。食べる、水分と栄養を摂るという、生命を維持するために必要な日常行為は、基本的には患者さんと家族で行えるようにしなければなりません。したがって、在宅における摂食・嚥下障害者のケアは、本人と家族に訓練の必要性を理解してもらい、継続的に自立して実施できるように支援することが大切であると考えます。

iv）本症例での注意点

この症例は、本来は入院加療と指導が望ましかったのですが、このとき空床は個室しかなく、経済的理由から個室入院ができないということで、外来診療と訪問看護で指導することになりました。患者さんは嚥下障害の原因が不明で、短期間に回復することが難しいことが予想されていました。在宅での直接訓練の途中で大部屋の入院ベッドが空きましたが、本人と妻は在宅でも訪問看護と外来診療で訓練を継続することが可能であることがわかり、在宅療養を希望しました。結果として、4カ月で2〜4週間ごとの外来診療8回と、摂食条件変更時の訪問看護5回を行い、途中でトラブルを起こすことなく藤島の摂食・嚥下機能グレードでGr. 4からGr. 7まで回復しました。入院は本人と家族の生活や経済に大きな負担となります。在宅医療従事者に、摂食・嚥下障害の治療と訓練の知識・技術があれば、外来診療と訪問看護だけでも安全に経口摂取への回復を導くことができる症例があることがわかりました。

v）その後の経過

嚥下障害の原因は不明のままで、リハビリテーション科で数カ月ごとに経過観察を行っています。肝機能障害は消化器内科で継続治療をしていますが、嚥下機能に問題は起きず、普通食を坐位で妻とともに食べることができるようになり、農業も営んでいます。

■ 文献

1) 深田順子, 他：在宅高齢者の嚥下機能へ影響する要因. 日本摂食・嚥下リハビリテーション学会誌；6（1）；38-48, 2002
2) 「脳卒中の摂食・嚥下障害 第2版」（藤島一郎 著), 85, 医歯薬出版, 1998
3) 藤島 一郎, 他：「摂食・嚥下状況のレベル評価」簡便な摂食・嚥下評価尺度の開発. リハ医学, 43：S249, 2006

◇ 藤島百合子, 他：第8章在宅での摂食・嚥下障害管理の基本. 「摂食・嚥下リハビリテーション第2版」（才藤栄一, 他 監), 268-274, 医歯薬出版, 2009
◇ 大熊るり, 他：外来での家族指導と訪問看護により在宅生活の継続が可能となった嚥下障害の1症例 聖隷三方原病院雑誌：2（1）：104-107, 1998

嚥下のエキスパートナースが伝授するケアのコツ

　在宅療養患者さんと家族への指導で大切なことは、手間がかからない嚥下食の調理法や簡単にできる姿勢の調整など、極力楽にできる方法を提案し、また、嚥下訓練を継続して行えるように日課として位置付け、効果がみえて意欲をもてるように援助することです。

（藤森まり子）

医師からのアドバイス

　病院では注意を守ってくれる患者さんも、一度家に帰ると「一家の主」ということで我がままが出て、急に自分勝手な行動に出ることが多くなります。くれぐれも油断しないことが肝要です。

（藤島一郎）

第3章

嚥下調整食の基本とコツ

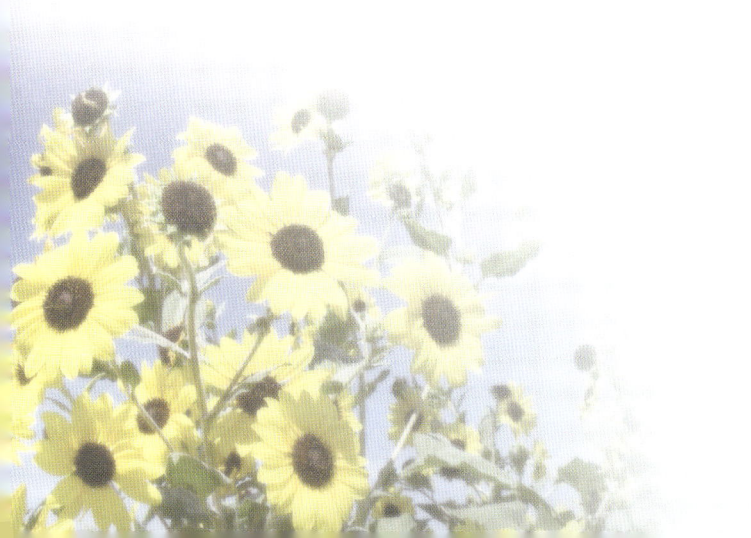

第3章 嚥下調整食の基本とコツ

1. 嚥下調整食の特徴

柏下 淳

ポイント
- 急性期の嚥下調整食の基準に嚥下食ピラミッドが存在する
- 慢性期まで含めた基準として嚥下調整食学会基準案2012※が示されている
- 見た目を損なわない食事を提供するための技術が開発されている

1 形態について

　咀嚼機能や嚥下機能が低下すると、通常の形態の食事（常食）を食べることが難しくなるため、形態の調整を行う必要があります。形態調整の程度は、対象者の咀嚼機能や嚥下機能により判断します。形態の調整とは、ペースト・ピューレ状やムース状などに調整することです。

　対象者により、適切な嚥下調整食（以下、嚥下食と略す）の形態は異なります。現在は、さまざまな病院で工夫した嚥下食が提供されています。嚥下しやすい食品の形態としては、①やわらかい、②粘らない、③まとまりやすい、④性状が均質、など主観的な表現で表します。しかし、このような主観的な表現をもとに各病院で作製された嚥下食は、病院ごとに異なることも少なくありません。そのため、嚥下食の病院間連携がうまくいかない場合もあります。このような問題から、客観的な数値として、「かたさ」、「付着性」、「凝集性」などのパラメータを使用し、段階的な嚥下食を数値で表した「嚥下食ピラミッド」や「特別用途食品えん下困難者用食品許可基準」などを活用し、院内の嚥下食を整備する病院もあります。ただし、「嚥下食ピラミッド」や「特別用途食品えん下困難者用食品許可基準」のいずれの基準もゼリー食から開始する急性期病院の脳血管疾患の患者さんが適応となり、口腔や食道の器質的障害の場合にはピューレ・ペースト食が適応となることも多くみられます。

2 嚥下食ピラミッドとは

　聖隷三方原病院では、長年の臨床的な試行をくり返し5段階の嚥下食の院内基準を作成しました。嚥下食ピラミッドは、この段階食をもとに作成されました（表1）。

　重度嚥下障害患者さんの訓練に用いる開始食（嚥下食ピラミッドのL0）は、ゼラチンで果汁やお茶をゼリーにしたものであり、スライス法によりゼリーの重みで咽頭部をスムーズに通過するものとなっています。嚥下食Ⅰ（L1）は、スープ、ジュース、重湯などをゼラチンで固めたものであり、べたつきやざらつきがなく、粘膜にくっつきにくいものとなっています。

※2013年秋に嚥下調整食学会基準2013が発表される予定です

表1　嚥下食ピラミッドの各レベルの物性範囲

	L0 開始食	L1 嚥下食Ⅰ	L2 嚥下食Ⅱ	L3 嚥下食Ⅲ	L4 移行食
障害の程度	嚥下障害				主に咀嚼障害
	重度	中等度		軽度	
かたさ（10^3 N/m^2）	2〜7	1〜10	12以下	15以下	40以下
付着性（J/m^3）	200以下	200以下 （凝集性0.4前後の 場合500まで可）	300以下 （凝集性0.4前後の 場合800まで可）	1,000以下	1,000以下
凝集性	0.2〜0.5	0.2〜0.7	0.2〜0.7	0.2〜0.9	0〜1.0

　嚥下食Ⅱ（L2）は、スープ、ジュース、重湯などをゼラチンで固めたものですが、L1よりもべたつき、ざらつきが多少あるものとなっています。嚥下食Ⅲ（L3）は、均質なペースト状のものです。水分を取る場合にはとろみをつけます。移行食（L4）は、主に咀嚼機能の低下した患者さんを対象としているため、柔らかく調理したものとなっています。避けるべきものとして、水分があふれ出るもの（例：高野豆腐、メロン）、パサパサしたもの（例：焼き芋、パン）、皮（例：魚の皮、トマトの皮）などがあげられます。

　この5段階の嚥下食（嚥下食ピラミッド）を客観的な数値にするために、「かたさ」、「付着性」、「凝集性」を用いた解析を行いました[1)2)]。「かたさ」とは食品の硬度、「付着性」とは食品の付着しやすさ、「凝集性」とはまとまりやすさを表す指標として用いられています。

　これらの食品の物性を測定すると、重度嚥下障害者に提供する食事は、かたすぎるものは当然ですが、やわらかすぎるものも適していないことがわかります。また、嚥下障害者に適した食品の物性は、患者さんの状態に応じ段階的であること、かたさのみならず、付着性や凝集性も物性を評価するうえで重要な因子であることがわかります。表1に物性値をまとめました。また、物性以外の因子として食材数やたんぱく質の量と質などもレベルの決定にかかわっていることがわかってきました[3)]。

3　特別用途食品えん下困難者用食品許可基準

　市販食品のなかでも、特別な用途の食品に適応される特別用途食品は、2009年に枠組みが見直され、嚥下障害者のための許可基準も大きく変更されました。このときのたたき台として、聖隷三方原病院の段階的な食事基準の物性値が用いられました。表2に、特別用途食品えん下困難者用食品許可基準[4)]を示します。許可基準Ⅰは嚥下食ピラミッドL0相当、許可基準Ⅱは嚥下食ピラミッドのL1とL2のあわせたものに相当し、許可基準Ⅲは嚥下食ピラミッドのL3相当となっています。嚥下食ピラミッドと許可基準の物性測定方法は圧縮速度などで異なる部分があるため、両者の数値は一致しませんが、新基準では温かくして食べるものは45℃と20℃のいずれの温度、冷たくして食べるものは10℃と20℃のいずれの温度でも、規定の物性範囲内に収める必要があります。また、官能的な評価と許可基準での評価の適応率を増加させるためには、物性以外に離水率も考慮する必要があることが示唆されています[5)]。今後、離水率を考慮した許可基準となることが期待されます。

表2 特別用途食品えん下困難者用食品許可基準

	許可基準Ⅰ	許可基準Ⅱ	許可基準Ⅲ
硬さ （10^3/m^2）	2.5～10	1～15	0.3～20
付着性 （J/m^3）	400以下	1,000以下	1,500以下
凝集性	0.2～0.6	0.2～0.9	―
参考	均質なもの（例えば、ゼリー状の食品）	均質なもの（例えば、ゼリー状またはムース状等の食品）	不均質なものも含む（例えば、まとまりのよいおかゆ、やわらかいペースト状またはゼリー寄せ等の食品）

4 嚥下調整食学会基準案2012

　上記の2つの基準は、主に急性期病院の脳血管疾患の患者さんを対象としています。ペースト食を食べることができたり、食材や調理方法の工夫により、やわらかく形態が保たれている食事を食べられる段階まで回復すると、患者さんは在宅や慢性期病院に移ります。そのため、形態のある食事から開始する慢性期病院やリハビリテーション病院では、徐々に食事の段階をあげていくため、この段階の細分化の必要性がでてきました。このような状況を踏まえ、日本摂食・嚥下リハビリテーション学会の嚥下調整食特別委員会では、急性期から高齢者福祉施設、また在宅での療養者まで包括した「嚥下調整食学会基準案2012」（表3）を作成しました[6]。また同時に、「嚥下調整食学会基準案2012の解説」も示し、基準案の表中に示しきれない内容を示しており、各段階の嚥下食に関しても詳細な解説がなされているため必読です。

　基準案では、形状を主体とした段階（コード）分けを行っており、量や栄養成分に関しての指定は設けられていません。栄養素による分類を縦軸とした場合、嚥下機能に合わせた形態の調整は、横軸と考えたためです。しかし実際には、それぞれの嚥下障害者の疾患・病態と嗜好に合わせた対応が望まれます。

　この基準案では、「主に脳血管疾患を中心とした成人の嚥下障害者」を対象と想定しています。口腔や食道の器質的通過障害（口腔外傷、口腔外科・耳鼻咽喉科・頭頸部外科術後、食道狭窄など）は、ゼリーよりもピューレなどの流動性の高いものが適切であることが多く、この基準案は該当しません。また、小児の嚥下障害に対しても該当しません。

　この基準案には物性値が示されていませんが、各段階に対応する嚥下食ピラミッドや特別用途食品えん下困難者用食品許可基準が示されていることから、数値についてはおおむねそれらを参考とすることができます。客観的な指標とするには、今後、物性値の提示が必要と考えられますが、軽度嚥下障害の方に提供する食事は、不均質であり、時としてとろみのついたあんをかけるだけの食品も存在するため、均質な食事の測定方法をそのまま用いることが困難であり、今後の課題です。

　以下に、表3の段階（コード）分けの解説を文献6より引用します。

● コード0　嚥下訓練ゼリー

　付着性が低く、凝集性が高く、硬さがやわらかく、離水が少ないゼリー。スライス状にすくうことが容易でスプーンですくった時点で適切な食塊状となっているもの。咀嚼能力が低く、

表3 嚥下調整食学会基準案2012

コード	名称	形状	目的・特色	主食の例	必要な咀嚼能力	他の分類との対応
0	嚥下訓練ゼリー	均一で、付着性・凝集性・硬さに配慮したゼリー	重度の症例に評価も含め訓練する段階 少量をすくってそのまま丸のみ可能（口腔外で既に適切な食塊状となっている）残留した場合にも吸引が容易		咀嚼に関連する能力のうち、いずれの能力も必要ない	嚥下食ピラミッドL0 特別用途食品I
1	嚥下調整食1（ゼリー食）	付着性、凝集性、硬さに配慮したゼリー・プリン・ムース状のもの	少量をすくってそのまま丸のみ可能（口腔外で既に適切な食塊状となっている）	おもゆゼリー	咀嚼に関連する能力のうち、いずれの能力も必要ない	嚥下食ピラミッドL1・L2 特別用途食品II UD定義の4（UD：ユニバーサルデザインフード）のゼリー
2	嚥下調整食2（なめらか食／ミキサー食）	ピューレ・ペースト・ミキサー食などのうち、べたつかず、まとまりやすく、なめらかさがあるもの	口腔内の簡単な操作で食塊状となるもの	付着性が高くなく、ゆるすぎないミキサー粥（酵素を使用したミキサー粥）	咀嚼に関連する能力のうち、いずれの能力も必要ない	嚥下食ピラミッドL3 特別用途食品III UD定義の4（ゼリー以外）
3	嚥下調整食3（ソフト食）	形はあり、押しつぶしが容易、食塊形成や移送が容易、咽頭でばらけず嚥下しやすいように配慮されたもの	舌と口蓋間で押しつぶしが可能なもの。押しつぶしや送り込みの口腔操作を要し（あるいはそれらの機能を賦活し）、かつ誤嚥のリスク軽減に配慮がなされているもの	離水しないように配慮した全粥	咀嚼に関連する能力のうち、舌と口蓋間の押しつぶし能力以上	嚥下食ピラミッドL4 高齢者ソフト食 UD定義の3
4	嚥下調整食4（軟菜食）	硬さ・ばらけやすさ・貼りつきやすさなどのない料理	誤嚥と窒息のリスクを配慮して素材と調理方法を選んだもの 歯がなくても対応可能だが、上下の歯槽堤間で押しつぶすあるいはすりつぶすことが必須で舌と口蓋間でつぶすことは困難	全粥あるいはやわらかいごはん	咀嚼に関連する能力のうち、上下の歯槽堤間の押しつぶし能力以上	嚥下食ピラミッドL4 高齢者ソフト食 UD定義の1・2

この表を使用するに当たっては必ず別紙解説文（嚥下調整食基準学会試案2012改訂版）の解説をお読みください
この表ととろみの表と解説文を3点セットでご覧ください
（文献6より引用）

嚥下可能な食塊の範囲も限られている人にも適用可能な食形態。嚥下時の圧バランスが不十分で、残留や誤嚥をしやすく、ごく限られた適切な物性で、量や形にも配慮してスプーンですくい、そのまま口の中に運び咀嚼を要さずに嚥下することを目的とする。誤嚥した際の組織反応や感染を考慮して、蛋白質の少ない組成であることが望ましい。嚥下造影や嚥下内視鏡で難易度の最も易しい検査食は、この形状で用意されることが望ましい。

● コード1 嚥下調整食1（ゼリー食）

咀嚼を要さず、スプーンですくった時点で適切な食塊状となっている、なめらかなゼリー状の食品である。コード0よりも形状が広い範囲に及び、また、組成に蛋白質を含むものも含む。対象者としては咀嚼・食塊形成能力が低く、また嚥下時の誤嚥のリスクもあるが、咽頭

通過に適した物性の食塊であれば、嚥下可能である状態を想定している。口に入れる際にも厳密に毎回スライス状とするほどの配慮は要さない程度を想定している。主食例としてはおもゆゼリーのうち、物性に配慮したものが想定される。

● **コード2　嚥下調整食2（なめらか食・ミキサー食）**

　スプーンですくって、口腔内の簡単な操作で食塊状となるもの。対象者としては舌と口蓋での押しつぶし能力をある程度有する口腔機能および若干の食塊の大小、付着性の幅に対応可能な嚥下機能を想定している。食品をミキサーにかけてなめらかにし、かつ、凝集性を付加したようなものである。管を通して胃に注入するようなミキサー食ではなく、スプーンですくうことを想定している。均一性については、コード1で求められているほどの均一性は求めず、やや不均一、周辺同様に十分やわらかい飯粒半分程度の粒状物が含まれる場合も許容するとした。

● **コード3　嚥下調整食3（ソフト食）**

　歯がなくても押しつぶしが可能で、食塊形成が容易であり、口腔内操作時の多量の離水がなく、一定の凝集性があって咽頭通過時のばらけやすさがないもの。対象者としては歯牙の有無は問わず、舌と口蓋間の押しつぶしが可能で、つぶしたものを再びある程度まとめ、送り込むことができる咀嚼能力のある状態で、嚥下機能についても前段階よりもさらに物性の幅が広く誤嚥せず嚥下できる状態を想定している。条件を満たしていれば粉砕再形成しないものも含まれる。素材の選択と一般の調理方法の工夫で対応が可能であるものも含む。粉砕後再形成したものも含み、コード2よりも硬さ等の物性の幅が広い。近年、嚥下障害や咀嚼障害に配慮した食品として、根菜などの野菜や肉・魚を酵素処理した製品が多くみられるが、それらの多くはこの段階に含まれる。

　コード0～3までは、咀嚼や嚥下の知識とその病態の理解、用語の理解、さまざまな調理方法への幅広い知識が必要であり、さらに、限られたメニューの中から必要な栄養的バランスを考えることも必要であり、調理加工の手間もかかることから、専門的な対応として評価されるべきものである。

● **コード4　嚥下調整食4（軟菜食）**

　誤嚥や窒息のリスクのある嚥下機能および咀嚼能力の軽度低下のある人を想定して、素材と調理方法を選択した調整食です。歯牙による咬断、ナイフによる切断を要さず、箸やスプーンで切れて、無歯や義歯でも対応できるやわらかさを持つ。シチューなど、一般食でもこの段階に入るものもある。標準的な、要介護高齢者や消化器疾患などの人への食事配慮とかなり共通する内容であるが、誤嚥や窒息に特に配慮した内容。対象者に適した食事の提供をすることが標準的な業務の病院・施設では、標準的に対応するべき範囲の内容である。コード3との違いは、咀嚼の必要度がこちらの方が高くなっている。この段階を食している場合、液体にとろみが必要な人と、とろみなし液体が飲める人の両方の可能性がある。

5　嚥下調整食の提供の際に気をつけること

　食品は冷めると硬く変化するものが少なくありません。例えば、温かいご飯はやわらかいで

すが、冷飯ではかたくなります。特に温かくして提供する食品は、冷めることにより硬く変化していきます。40℃のおかゆのかたさを1とした場合、20℃では1.8以上になります。嚥下機能が低下した方の食事ペースが落ちてきた場合には、対象者が疲れてきたことも考えられますが、食品の物性が硬く変化したことも要因に考える必要があります。

6 嚥下調整食の最近のトピックス

　最近は、嚥下困難者に対して見た目を損なわない食事を提供するための技術が開発されています。食材を冷凍し、解凍後に酵素を食材の内部まで浸透させ、食材全体をやわらかくする「凍結含浸法」が開発されました。この方法により、さまざまな食材の軟化が可能です。ミキサー食が食べられる患者さんに適応できる可能性が高いと考えられます。野菜を加工したものが、肉類の加工品よりも食べやすいため、まず野菜から提供することが望ましいでしょう。「凍結含浸法」は、真空包装器を有する施設では作製可能です。また、各社から本法で作製した市販食品も販売されています。

　そのほか、「酵素均浸法」で作製された市販食品「あいーと®」が販売されています。この製品は、常温の食材に酵素を内部まで浸透させ、食材全体を軟化させたものです。いずれの方法で作製された食材も、見た目が通常の食事とほとんど変わらないため、QOLの向上に寄与するものと思われます。

文献

1) 藤井真奈美、他：臨床的効果のある段階的嚥下食に関する食品物性比較．日本摂食・嚥下リハビリテーション学会誌，10 (3)：239-248，2006
2) 坂井真奈美、他：嚥下食の段階的な物性評価について．日本病態栄養学会誌，10 (3)：269-279，2007
3) 神野典子：市販食品の物性．「嚥下食ピラミッドによるレベル別市販食品250」（栢下淳 編著），24-29，医歯薬出版，2008
4) 厚生労働省医薬食品局食品安全部新開発食品保健対策室：特別用途食品の表示許可について．2009
5) 山縣誉志江、他：官能評価による特別用途食品えん下困難者用食品許可基準（案）の検証．日本摂食・嚥下リハビリテーション学会誌，14 (1)：17-26，2010
6) 日本摂食・嚥下リハビリテーション学会嚥下調整食特別委員会：嚥下調整食5段階（嚥下調整食特別委員会試案）．日本摂食・嚥下リハビリテーション学会誌，15 (2)：220-221，2011

第3章 嚥下調整食の基本とコツ

2. 嚥下調整食の種類と適応

栢下 淳

ポイント
- 嚥下食ピラミッドはゼリー食から訓練する患者さんに適応する
- どのレベルの食事を提供するかを評価する方法に嚥下造影検査がある
- 食物形態を調整すると栄養価が下がる場合があるので注意する

1 ゼリー食とペースト食の適応について

　ゼリー食の特徴は、そのものが食塊であり、丸飲み込みが可能なことです。ゼリー食での訓練が適している患者さんの特徴としては、咀嚼・押しつぶし能力や食塊形成能力に障害がある、咽頭への送り込みに障害のみられるなどが対象となります。ただし、そのままの形で食道に入っていくため、食道入口部の開大することが必要です。仮性（偽性）球麻痺の場合はゼリーから開始することが多いです。

　ペースト食の特徴としては、流動性に富むことです。口腔や食道の器質的通過障害（口腔外傷、口腔外科・耳鼻咽喉科・頭頸部外科術後、食道狭窄など）の場合、ペースト食から開始する場合が多いです。

　ゼリー食とペースト食の適応については、仙田の報告[1]が参考になります。

2 嚥下食ピラミッドの適応レベルの評価について

　どの患者さんがどのレベルの食事を食べられるのかを評価する方法の1つとして、嚥下造影検査（videofluoroscopic examination of swallowing：VF）があげられます。VFでは、硫酸バリウムや血管造影剤等を混ぜた検査食を対象者が摂取し、X線を照射して嚥下を行う様子を観察します。画像診断であるVFは、嚥下の様子がじかに観察でき、わずかな誤嚥でも検出することができる有力な検査法として広く行われています。VFの欠点としてあげられがちな被爆量は、他の一般的な放射線検査に比べて大きいものではなく、造影剤を誤嚥した場合も適切な処置をすれば発熱の危険性は低いといえます。しかしながら、VFを用いて嚥下機能を評価し、食物形態を決定する際、使用する検査食に造影剤として硫酸バリウムを混ぜることで、食品本来の物性が変化してしまうことが問題と考えられます。これでは、「この検査食が食べられてもどの食事が食べられるのかわからない」ということになります。

　摂食・嚥下機能の低下している患者さんでは、摂取できる適切な食物形態を把握し、さらにその情報をリハビリテーションに生かすため、どのような食品を安全に摂取できるかを評価する必要があります。食事と検査食を繋がりあるものとするため、嚥下食ピラミッドの各レベルの物性範囲に対応した検査食の作製方法の報告があります[2]〜[4]。

表1 形態調整によるエネルギーの変化（100 gあたり）

	主食例			主菜例		
	ごはん	全粥	五分粥	ハンバーグ常食	ハンバーグペースト食	ハンバーグムース食
エネルギー（kcal）	168	71	36	198	146	90
タンパク質（g）	2.5	1.1	0.5	10.6	7.8	5.3

3 嚥下食提供の意義

　嚥下食を提供する目的は、栄養補給、口腔・咽頭の廃用予防、嚥下訓練などが考えられます。また、誤嚥防止のためには、適切な食物形態を提供する必要があります。

　食事を形態調整した場合、単位重量当たりのエネルギー量やタンパク質が低下します（表1）。例えば、炊き上がり100 gあたりでは、ごはんはエネルギー168 kcal、タンパク質2.5 gを含みますが、全粥はエネルギー71 kcal、タンパク質1.1 g、五分粥はエネルギー36 kcal、タンパク質0.5 gと、形態調整により、エネルギー量やタンパク質量が低下します[5]。同様に、ペースト食やムース食に調整する場合も、エネルギー量やタンパク質量が大きく低下します。徳島赤十字病院で提供しているハンバーグのレシピをもとに計算した場合（100 gあたり）、常食はエネルギー198 kcal、タンパク質10.6 g、ペースト食はエネルギー146 kcal、タンパク質7.8 g、ムース食はエネルギー99 kcal、タンパク質5.3 gです[6]。いずれの形態においてもエネルギー100 kcalあたりのタンパク質は5.3 gであり、形態調整を行う際に加水することで嵩が増加し、単位重量当たりのエネルギー量とタンパク質量が低下していることがわかります。ごはんを全粥にした場合、エネルギー量が半分になるので、体に必要なエネルギーを確保するために2倍の量を摂取する必要があります。しかし形態調整した食事を2倍量摂取することは、現実的ではなく、補助栄養の利用を考える必要があります。

　嚥下食を用いて直接訓練を行うことは、口から食べることによるQOLの向上ばかりでなく、口腔・舌筋や咀嚼筋・嚥下筋の廃用症候群の予防という観点からも非常に重要です。非経口摂取を続けていると、それらの筋を使わないことによる筋力の低下（廃用）が生じてきます。十分なエネルギーや栄養素が摂取できていない場合、さらにこれらの筋肉量が減少し、悪循環となります。廃用を防止するためにも、嚥下食による直接訓練と十分な栄養摂取が重要です。

4 低栄養の防止のために

　形態調整した食事を作成するためには、上述したように加水を行います。このため栄養成分が希釈され、補助栄養等で不足した栄養成分を補わない場合には栄養不良に陥りやすくなります。

　体に必要なエネルギー量を慢性的に摂取できない場合、体タンパク質と体脂肪を分解して必要なエネルギーの確保を行います（図1）。体タンパク質が分解されると、筋肉量の減少による歩行速度の低下や転倒など現象が起こり、さらに、血清アルブミンの減少や免疫機能の

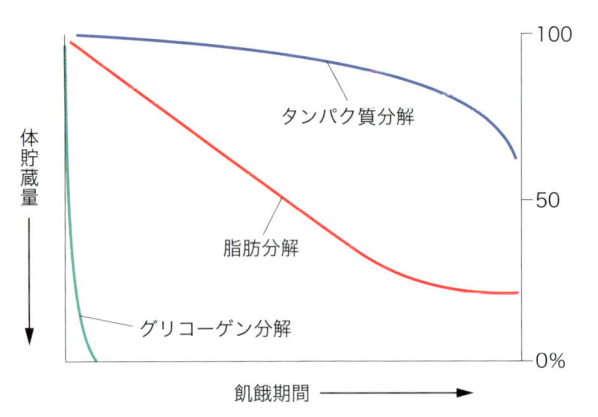

図1　エネルギー不足の場合の体内における変化

低下なども起こります。タンパク質摂取量の不足で免疫機能が低下した患者さんが肺炎を起こした場合には、治療に時間を要することになります。

日本人の食事摂取基準（2010年版）で必要なタンパク質量が報告されています。人を対象とした検討結果を基に、体に必要なエネルギー量が供給されている状態で、タンパク質の必要量は、0.65 g/kg体重/日という結果になっています。ただし、この試験で使用されたのは、動物性タンパク質のみであり、通常の日常生活で摂取している植物性タンパク質や個人差などを考慮し、0.9 g/kg体重/日を摂取すれば不足する可能性はほとんどないとされています。

しかし、摂取エネルギーが不足している場合には、エネルギー不足を補うために、タンパク質をエネルギーとして使用するので、0.9 g/kg体重/日では不足する可能性が高くなります。つまり、食事から摂取するエネルギー量が少なくなると、タンパク質を積極的に摂取する必要があります。肉や魚には体が必要とするアミノ酸が豊富に含まれており、このような食材を用いた嚥下食を積極的に摂取するか、タンパク質やエネルギーが豊富に含まれる製品などを用いて栄養不足にならないように気をつけましょう。

文献

1) 仙田直之：ゼリー食とペースト食の嚥下．「嚥下食ピラミッドによるペースト・ムース食レシピ200」（栢下淳 編著），医歯薬出版，2013
2) 山縣誉志江，栢下淳：段階的な嚥下機能評価のための検査食の検討．栄養－評価と治療，25：59-63，2008
3) 山縣誉志江，栢下淳：段階的な嚥下食の物性に適した嚥下造影検査食の検討．日本摂食・嚥下リハビリテーション学会誌，12：31-39，2008
4) 山縣誉志江，栢下淳：簡易的な嚥下造影検査食の作製方法．機能性食品と薬理栄養，5：343-348，2009
5) 「食品成分表2012」（香川芳子 監），女子栄養大学出版部，2012
6) 「嚥下食ピラミッドによるペースト・ムース食レシピ200」（栢下淳 編著），医歯薬出版，2013

医師からのアドバイス

嚥下障害の管理では、患者さんの機能に応じて適切な嚥下食を選ぶ必要があります。この選択がうまくいけば半分以上管理は成功したといっても過言ではありません。慎重かつ真剣に嚥下食を考えましょう。

（藤島一郎）

第3章 嚥下調整食の基本とコツ

3. とろみ調整食品とゲル化剤の使い方

栢下 淳

> **ポイント**
> - とろみ調整食品やゲル化剤は種類により物性が異なるため特性を理解する
> - とろみのつけすぎは咽頭残留や嚥下後誤嚥につながるため注意する
> - ゲル化剤は温度により物性が変化するため温度管理が重要である

1 とろみ調整食品とゲル化剤

近年、さまざまな種類のとろみ調整食品（以下、とろみ剤と略す）とゲル化剤が各社から販売されています。このようなとろみ剤やゲル化剤の特徴を理解し、嚥下障害患者さんの管理に適切に使用していく必要があります。

2 とろみ剤の使い方

十分な水分補給ができていない場合、脱水を引き起こす可能性があります。その結果、血液が濃くなり、脳卒中を引き起こしやすい環境をつくるという悪循環に陥ります。誤嚥を恐れて水分補給を控えるのではなく、適切なとろみをつけて十分な水分を摂取することが重要です。

とろみ剤は、原材料により大きく分けて、でんぷん系、グアーガム系、キサンタンガム系の3つの種類が存在します。でんぷん系はとろみをつけるために添加量が多く必要であり、とろみ液は白く、唾液により粘性が低下します。グアーガム系は原料特有の豆臭さがあり、とろみ液は黄色みがかった色となります。現在、最も広く使用されているのはキサンタンガム系であり、飲み物本来の味を損なわず、見た目にも色の変化のないとろみ液が得られます。

どの程度のとろみの程度が適切かをデイケアの高齢者（平均年齢84歳）による官能評価を行いました。およそ210 mPa・s（測定条件：50 s^{-1}）以下のときに飲み込みやすいと評価されました[1]。これは、ポタージュスープ程度のとろみであり、この程度が高齢者にとって飲み込みやすいことがわかります。しかし、必ずしも「飲み込みやすい＝安全」ではないことには注意をしなければなりません。患者さんの状態により、濃いとろみが必要な場合には、咽頭残留、嚥下後誤嚥を引き起こす可能性に注意を要します。濃いとろみを摂取しなければならない場合には、その後ゼリーなどを摂取し、咽頭に残留物を残さないようにします（交互嚥下）。患者さん個々に適切なとろみを見つけていく必要があります。

とろみ剤をベッドサイドで添加する場合、ダマにならないようにとろみをつける必要があります。ダマができると、粘性の低いとろみとなってしまい、均質でないとろみを患者さんに提供することとなります。とろみ剤は撹拌しながら手早く添加するのが均質なとろみ液をつくる

表1 とろみの3段階（嚥下調整食学会基準案2012※）

	段階1　薄いとろみ	段階2　中間のとろみ	段階3　濃いとろみ
英語表記	Mildly thick	Moderately thick	Extremely thick
性状の説明	スプーンを傾けるとすっと流れ落ちる フォークの歯の間から素早く流れ落ちる ストローで容易に吸うことができる カップを傾けて流れ出た後には、うっすらと跡が残る程度の付着	スプーンを傾けるととろとろと流れる フォークの歯の間からゆっくりと流れ落ちる ストローで吸うのは抵抗がある カップを傾けて流れ出た後には全体にコーティングしたように付着	スプーンを傾けても、形状がある程度保たれ、流れにくい フォークの歯の間から流れ出ない ストローで吸うことは困難で、スプーンの使用が適切 カップを傾けても流れ出ない（ゆっくり塊となって落ちる）
粘性値（mPa・s）	50〜100	100〜400	400〜600
LST値（mm）	43〜40	39〜33	32〜30

粘性値：コーンプレート型回転粘度計を用い、測定温度20℃、ずり速度50sec−1における粘度測定結果
LST値：ラインスプレッドテスト用プラスチック測定板を用いて直径30mmの金属製リングに試料を20mL注入し30秒後にリングを持ち上げ、60秒後に試料の広がり距離を6点測定し、その平均値をLST値とする
注1：LST値と粘性値は完全に相関しない。そのため、特に境界値付近においては注意が必要である
注2：ニュートン流体ではLST値が高く出る経口があるため注意が必要である
この表と「嚥下調整食学会基準案2012」の表、「嚥下調整食学会基準案2012の解説文」は3点セットです。必ず併せてご覧下さい
（文献2より引用）

コツです。

とろみの基準は、日本摂食・嚥下リハビリテーション学会嚥下調整食特別委員会にて、とろみの3段階の基準の試案を作成し、公表しています（表1）[2]。粘度計を有しない病院や施設でも簡易的に粘度測定が可能なようにLST（ライン・スプレッド・テスト）の表示もされているなど、工夫がされています。

3 ゼラチン・ゲル化剤の使い方

これまで、ゼリーの作製には寒天やゼラチンといったゲル化剤が使用され、とりわけ嚥下障害者に使用するゲル化剤ではゼラチンが主流でした。しかし、ゼラチンは常温で溶け出すなど、厳格な温度管理が必要でした。近年、この欠点を補い、ゼラチン同様の凝集性（ゼリーのまとまりやすさの指標）の高いゼリーをつくることのできるゲル化剤が多く市場に出回っています。

ゲル化剤で作製したゼリーは、溶かしている液体や温度によって大きく物性が変化します。図1に、市販ゲル化剤で作製したゼリーの物性変化の様子を示します[3]。同じ温度の違うマークで比較すると、溶かしている液体の違いによる物性の違いが比較できます。同じ濃度でも、溶かす液体がお茶か牛乳か味噌汁かにより、物性が異なります。さらに、同じ色同士の違う色で比較すると、温度が変化したときの物性の変化がみえてきます。例えば、ゲル化剤1.5％の45℃のお茶ゼリー（——）を作製すると、嚥下食ピラミッドのL0に物性になります。しかし、これが室温程度の20℃（---）まで下がると、物性はL2になります。逆に、冷たいお茶ゼリー（……）を作製すると、L4の物性では、これを室温に放置するとL2の物性に変化します。このように、ゲル化剤で作製したゼリーは温度管理が非常に重要です。

※2013年秋に嚥下調整食学会基準2013が発表される予定です

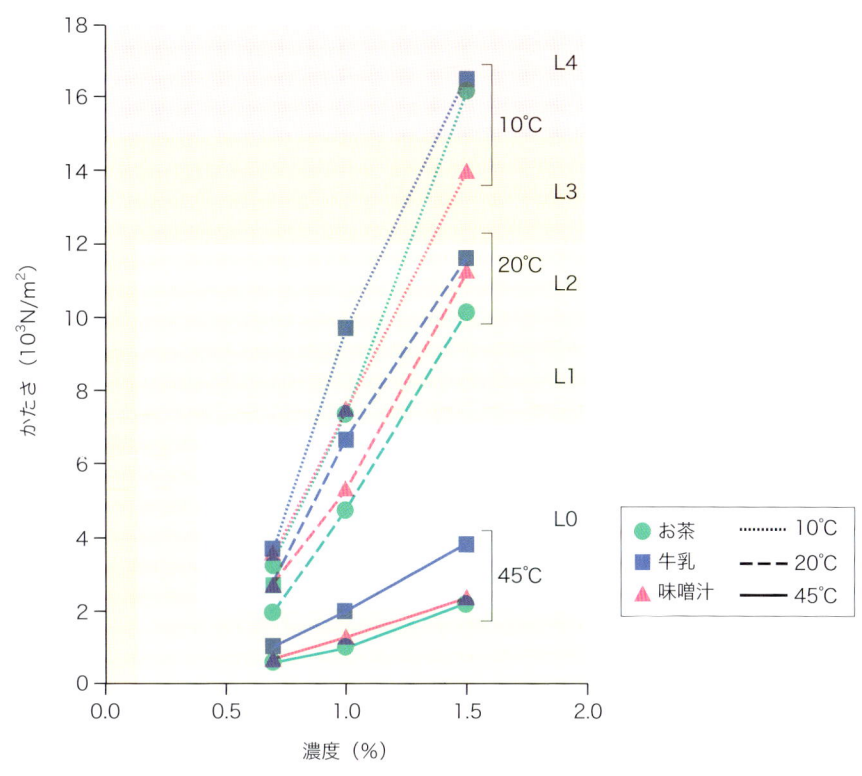

図1 ゼリーの物性変化

　ゼリーにするのはお茶や牛乳といった飲み物ばかりでなく、実際の現場では、常食をミキサーにかけ、ゲル化剤で固めたものの方が多くみられ、このような食事はエネルギーや栄養素の摂取の観点からも重要です。複数の施設において提供されている嚥下食（主にゲル状）の物性の評価では、肉類、魚介類、いも類で、その他の食材と比較し、嚥下食として適切でない物性のものが多くみられました[4]。肉類およびいも類では、加水量を調整することでこれらを解消できる可能性も示唆されています。

　同じ物性の嚥下食を提供するには、調整方法をマニュアル化したり、温度に注意するなどの工夫が必要となってきます。ゲル化剤を用いて嚥下食を作製するレシピ集[5]や、常食をミキサーにかけ、とろみ剤やゲル化剤を用いて作成するレシピ集[6]なども市販されています。

文献

1) Yamagata, Y. et al：Determination of a Suitable Shear Rate for Thickened Liquids Easy for the Elderly to Swallow. Food Science and Technology Research, 18, 363-369, 2012
2) 日本摂食・嚥下リハビリテーション学会嚥下調整食特別委員会：とろみの3段階　嚥下調整食学会基準案2012．日本摂食・嚥下リハビリテーション学会ウェブサイト
3) 山縣誉志江，他：市販嚥下補助食品を使用した特別用途食品えん下困難者用食品許可基準（案）に関する検討．県立広島大学人間文化学部紀要，4：55-64, 2009
4) 山縣誉志江，他：物性調査による嚥下調整食の現状と課題．日本摂食・嚥下リハビリテーション学会雑誌，16：140-147, 2012
5) 「病院・施設のための嚥下食ピラミッドによる咀嚼・嚥下困難者レシピ100」（栢下淳 編著），医歯薬出版，2009
6) 「嚥下食ピラミッドによるペースト・ムース食レシピ200」（栢下淳 編著），医歯薬出版，2013

医師からのアドバイス

　とろみ調整食品の使用は意外にいい加減に行われています。今でも第一世代のでんぷん系とろみ調整食品を多量に使用し、よく食べられるなと思うくらいの硬い状態（スプーンを刺すとそのまま立つ）で提供されている施設があるようです。これは口腔や咽頭にへばりつき、窒息のリスクになります。くれぐれも現場をみて、そのようなことがないように配慮してください。

（藤島一郎）

memo

第3章　嚥下調整食の基本とコツ

4. 介護者の負担を減らす調理方法の工夫

大塚純子

ポイント
- 介護者の生活背景、調理歴を十分把握する
- 介護者が単数、複数であるか、またその関係を把握する
- 調理・栄養指導後の情報収集を行い、管理栄養士、医師の協力を依頼し、チーム医療をすすめる
- 嚥下調整食の段階により調理の特徴があることを理解する

1 嚥下調整食の調理とは

　嚥下調整食は第3章-1にあるように嚥下しやすい食べ物、料理のことです。それらを嚥下障害の重症度に合わせ、段階的に分けたものが「嚥下（調整）食ピラミッド」「段階的嚥下調整食」などと呼ばれています。

　嚥下調整食は下記の4点を実際の料理に取り入れる必要があります。

❶適度な粘度があり食塊形成が行いやすい

❷口腔や咽頭を変形しながら滑らかに通過する

❸べたつきにくい

❹密度が均一である

　料理の名称で特徴を分けると大まかに以下の言葉で示されます。

- ゼリー食
- ミキサー、ペーストまたはピューレ食
- やわらか食（つぶし食）
- やわらか一口大食

2 調理が負担になるということ

　介護者が対象者（患者さん）の咀嚼、嚥下機能の低下を理解していることが大事です。「ペーストの食事はかわいそう」「このくらいなら食べられるはず」といった考えは心理的には理解できますが、調理を負担と感じる一因ともなります。

　調理上の工夫をする（とろみをつける、繊維を断つ切り方をする、油を加える、つなぎをつける等）ことが摂食機能を助け安全な嚥下につながると理解していただく必要があります。

　また介護者が家庭において嚥下調整食の調理をする際、普段の食事とは違う注意点やコツがあることを理解していないと負担と感じることとなります。もちろん時間的、体力的なゆとりも必要です。

図1　マッシャー　　図2　ミキサー

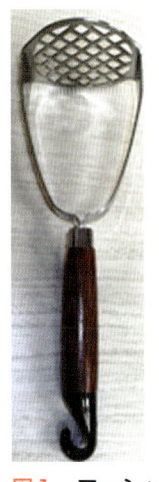

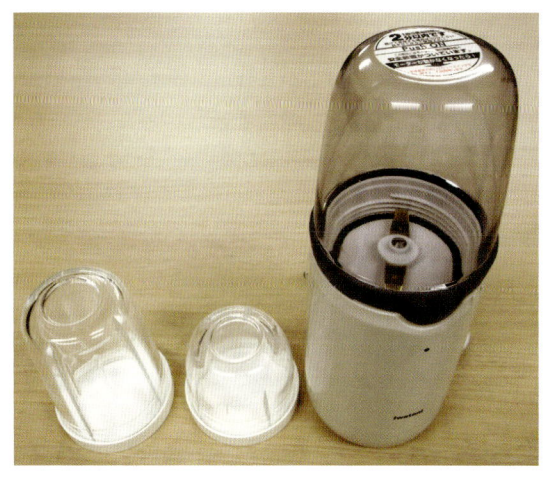

　嚥下調整食は大体において1人分あればよい状況が多くなります。そのためいろいろな食材を使用して1人分だけつくるのは大変であると感じてしまうことが多く、これも負担に感じる一要因と考えられます。

3　負担を減らす調理のコツとは

　介護者が負担と感じる状況をつくらないことが大事なポイントとなります。そのためには以下の調理の工夫を進めていきましょう。

● 嚥下調整食で必ず使う調理器具とゲル（固体状）化剤を用意しましょう

　嚥下調整食の種類や、嚥下の難易度によって次のように使用する調理器具に特徴があります

- **やわらか一口大（移行食）**：つぶす→包丁、すり鉢・すりこぎ
- **やわらか（つぶし食）食**：細かくする→マッシャー（図1）、フードプロセッサー
- **ペースト、ピューレミキサー食**：おろす→フードプロセッサーまたはミキサー（図2）
- **寄せる（ゼリー）**：ミキサーまたはハンドミキサー、電子レンジ（少量の料理を80℃以上の温度をあげる際に使用すると便利です）

　ゴムベラ（図3）やデジタル計量計（図4）計量スプーン大、小（図5）、計量カップ（図6）はどの段階や難易度の場合でも使用します。とろみ調整食品やゼラチンも段階や難易度によって使い分けをします（種類、使い方については第3章-2を参照してください）

- **とろみ調整食品**：水分（牛乳、ジュース等も含みます）にとろみをつけます
- **ゼリー調整食品**：ミキサーですりつぶす際に料理に加え、80℃以上に加熱し食べやすい温かさ（45〜50℃程度）に下げると固まります。温かいゼリー食を提供する場合に使用します
- **ゼラチン**：一般的に液体の1.6％のゼラチンを入れると嚥下調整食に適した物性になります。冷やしたゼリー食を提供する場合に使用します

　上記3点は計量が大事になります。基本のつくる量を決めておくと楽になります。

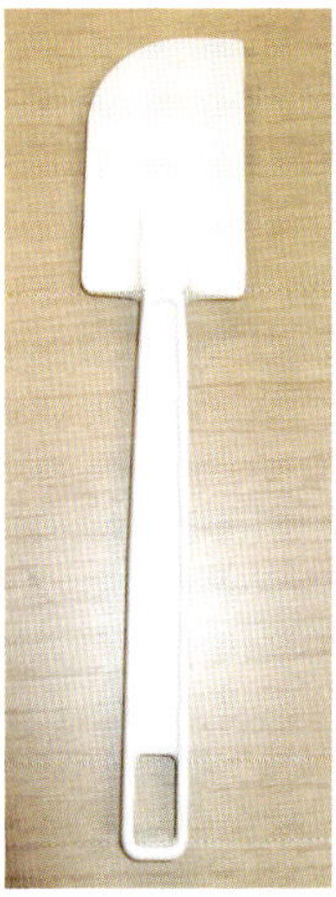

図3　ゴムベラ

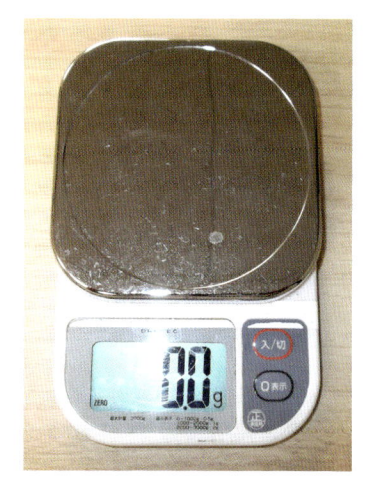

図4　デジタル計量計

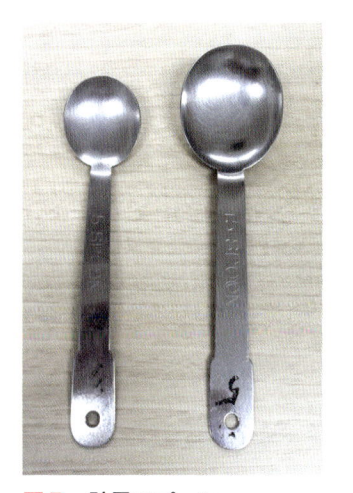

図5　計量スプーン

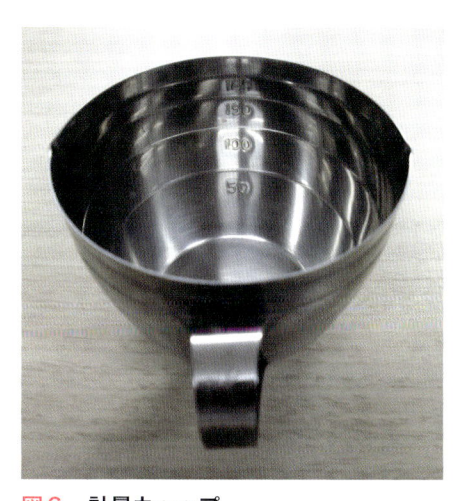

図6　計量カップ
目盛りがよくわかるものを使う

● **つくり置きや市販品の利用**

　　介護者には以下のようにアドバイスをします。

- だしはまとめてとり（1週間単位）冷蔵庫あるいは冷凍庫に在庫をつくりましょう。だしをとることが難しい場合には顆粒だしを水または湯にとかして、すぐに使用できるようにしておきましょう
- 好物はまとめづくりをしておきましょう。冷凍庫を利用すれば1週間単位の作製が可能です
- 市販のめんつゆなど、だしや調味料としてそのまま使用できるものを利用しましょう
- 市販のそのまま食べられる料理を在庫としておいておきましょう
- 素材の缶詰（水煮缶など）を多用しましょう
- 粥など主食もまとめてつくって冷凍しましょう

- 宅配を積極的に利用しましょう
- 野菜は買ってきたと同時に料理で使う予定の形に切っておき、冷蔵庫あるいは加熱処理した後冷凍庫へ保存しておきましょう
- キャベツなどは千切りにし塩をまぶし密閉容器に保存しておきましょう。長芋、じゃが芋もすりおろす、茹でてつぶして冷凍しておくと手間が省けます
- 料理のすべてを手づくりにするといった完璧をめざす必要はありません。卵豆腐、豆腐（ゼリー食、ペースト食の場合には絹ごし豆腐の方がよいです）、温泉卵、ヨーグルト、プリンといった購入してそのまま食べられる食品も定番として利用しましょう

4 調理を楽しくする工夫

　調理器具は調理をする介護者の気に入った物、手になじむ物を使用するようにしましょう。よく使用する調理器具や機器は掃除、除菌をこまめに行うようにしましょう。道具をきれいにすると調理にとりかかるにも気持ちよくなります。

　果物や乳製品はそのまま食べられる、またはとろみをつければ食べられる食品が多いので毎日1回は取り入れましょう。果物はなるべく熟れている状態がおすすめで、一口大やミキサーに少しかければすぐに食べられます（水分がでてくる場合はとろみ調整食品を加えます）。

医師からのアドバイス

　夏になると時に35℃を超える猛暑日が続くことがあります。患者さんが嚥下しやすく喜んで食してくれるものの一つに「とろみシャーベット」があります。とろみ水（味があってもなくてもどちらでも可）を凍らせるとシャーベット状になっておいしいものです。キュービック状の氷をつくる容器で凍らせると1つ1つ取り出せて便利です。　　　　　　（藤島一郎）

5. 嚥下調整食のレシピと市販品の利用方法

大塚純子

> **ポイント**
> - 嚥下調整食の各段階において栄養をふまえた、特徴的な料理を把握する
> - とろみ調整食品やゼリー調整食品の特徴を理解する
> - 嚥下調整食として利用できる市販品の特徴を理解する

1 栄養バランスのとり方

食品を栄養素の働き別に分けて考えるとわかりやすいです。分け方はいくつかありますが、以下のように3つのグループに分けて考えると表示がシンプルで理解が容易と考えられます。

赤群	黄群	緑群
血や肉をつくる	熱や力になる	体の調子を整える
魚・肉・豆類、乳製品、卵	穀類、砂糖、いも類、油類	野菜類、海藻、きのこ

3つのグループをバランス良く組み合わせて、下記のように3つの料理を用意するとよいでしょう。

主食	主菜	副菜
ご飯、パンを主に使用した料理	肉、魚、豆腐、卵、乳製品を使用した料理	野菜、いも、果物を使用した料理

2 嚥下調整食を普段の食事に近づけるコツ

● 調理

やや濃い目の味付け、メリハリのある味付けにします。こうすることで食欲増進、喫食量が良好な状態を維持しやすくなります。塩分制限などがある場合には具材の塩分を減らし、表面にかけるあんに塩分を使うなどして味覚を強く感じる工夫をします。

● 栄養

主食＋メイン（量が多い）のおかずに、メインのおかずで使用していない食材を使った料理を加えれば普段の食事と変わらない、バランスがとれた食事となります。

3 各段階の嚥下調整食のレシピ

1) 嚥下訓練ゼリー または嚥下調整食1・ゼリー食 (嚥下食ピラミッドL0、L1、L2)

- **主食** おもゆゼリー（1人分）＜L1から利用可＞

  材料
  　おもゆ（粥の上澄み液）80mL
  　味の好みで塩1つまみまたは粉飴小さじ1/2
  　粉ゼラチン1.1〜1.3g

  つくり方
  　① 粉ゼラチンが溶ける程度のおもゆと混ぜる
  　② ①を火にかけ50〜60℃に温める。加熱しすぎると変性が進みすぎて、かたまりにくくなるため沸騰させないこと
  　③ 残りのおもゆと合わせ、あら熱をとったら器へ移し冷蔵庫で冷やす
  　※ゼラチンは製造会社によって同じ濃度でもかたさに違いが出るので、できあがり後のかたさを確認する必要があります。基本は1.6％濃度ですが、ゼラチンの強度が強く1.2％程度でよい商品もあります

- **主菜** 卵豆腐のあんかけ（1人分）＜L1から利用可＞

  材料
  　卵1個、だし汁50mL、塩1つまみ、醤油小さじ1/3
  　あん：醤油小さじ1、酒小さじ1/2、だし汁大さじ1と1/2、
  　片栗粉小さじ1/2

  つくり方
  　① あんの材料以外をすべて合わせ、ざるでこし、型へ流し入れる
  　② 蒸し器の蒸気が出てきたら15分〜20分蒸し型からはずす
  　③ あんの調味料を加熱し、だし汁で溶いた片栗粉を入れあんをつくり、卵豆腐にかける

- **主菜** 空也蒸し（1人分）＜L2から利用可＞

  材料
  　絹ごし豆腐30g、卵1個、だし汁110mL、塩1つまみ
  　あん：醤油小さじ1、みりん小さじ1、だし汁40mL、
  　片栗粉小さじ1/2

  つくり方
  　① 冷ましただし汁と卵、塩を入れ泡立てないようにして混ぜる
  　② 器に豆腐を入れ、こしあみでこした①を静かに入れる
  　③ 蒸し器で15〜20分蒸し、あんをかける

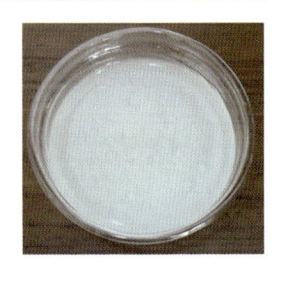

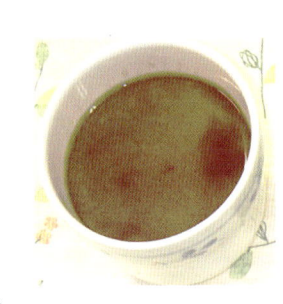

- **主菜** 温泉卵のあんかけ（1人分）＜L2から利用可＞

材料

卵1個
あん：醤油小さじ1、
だし汁20mL、みりん小さじ1/2

つくり方

① 卵を65〜70℃の湯に30分程度入れておく。温度管理が難しい場合や1人分つくる場合には、カップ麺などの発砲スチロールの容器に熱湯と卵を入れ、蓋をして30分程度で温泉卵ができる

② 皿に温泉卵を盛りつけあんをかける

- **副菜** グレープゼリー（1人分）＜L0から利用可＞

材料

果汁100％ぶどうジュース 80mL
砂糖　6〜8g（小さじ2杯）
粉ゼラチン　1.3g

つくり方

① 粉ゼラチンが溶ける程度のジュースと混ぜる

② ①を火にかけ50〜60℃に温める。沸騰させないこと

③ 残りのジュースと砂糖を合わせ、あら熱をとったら器へ移し冷蔵庫で冷やす

※果汁100％ぶどうジュースの場合は砂糖を入れますが、好みによって、また果汁の％が低い場合には砂糖は加減しましょう。砂糖が入ると少しかたさが増します

ⅱ）嚥下調整食2・ミキサー食（嚥下食ピラミッドL3）

- **主食** 嚥下粥（1人分）

名称はさまざまで施設によって違います。粥にとろみ調整食品を混ぜた料理です

材料

粥200g、とろみ調整食品 適量（分量はメーカーの説明書に従ってください）

つくり方

粥が温かいうちにとろみ調整食品を全体にふりかけ混ぜる

- **主食** なめらか粥（1人分）

名称はさまざまで施設によって違います。粥に酵素入り固形化補助剤を混ぜた料理。粥のべたつきを押さえます

材料

粥100g、スベラカーゼ®（酵素入り固形化補助剤）1.5g

つくり方

① 熱い粥（80℃以上）にスベラカーゼ®を入れる（写真①）

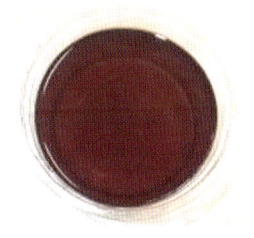

② 1分以上ミキサーにかける（写真②）

③ 器に移す（写真③）

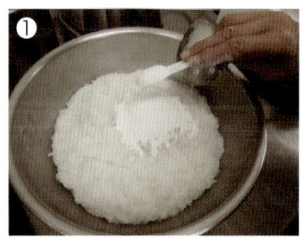

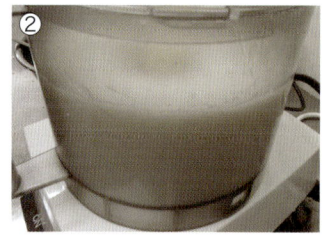

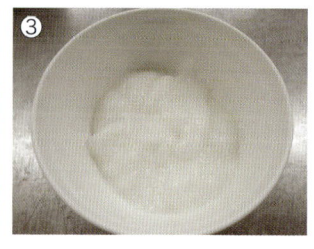

※スベラカーゼ®（フードケア）以外にもホット＆ソフト（ヘルシーフード）等があります。

- **副菜** 大根の炒め煮 ミキサー食（1人分）

材料
　　大根80g、人参20g、油小さじ1、だし汁150mL、醤油小さじ1、砂糖小さじ1、みりん小さじ1/2、とろみ調整食品 適宜

ペーストのつくり方
① 上記材料で炒め煮をつくり、ミキサーにとろみ調整食品とともに（写真①）入れ、1分程度かける

② 写真①のように糸がひき、とろみがついていることを確認

③ 食べてみて粒が感じられないペーストになれば完成（写真②）

iii）嚥下調整食3・ソフト食（嚥下食ピラミッドL4）

- **主食** フレンチトースト（1人分）

材料
　　6枚切食パン1枚、卵1個、牛乳200mL、砂糖大さじ1、バニラエッセンス少々、バター少々、植物油少々

つくり方
① パンのみみはとる。卵、牛乳、砂糖、バニラエッセンスを混ぜ合わせたらパンを片面2〜3時間ずつ冷蔵庫で十分液体を浸透させる

② フライパンに油とバターを入れあまり熱しすぎないよう、弱火で片面5分ずつ合計10分ずつじっくり蒸すように焼く

③ 中から膨らむような状態になったら火を止める。食べたときに溶けるような軟らかさで仕上がる

- **主菜** 鮭のマヨネーズ焼のマッシュポテト添え（1人分）

材料
　　鮭（皮、骨をとってある）切り身1切れ40g、塩一つまみ、果実酒小さじ1、マスタード少々、マヨネーズ小さじ1、じゃが芋1/2個、牛乳大さじ1、バター少々

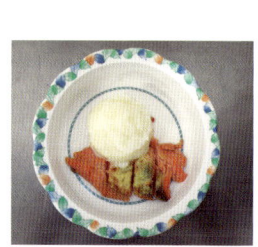

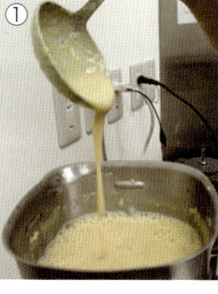

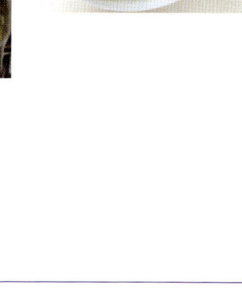

つくり方

① 鮭に塩と果実酒をふりかけ 5 分程度おく

② フライパンまたはオーブンで鮭の両面を焼く

③ マスタードとマヨネーズを合わせ鮭の上の面にぬる

④ オーブンなら 180℃で 5 分程度、マヨネーズに焼き色がついたら取り出す。フライパンはふたをして 5 分程度焼く

⑤ じゃが芋はゆでて熱いうちに牛乳とバターを入れミキサーまたはすりこぎでなめらかになるまで混ぜ鮭に添える

● **副菜** **ほうれん草の磯和え（1 人分）**

材料
　ほうれん草 70g、のり佃煮小さじ 1/2、醤油少々

つくり方

① ほうれん草はくきの部分が手で少し潰せる程度にまでゆでる

② ほうれん草はしぼった後 5 mm 程度に切り、あらかじめ合わせておいたのり佃煮と醤油と和える

※のり佃煮はなるべくなめらかなもの、のりがきめ細かいものを選びましょう

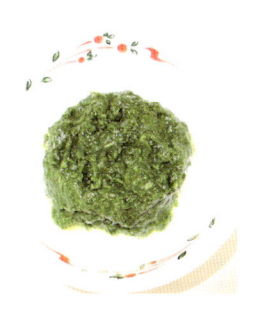

4　嚥下調整食としても利用できる市販品

　身近な食材としては、前述のレシピで載せた「卵豆腐」「温泉卵」は市販品をそのまま利用できます。"たれ"がついていることが多いので口に合えば、そのまま少量ずつ利用しても大丈夫です。主菜として使えますし、高タンパクなので 1〜2 日に 1 回はとりましょう。

　乳製品としてヨーグルトは商品によっては付着性（口腔内でのべたつきの度合い）や凝集性（つぶした食べ物のまとまり具合）に違いがあります。ペースト状であるかゼリー（プリン）状であるかを確認しましょう。

　温めるまたはそのまま食べられるレトルト食品もスーパーや介護食コーナー、通信販売でよく目にするようになっています。第 3 章 1、2 および第 1 章-3-Q 7 で述べられているユニバーサルデザインフードやえん下困難者用食品について違いや区分分けを理解しておくことも大切になります。

文献

◇ 栄養バランスのとり方．「安全においしく食べるための　あたらしい栄養学」（吉田企世子，松田早苗 監），44-47，高橋書店，2007

第4章

摂食・嚥下障害の基礎知識

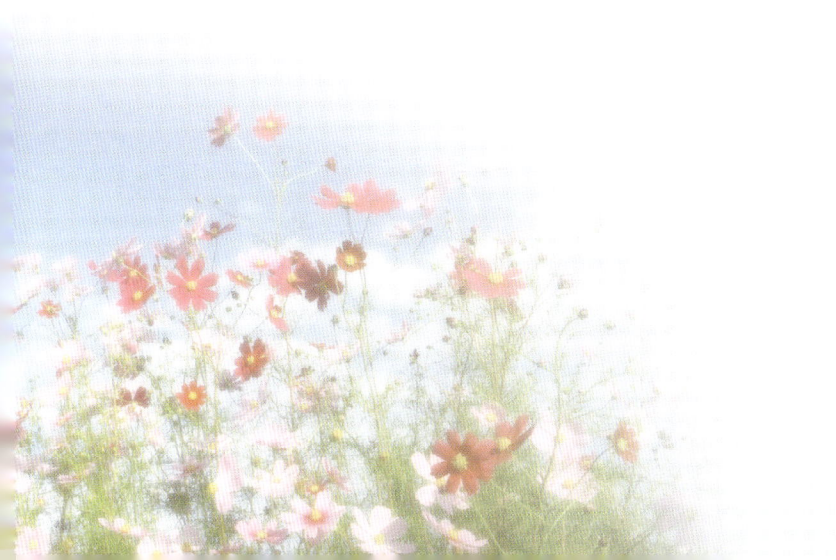

第4章　1. 摂食・嚥下のメカニズム

1.「口から食べる」とはどういうことか

谷口　洋

> **ポイント**
> - 狭義の嚥下は口腔期、咽頭期、食道期にわけられる（古典的モデル、3期モデル）
> - 摂食・嚥下（広義の嚥下）は認知期、捕食、口腔準備期と狭義の嚥下からなる
> - 咀嚼嚥下では口腔期と咽頭期が連続しており、古典的モデルが当てはまらないことがある（プロセスモデル）

1 摂食・嚥下とは

　「口から食べる」ことを医学的に表現すると「嚥下」あるいは「摂食」になります。嚥下は口腔にある食物を胃まで飲み込むことをいいます。狭義の嚥下は食物を口に取り込む動作（捕食）や咀嚼を含みませんが、臨床では狭義の嚥下だけでなく捕食や咀嚼に食べられない原因があることも少なくありません。あるいは認知症の患者さんでは食物を認識しないで困ることが時々あります。よって、本邦では食物の認知、捕食、咀嚼と狭義の嚥下を統括し、摂食・嚥下としてとらえることが多いです（表1）。

　嚥下を摂食の概念も含めて使用することもありますが（広義の嚥下）、大事なことは言葉の使い分けでなく、認知や咀嚼も含めて幅広くみていくことではないでしょうか。

　嚥下は英語でいうと swallowing もしくは deglutition です。swallowing が日常会話でも使われるのに対して、deglutition は学術的に使われることが多いです。

2 摂食・嚥下の各期 （表1）

　狭義の嚥下は古典的に口腔期、咽頭期、食道期に分けて述べられてきましたが（古典的モデル、3期モデル）、前述のように最近では認知期、捕食、口腔準備期（咀嚼）も加えて考えるようになってきました。次に摂食・嚥下の各期について代表的な障害例を交えて説明します。

ⅰ）認知期

　食べることは、まず見て、嗅いで、触って食物を認識することからはじまります。そして、食欲がわいて食べようとすることが大事です。このように食物を認識して実際に口に入れる（捕食）までを認知期あるいは先行期と呼びます。

　アルツハイマー型認知症では脳幹の嚥下にかかわる神経細胞の障害は少ないですが、大脳の神経細胞の脱落により認知期が障害されることがあります。重度の認知症の患者さんで、食事を摂ろうとしてくれないで困ったことはありませんか？ ある意味、認知期の障害は最も対

表1 摂食・嚥下の期の分類

	狭義の嚥下 (古典的モデル, 3期モデル)	4期モデル	摂食・嚥下 (5期モデル)
認知期（先行期）			○
捕食		(○)*	(○)*
口腔準備期		○	○
口腔期	○	○	○
咽頭期	○	○	○
食道期	○	○	○

文献によりいろいろな分類が用いられているので注意
＊：捕食は口腔準備期に含めて考えることが多い

応が困難かもしれません。

ii）捕食

　　食物を箸やスプーンで口腔内に運んで口唇を閉じて、食塊を口の中に含むのが捕食ですが、次の口腔準備期に含めて考えることもあります。
　　脳血管障害やベル麻痺等により顔面筋の麻痺があると、麻痺側の口唇が閉鎖できずに食塊がこぼれ落ちます。食事介助の際には捕食の障害に注意しましょう。

iii）口腔準備期

　　捕食したのちに、咀嚼をして食物を嚥下しやすい形状にするのが口腔準備期です。咀嚼運動を口腔期と思っている医療従事者が多いので気をつけてください。狭義の嚥下の3期に口腔準備期を加えて4期モデルと表現することもあります。
　　咀嚼運動では下顎が単に上下に動くだけでなく、左右にも動き、舌もリズミカルに動いて食塊を巧みに上下の歯列間に運びます（よく考えると舌を噛まないのが不思議ですね）。咀嚼は意識してコントロールできますが、意識をしなくても可能な半自動運動です。随意運動と反射の中間に位置する半自動運動には咀嚼のほかに歩行や呼吸があります。
　　口腔準備期は多発性脳梗塞等による偽性球麻痺で障害されやすいです。また、高齢者は歯牙の喪失や義歯の不具合により口腔準備期の障害をきたしやすいので注意してください。

iv）口腔期（図1 A）

　　突然ですが、唾液を飲んでみましょう。飲むときに口を閉じましたね。舌の先端はどこにありましたか？ 上顎の前歯の後方に舌の先端を押しつけていましたね。
　　この舌尖を前歯の後方に押し付けて、食塊が舌背に載っている状態が口腔期のはじまりです。その後、舌背が前方から挙上していき、食塊が後ろへ後ろへと送り込まれていきます。食塊が口峡（舌根と軟口蓋で囲まれた辺り）に達すると嚥下反射が起こりますが、この反射が起こるまでが口腔期です。
　　口腔期の障害は口腔準備期と同様に、偽性球麻痺でよく認めます。筋萎縮性側索硬化症では舌が著明に萎縮することがあり、口腔期が強く障害されます。

A 口腔期	B 咽頭期	C 食道期
口唇は閉鎖して舌尖は上顎前歯に押し付けている。食塊は舌背に位置する	軟口蓋が鼻咽腔への逆流を防ぎ、喉頭蓋が反転して喉頭を閉鎖している	輪状咽頭筋が再び収縮して食道入口部は閉鎖している。喉頭蓋が戻りつつある

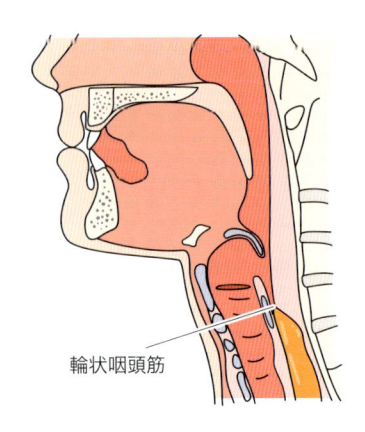

図1 嚥下の各期の模式図

v) 咽頭期（図1 B）

　食塊が口峡に達すると嚥下反射が起こり、食道へ送り込まれますが、この時期が咽頭期です。この咽頭期≒嚥下反射こそが摂食・嚥下のなかで最もダイナミックかつ複雑な期です。

　皆さん、また唾液を飲んでみてください。唾液を飲む際には、軟口蓋が挙上して鼻腔への逆流を防ぎ、舌根が前方に移動して咽頭が収縮することで唾液を下咽頭へ送り込み、喉頭が上前方へ挙上して輪状咽頭筋が弛緩することで食道入口部が開大して唾液は食道に送り込まれたのです。さらには舌骨が挙上して喉頭蓋が反転し、声帯が閉鎖することで気管内に唾液が入らないようにしています。私たちは何気なく嚥下していますが、こんな複雑なことが無意識で行われているとは驚きですね。

　咽頭期の複雑な動きは延髄にあるcentral pattern generator（CPG）によりプログラミングされています。よって延髄外側梗塞（ワレンベルグ症候群）でCPGが障害されると嚥下障害は重篤化します。

vi) 食道期（図1 C）

　食道の入り口（食道入口部）は通常は輪状咽頭筋により閉鎖しています。それは胃の内容物が逆流しないためと、空気が食道に入らないようにするためです。

　食道入口部が開大して食塊が食道に送り込まれると、再び輪状咽頭筋が収縮して、挙上していた喉頭が下降して食道入口部は閉鎖します。食道に送り込まれた食塊は食道の蠕動運動により食道の下部に達し、下部食道括約筋が弛緩して胃に送りこまれます。

3 プロセスモデル

前項ではわかりやすく説明するために口腔準備期、口腔期、咽頭期を完全にわけて説明しました。この考え方（古典的モデル）は液体の嚥下（特に液体を口に含んだ後に指示を出されて飲む命令嚥下）でよくあてはまります。しかし、固形物を咀嚼して嚥下（咀嚼嚥下や自由嚥下といいます）する際は、しばしばこの古典的モデルがあてはまりません。固形物を咀嚼しているとき、食塊の一部はすでに口峡を越えて咽頭に達していることがあるのです。

HiiemaeとPalmerは固形物を咀嚼時に一部が舌の動きで中咽頭に送り込まれ、咽頭で食塊が形成されることを報告しました。この現象はstage II transportと命名されています。そして、食塊が口峡を越えて咽頭期＝嚥下反射が起こるとする古典的モデルに対し、咀嚼時にすでに食塊が咽頭へ達している考え方はプロセスモデルと呼ばれています[1]。古典的モデルは液体の嚥下に、プロセスモデルは固形物の嚥下によくあてはまります。

文献
1) Hiiemae, K.M., Palmer, J.B. : Food transport and bolus formation during complete feeding sequences on foods of different initial consistency. Dysphagia, 14 (1) : 31-42, 1999

医師からのアドバイス

摂食・嚥下は本文にあるように各期に分けて考えられていますが、実際には一連のつながった動きです。例えばVFで口腔期と咽頭期の境でビデオをストップすることはできません。咽頭期と食道期も同じです。

（藤島一郎）

第4章 1. 摂食・嚥下のメカニズム

2. 解剖・生理の基礎知識

谷口 洋

ポイント
- 咽頭感覚は舌咽神経、迷走神経咽頭枝、上喉頭神経に支配されている
- 食塊の感覚入力は孤束核に至り、その情報はcentral pattern generator（CPG）に伝えられる。嚥下反射はCPGにプログラミングされている
- CPGは迷走神経疑核をはじめとする諸運動核に指令を送る
- 孤束核、CPG、疑核はいずれも延髄に位置する。よって延髄の障害は重篤な嚥下障害を呈しうる

1 嚥下の各期における解剖、生理のポイント

i）捕食

　捕食の際には口を閉じますが、咬筋を中心とした閉口筋と口唇を閉じる口輪筋が関与します。前者は三叉神経支配で後者は顔面神経支配です（表1）。臨床で問題となるのはほとんどが顔面神経麻痺による口唇の閉鎖不全であり、三叉神経の麻痺で口が全く閉じないことはあまりお目にかかりません。口が全く閉じないときはむしろ顎がはずれていないか（顎関節脱臼）確認すべきでしょう。

ii）口腔準備期

　咀嚼運動には閉口筋（咬筋、側頭筋、内側翼突筋、外側翼突筋）と開口筋（顎舌骨筋、オトガイ舌骨筋、顎二腹筋、外側翼突筋）が関与します。各筋の神経支配は表1を参照してください。咀嚼は意識してコントロールできますが、意識をしなくても可能な半自動運動です。この半自動運動は脳幹にある咀嚼中枢により制御されています。動物実験では脳幹の咀嚼中枢が健在なら、咀嚼運動が可能だとされています。一方、ヒトでは両側の大脳半球（特に弁蓋部）の障害により咀嚼が著明に障害されることが知られています（Foix-Chavany-Marie症候群）。ヒトの咀嚼における大脳と脳幹の制御機構はまだ不明な点が多いようです。

iii）口腔期

　口腔期の主役は舌です。舌を動かす舌筋群は筋の起始が舌の外にある外舌筋と、舌の内にある内舌筋にわかれます。外舌筋は舌の位置を変える際に、内舌筋は舌自体の形を変形させる際に働きます。例えば「あっかんべー」をしたときに、舌を口腔から前方に出しているのは外舌筋（オトガイ舌筋）で、舌が細長くなっているのは内舌筋の働きです。これらの筋のほとんどは舌下神経支配です（表1）。

表1　嚥下に関与する主な筋

筋の分類	筋	神経支配	働き
咀嚼筋群	咬筋、側頭筋、内・外側翼突筋	三叉神経	閉口する
	顎舌骨筋，外側翼突筋	三叉神経	開口する
	顎二腹筋	三叉・顔面神経	開口する
	オトガイ舌骨筋	舌下神経	開口する
舌筋群	内舌筋	舌下神経	舌を変形する
	オトガイ舌筋（外舌筋）	舌下神経	舌を前方へ出す
	舌骨舌筋，茎突舌筋（外舌筋）	舌下神経	舌を後方へ引く
口蓋筋群	口蓋帆挙筋	舌咽迷走神経	軟口蓋の挙上
	口蓋舌筋	舌咽迷走神経	口峡を狭める
舌骨上筋群	顎二腹筋	三叉・顔面神経	舌骨を挙上
	顎舌骨筋	三叉神経	舌骨を挙上
	オトガイ舌骨筋	舌下神経	舌骨を挙上
	茎突舌骨筋	顔面神経	舌骨を挙上
内喉頭筋	外側輪状披裂筋、披裂筋、甲状披裂筋	反回神経	声帯を閉じる
咽頭筋群	茎突咽頭筋	舌咽神経	咽頭の挙上
	上・中・下咽頭収縮筋	舌咽迷走神経	咽頭の収縮
	輪状咽頭筋	舌咽迷走神経	食道入口部の閉鎖

ⅳ）咽頭期

　食塊が咽頭に至ると嚥下反射が起こります。反射を考える際は入力、中枢、出力がポイントです。嚥下反射ではどうなっているのでしょうか。

　咽頭感覚は舌咽神経、迷走神経咽頭枝、上喉頭神経により支配されています。なかでも迷走神経の枝である上喉頭神経は喉頭蓋や披裂部を支配しており[1]、食塊が気道に侵入しないように大事な働きをしています（図1）。これらの神経からの入力は延髄にある孤束核に送られます。

　食塊による咽頭粘膜への感覚入力は孤束核に伝えられますが、その情報はやはり延髄にあるcentral pattern generator（CPG）に至ります。嚥下は複雑な運動なのにきわめて再現性が高いことが知られていますが、この複雑な動きをプログラミングしているのがCPGです。ヒトのCPGの詳細は不明ですが、延髄の孤束核と疑核の間に位置すると推測されています。

　咽頭の感覚入力が孤束核を経由してCPGに伝わると、CPGが興奮して嚥下にまつわる運動神経核に指令を出します。口蓋帆挙筋は軟口蓋を挙上して鼻腔への逆流を防ぎ（図2矢印a）、咽頭収縮筋は咽頭を収縮して食塊を下方へ押し込みます（図2矢印b）。舌骨上筋群が収縮して喉頭が上前方へ引き上げられ、輪状咽頭筋が弛緩して食道入口部が開大します（図2矢印c）。この輪状咽頭筋の弛緩もCPGが疑核に抑制の指令を伝えることで起こります。喉頭蓋の反転（図2矢印e）は喉頭蓋と連結している舌骨が舌骨上筋群により挙上（図2矢印d）することで起こります。声帯は迷走神経の枝である反回神経に支配されていますが、嚥下時には閉鎖します。各筋の働きと神経支配は表1を参照してください。

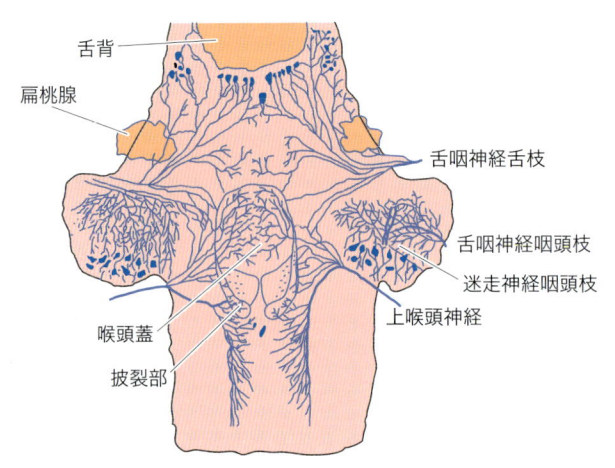

図1 咽喉頭の感覚神経支配
咽喉頭には舌咽神経、迷走神経咽頭枝、上喉頭神経（迷走神経の枝）が分布している。なかでも上喉頭神経は気道に連なる喉頭蓋や披裂部に分布しており、気道に食塊が侵入しないように大事な働きをしていることがわかる
（文献1を参考に作成）

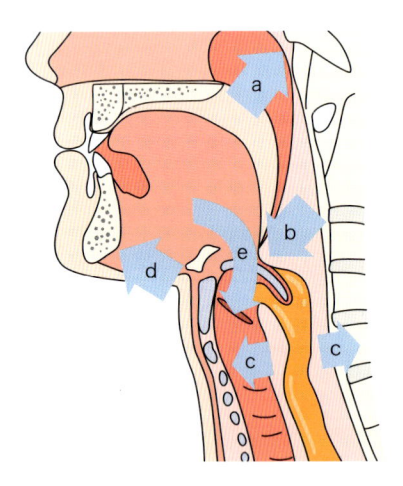

図2 咽頭期の器官、筋の動き
矢印a：口蓋帆挙筋が軟口蓋を挙上して鼻腔への逆流を防ぐ
矢印b：咽頭収縮筋により咽頭が収縮して食塊を下方へ押し込む
矢印c：輪状咽頭筋が弛緩して食道入口部が開大する
矢印d：舌骨が舌骨上筋群により挙上する
矢印e：喉頭蓋が反転して喉頭を閉鎖する

v）食道期

　食道にある食塊は蠕動運動で胃に送り込まれます。食道の蠕動運動は迷走神経に支配されています。咽喉頭の筋群は迷走神経の疑核に支配されていますが、食道の筋群は同じ迷走神経でも背側核の支配です。

2 嚥下における大脳の関与

孤束核、CPG、疑核といった嚥下に関する重要な構造物はいずれも延髄に位置します。動物実験ではこれらが保たれていれば嚥下反射を起こすことができますが、両側大脳の脳梗塞でも偽性球麻痺により嚥下障害が出現します。また、意図的に唾液を空嚥下できることからも、大脳の嚥下への関与は明らかです。

近年では functional MRI や PET により嚥下時の大脳の血流変化を検討した報告が増えています。中心前回、中心後回、帯状回、島回、下頭頂小葉が嚥下時に賦活化されると報告されていますが、これらの役割やネットワークの詳細は不明です。

文献

1) Mu, L., Sanders, I.: Sensory nerve supply of the human oro-laryngopharynx: a preliminary study. Anat. Rec., 258 (4): 406-420, 2000

医師からのアドバイス

本文で述べられていない筋に甲状舌骨筋があります。これは舌骨下筋群に分類され、嚥下のあと舌骨を下方に引く筋群の一つですが、舌骨が挙上するさに同時に収縮して甲状軟骨を引き上げる重要な役割をもっています。高齢者ではこの筋の力が弱くなり、喉頭下垂や嚥下障害の原因の一つになります。頸神経（C1-C3）が支配しています。

（藤島一郎）

memo

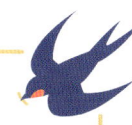

第4章 1. 摂食・嚥下のメカニズム

3. 小児の特徴

弘中祥司

> **ポイント**
> - 小児患者さんには発達療法的アプローチが必要
> - 多くの連携が長期間必要となる
> - 口腔の機能異常は歯ならびにも影響をおよぼす

1 小児の摂食・嚥下の特徴

　摂食・嚥下機能はそのすべてが生まれながらにしてもっている機能ではなく、出生後からすぐに食環境や口腔の感覚−運動体験をとおして、新たな機能を獲得しながら発達する運動機能です。したがって、摂食・嚥下機能にかかわる機能の多くは、乳幼児期（発達期）に獲得されます。この機能発達がなされる時期は同時に口腔・咽頭部の形態の成長が著しい時期であり、形態的な成長変化とともに機能発達がなされ（図1、2）、また摂食機能獲得の際に特徴的な動きが観察されます（表1）。図2に示すように、摂食・嚥下器官のなかでも、乳児では中咽頭が極端に短く、それゆえに授乳時には鼻呼吸をしながら嚥下することが可能であり、大きな特徴です。

　ところが、多くの摂食・嚥下障害児では、呼吸状態あるいは全身状態の関係から、適切な食べる機能の入力が減弱したり、無かったりするため、機能発達が阻害されていることが少なくありません。また重症心身障害児では中枢神経系の障害が摂食・嚥下障害の発達期ある

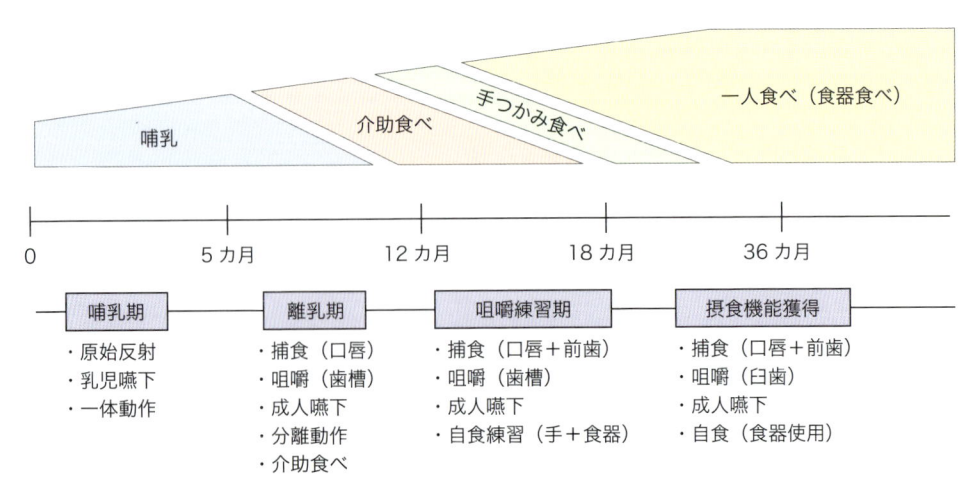

図1　摂食機能の生後発達
文献1より引用

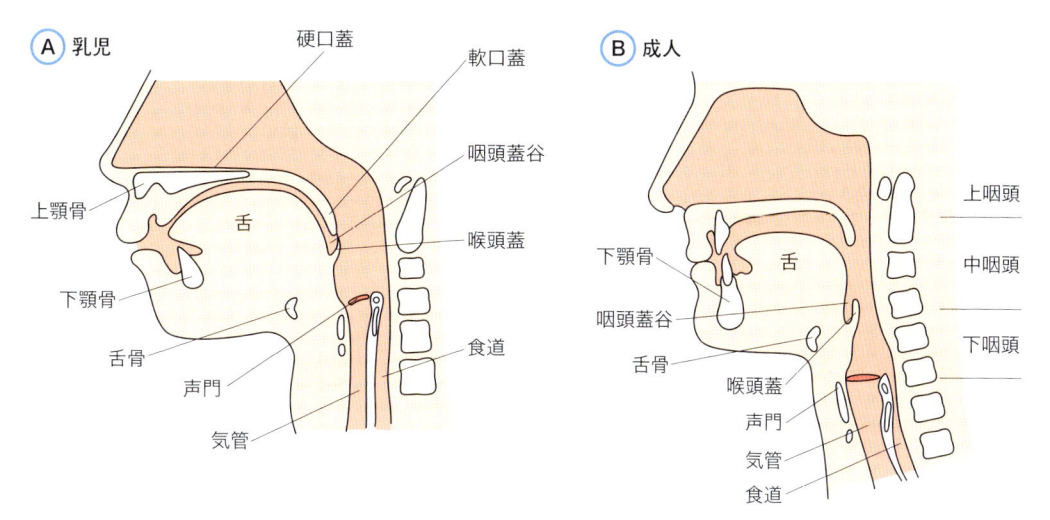

図2　乳児と成人の解剖比較
文献2を参考に作成

表1　摂食機能獲得段階の特徴的動き

1.	経口摂取準備期	哺乳反応、指しゃぶり、玩具なめ、舌突出など
2.	嚥下機能獲得期	下唇の内転、舌尖の固定、食塊移送、舌の蠕動様運動など
3.	捕食機能獲得期	顎・口唇の随意的閉鎖、上唇での摂り込みなど
4.	押し潰し機能獲得期	口角の水平の動き（左右対称）、偏平な赤唇など
5.	すり潰し機能獲得期	頬と口唇の協調、口角の引き、顎の偏位など
6.	自食準備期	歯がため遊び、手づかみ遊びなど
7.	手づかみ食べ機能獲得期	頭部の回旋、手掌での押込み、前歯咬断など
8.	食器食べ機能獲得期	頭部の回旋、食器の口角からの挿入、食器での押込みなど

文献3より引用

いは発達期以前に生じており[4]、これが正常な摂食・嚥下機能発達の遅延あるいは停止の原因になっています（図3）。したがって、発達期における小児の摂食・嚥下障害に対する対処法は対症療法的手法ではなく、健常児が摂食・嚥下機能を獲得していく過程と同様な過程をたどらせることを基本とした発達療法的アプローチが必要とされます[5]。

2　小児の摂食・嚥下障害の評価とリハビリテーション

　小児の摂食・嚥下障害の評価を行う際に、全身的な状態（バイタルや発達・発育状況）を正確に評価し、そのうえで多面的な検査方法から総合的に判断していく必要性があります。特に、嚥下障害の検査法ではゴールドスタンダードとされる嚥下造影検査（VF）でも、小児患者さんに対しては、指示に従えない、味覚の嗜好が多い等（図4）により、正確な検査が施行できるとは限りません。その点からも嚥下内視鏡検査（VE）や他のスクリーニング方法か

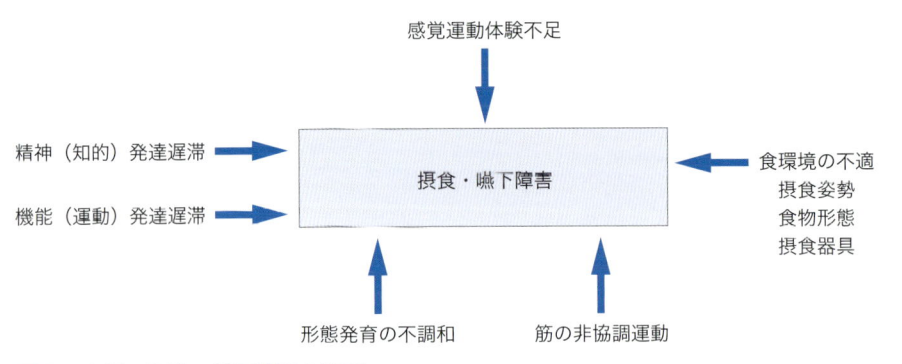

図3　小児の摂食・嚥下障害の要因
文献4より引用

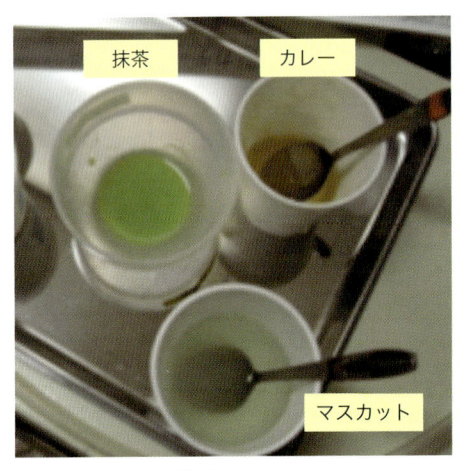

図4　VF検査用食品
子どもの嗜好に合わせて数種類用意している

ら総合的に判断する必要性があるといえます。また単に口腔機能評価に終わるのではなく、必要な連携先（医療・保健・療育・教育機関）と緊密な連携をとって進める必要があります。評価と対応の流れの一例[6]を図5に示します。

3　誤嚥性肺炎と口腔ケア

　摂食・嚥下機能障害がある小児患者さんの場合、誤嚥性肺炎が高頻度にみられます。これは、食物の気管・肺への侵入があげられますが、経口摂取をほとんど行っていないのに誤嚥性肺炎が生じることがしばしばみられます。これには、胃食道逆流などその他の原因も考えられますが、口腔内細菌の誤嚥（不潔な口腔内の唾液の誤嚥）も大きな原因の1つとしてあげられます。
　唾液は成人では1日あたり1～1.5L分泌されるといわれ、摂食・嚥下機能だけではなく、口腔内にとって重要な役割を果たします（表2）[7]。汚れた唾液が混在すると、嚥下機能が未成

医療面接
　日常生活状態、食事量・時間・不快事項、介助状態
　摂食食物内容、服薬、身長、体重　等

↓

一般検査
　身体所見、全身状態、神経学的所見、意識障害程度、
　ROM（頸部、顎関節）、姿勢（上肢、下肢、体幹）

↓

口腔内検査
　触覚異常、原始（哺乳）反射残存、口唇・舌のROM、
　異常運動、麻痺部位と程度、口腔乾燥、OD

↓ 臨床判断

一次スクリーニングテスト
　RSST（反復唾液嚥下テスト）、頸部聴診法、MWST（改訂水飲みテスト）、
　咳テスト、味覚刺激による嚥下誘発テスト

　検査（VF）↓ 機能評価

二次スクリーニングテスト
　段階的フードテスト、頸部聴診法、VE、US

　検査（VF、VE）↓

機能観察評価（摂食状況）
　摂食動作評価（食事前・中・後）、
　口腔運動機能評価、パルスオキシメータ

↓ 診断

口腔のケア：プロフェッショナルケア、ホームケア
歯科治療対応：機能援助装置（Hotz床、PAP、PLP、Swalloaid等）
訓練指導対応：食環境、食内容、機能訓練（基礎訓練、直接訓練）

図5　診療の流れ
摂食・嚥下障害とその対応（昭和大学歯学部スペシャルニーズ口腔医学講座）
ROM：可動域、OD：オーラルディスキネジア、US：超音波エコー装置

表2　唾液の作用

① 消化作用	αアミラーゼなどの消化酵素
② 潤滑作用	咀嚼・嚥下など
③ 抗菌作用	リゾチーム、IgAなど
④ 緩衝作用	中和して生体を防御
⑤ 再石灰化作用	歯の硬組織に対して
⑥ 発がん予防作用	

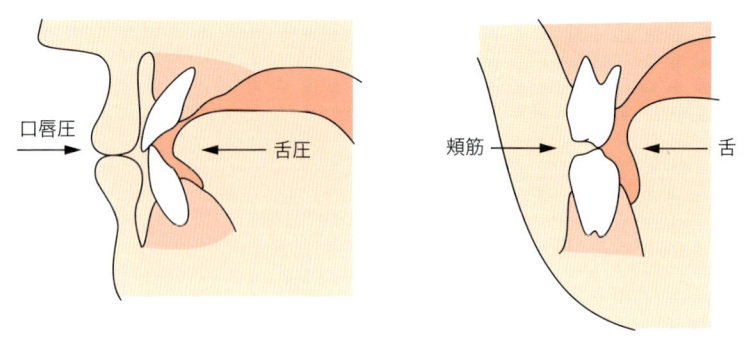

図6 歯は筋のバランスが取れたところに萌出する

熟な小児患者さんでは、口腔細菌の肺への侵入を許してしまうことになり、日々積み重なると重篤な肺炎（誤嚥性）を生じてしまいます。普段からの口腔ケアの励行は誤嚥性肺炎の予防の観点からも、全身状態の向上のためにも重要であるといえます。

4 食べる（口腔）機能と歯並び

　歯科医師は、他の連携医療職種と異なり、口腔内に補綴物（口腔内の装具）を装着することにより、口腔の容積を自在に変化させられることが特徴です。平成22年4月より、リハビリテーションを目的とした装置（舌接触補助床：Palatal Augmentation Prosthesis：PAP）[9)〜11)]が保険導入され、摂食・嚥下障害患者さんに対して、より積極的な口腔内のハビリテーション（リハビリテーション）が可能となりました。

　小児患者さんが摂食・嚥下機能を正しく学習するためには正常な器官が必要です。特に口腔においては口唇・頬・舌・歯のように筋肉や粘膜、硬組織によって構成されていますが、それぞれ発達過程において、バランスを保ちながら口腔を機能に適した形をつくっています（図6）。

　この口腔内のバランスが崩れてしまうと、歯並びに影響を及ぼし、二次的な形態異常をつくり出してしまいます。健常な幼児の場合でもこのアンバランスは「指しゃぶり」などでよくみられますが、舌突出などでも同じような状況になります。これは顎や歯並びが完成途上にある小児期の特徴です。したがって、長期に入院している小児患者さんにおいては、口腔内の観察が機能評価の一助となることも少なくありません。

5 おわりに

　小児の摂食・嚥下リハビリテーションにおいて、経口摂取をゴールとした場合、早期に訓練を開始することが特に重要です。しかしながら、全身の状態によっては、ハビリテーションが後回しにされてしまうことも多く経験します。保護者は若く、また医療従事者に対して切に願いを託していることが多いものです。その状況下での安全な経口摂取は大きな喜びと希望を保護者にもたらすに違いありません。したがって可及的に早期に療育を開始することが次の

ステップへの第一歩であると考えます。

この世に生を受けた子供たちがひと口でも食べる幸せに出会えることを願っています。

文献

1) 金子芳洋：障害者の摂食のためのリハビリテーション．日本歯科医師会雑誌，43：143-148，1990
2) Arvedson, L.G.：Pediatric videofluoroscopic swallow studies. Communication Skill Builders, 1998
3) 向井美惠：摂食機能療法 －診断と治療法－．日本障害者歯科学会誌，16：145-155，1995
4) 田角勝：摂食・嚥下機能の発達障害への対応．「摂食・嚥下リハビリテーション」（才藤栄一，向井美惠 監），115，医歯薬出版，1998
5) 金子芳洋：心身障害児における摂食機能の異常．「食べる機能の障害－その考え方とリハビリテーション－」（金子芳洋 編著），44，医歯薬出版，1987
6) 弘中祥司 他：摂食・嚥下リハビリテーションの診断と治療．歯界展望特別号，221，医歯薬出版，2005
7) 「改訂第3版 臨床家のための口腔衛生学」（中垣晴男 編），33，永末書店，2004
8) 中村全宏：病院歯科の視点から－病院歯科と障害者歯科医療－地域医療としての障害者歯科．日本歯科評論，67（3）：135-138，2007
9) 木下憲治：誤嚥を防ぐ義歯．「口腔ケアのABC－QOLのためのポイント110－」（河合幹，他 編），226-228，医歯薬出版，1999
10) 菊谷武，他：筋萎縮性側索硬化症患者の嚥下及び構音障害に対する舌接触補助床（PAP）適応の1例．日本障害者歯科学会誌，21（2）：200-204，2000
11) 弘中祥司：機能障害による二次的形態異常と摂食・嚥下障害．「小児の摂食・嚥下リハビリテーション」（田角勝，向井美惠 編著），262-265，医歯薬出版，2006

第4章 摂食・嚥下障害の基礎知識

memo

第4章 1. 摂食・嚥下のメカニズム

4. 高齢者の特徴（加齢による解剖学的変化・生理学的変化）

谷口 洋

> **ポイント**
> - 高齢者は口腔準備期・口腔期では歯牙の喪失、唾液分泌の低下、味覚の変化が問題となる
> - 喉頭の位置の下降、咽頭関連筋の筋力低下が起こるが、咽頭期の加齢による障害は個人差が大きい
> - 食道期では食道蠕動の低下、下部食道括約筋の障害によるGERDが問題になる
> - 姿勢の問題や免疫力低下等の全身の加齢性変化も影響が大である

医学の進歩により本邦の平均寿命は男性で約80歳、女性は約85歳になりました。高齢化が急速に進むなかで、平成23年度の死因順位は悪性新生物、心疾患についで肺炎が第3位となっています。肺炎の一部は誤嚥性肺炎が含まれていると考えられ、この高齢化社会において高齢者の嚥下障害は今後より一層、問題になると予想されます。本項では嚥下における加齢の影響を勉強しましょう。

1 嚥下の各期における加齢の影響（表1）

i) 口腔準備期・口腔期

口腔における加齢性変化でまず思い浮かぶのは何でしょうか。そう、歯牙の消失です。75歳以上の後期高齢者では歯牙の消失により約半数が総義歯を使用しています。歯牙の消失や義歯の不適合は咀嚼運動の障害を起こし、食物形態の制限や嚥下障害につながります。

加齢では唾液分泌の低下や味覚の低下も引き起こされます。これらは口腔準備期の障害や食欲の低下につながることが考えられます。

多発性脳梗塞では偽性球麻痺により口腔準備期や口腔期が障害されやすいと**第4章1-1**で述べました。高齢者では明らかな脳梗塞の既往歴がなくても無症候性の脳梗塞が散在していることがあり、同様な障害を呈してくることがあるので注意しましょう。

ii) 咽頭期

高齢者では舌骨および喉頭（甲状軟骨）の位置が下降（喉頭下垂）することが知られています。その距離は男性では約1cmにもなります。喉頭の位置が下降すると嚥下時の喉頭挙上の距離はより長くなるため、嚥下運動に不利になります。つまりは喉頭蓋の反転が遅れたり不十分になったりします。また、食道入口部の開大不全にもつながり得ます。

咽頭収縮に関しては嚥下造影検査や嚥下圧測定検査等によりさまざまな報告があります。報告により加齢の影響が大きいとするものも、あまりないとするものもありますが、これらを総じた印象は、咽頭収縮は加齢により障害されるが個人差が大きいといったところでしょうか。

加齢の影響は運動の面だけでなく感覚にもおよびます。高齢者では嚥下を惹起するのに重

表1　嚥下の各期における加齢の影響

口腔準備期・口腔期	・歯牙の喪失 ・唾液分泌の低下 ・味覚の低下
咽頭期	・喉頭の位置の下降 ・咽頭筋・舌骨上筋群の筋力低下 ・咽喉頭感覚の低下
食道期	・食道蠕動運動の機能低下 ・下部食道括約筋の機能低下

表2　嚥下に関連する全身の加齢性変化

免疫系	・免疫力の低下
中枢神経系	・認知機能の低下（集中力，注意力の低下） ・無症候性脳梗塞
呼吸器系	・肺活量の低下 ・咳嗽・喀出力の低下
骨格系	・四肢筋力低下 ・円背

要な役割を果たす上喉頭神経の神経線維数が低下するとされています。筆者らの内視鏡を用いた咽頭感覚テストでも高齢者は若年者に比べて有意に感覚が低下していました。

　嚥下造影検査をしていると、さしたる病気がない高齢者なのに、咽頭期がものすごく障害されていることがたまにあります。このような方を加齢による問題としてよいのか、潜在的に何らかの病気を抱えていると考えるかは難しいところです。筋萎縮性側索硬化症、封入体筋炎、重症筋無力症等の疾患は嚥下障害からはじまることもあります。高齢者の嚥下障害をみたときは加齢の影響を考える前に、器質的疾患がないかきちんと否定することからはじめましょう。

iii) 食道期

　消化管の蠕動運動は加齢により低下するとされています。食道も例外ではなく、嚥下造影検査を施行すると食塊が食道に停滞して残留している場面によく遭遇します。食道の残留は健常若年者でも認めることがありますが、高齢者ではしばしば認められます。

　食道期でのもう1つの加齢による変化は下部食道括約筋の機能低下です。下部食道括約筋は常時収縮していることで胃酸や胃内容物の食道への逆流を防いでいます。加齢により下部食道括約筋の弛緩が起こると、胃酸の逆流による逆流性食道炎（最近では胃食道逆流症：GERDといいます）や腹圧がかかったときの嘔吐につながります。

2　嚥下に関連する全身の加齢性変化（表2）

　加齢性変化は全身のあらゆるところに起こり、それらは嚥下や嚥下障害に影響してきます。嚥下を考えるときには「のど」ばかりみていては駄目です。

i) 免疫系

　免疫系が加齢により変化することは周知のとおりです。若年者に多いアレルギー性疾患は高齢者で減少しますが、感染症は抵抗力の低下した高齢者で大きな問題となります。免疫力が強いときは多少誤嚥をしても肺炎を起こさないですみますが、免疫力が低下すると、とたんに肺炎に至ります。誤嚥をさせないことも大事ですが、誤嚥をしても肺炎を発症させないことも重要なポイントです。

ii）中枢神経系

　　加齢により脳の神経細胞は確実に減っていきます。残念なことに神経細胞数のピークは20歳ごろであり、筆者もこの本の読者の多くもピークは越えているのです。
　　神経細胞が減ることにより食物の嗜好の変化、食事時の集中力や注意力の低下等が嚥下に影響すると思われます。また、無症候性脳梗塞があるとこれらの変化に拍車がかかります。

iii）呼吸器系

　　高齢者では骨格の変化や呼吸筋の筋力が低下して肺活量が減ります。嚥下と呼吸は密接な関係がありますので、肺活量が減少して頻呼吸になることは嚥下に不利になります。特に嚥下後に吸気が起こることは誤嚥のリスクを高めます。その他、努力様の呼吸になり、頸部の筋群の緊張が増すと嚥下時の喉頭拳上も円滑に行われなくなります。
　　高齢者では吸う力（肺活量）だけでなく、息を吐く力も低下します。よって、誤嚥したときの咳嗽や喀出力が低下して窒息や肺炎につながります。

iv）骨格系

　　高齢者では四肢の筋力が低下します。下肢の筋力低下は歩行障害や運動量の減少につながり、消化管の蠕動運動低下にも影響します。また、筋力低下により食事の体位がきちんととれない、途中で疲れてしまうことも問題です。
　　加齢によるもう1つの大きな問題は胸腰椎の彎曲による円背でしょう。円背は頸椎の過度の代償的前彎につながります。この状態は嚥下に関連する舌骨上筋群および下筋群の筋緊張亢進をもたらし、嚥下にはきわめて不利な状態となります。この姿勢の変化による嚥下への影響は三枝による素晴らしい総説があるのでご一読ください[1]。

■ 文献
1）三枝英人：嚥下障害に悩む患者をいかに診察し，理解すべきか？．嚥下医学，1（1）：31-35, 2012

医師からのアドバイス

　　加齢という用語は「老化」と同義で用いられることが多いのですが、厳密には異なります。新生児や乳児・子供では加齢で「生長（成長）」します。25歳を過ぎた頃から加齢により「老化」がはじまります。さて、前項および本項の本文でも述べられているように、老化とともに舌骨および甲状軟骨（喉頭）が下垂します。喉仏の上に指をおいてみてください。75歳以上の高齢者では甲状軟骨と舌骨の間にひとさし指が入るほどのすき間があることがわかると思います。舌骨自体も下がっていて若い人に比して触知しやすくなります。　　　　（藤島一郎）

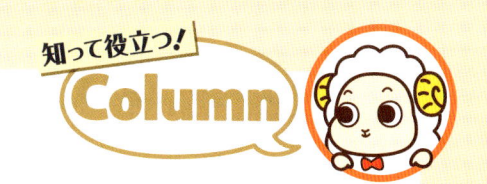

プレゼンテーションの秘訣
講義のなかで感じたこと

　認定看護師資格を取得後、病棟や院内の講義の依頼を受けることがありました。最初の頃のプレゼンテーションは、緊張のあまりに手に汗を握り、誰の顔を見ることもできませんでした。友人の素晴らしい発表を聞いてパワーポイントをそのままいただいたこともありましたが、私自身の理解が不足していて、自分の言葉として表現できなかったため、見た目も鮮やかなスライドでしたが使用を諦めたこともあります。

　このままじゃいけないと思うようになり、上手に発表する先生方の姿を拝見し、自分と何が違うのか？　どうしたら、聞く方を魅了するのかを、探りながら講義に出席するようにしました。ある日、毎回研究会で症例発表をする友人と話す機会があったので、どうしたら緊張しないで発表できるのか（コツを教えてほしいと）尋ねたところ「なぜ緊張するんだろうって自分を振りかえったとき、緊張するのは自分をよく見せたいからだと気が付いた。大切なことはかっこよく見せたい見栄みたいなものではなく、やってきたことや、思いを一生懸命伝えることだと思って発表するようにしている」と言いました。なるほど、と思った一言でした。それからは、知ってほしいことや伝えたいことを丁寧に説明しようとしています。

　講義の依頼を受けたときに気を付けていることは次のようなことです。発表前に、参加される方の人数、所属の科、職務年数、名前を把握することで、相手を知るようにしています。そして檀上に立ったら、発表前にひとりひとり全体の顔を見渡して、ひと呼吸します。顔は引きつっているかもしれませんが、口角をあげてスマイルで一回見渡すようにしています。講義中、よくうなずいて聞いたり、真剣に聞いてくださる方がいれば、その方に目線を向けて話すこともあります。

　講義をするなかで、苦手に感じるのもあると思いますが、以下のことを心掛けるといいと思います。

①時間厳守・限られた時間内に、必要な内容を堂々と伝える
②曖昧なままで伝えてはいけない。自信のないところは、徹底して学び、自分の言葉で表現できるようにする
③暗記するくらい繰り返し練習する
④臨床に戻ったら実践できる内容を必ず盛り込む
⑤時間がちょっと余ってしまったときには、「今日の講義の中で一番記憶に残った内容は何でしたか？」などを問い、受講者に発言してもらうことで想起させ、印象づける場面を設ける、です。

　まだまだ勉強中で未熟ですが、伝えることの難しさを感じつつ、日ごろから他人の発表の内容や表現力など、繰り返し参考にすることを訓練として意識しています。

　しっかりと内容を伝達できたときの達成感や充実感は、次への自信となり、糧になります。勇気を出してプレゼンテーションをしてみませんか？

金澤典子

第4章 2. 定義・病態

1. 摂食・嚥下障害とは

白坂誉子

> **ポイント**
> - 摂食・嚥下とは食物を飲み込むことのみをさすのではなく、食べるプロセス全体を意味する
> - 摂食・嚥下障害は食べることの障害ととらえよう
> - 摂食・嚥下障害はその病態生理から大きく器質的障害と機能的障害に分けられる

1 「嚥下障害」と「摂食・嚥下障害」

　摂食とは、食物を摂取する行為・行動のことであり、嚥下とは"物を飲み下すこと（広辞苑）"、つまり食物や液体が口腔から咽頭や食道を通り、胃に運ばれる一連の過程をさします。嚥下は従来、口腔期、咽頭期、食道期（古典的モデル、3期モデル：第4章-1-1参照）に分けられていたため、嚥下障害は「口腔期、咽頭期、食道期の障害」、つまり「食物がうまく飲み込めなくなること」をさしていました[1]。

　しかし最近では、食物の認知や食べ方の判断、口に取り込み、咀嚼し食塊が形成されるまでのプロセスも嚥下に大きく影響していることが明らかになり、「摂食・嚥下」として"食べる"プロセス全体を示すようになりました。そのため「摂食・嚥下障害」とは、「食べることの障害」として広くとらえることが大切です[2]。

2 摂食・嚥下障害の症状

　摂食・嚥下障害は、「食物が食べられない」、「うまく飲み込めない」、「むせる」などが主症状となりますが、実際にはこれらを主訴とするケースはあまり多くはありません。本人や家族は嚥下障害を自覚していないことが多いため、摂食・嚥下障害に関連する症状（第1章-1-Q1、表2参照）などを見逃さないようにすることが重要です。

　摂食・嚥下障害は、先天的、後天的な形態異常やさまざまな疾患に伴って生じ、発症する年齢も新生児から高齢者まですべての年代にわたります。脳血管障害のように突然発症するものもあれば、腫瘍や神経変性疾患のように進行に伴って徐々に悪化する場合もあります[3]。

3 器質的障害と機能的障害

　摂食・嚥下障害は、その病態生理から大きく器質的障害と機能的障害とに分けられます[4][5]。詳細については第4章-2-2で説明します。

ｉ）器質的障害（静的障害）

嚥下運動に関与する局所の嚥下組織（口腔や咽頭、喉頭、食道）に器質的病変を伴い、解剖学的構造に異常を認めるものです。そのため、静的障害ともいわれます。

ⅱ）機能的障害（動的障害）

解剖学的な構造には問題ないが、嚥下運動を司る神経系および筋肉の動きに異常をきたし、嚥下にかかわる感覚や嚥下運動の動きの障害です。そのため、動的障害ともいわれます。

摂食・嚥下障害はさまざまな疾患に伴い生じる症候群ですから、心理的要因による摂食・嚥下障害や、医療行ために伴って生じる医原性の摂食・嚥下障害も臨床上重要です。

文献

1) 藤島一郎：摂食・嚥下障害の定義．「ナースのための摂食・嚥下障害ガイドブック」（藤島一郎 編著），12-14，中央法規出版，2006
2) 才藤栄一：摂食・嚥下リハビリテーションのめざすもの．日本摂食・嚥下リハビリテーション学会誌：1（1）：9-14，1997
3) 「Logemann 摂食・嚥下障害」（Jeri A.Logemann 著），2-12，医歯薬出版，2000
4) 才藤栄一：成人の摂食・嚥下障害の特徴．「摂食・嚥下リハビリテーション第2版」（才藤栄一，向井美惠 監），20，医歯薬出版，2007
5) 藤島一郎：摂食・嚥下障害の原因．「ナースのための摂食・嚥下障害ガイドブック」（藤島一郎 編著），22-23，中央法規出版，2006

医師からのアドバイス

ここでは述べられていませんが、最近嚥下障害の原因として、サルコペニア（筋肉減少症）が重要であると考えられるようになっています。高齢で全身やせ型の人が四肢の筋力が衰えるとともに嚥下筋を含む頸部の筋力も落ち、嚥下障害を引き起こすというものです。まだ詳細は不明ですが、今後の超高齢社会で重要になると思われます（第4章-3-4参照）。

◇ 國枝顕二郎，藤島一郎：サルコペニアと摂食・嚥下障害．「栄養・運動で予防するサルコペニア」（葛谷雅文，雨海照祥 編），73-77，医歯薬出版，2012

（藤島一郎）

第4章　2. 定義・病態

2. 摂食・嚥下障害の原因

谷口　洋

> **ポイント**
> - 嚥下障害の原因疾患はとても多いが、疾患ごとの経過、嚥下障害のパターン、認知症や呼吸障害の有無、根本的治療の有無についておさえておく
> - 脳梗塞では梗塞巣の部位と病期を把握する
> - パーキンソン病とパーキンソン症候群では治療法や予後が異なるので、両者をしっかり鑑別する
> - 筋萎縮性側索硬化症は嚥下障害ではじまることがあるので注意する

1　嚥下障害の原因疾患を考える際のポイント

　嚥下障害の原因にはさまざまな疾患があります。原因疾患の数はとても多く、それらすべてをこの紙面で網羅することはできません。また、原因疾患の名前や特徴を詳細に覚えることも困難と思われますが、疾患の概要をおさえることは嚥下障害をみるうえで大事なことです。表1にそのポイントを示します。

2　嚥下障害の原因疾患

　嚥下障害をきたす主な疾患を静的障害と動的障害に分類して表2に示します。あくまで代表的な疾患を示しただけあり、表に載っていない病気も多々ありますのでご注意ください。
　嚥下障害の原因疾患を器質的疾患と機能的疾患に分けることがありますが、混乱してはいけないのはこの分類が嚥下障害からみたものだという点です。例えば脳梗塞は咽喉頭に器質的障害はきたしませんが、嚥下に対して機能的障害を起こします。一方、脳には梗塞巣があり器質的変化が起こっています。内科の教科書等をみると中枢神経系の器質的疾患に脳梗塞があげられていますが混乱しないでください。

3　代表的な嚥下障害をきたす神経疾患

　紙面の関係から、嚥下障害をきたす代表的な疾患として次の3疾患だけ概説します。その他の疾患については成書[1]を参考にしてください。

i）脳梗塞

　脳梗塞は頻度が高く、嚥下障害の原因として皆さんが最もみることがある疾患でしょう。嚥下障害をみていくうえでの1つ目のポイントは梗塞部位です。同じ大きさの梗塞でも部位により全く症状が異なりますので、梗塞部位まで把握するように心がけましょう。2つ目のポイントは病期です。急性期にあった嚥下障害の多くは時間とともに改善します。病期に応じた適切

表1　嚥下障害の原因疾患を考える際のポイント

- 経過は一過性か進行性か、あるいは再発寛解を繰り返すのか
- 疾患の経過は早いか遅いか。病気の進行や治療を日、月、年のいずれの単位で考えるか
- 嚥下のどの期を主に障害するのか
- 偽性球麻痺と球麻痺のどちらに近い障害か（厳密にこれらに二分されるわけではないが）
- 嚥下障害以外の症状は？　特に認知障害と呼吸障害には注意が必要
- 根本的治療があるか、対症療法しかないか

表2　主な嚥下障害の原因疾患

	静的障害	動的障害
主に口腔期を障害	唇顎口蓋裂、口内炎、舌炎、歯周病、口腔がん、舌がん	脳血管障害（特に偽性球麻痺タイプ）、パーキンソン病、進行性核上性麻痺、ALS
主に咽頭期を障害	扁桃炎、扁桃周囲膿瘍、咽頭炎、喉頭炎、咽後膿瘍、頸椎椎体炎、咽頭がん、喉頭がん、甲状腺がん、頭頸部の放射線治療後、強直性脊椎骨増殖症、頸椎術後、気管切開後	Chiari奇形、Klippel-Feil症候群、脳血管障害（特に球麻痺タイプ）、多発性硬化症、ヘルペス脳炎、パーキンソン病、進行性核上性麻痺、ALS、脊髄小脳変性症、多系統萎縮症、認知症（アルツハイマー型、レビー小体型）、皮膚筋炎、多発筋炎、封入体筋炎、筋強直性筋ジストロフィー、重症筋無力症、ギラン・バレー症候群、VZVによる神経炎
主に食道期を障害	食道ウエブ、食道憩室、食道炎、食道潰瘍、食道がん、食道裂孔ヘルニア、変形性頸椎症	パーキンソン病、多系統萎縮症、皮膚筋炎、多発筋炎、強皮症、食道アカラシア

な嚥下リハビリテーションを施行すること、急性期に気管切開を要するような重症例でも意外と嚥下障害が改善しうることを覚えておいてください。

　延髄には疑核等の嚥下にまつわる重要な構造物が集約されており、延髄外側梗塞では高頻度に嚥下障害を認めます。その頻度はおおむね50〜60％とされており、しばしば重篤化して永続する例もあります。嚥下障害のパターンは球麻痺を呈することが多く、嚥下機能に左右差がしばしばあります。この左右差を把握してうまく利用することが嚥下リハビリテーションのポイントでしょう。

　テント上病変は片側性病変より両側性病変で嚥下障害をきたすことが多く、両側性のときに重篤化したり遷延したりします。両側性病変では通常、偽性球麻痺を呈しますが、その特徴は口腔準備相と口腔相の障害と口腔相から咽頭相にかけてのタイミングのズレです。片側性病変も嚥下障害を呈することがありますが、多くは一過性です。Barerは片側のテント上梗塞357例を検討して、発症直後は嚥下障害を29％に認めたが、1カ月後は2％で6カ月後は0.4％のみであったと報告しています[2]。改善する患者さんの方が多いので、急性期に嚥下障害を強く呈してもあきらめずにfollow upしましょう。

ii）パーキンソン病

　パーキンソン病（Parkinson disease：PD）は神経変性疾患のなかでも特に多く、有病率は10万人あたり約100人です。主症状は振戦、筋固縮、無動および姿勢反射障害ですが、経過中に自律神経障害、認知障害等も問題となります。初期は抗パーキンソン薬に反応が良好ですが、10年位すると治療に抵抗性となります。

　PDの嚥下障害の頻度は約50％とされています。臨床的にはPDが進行すると嚥下障害を呈する印象がありますが、PDの重症度と嚥下障害の頻度や程度は相関しないとする報告が多数

あります。また、他の症状に比べて嚥下障害に抗パーキンソン薬は効きにくいとする報告もあります。これらのことから考えるにPDの嚥下障害は他のパーキンソン症状とは少し成因が異なるのかもしれません。PDの嚥下障害は口腔準備期から食道期までの各期におよびます。流涎もよく認められる症状ですが、原因は唾液分泌過剰でなく嚥下障害によると考えられています。流涎しているPD患者さんでは咽頭に唾液が貯留して唾液誤嚥を生じていることもあるので注意してください。

PDに似た症状を呈する疾患はパーキンソン症候群といい、進行性核上性麻痺、多系統萎縮症、多発性脳梗塞等が含まれます。パーキンソン症候群はPDに比べて治療抵抗性で経過が早いので、PDよりも嚥下のゴール設定は慎重にせざるをえません。嚥下障害に関して、発症から嚥下障害出現までの期間がPDでは130カ月だったのに比べて進行性核上性麻痺では42カ月、多系統萎縮症では67カ月と有意に短かったと報告されています[3]。患者さんがPDなのかパーキンソン症候群なのか、しっかりと把握してください。

iii）筋萎縮性側索硬化症

筋萎縮性側索硬化症（amyotrophic lateral sclerosis：ALS）は運動神経の一次および二次ニューロンが選択的におかされる変性疾患で、好発年齢は50歳代です。有病率は10万人あたり2～7人です。上肢もしくは下肢の筋力低下からはじまり、四肢の筋力が低下して、経過中に嚥下障害や呼吸筋麻痺が加わります。感覚障害や自律神経障害は伴いません。認知症も原則的には伴わないのですが、近年、一部の例は前頭側頭葉型認知症と関連していることが解明されました。有効な治療法はなく、進行が早く発症から数年で死亡する例が多いです。

ALSの嚥下障害は経過中に出現することが多いですが、約20％の症例は球症状で発症するので注意が必要です。球症状は一次ニューロン障害による偽性球麻痺と二次ニューロン障害による球麻痺の両者が混在するので、さまざまな口腔期、咽頭期の障害を呈します。従来、口腔期の障害が先行するとされてきたのですが、実際は咽頭期の障害が先行する例や両期が同時に障害される例も少なくありません。ALSでは感覚障害をみとめないのですが、不顕性誤嚥はありうるので注意してください。ALSの疾患の特徴で重要なことは、変性疾患なのに進行が早いことです。よって嚥下障害のゴール設定は他の神経変性疾患に比べて慎重にならざるをえません。

文献

1) 「疾患別に診る嚥下障害」（藤島一郎 監）, 医歯薬出版, 2012
2) Barer, D.H.：The natural history and functional consequences of dysphagia after hemispheric stroke. J. Neurol. Neurosug. Psychiatry, 52（2）：236-241, 1989
3) Müller, J. et al.：Progression of dysarthria and dysphagia in postmortem-confirmed parkinsonian disorders. Arch, Neurol., 58（2）：259-264, 2001

医師からのアドバイス

嚥下障害の原因疾患を知ることはきわめて大切です。理由は嚥下障害が、①よくなるのか、②そのまま維持なのか、③悪くなるのか、④変動するのかによって対応が異なるからです。①としては脳卒中の急性期、②は脳卒中の慢性期や腫瘍の術後の慢性期、③は神経筋疾患、特にALSなど④も神経筋疾患で重症筋無力症, パーキンソン病（薬の効果による変動）などが代表です。

（藤島一郎）

第4章　2. 定義・病態

3. 摂食・嚥下障害の病態

白坂誉子

> **ポイント**
> - 意識や覚醒の状態は、摂食・嚥下のプロセスの食物認知（先行期）に影響を与える
> - 口唇閉鎖や舌の運動性や協調性は咀嚼や食塊形成（準備期）に影響を与える
> - 舌の機能低下は食物の送り込み（口腔期）に影響を与える
> - 嚥下反射の遅延や消失、食塊の咽頭への残留など咽頭通過に問題がある場合は、誤嚥のリスクが高まる
> - 食道通過に問題がある場合は、食道残留や胃食道逆流による誤嚥のリスクが高まる

1　認知に障害がある場合

　　人は視覚や嗅覚を使って食物を認識します。食物を目で見て、これまでの経験（記憶）と比較しながらその味や硬さ、香りなどを想像し、食物の性質を判断しています。食物の色や大きさ、形、周囲の状況などを総合して、食物が普段口にしている見慣れたものであれば、安心して口へ運びます。しかし、見たことがない食物であれば、匂いを嗅いで、形や硬さを確認してから注意深く口へ運ぶでしょう。このように、人は食物を認識すると「食べる対象」と捉えて自然に食べる準備を整えます。ですから、人が食べるためには覚醒し、意識がよい状態であることが必要なのです[1]。

　　覚醒が不十分であったり、意識障害があれば、食物に興味・関心を示さずにスプーンで食物を口につけても反応しないこともあります。口唇にスプーンや食物が触れてはじめて反射的に開口する場合もあります。このような場合には、食物の認知障害を考え、認知症、意識障害、拒食などの原因やその程度を評価して対応を考慮することが大切です[2]。

2　口への取り込み障害がある場合[3]

　　顔面神経の障害で口唇がうまく動かない、あるいは閉鎖できないとき（口唇閉鎖不全）や、三叉神経（咬筋などの閉口筋）の障害で口（顎）を閉じることができないときには、食物を口腔内に取り込むことができないか、取り込んでもすぐに口からこぼしてしまいます。また、流涎の原因にもなります。通常臨床で問題になるのは、ほとんどの場合口唇閉鎖不全です。

　　口唇の運動障害だけでなく、口唇の感覚障害がある場合には、障害はより重度となりますし、感覚障害だけの場合でも、食べこぼしや流涎の原因になります。

3 咀嚼・食塊形成の障害がある場合[4)5)]

咬筋や頬筋の機能低下や舌運動の低下により食物を咀嚼し、唾液と混ぜ合わせることにより適度な粘度をもつ飲み込みやすい形態（食塊）に変えることが困難となり、以下のような障害を生じます。

● 口腔内に食物を保持できず食べこぼす─口唇閉鎖不全

通常私たちは、食物を咀嚼して飲み込むまでの間は口唇を閉じたままにしています。咀嚼中に口呼吸をしたり、口を開けたままのケースで食べこぼしを認める場合、通鼻性に問題がなければ口唇閉鎖不全と考えられます。また、取り込み時には口唇を閉じることができていても、咀嚼時にこぼれ出る場合は口唇閉鎖と咀嚼の分離運動ができていないことになります。

● 食塊形成ができず口の中に散らばる─舌の運動性・協調性の低下

咀嚼中は、舌で食物を口腔内のあちこちに移動させ、唾液と食物をよく混ぜ合わせることで味覚が発現し、食物を味わうことができます。咀嚼が終わると、舌で食物をひとかたまり（食塊）にまとめ、その後嚥下動作につながります。舌の運動性や協調性が低下している場合は、食物を食塊としてまとめることができずに口の中でバラバラに広がってしまいます。そのため、食物が口の中に散らばったままの状態で飲み込まざるを得なくなり（図1）、むせや誤嚥を引き起こしやすく、さらに大きなものや硬いものでは窒息につながることもあります。

● 食塊を口腔内に保持できず咽頭に流れ落ちる─舌の協調性の低下

ペーストのような食物は、口腔内では舌で意識的にバラバラにしない限り嚥下の口腔期がはじまるまでは一塊で保持されます。このときに舌背の中央部はボウル状に窪んで食塊を保持しますが、舌運動が低下して食塊を舌背中央部に保持できないと液状あるいはペースト状の食塊は口腔内に散らばってしまいます。さらに舌の後方部の運動や軟口蓋の前方移動が低下している場合は、嚥下動作前に食塊が咽頭へ流れ込み、誤嚥につながりやすくなります（図1）。

4 咽頭への送り込みに障害がある場合[6)7)]

舌運動の機能低下があると食物を口腔から咽頭へと送り込むことが困難となり、嚥下後に舌や硬口蓋、軟口蓋に食物残渣を生じます。さらに、顔面神経の障害（頬筋の機能低下）がある場合には、歯と頬の間（口腔前庭）に食物残渣が生じます。

● 舌の送り込みの障害─舌の協調運動の障害

舌による咽頭への送り込みは、食塊が舌の側方から流出しないよう舌尖と舌の側縁部を歯槽堤に密着させたままの状態で食塊を硬口蓋に沿って後上方に押し出し、絞り出すようにして口腔の後方部や咽頭に送り込む一連の動作です。舌の挙上量が低下し、舌と口蓋の接触が不十分であると、送り込み時にもがくような動きになり、食塊はまとまらず（食塊形成不良）、口腔内に散らばってしまいます。

また、舌の運動範囲が狭いわけではないのに、前後方向の運動低下や小刻みな運動のくり

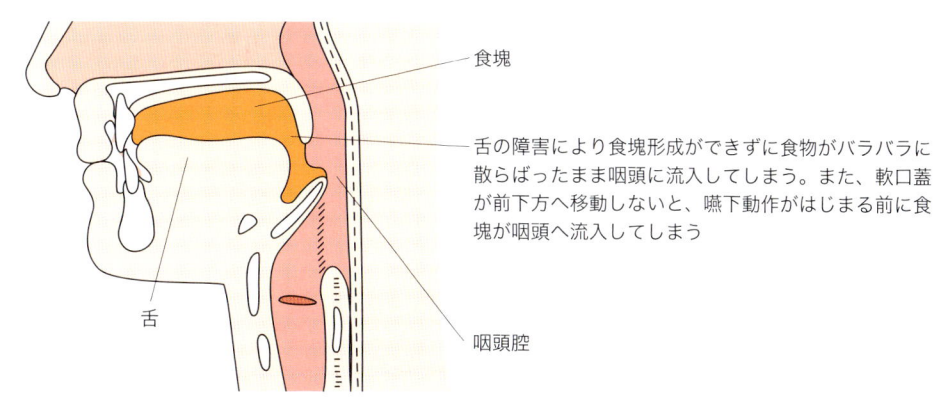

図1 舌や軟口蓋の機能障害
文献13を参考に作成

食塊
舌の障害により食塊形成ができずに食物がバラバラに散らばったまま咽頭に流入してしまう。また、軟口蓋が前下方へ移動しないと、嚥下動作がはじまる前に食塊が咽頭へ流入してしまう
舌
咽頭腔

返しで食物をなかなか送り込めない場合は、舌の協調運動が低下していると考えられます。
このように舌の運動が低下し、咽頭への送り込み動作のいずれかが障害されると、食塊を咽頭に送り込むことができずに口腔内に残留することになります。

● **舌背への食物の残留**―舌の可動範囲の低下、舌圧の低下

舌の送り込み動作をくり返しても、食物が舌背や硬口蓋に残っている場合は、舌の可動範囲が狭くなっていることが考えられます。特に口腔内の窪んだ場所にたまりやすく、食物の粘度が高くなるにしたがって残留量が増える場合は、舌圧が低下している可能性があります。

● **硬口蓋への食物の付着**―舌の挙上障害、舌圧の低下

食物が嚥下後に硬口蓋に付着し残っている場合は、舌の挙上運動が低下していると考えられます。加えて、食物の粘度が高くなるに従い口蓋に付着する食物の量が増える場合は、舌の筋力低下も疑われます。

● **口腔前庭への食物の残留**―口唇・頬の筋緊張の低下

口唇から頬に筋緊張の低下があると、食塊が前歯部口腔前庭に残留しやすくなり、頬部の筋緊張の低下により食塊は臼歯部の口腔前庭に残留しやすくなります。

5 咽頭通過に障害がある場合[8)9)]

嚥下反射が遅延する、弱い、起こらないなどの場合に、咽頭残留や誤嚥などを伴う通過障害をきたします。脳卒中などで両側の大脳半球が損傷されると偽性球麻痺が起こり、咽頭の収縮力低下や嚥下反射の遅延、喉頭閉鎖のタイミングがずれるなどをきたします。延髄に病変がある場合、嚥下反射の中枢が損傷されて球麻痺が起こり、嚥下反射の消失や反射が生じても不完全となるなどの病態が生じます。
鼻咽腔閉鎖機能が低下している場合には、嚥下時に高まった咽頭内圧により食塊が鼻腔へ逆流し、食道に送り込めなくなります（図2）。

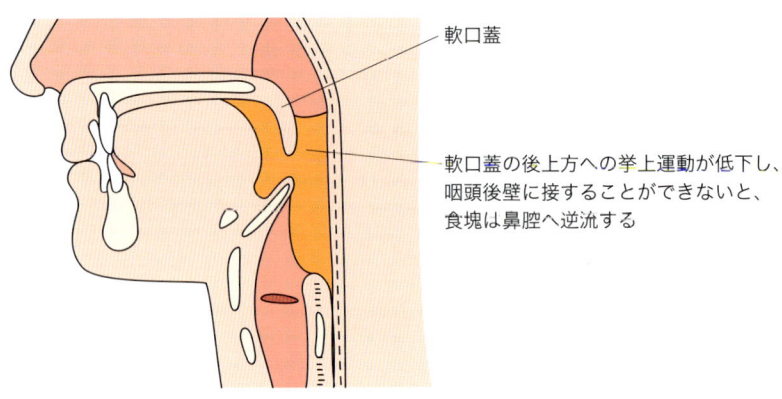

図2　鼻咽腔閉鎖不全
文献13を参考に作成

軟口蓋

軟口蓋の後上方への挙上運動が低下し、咽頭後壁に接することができないと、食塊は鼻腔へ逆流する

● 嚥下反射惹起の遅延

　咽頭期嚥下の惹起には通常舌咽神経、上喉頭神経を介する末梢からの感覚入力が必須であり、食塊が前口蓋弓から舌根部の間を通過したときに誘発されます。これら末梢からの感覚入力は延髄孤束核で中継され、嚥下のパターン形成器（central pattern generator：CPG）に入力されることにより嚥下運動が実行されることになります[10]。そのため、末梢からの知覚入力が低下した場合に、嚥下反射惹起が遅延し、食塊の咽頭流入よりも喉頭挙上が遅れることにより早期咽頭流入をきたしやすく、嚥下前誤嚥のリスクが高くなります。

● 喉頭蓋谷への残留──舌根部の後方運動の障害

　通常は、食塊が舌根や喉頭蓋谷に到達すると、舌根部が後方へ移動し前方に突出してきた咽頭後壁と接触することで中咽頭を閉鎖し、さらに舌根部の後方運動により、喉頭蓋谷に残留した食塊の大部分が除去されることになります。そのため、舌根部の後方運動が低下した場合、喉頭蓋谷に食塊が残留し、残留量が多くなると吸気時に残留物を誤嚥する危険性が生じます。

● 梨状窩への残留──咽頭収縮力の低下、喉頭挙上不全、食道入口部の開大不全

　食塊が咽頭に入ると咽頭収縮筋の働きにより咽頭壁に蠕動様の運動が生じ、食塊を食道へと送り込んでいきます。片側の咽頭壁に運動量の低下があると、咽頭の片側が弛緩し、食塊が咽頭粘膜に張りつきやすくなり、片側の咽頭と梨状窩に食塊が残留します。多量の食塊が咽頭壁に付着している場合は、両側の咽頭の収縮力の低下が考えられます。

　また、通常は嚥下動作後に食塊が梨状窩に残留することはほとんどありませんが、両側の梨状窩に明らかな残留を認める場合には、喉頭挙上不全や食道入口部の開大不全（輪状咽頭筋弛緩不全）が考えられます（図3）。

● 喉頭前庭部への残留──舌骨・喉頭の運動低下（図4）

　通常、嚥下時には喉頭が挙上するにつれ披裂軟骨が前方に傾斜して喉頭の入口（喉頭前庭）が閉鎖されます。喉頭挙上の障害が軽度である場合、喉頭前庭の閉鎖は得られても咽頭腔を

輪状咽頭筋の弛緩が起こらない、または不十分な場合、食道入口部の開大が不十分となり食塊が梨状窩に残留する

食道入口部

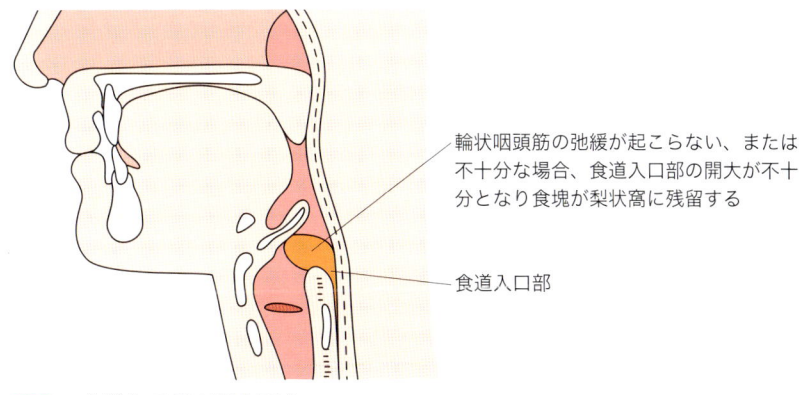

図3　食道入口部の開大不全
文献13を参考に作成

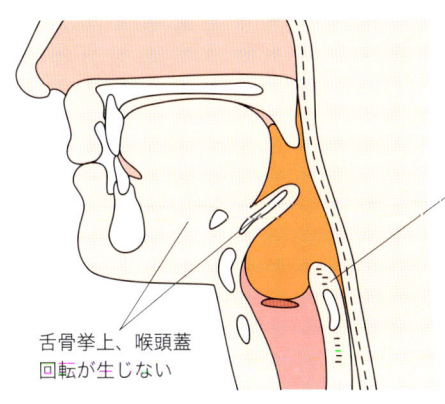

舌骨・喉頭の前上方への挙上が不十分な場合、食道入口部前後径の拡大が不十分となり、食塊が梨状窩に残留し、気道へ流入しやすくなる。高齢者に多い

舌骨挙上、喉頭蓋回転が生じない

図4　喉頭挙上不全
文献13を参考に作成

十分に狭めることができないため、咽頭の収縮運動だけでは食塊を完全に食道へ送り込むことができずに嚥下後に食塊が喉頭前庭部に残留します。喉頭挙上の障害が中等度となると、披裂軟骨の前方傾斜も障害されて喉頭の入口が少し開いたままとなり、より食塊が喉頭前庭へ侵入しやすくなります。そのため、嚥下動作後の吸気により喉頭前庭の食塊を誤嚥しやすくなります。

● **咽頭全体への残留──嚥下圧の低下**

梨状窩から喉頭蓋谷、咽頭壁など咽頭全体に食塊が残留している場合（図5）は、食道入口部の開大不全だけでなく、嚥下圧形成が不十分であることが考えられます。嚥下圧形成不全をきたす原因としては、舌根部の後方運動の低下により生じる舌口蓋閉鎖不全や、咽頭壁の運動低下、喉頭挙上量の不足に伴う喉頭閉鎖不全などがあります。

● **喉頭侵入および誤嚥**

嚥下動作前、嚥下動作中、嚥下動作後の誤嚥については、第4章-2-4参照。

297

図5 咽頭の運動障害
文献13を参考に作成

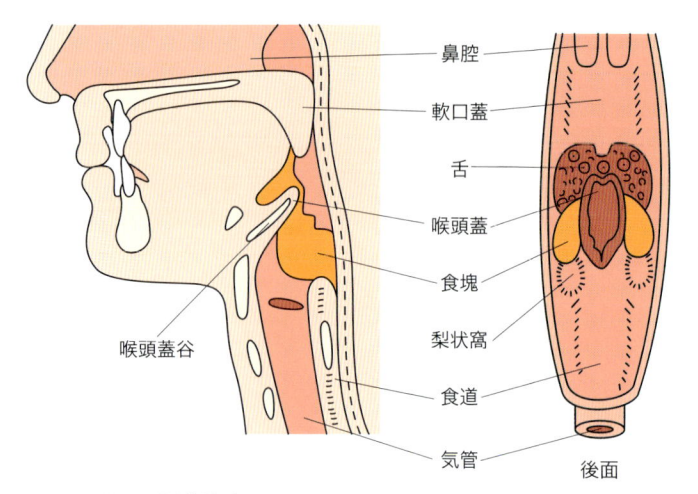

食塊が咽頭を通過するときに上から下へと収縮し、食塊を輸送する咽頭の蠕動が障害されると喉頭蓋谷や梨状窩に食塊が残留する

6 食道通過に障害がある場合[11)12)]

　脳血管障害や食道疾患、加齢等により食道の蠕動運動が低下すると食道通過障害をきたし、食道内逆流や食道残留を生じることがあります。また、食道の蛇行や腫瘍、食道裂孔ヘルニアなどによる器質的狭窄や、食道アカラシアなどによる下食道括約筋の弛緩障害、抗コリン剤などの薬剤による食道の運動低下によっても通過障害が生じます。

　下食道括約筋の閉鎖が不十分であると胃食道逆流をきたし、逆流性食道炎の原因となり食道の蠕動運動障害につながることもあります。さらに上食道括約筋の閉鎖が不十分である場合、胃酸や消化液、細菌等を含む食物が咽頭へ逆流することになり、誤嚥した場合には肺炎の原因となります。

文献

1) 「よくわかる摂食・嚥下のメカニズム」（山田好秋 著），76-77, 医歯薬出版, 2004
2) 藤島一郎：摂食・嚥下障害の病態.「ナースのための摂食・嚥下障害ガイドブック」（藤島一郎 編著），16-17, 中央法規出版, 2006
3) 藤島一郎：摂食・嚥下障害の病態.「ナースのための摂食・嚥下障害ガイドブック」（藤島一郎 編著），17-18, 中央法規出版, 2006
4) 藤島一郎：摂食・嚥下障害の病態.「ナースのための摂食・嚥下障害ガイドブック」（藤島一郎 編著），18, 中央法規出版, 2006
5) 「Logemann 摂食・嚥下障害」（Jeri A. Logemann 著），67-70, 医歯薬出版, 2000
6) 藤島一郎：摂食・嚥下障害の病態.「ナースのための摂食・嚥下障害ガイドブック」（藤島一郎 編著），18-19, 中央法規出版, 2006
7) 「Logemann 摂食・嚥下障害」（Jeri A. Logemann 著），70-78, 医歯薬出版, 2000
8) 藤島一郎：摂食・嚥下障害の病態.「ナースのための摂食・嚥下障害ガイドブック」（藤島一郎 編著），19-20, 中央法規出版, 2006
9) 「Logemann 摂食・嚥下障害」（Jeri A. Logemann 著），79-92, 医歯薬出版, 2000
10) 梅崎敏郎：嚥下の中枢機構.「よくわかる嚥下障害 改訂第2版」（藤島一郎 編著），6-7, 永井書店, 2005
11) 藤島一郎：摂食・嚥下障害の病態.「ナースのための摂食・嚥下障害ガイドブック」（藤島一郎 編著），21-22, 中央法規出版, 2006
12) 「Logemann 摂食・嚥下障害」（Jeri A. Logemann 著），93-94, 医歯薬出版, 2000
13) 藤谷順子：摂食・嚥下障害とは.「摂食・嚥下障害 ベストナーシング」（向井美惠, 鎌倉やよい 編），17-20, 学研メディカル秀潤社, 2010

医師からのアドバイス

　病態を理解することは本当に大切で、そのためには臨床的観察がまず優先されます。しかしVFやVEを実施しないとどうしてもわからない病態があります。筆者の経験でも「むせる」という咽頭の訴えでいくつかの病院でみてもらった患者さんが実は食道下部の腫瘍だったということがあります。食道の病変は咽頭症状を出すことがしばしばあるようです。何か変だと思ったら、やはり可能な限りVFかVEを行いたいものです。　　　　　（藤島一郎）

memo

第4章　摂食・嚥下障害の基礎知識

第4章　2. 定義と病態

4. 誤嚥と窒息（嚥下前の誤嚥、嚥下中の誤嚥、嚥下後の誤嚥）

重松　孝

> **ポイント**
> - 食物や唾液などが気管や気管支まで入ってしまった病態を誤嚥と呼ぶ
> - 誤嚥と嚥下反射とのタイミングで嚥下前誤嚥、嚥下中誤嚥、嚥下後誤嚥に分類する
> - 食物により気道を閉塞する病態を窒息と呼び、リスク管理が必要

1　誤嚥とは

ⅰ）「誤嚥」の定義

　「誤嚥（aspiration）」とは、本来気道に入るべきでない食物や液体（唾液など）が「声門を越えて気管や気管支まで入ってしまった状態」を呼びます。声門を越えない、喉頭前庭に流入した「侵入（penetration）」とは区別して表現します。また、紛らわしい言葉として、「誤飲」という言葉とも混同されがちですが、誤飲の定義は通常は食べたりしない異物を誤って消化管内に流入することを指します。

　通常、侵入は正常な嚥下でも観察されることがあり、侵入の段階であれば、通常の呼気によって侵入物は容易に咽頭に戻ることができますが、誤嚥すると咳などを行わないと気道から排出されません。侵入・誤嚥の代表的な所見・徴候に「むせ」があり、嚥下障害患者さんではしばしばみられます。しかしながら、のどの感覚が低下している場合も多く、むせないから誤嚥がないわけではなく、食事場面などを注意深く観察する必要があります。誤嚥による代表的な合併症が誤嚥性肺炎であり、発症すると治療のための医療費増大や入院期間の延長などの社会的損失のみならず、治療のために絶食を要することがほとんどです。結果として、低栄養などによる全身状態悪化がさらなる嚥下機能悪化の悪循環をきたし、誤嚥性肺炎をくり返すことがしばしばあるため誤嚥に対する対策は非常に重要です。

　誤嚥は通常「ゴックン」（嚥下反射）の瞬間に起こると理解されるケースが多いのですが、実際にバリウムの検査食を用いた嚥下造影検査（VF）をすると、嚥下反射の前や後にも起こることがわかります。誤嚥と嚥下反射のタイミングを理解することが嚥下障害の病態の理解の助けにもなります。

ⅱ）「誤嚥」の病態と分類

　誤嚥は主に咽頭期の異常所見と考えられていて、誤嚥を有する症例にはさまざまな嚥下障害の病態が存在します。また、嚥下の先行期、準備期、口腔期、食道期といった他の4期の異常も誤嚥に関連しており、誤嚥の評価には、これらの病態の理解が重要です。

　誤嚥の病態の理解には、Logemannの提唱する嚥下造影による嚥下前誤嚥、嚥下中誤嚥、嚥下後誤嚥の分類を理解することが近道です。この分類は、誤嚥と嚥下反射のタイミングに

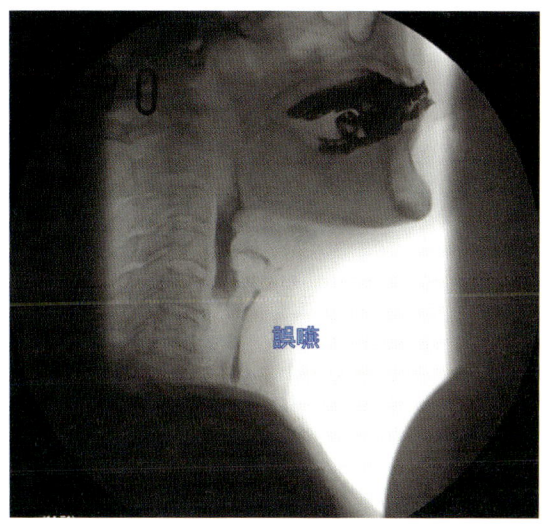

図1 嚥下中誤嚥
60歳代女性。脳出血後の嚥下障害。嚥下造影検査にてとろみ付きバリウム水を嚥下中誤嚥している様子

よる分類です。本項では、Logemann の分類を用いて説明します。

嚥下前誤嚥（aspiration before swallow）

　嚥下前誤嚥は、嚥下反射前に食塊が気道に侵入し生じる誤嚥です。この誤嚥を認める症例の多くは、口腔内で食物を一塊にして咽頭に送り込むことができず、食物が咽頭に流れ落ち、嚥下反射がなかなか起こらない場合に起こります。舌と軟口蓋の閉鎖が不十分で、食塊の口腔内保持ができず、食塊が咽頭に流入する現象です。また、嚥下反射がなかなか起こらない異常を嚥下反射惹起遅延と呼び、咽頭に食塊が送り込まれても「ゴックン」が起こらないため、食塊が気道内に流入してしまします。嚥下前誤嚥の対応は、背もたれを倒してリクライニング位で摂食したり、嚥下反射を惹起させるため、Kポイント刺激や嚥下反射促通手技を用いたり、食形態や一口量といった食品の調整も必要となります。また、意識障害などが原因となることが多いため、食事開始前後での覚醒・意識状態の確認が重要となります。覚醒状態を低下させる薬が悪影響を及ぼしていないかなどのチェックも合わせて実施する必要があります。

嚥下中誤嚥（aspiration during swallow）

　嚥下中誤嚥は、嚥下反射中に食塊が気道に侵入し生じる誤嚥です（図1）。この誤嚥の原因は嚥下反射時に喉頭および声門の閉鎖が不十分となる喉頭閉鎖不全とされています。嚥下反射中には、軟口蓋が鼻腔を閉鎖し、咽頭が収縮すると同時に、気道である喉頭の閉鎖、食道入口部である輪状咽頭筋が弛緩することにより、咽頭内にある食塊を食道内に押し出しますが、喉頭の閉鎖機構が不十分のため気管内に食塊を誤嚥してしまいます。嚥下中誤嚥への対応は、食品の調整を行うことが多く、水分にとろみを付けたり、ゼリーをスライスにして丸飲みしたりします。水分のみで誤嚥を認める軽度の場合には息こらえ嚥下などが有効なことがあります。

● 嚥下後誤嚥（aspiration after swallow）

　　嚥下後誤嚥は、嚥下反射後に食塊が気道に侵入し生じる誤嚥です。この誤嚥を認める症例の多くが、咽頭収縮力の低下、喉頭挙上不全、上食道括約筋開大不全などにより、咽頭残留を認め、残留物が重力により気道内に流れ込むことにより誤嚥が起こります。嚥下後誤嚥の対策は、咽頭残留の対策と重複します。咽頭収縮力の低下や喉頭挙上不全には、頭部挙上訓練やメンデルソン手技、電気刺激療法などの嚥下関連筋の筋力強化が考案、報告されています。また、上部食道括約筋開大不全にはバルーン法などを用います。

　　今回の対応法は、日本摂食・嚥下リハビリテーション学会医療検討委員会から出ている訓練法のまとめ（改訂2010）（http://www.jsdr.or.jp/doc/doc_manual1.html）をご参照ください。

2 窒息とは

　　食物による窒息は食塊が気道を閉鎖してしまうこと起こります。窒息を引き起こす食品は餅やごはん、飴、パンの順に多く、毎年4,000人以上が亡くなっています。特に、餅については窒息に関して最も危険な食物といわれていて、一度起こると重症となる可能性が高く注意が必要です。窒息は子どもと高齢者に多く、嚥下機能のみならず咀嚼機能とも関連するため、窒息しやすい食物、形状等を理解する必要があります。窒息については家庭のみならず、施設や病院などでも起こる可能性が有り日頃からのリスク管理が重要となります。そのため窒息事故を起こさないための知識が重要です。嚥下機能、咀嚼機能の低下している人には、食べやすい大きさにして食事を提供する、あらかじめリスクの高い食品を家族や介助者に伝達し提供しないように伝えます。一般的な窒息の対処法は、①ハイムリック法、②指で掻き出す、③背部叩打法、④吸引処置などが知られています。それぞれ適応や合併症などの特徴があります。

文献

◇ 「ナースのための摂食・嚥下障害ガイドブック」（藤島一郎編著），中央法規出版，2005
◇ 「Manual for the videofluorographic study of swallowing. 2nd edition」（Logemann, J.A.），Pro ed, 1993
◇ 藤島一郎，他：研究法まとめ（改訂2010）．日本摂食・嚥下リハビリテーション学会誌，14（3）：644-663, 2010

医師からのアドバイス

誤嚥と侵入に関しては表のようなローゼンベックの誤嚥侵入スケールがあります。これは世界的に有名で論文などにもよく使用されています。

表 誤嚥侵入スケール penetration – aspiration scale

侵入
1. 食塊は気道に入らない
2. 食塊が喉頭前庭まで入るが、喀出される
3. 食塊が喉頭前庭に入り*、喀出されない
4. 食塊が声帯まで入る**が喀出される
5. 食塊が声帯まで入り*、喀出されない

誤嚥
6. 食塊が声帯の下まで入るが,自動的に声帯より上へ喀出される
7. 食塊が声帯の下まで入り、せき込むが気管から喀出されない
8. 食塊が声帯の下まで入り、せき込みも起こらず気管から喀出されない

＊　患者には食塊が喉頭前庭に入ったことの感覚がない
＊＊患者は食塊が喉頭前庭に入ったことの感覚がある
Rosenbek, J.C. et al：Dysphagia, 11（2）：93-98, 1996 を参考に作成

（藤島一郎）

窒息
窒息の対処と予防

　厚生労働省の人口動態調査によると、不慮の窒息による死亡者は平成20年で9,419人にのぼり、不慮の事故による死亡原因では、平成18年に交通事故を抜いて1位になりました。これは高齢者の増加によるものですが、食物の誤嚥による窒息が半数近くを占めています。食物の誤嚥以外の窒息としては、吐物や痰による窒息、誤飲した異物による窒息があります。また、窒息のうち4割が家庭で発生しており、6割は病院や施設で発生しています[1]。

　高齢者では、明らかな中咽頭以下に原因がある窒息だけでなく、口腔から上咽頭にかけての食物の滞留による呼吸困難・準窒息状態も多いため、窒息が疑われたときには、まず口から指を入れて食物を掻き出すことを試みることが大切です[2]。それでうまくいかなければ、その後すぐに奥の気道

A 背部叩打法

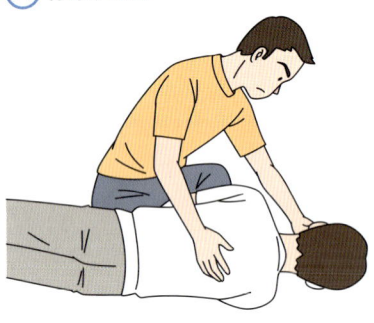

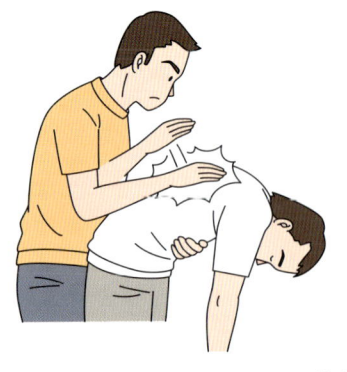

側臥位か体幹前傾位を取らせて、手根部で肩甲骨の間を強く4〜5回叩く

図1　誤嚥時の異物除去の方法[3]

B ハイムリック法

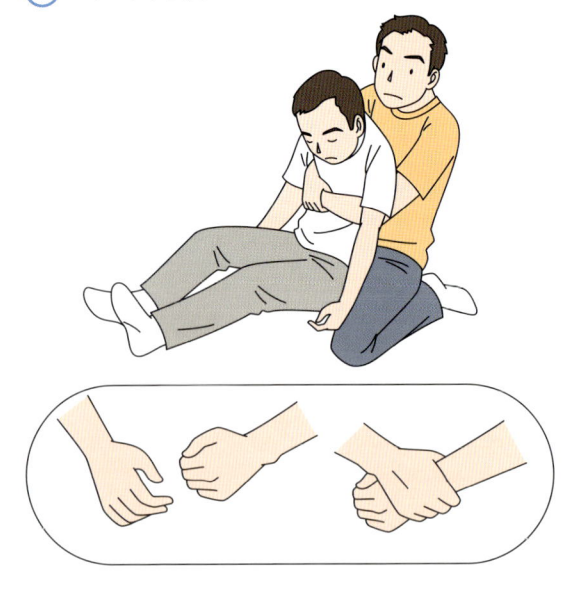

患者さんの背部にまわり両腕で上体を抱える。握り拳を上腹部において（剣状突起には触らない）、もう一方の手で握り上腹部を突き上げる。胃破裂や肝破裂の危険があり、意識のない人、新生児、乳児、妊婦には禁忌

表　リスクマネジメントのために組織として必要なこと[1]

①リスク管理担当者の設置	・リスク管理計画の策定・実施・記録
②スタッフの知識・技能の向上	・そのための機会の提供
③記録やマニュアルなどシステムの整備	・スタッフの個人的資質に依存せず、レベルを維持するための整備 ・記録用紙：書き込みやすいこと、落ちやもれのないこと、後でわかりやすいこと ・適切な行動がとれるようなマニュアルやチェックリストなどの整備
④インシデントから学ぶ習慣	・インシデントレポートの収集 ・判明した問題点には対応する ・定期的な報告会などでスタッフの意識を維持する
⑤他職種のフィードバックを受けやすいシステム	・連絡会、カンファレンスなどの整備 ・栄養士、薬剤師、リハスタッフ、医事科などは病棟担当制により顔の見える関係になると連絡がとりやすくなる

に入った食物をとる努力（背部叩打法、ハイムリック法など）をします（図）[3]。また、吐物や痰による窒息が疑われる場合には、気道確保の体位をとり吸引を行います。市民を対象とした消防庁の報告では、市民による窒息時の異物除去努力の実施は、生存率を3倍高める結果となっており、図に示したような応急処置の成功率は、6割以上とされています[4]。このことより、窒息が起きた場合には発見者による応急処置が大変重要であることがわかります。

上述したように、院内や施設内で高齢者の窒息が起きる可能性は、とても高いことがわかります。したがって、まず窒息の頻度を少なくするために、咀嚼能力の弱い人（歯の本数などを基準にみる）や一口量が多い人、食べる速度が速い人、普段からむせている人などに注意を払うとともに、リスクがある人には餅、ステーキ、ロールパンなど窒息しやすい食事をなるべく出さないようにする工夫が必要です。また、窒息を早期に発見すること、そして窒息が起こってしまったときにも直ちに対応できるようなシステムつくりや職員教育に、施設として取り組むことが重要です。近年は、事故発生時には個別の対応が適切であったかどうかが問われると同時に、施設として事故予防管理活動を行っていたかどうかが問われるようになっています。リスク管理は、個人の努力だけでは困難です。表に示したような要素を、組織で準備しておくことによってリスクマネジメントが達成されるといえるでしょう[1]。

文献

1) 藤谷順子：窒息．臨床栄養（臨時増刊号），111 (4), 471-473, 2007
2) 藤谷順子：「摂食・嚥下リハビリテーション第2版」（才藤栄一，向井美恵 監），228-229，医歯薬出版，2007
3) 宮川哲夫：「よくわかる嚥下障害 改訂第3版」（藤島一郎編著），296-301，永井書店，2012
4) 竹田　豊 他：気道遺物に対する救急隊員並びに市民による異物除去の検討．平成11年度自治省消防庁委託研究報告書．http://plaza.umin.ac.jp/GHDNet/00/kajiti2.htm

國枝顕二郎

第4章 2. 定義・病態

5. 摂食・嚥下障害によって起こる合併症

杉山育子

> **ポイント**
> - 主な合併症には、食欲低下、低栄養、脱水症、体力低下、誤嚥性肺炎、口腔・咽頭汚染などがある
> - 摂食・嚥下障害は合併症により悪化し、病態がより複雑になる
> - 合併症の存在を常に意識し、早期に対処する必要がある

摂食・嚥下障害が原因となって起こる直接的な合併症は誤嚥・窒息、誤嚥性肺炎です。また、合併しやすい重要な病態として、食欲低下、低栄養、脱水症、体力・免疫力低下、口腔・咽頭汚染などがあります。これらの合併により、摂食・嚥下障害は悪化し、病態はより複雑になります（図1）。摂食・嚥下障害患者さんのトラブルを見逃さず、状態の悪化を防ぐため、観察の注意点や対策を含めて解説します。

1 誤嚥・窒息

経口摂取した食物等が声門を越えて気道に入ることを誤嚥といい、食塊が気道を塞ぐと、窒息となります（第4章-2-4参照）。摂食・嚥下障害のある患者さんでは、常に誤嚥・窒息の徴候に注意し、摂食条件の設定がある場合は遵守できるよう支援を行います。

食事中にむせや、声の変化（嗄声）が出現し、誤嚥を疑う場合には、咳を促し、誤嚥物を喀出させます。ハッフィング（huffing）といって、強く呼気を吐ききる方法も有効です。窒息した場合は、ハイムリッヒ法などを用いて一刻も早く異物を除去し、気道を確保します。対応を、職場ごとに話し合っておくことも重要です。

2 誤嚥性肺炎

誤嚥性肺炎（嚥下性肺炎）の診断は、嚥下障害を疑う背景やエピソード（第1章-1-Q1、Q2参照）、発熱・痰の増加（特に膿性痰）・咳嗽等の症状、胸部X線撮影・胸部CTなどの画像検査、血液生化学検査（白血球数、CRPの上昇）などで行います（図2A、図2B）。治療は、痰培養の結果などを参考に、抗菌薬投与、絶食管理、排痰管理、口腔ケアなどを行います。

経口摂取物だけでなく、鼻汁・唾液・咽頭などの分泌物、胃食道逆流物などの誤嚥も、誤嚥性肺炎の原因となります。評価の際には、何を、いつ（食事中、食後、夜間、嘔吐時など）どれくらいの量を誤嚥したのかについて可能な限り評価し、摂食条件や補助栄養の方法の確認・調整を行います。肺炎は治療するだけでなく、くり返すことのないよう、誤嚥を予防する方法も検討します。

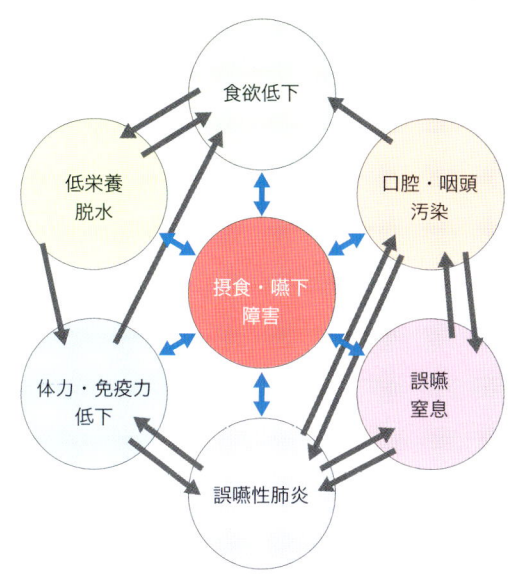

図1　摂食・嚥下障害と合併症

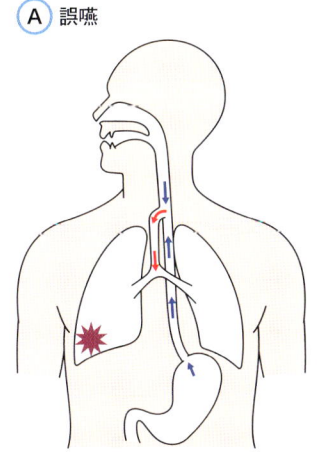

図2　誤嚥と誤嚥性肺炎

Ⓐ 誤嚥

Ⓑ 誤嚥性肺炎の画像

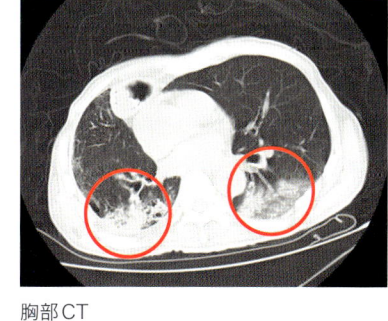

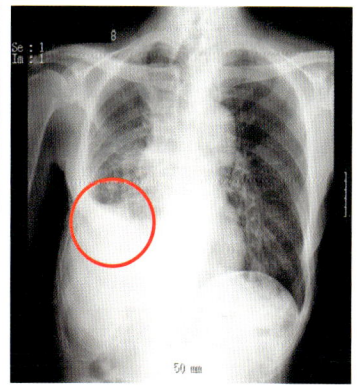

胸部CT

胸部単純撮影

3　食欲低下

「むせる、食べにくい」ことにより、食欲低下をきたします。原因となっている嚥下障害の評価と対策を行うのが基本です。具体的には、食べやすい姿勢や食物形態の選択、付加食や嗜好にあわせた食事の提供、歯科治療、嚥下リハビリテーションなどを行います。認知機能の低下が関与している場合は、食事を楽しみ、集中できるような環境調整を試みます（第2章-1-7参照）。抑うつが目立つときには、患者さんの不安を傾聴し、治療やリハビリの具体的な見通しや目標を説明することが有効な場合もあります。抑うつが重度の場合や、神経性食思不振症を疑う場合には、精神科への相談を検討します。

食欲低下は、嚥下障害以外に内科的疾患が原因となっていることが多く注意が必要です。誤嚥性肺炎などの呼吸器疾患、その他感染症、心不全、消化管疾患など、他に原因となる疾患がないかどうか、評価する必要があります。発熱や、吐気・便秘・下痢、疼痛などの随伴症状が参考になります。治療のための薬剤が食欲低下をきたす原因になっていることもあるため注意します（第4章3-6参照）。このような場合は医師と相談し、治療内容や薬剤の調整を行います。

食事や水分摂取量の不足から、低栄養や脱水による全身状態の悪化を招かないよう、早期に対処することが重要です。

4 低栄養、脱水症

嚥下障害患者さんは、食事や水分摂取量の不足から、低栄養や脱水を起こしやすいため、栄養状態の評価を並行して実施します（第1章-1 Q10参照）[1,2,3]。嚥下障害の重症度や病態に合わせ、必要に応じて中心静脈栄養（total parenteral nutrition：TPN）、経管栄養（経鼻胃管、胃ろう、腸ろうなど）を併用します。栄養が不十分な状態では、全身状態が悪化し、嚥下機能もさらに悪化するため、嚥下リハビリテーションや原疾患に対する治療も十分な効果が上がりません。

嚥下食では、水分や脂質の含有量が多くなることがあります。特に点滴や経管栄養の併用例、腎（透析患者さん含む）・心疾患患者さんなどで水分の制限がある場合は、溢水にも注意します。主治医、栄養師と連携し、適切に食事・水分量の管理を行います[4]。

5 体力・筋力低下、免疫力の低下

摂食・嚥下障害に、低栄養や、誤嚥性肺炎含めた感染症を併発することで、体力・筋力低下をきたし、感染に対する免疫力も低下します[5,6,7]。経過が長い例や急性期での全身状態不良例、高齢者では特に注意が必要です。多くの場合、安静や臥床による廃用症候群が合併します。

食べるためにはかなりエネルギーが必要です。体力低下があると、疲労により十分量の食事摂取が困難となり、低栄養や脱水の原因となることがあります。筋力低下は、嚥下障害を悪化させるだけでなく、痰の喀出力低下により肺炎のリスクを高め、治癒を困難にします。

また、免疫力の低下により、感染に対する抵抗力が低下し、誤嚥性肺炎だけでなく、尿路感染症・腸炎など、他の感染症も合併しやすくなります。

栄養状態と体力を改善していくためには、栄養療法と運動療法を並行して行っていく必要がありますが、低栄養がベースにある場合は病態が複雑化していることが多く、難渋する例も少なくありません。早期より栄養管理や廃用予防を行い、体力維持を図ることが大切です。

6 口腔汚染、う歯、咽頭汚染など

摂食・嚥下障害と口腔の問題は、切っても切り離せない問題です（図1）。構音障害や頭頸

部がんの術後、義歯不適合などで送り込みや食塊形成の障害があったり、絶食中であったり、痰が多い状態であると、口腔・咽頭汚染や乾燥をきたしやすくなります。味覚や食感を損ね、う歯、口内炎などとともに、食欲低下の原因となります。口腔内汚染は咽頭汚染と関連し、口腔内衛生状態が不良となると、誤嚥性肺炎を発症しやすくなります[8)9)]。

　経口摂取の有無にかかわらず、常に口腔内の環境に気を配り、適切な口腔ケアや歯科治療を行う必要があります（第1章-3-Q5参照）。

　摂食・嚥下障害の評価やリハビリテーションは、さまざまな職種が協力して行います。患者さんの生活に寄り添う看護師は、最も早期に患者さんの状態の変化や問題点に気づくことができる存在です。摂食・嚥下障害の悪化を防ぎ、疾患の治癒や回復を促進するため、栄養状態、体力・免疫、口腔環境など良好な状態に保つことが重要です。

文献

1) 巨島文子：嚥下障害患者の栄養管理．ENTONI，71：23-28，2007
2) 一丸智美：摂食・嚥下障害患者の栄養管理．Medical Rehabilitation，116：66-73，2010
3) 横山絵里子：栄養学的視点からみた摂食・嚥下リハビリテーション．臨床リハビリテーション，20（11）：1027-1037，2011
4) 杉山育子，藤島一郎：透析患者に対する嚥下リハビリテーション．臨床透析，27（10）：341-1346，2011
5) 馬渡敏也：廃用症候群のリハビリテーション栄養―廃用症候群の嚥下障害を中心に―．Medical Rehabilitation，143：117-123，2012
6) 稲葉毅，福島亮治：免疫学的検査．栄養-評価と治療，28（2）：148-150，2011
7) 山谷睦雄：高齢者感染症における重症化の予測因子　宿主側の要因．Geriatric Medicine，48（10）：1299-1301，2010
8) 都島基夫，仲森隆子：高齢者における摂食低下と痩せ・その原因と対策の考え方．咀嚼機能と味覚障害．Geriatric Medicine，46（5）：429-435，2008
9) 米山武義：感染対策に有効な口腔ケア．INFECTION CONTROL，21（4）：409-413，2012

医師からのアドバイス

　摂食訓練中に発熱したとき、嚥下障害による呼吸器合併症が原因なのか、それとも他の原因による発熱なのかしばしば悩むことがあります。発熱するとすぐ食事は中止されてしまいがちですが、高齢者では尿路感染症による発熱が原因のこともよくあります。発熱の原因は正しくつきとめて対策を立てないと不必要な絶食となり、摂食訓練が中断して、その間に嚥下機能がますます低下してしまいますので、注意しましょう。

（藤島一郎）

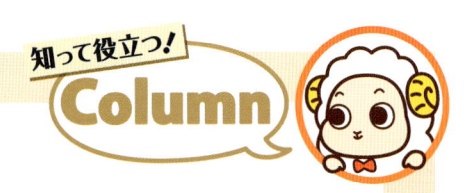

「合併症」と「併存症」について

　合併症と併存症は、臨床でよく用いられますが、論文などをみても、明確な区別なく使用されていることが多いようです。

　「合併症」を「医療に伴って生じた悪い事象」と定義している文献もあります。「ある疾患に続いて起きる別の疾患」が合併症で、「ある疾患と同時に存在している別の疾患」が併存症ということで、時系列が異なるのではないかという意見もあります。

　『南山堂医学大辞典』には、合併症は「1つの疾患にほかの1つ以上の疾患が同時に存在すること」とあり、『広辞苑』では「ある病気に関連して起こる別の病症。余病」とあります。

　ちなみに、『ステッドマン医学大辞典』には、complicationの訳語として、「合併症、併発症」と記載されています。合併症の定義はばらばらで、併存症については、いずれも単語自体が記載されていません。

　ここで「合併症」と「併存症」の使い分けについて明確な結論を出すのは難しいですが、現状では使用するときに混乱を招かないよう、どのような意味で使っているのか意識して使うとよいと思います。

杉山育子

第4章 3. 摂食・嚥下障害に影響を与える医療

1. 気管切開

金沢英哲

> **ポイント**
> - 気管切開がなぜ必要な状態なのか、まず確認する
> - 気管孔のタイプ、気管カニューレの種類の違いによる特性を理解する
> - 気管切開が嚥下の妨げとなる複数の要因を理解し、その軽減に努める

1 なぜ気管切開が必要なのか

　気管孔がある患者さんをみたとき、「なぜ気管切開が必要な状態なのか」を必ず確認し、スタッフ全員で共有しておくことが大切です。気管孔は気道への重要な、ときには唯一のアクセスになっています。この管理を誤ったために呼吸器合併症から死亡に至る事故までしばしば発生しています。例えば、喉頭がんで喉頭全摘出術既往のある患者さんが入院した際、入浴介助時に看護師が気管孔をノィルム材で塞いでしまい（誤って水が気管孔から入らないようにする配慮だったようです）窒息死させてしまった事例の報道もあります。この場合、気管孔は唯一の気道だったのです。頸部の外見だけでは気管孔の状態を判断できません（図1）。気管孔を不用意に塞ぐことは絶対にせず、どうしても塞ぐ必要がある場合は主治医や耳鼻咽喉科医師などに確認したり診察を依頼したりしましょう。

　筆者の勤める浜松市リハビリテーション病院では、誤嚥防止手術患者さんが入院するため、図2を両面印刷したカードをベッドサイド（A4）と患者さん自身（カードサイズ）に掲示・携帯して前述のような事故の予防に努め、退院時にそのまま差し上げています。

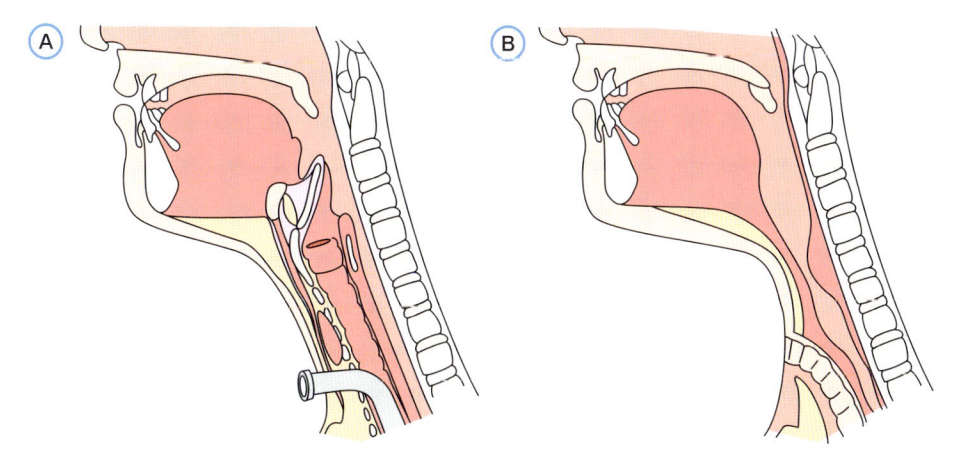

図1　閉鎖してはならない気管孔はどちら？
A) 一般的な気管切開術（気管孔と喉頭が気道になっている）。B) 喉頭全摘出術後や喉頭気管分離手術後にみられる永久気管孔（気管孔が唯一の気道になっている）。絶対に閉鎖してはならない気管孔はB

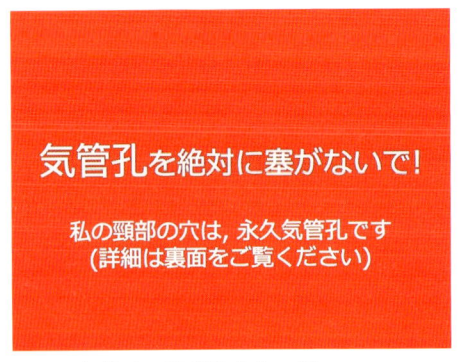

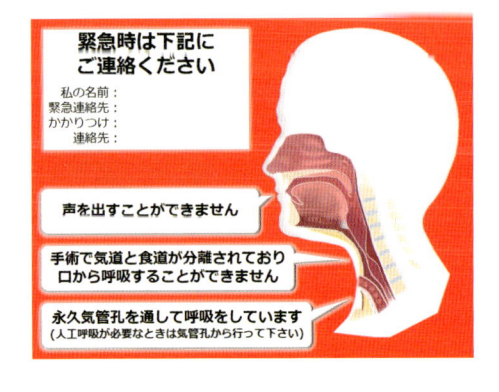

図2　気管孔の閉鎖防止カード

図3　気管切開術の適応

2　気管切開術の適応（図3）

　気管切開術の適応（必要な理由）は、①長期的な抜管困難症や、人工呼吸器による補助換気を要する場合、②急性炎症（急性喉頭蓋炎、頸部膿瘍など）や頭頸部腫瘍などによる上気道狭窄に対する一時的な気道確保が必要な場合、頭頸部がん治療での喉頭全摘出術や誤嚥防止手術後の永久的な気道確保が必要な場合、③肺炎や誤嚥に対して痰の自己喀出ができないため頻回な気管内吸引処置が必要な場合、です。

3　気管切開術と気管皮膚瘻（気管開窓術）のちがい

　一時的な気道確保としての一般的な気管切開術と異なり、①で将来的に人工呼吸器離脱が困難な場合（進行性の神経変性疾患など）や、②で永久的な気道確保が必要な場合は、気管開窓時に皮膚と気管軟骨を縫合して、肉芽や気管孔狭窄・閉塞を生じにくい気管皮膚瘻（気

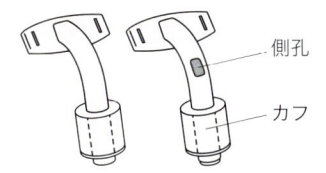

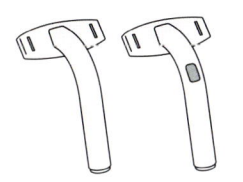

筒	単管	複管
側孔	あり	なし
カフ	あり	なし
吸引ライン	あり	なし

図4 カニューレの種類

管開窓術ともいいます）にします。

　一般的な気管切開術では、カニューレを抜去すると気管孔辺縁の軟部組織が寄りあい癒合して、ほとんどの場合早々に短時間で自然閉鎖してしまいます。このため、万一カニューレを誤抜去した場合は、直ちに再挿入しなければなりません。一方、気管皮膚瘻の場合はカニューレフリー（カニューレ不要）でも閉鎖することは滅多にありません。

4 気管カニューレの種類と選択～カフありorなし、単管or複管（図4）

　各社からさまざまな呼称の気管カニューレが発売されていますが、図4に示すような組み合わせと、気管カニューレサイズ（径）による差異を理解すれば、ほぼこれで事足ります。

i）カニューレの単管式・複管式

　単管式は気管孔から下方に向かって緩やかに彎曲して気管に導く最もシンプルな構造のカニューレで、耐久性にも優れています。

　複管式は内筒・外筒からなり、カニューレを抜去することなく内筒のみを外してカニューレ内の汚染を洗浄できます。気道分泌物でカニューレ汚染をしやすいがその都度のカニューレ交換は困難な場合に、複管式カニューレが選択されます。通常、内筒は側孔がなく外筒に側孔がある構造になっており、内筒を外してスピーチバルブ（ワンウェイバルブ）をカニューレに装着すると、呼気流は側孔を通って喉頭に向かって流れます。このため、喉頭の音声機能が保たれていれば発声が可能です（図5、図6）。呼気抵抗が若干強くなるため使用初期は呼吸困難感を感じることがあります。上気道狭窄の有無や呼吸機能障害の程度に応じて、少しずつスピーチバルブ装着時間を延長して慣らしていきます。発声というコミュニケーションのQuality of Lifeの向上のみならず、声門下圧が高まることは嚥下時の気道防御（誤嚥しにくい）にも有効で、また肺の虚脱を防ぐことから呼吸機能向上に寄与し、胸腔内圧を高めていきみがしやすくなるため、排便がしやすくなり、負荷のある労作時に踏ん張りが効きやすくなるという、より生理的な効果が得られます。

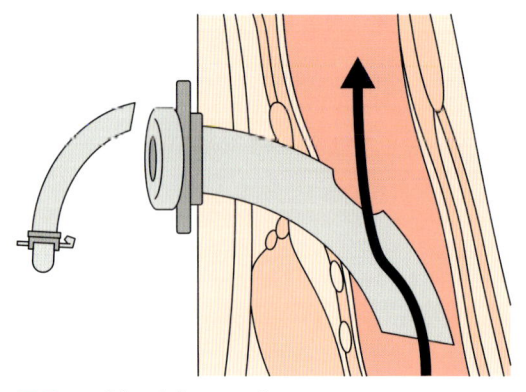

図5　スピーチカニューレ
内筒を外してスピーチバルブを装着すれば呼気流が喉頭へ向かって流れて発声ができる

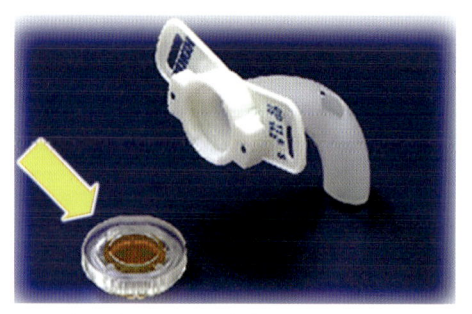

図6　スピーチバルブ（ワンウェイバルブ）
KOKENホームページより転載

ⅱ）側孔の有無

　　側孔が必要なのは、前述のとおり発声を目的とする場合です。逆に、人工呼吸器管理が必要な場合は、側孔がないカニューレを使用、または複管式カニューレの内筒を入れて陽圧換気が効率よく肺に伝わるようにします。

ⅲ）カフの有無

　　本来カフの意義は、人工呼吸器管理を要する場合にカニューレと気管の間から気流が漏れないようにするためのものです。ただ現実には誤嚥が多い場合に、誤嚥軽減を目的としたカフ付きカニューレの使用が慣習的に行われる場合がしばしばあるようです。

　　しかしカフでは誤嚥を防止できないばかりか、カフ付きカニューレを使用すると、①カニューレ自体が嚥下時の喉頭挙上（咽頭期嚥下）を妨げる、②嚥下時に声門下圧を陽圧に（息こらえ）できず誤嚥防止作用が発揮できない、③カニューレ留置が気道の感覚低下をきたし、誤嚥に対して鋭敏な咳反射が起きにくくなる、④咳をしても呼気はカニューレから気管孔にしか向かわないため（カフ上から声門にかけて存在する）誤嚥物を喀出することができない、⑤このため誤嚥物は吸引ラインから吸引せざるを得なくなる、これらが複合的要因として梨状陥凹（または梨状窩）の唾液貯留および唾液誤嚥のリスクとなる（カフを脱気すると唾液誤嚥が減少する現象の一因はこのためです）、など嚥下にとって悪影響の因子が複数あることは間違いありません（図7）。また、⑥カフが食道を圧迫して食物通過（食道期嚥下）を妨げることもあると提唱している人もいます。

　　実際には、全身状態・呼吸状態に基づいて、カニューレの種類を変更した際に、呼吸状態の悪化がないことを前提として、カフなしカニューレ→スピーチバルブ付きカニューレへと変更していく場合が一般的です。

ⅳ）適切なカフエア量？、カフ圧？

　　病棟では、カフエア量またはカフ圧の指示においてこの数値が一人歩きする場合があります。最も確実な指標は、カフ圧を20 mmHg前後に設定し25 mmHgを超えないこと、とされ

① 喉頭挙上の妨げ
② 息こらえできない
③ 咳反射が起きにくい
④ 喀出できない
⑤ 吸引ラインから吸引

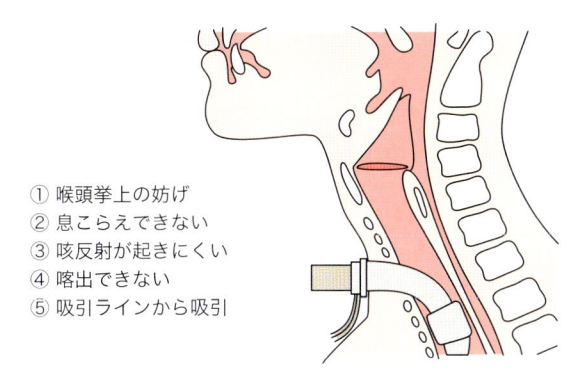

図7　カフ付き気管カニューレの問題点

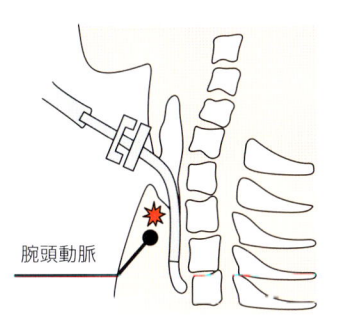

・低位な気管切開
・不適切なカニューレ選択
・カフの過圧迫から生じることもある

腕頭動脈

適正なカフ圧は
20～25mmHg

図8　腕頭動脈瘻とその原因

ています。25 mmHgを超えると気管粘膜が阻血壊死に陥り、背側（食道側）に穿通すれば気管食道瘻を生じて誤嚥性肺炎を、胸側（腕頭動脈側）に穿通すれば腕頭動脈瘻（図8）を生じて大出血から致死的合併症を生じる恐れが高まります。

　カフ圧計があれば安全な管理ができますが、実際には必要なときに必ずカフ圧計があるとは限りません。その場合、カフのかたさ（耳たぶの硬さといわれています）やカフエア量が臨床的指標になります。通常3〜5 mL程度になる場合が多いようですが、これは絶対的数値ではありません。図9に示す通り、至適なカフエア量は、気管径（女性より男性の方が太い、小児より成人の方が太い）（注：気管孔の径ではなく気管の直径）と挿入されているカニューレ径によって大きく左右されます。例えば成人男性の太い気管でも、気管孔狭窄があると細すぎる気管カニューレが挿入されている場合があり、この場合カフエア量は5 mL以上要する場合もあります（ただし、実際には気管孔狭窄拡大術を行って至適サイズの気管カニューレに交換することが最も適切な対応です）。乳幼児のように細い気管では、細いカニューレを挿入してもカフエアを要するスペースがほとんどないことや、人工呼吸器管理による肺への圧損傷を避ける目的からカフなしのカニューレ規格しかないサイズがあるのはこのためです。

v）吸引ラインの意義

　現在でこそ、カフ上の気道分泌物を吸引する名目で備えてある規格がありますが、元来は人工呼吸器装着により発声ができない患者さんに、このラインから強い気流を流しながら発

気管：太
カニューレ：細

カフエアの量

気管：細
カニューレ：太

至適なエア量（mL）は
気管径とカニューレ径に左右される

カフ圧は20mmHgを超えないようにする

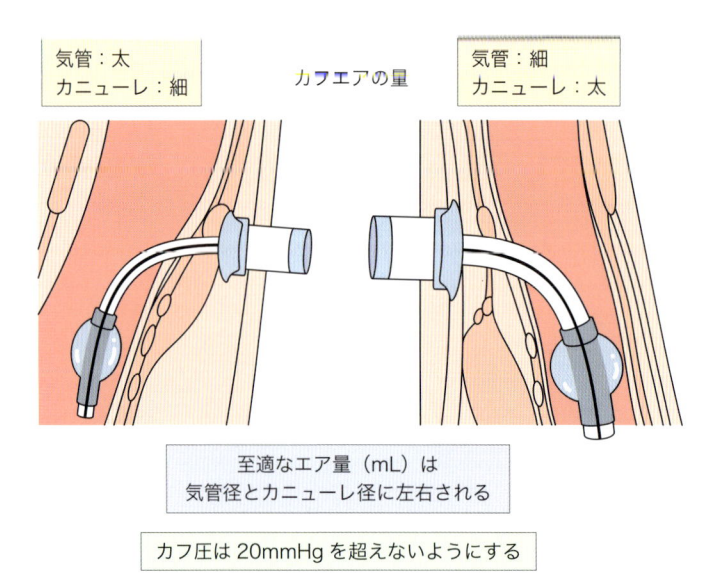

図9　気管径とカフエア量

声させれば言語コミュニケーションが可能になるというコンセプトから設けられたものでした。至適な気流量の調節は若干煩雑ではありますが、ぜひこういう患者さんを担当された場合はここから、まず気道分泌物をよく吸引してから空気を送って言語コミュニケーションが可能かどうか試行してみてください。

医師からのアドバイス

　気管カニューレの選択を誤ると、①嚥下に不利、②カニューレの刺激で分泌物が増加（気切孔から排出される痰の増加）、③発声ができるのに阻害されるなど、患者さんにとってきわめて不都合が生じます。カニューレの扱いには精通してほしいものです。　　　（藤島一郎）

2. 人工呼吸器装着

神津 玲

> **ポイント**
> - 挿管チューブ留置や安静臥床によって摂食・嚥下機能が影響を受ける
> - 人工呼吸管理の長期化によって頸部の可動性が低下する
> - 抜管後嚥下障害は、加齢と挿管期間の関与が大きいとされる
> - 抜管後嚥下障害によって、誤嚥とそれに起因する誤嚥性肺炎の発症リスクが増加する

1 人工呼吸とは

　呼吸の重要な役割の1つに換気があります。自発呼吸での換気は、呼吸筋の収縮によって胸郭が拡張し、胸腔内に陰圧が発生して吸気が行われ、呼気は呼吸筋の弛緩とともに肺の弾性（元に戻ろうとする作用）によって受動的に行われています。何らかの原因によって自発呼吸に障害が生じた場合、換気を他動的に代行あるいは補助することを人工呼吸といい、それに用いる装置が（機械的）人工呼吸器です。

　通常、気管挿管あるいは気管切開によって留置されたチューブ（人工気道）を介して、吸気は気道に陽圧をかけることで肺に空気を送り込み、呼気は患者さんの肺の弾性によって他動的に行われる気道内陽圧式人工呼吸が一般的です。

2 人工呼吸器の使用目的

　換気障害とガス交換障害の改善を目的とします。その対象は、①術中・術後の気道確保や呼吸の代行、②低酸素血症、③高二酸化炭素血症、④呼吸筋障害に人別できます。人工呼吸管理は、重症呼吸不全や慢性呼吸器疾患の急性増悪などでは長期間を要し、慢性の神経筋疾患などでは生涯にわたって必要になることが多くなります。

3 人工呼吸管理の弊害

　この地球上で、私たちの肺は陰圧呼吸に適した構造と機能へと進化してきました。それを考えると、肺に陽圧をかけて換気することの不自然さは容易に想像できると思います。事実、人工呼吸によってさまざまな合併症が生じることが知られています（表1）。これらの合併症は陽圧換気による影響と人工気道による影響に大別できます。

　人工呼吸は呼吸不全患者さんにとって生命維持に必要不可欠ですが、その原因となった病態が改善するまでの時間稼ぎを行うにすぎないということを認識することが重要です。理想的な人工呼吸管理とは、適切なガス交換と換気の代行とともに、合併症を予防し、必要最小限

表1　人工呼吸管理による合併症

陽圧換気による影響	人工気道による影響
・人工呼吸関連肺損傷 ・気胸，皮下気腫，縦隔気腫 ・換気不均等分布，気道分泌物貯留 ・循環抑制：血圧低下，脳灌流圧低下 ・腎機能障害：尿量減少，水分出納・尿性状変化 ・消化機能障害：肝機能障害，腸管運動抑制，ストレスによる消化管出血	・肺炎の増加：人工呼吸関連肺炎 ・気道分泌物産生亢進 ・気管内吸引による気道損傷 ・加温・加湿による水分摂取過多

の期間に抑えることであるといえます。

4　人工呼吸管理が摂食・嚥下機能に及ぼす影響

　前述した人工呼吸管理による弊害の一部に位置づけられますが、陽圧換気そのものが摂食・嚥下機能に短期的あるいは長期的にどのような影響を及ぼすのかは明らかにされていません。健常者においては、体外式陰圧換気によって肺容量を大きくすると嚥下反射が抑制されることが示されていますので、陽圧換気による肺容量の増大でも嚥下を抑制するかもしれません[1]。

　摂食・嚥下機能においては、人工気道の留置あるいは抜去後による影響が問題になることがほとんどです。また、人工呼吸管理中は患者さんを安静仰臥位にして管理しますが、長期間の安静臥床は摂食・嚥下機能にも悪影響を及ぼします。

i）人工気道による影響

　気管挿管による人工呼吸管理中には経口摂取を行うことはありませんが、挿管チューブ抜去（抜管）後には、しばしば摂食・嚥下障害（抜管後嚥下障害）が問題になります。挿管チューブの留置による声門閉鎖不全や喉頭浮腫などの解剖学的変化[2]、喉頭筋群の不活動による筋萎縮[3]、下咽頭や喉頭の感覚障害[2]、鎮静による意識レベルの低下[4]などが要因として知られており、嚥下反射の遅延や低下によって特徴づけられます。抜管後嚥下障害の最大の問題は、生命に危険を及ぼす可能性のある誤嚥とそれに起因する誤嚥性肺炎の発症リスクの増大です。

　また、反回神経麻痺も重大な合併症です。反回神経は迷走神経の分枝で喉頭の運動を制御しており、右反回神経は鎖骨下動脈の前面の高さで右迷走神経から起こり、左反回神経は大動脈弓の高さで左迷走神経から起こり、それぞれ反回して喉頭に至るために末梢性に圧迫や損傷、炎症などの原因で損傷されやすくなります。反回神経麻痺によって、声門や声門前庭が完全に閉鎖できなくなり、嗄声や排痰困難とともに、嚥下障害を生じます。

　抜管後嚥下障害は、加齢と挿管期間の関与が大きいと考えられており、48時間以上挿管されていた65歳以上の52％で嚥下障害を認めています[3]。摂食・嚥下障害が重度であるほど肺炎、再挿管、院内死亡率、在院期間、退院時身体機能、経管栄養チューブの留置など患者さんの不良な転帰と有意に関係していたことも指摘されています[5]。筆者らの自験例を対象とした調査では7％でしたが、年齢、予定外抜管、鎮静の関与が示唆され、摂食・嚥下障害および身体機能の予後も不良でした[6]。

気管切開による人工気道も摂食・嚥下障害に多大な影響を及ぼしますが、これについては第4章-3-1の解説をご参照ください。

ii）安静臥床による影響

人工呼吸管理中は、身体活動の自由が奪われるためにベッド上で安静臥床を余儀なくされます。特に、挿管チューブの安定した固定のために頸部を積極的に動かすことができなくなるため、挿管および人工呼吸管理の長期化によって頸部の可動性が低下します。なかでも前屈や回旋の可動制限が生じやすく、その後の経口摂取に不利になることもあります。

文献

1) Kijima, M. et al.：Modulation of swallowing reflex by lung volume changes. Am, J. Respir. Crit. Care Med., 162（5）：1855-1858, 2000
2) Colice, G.L. et al.：Laryngeal complications of prolonged intubation. Chest, 96（4）：877-884, 1989
3) El Solh, A. et al.：Swallowing disorders post orotracheal intubation in the elderly. Intensive Care Med., 29（a）：1451-1455, 2003
4) DeVita, M.A., Spierer-Rundback, L.：Swallowing disorders in patients with prolonged orotracheal intubation or tracheostomy tubes. Crit. Care Med., 18（12）：1328-1330, 1990
5) Macht, M. et al.：Postextubation dysphagia is persistent and associated with poor outcomes in survivors of critical illness. Crit. Care, 15（5）：R231, 2011
6) 朝井政治, 他：人工呼吸管理後の嚥下障害と理学療法. 理学療法ジャーナル, 38：269-276, 2004

医師からのアドバイス

気管カニューレがあっても、経口摂取可能であることは前述しました。さて気管切開で人工呼吸器が作動しているときはどうでしょうか？ 答えは「食べられます」です。もちろん嚥下機能がかなりよいという条件付きであることは当然ですが。

（藤島一郎）

第4章　3. 摂食・嚥下障害に影響を与える医療

3. 経管栄養

田中直美

> **ポイント**
> - それぞれの経管栄養法の特徴を理解したうえで、最適な方法を選択する
> - 経鼻胃経管栄養法は、細い栄養チューブを頸部回旋法で挿入している外鼻孔と同側の梨状窩に誘導する
> - 経管栄養では、胃食道逆流が起こりやすいため予防的な対策を講じる必要がある
> - 胃食道逆流・下痢への対策として、半固形化栄養法が注目されている

1　経管栄養の意義

　摂食・嚥下障害患者さんは、経口摂取量が不足しやすく、常に低栄養や脱水のリスクを伴います。低栄養や脱水になると、嚥下機能はさらに低下して悪循環に陥りやすいため、栄養療法が必要となります。

　栄養療法には、経静脈栄養と経管栄養（経腸栄養）があります。経管栄養は、経静脈栄養に比べて消化・吸収が生理的であり、栄養療法としては優れています。また、摂食・嚥下機能の改善には時間を要して、長期的な管理が必要となることがしばしばあります。この長期管理における感染のリスクや、日常管理の容易さにおいても経管栄養は優れています。これらの理由で多くの摂食・嚥下障害患者さんには、経口摂取の不足分を補う方法として経管栄養が用いられます。

2　経管栄養法の種類と特徴

　経管栄養にはさまざまな方法があり、それぞれに特徴があります。ここでは、代表的な経鼻胃経管栄養法（NG法）、胃ろう栄養法、間欠的経口食道経管栄養法（OE法）についてまとめました（表1）[1]。どの方法を選択するかは、それぞれの特徴を理解したうえで、患者さんの病態や生活環境、介護力などを踏まえて総合的に判断する必要があります。

3　経管栄養と誤嚥性肺炎

　経管栄養における合併症の1つとして、誤嚥性肺炎があります。誤嚥性肺炎の予防として、口腔衛生はもちろん、気道分泌物の喀出力を増強し、免疫力の低下を予防することが重要であることはいうまでもありません。

　ここでは、経管栄養における誤嚥性肺炎の原因のなかで、栄養チューブによる嚥下への影響と、胃食道逆流（gastroesophageal reflux：GER）についてとりあげます。

表1　経管栄養法の種類別特徴

	利点	欠点
経鼻胃経管栄養法（NG法）	・手技が広く普及している ・必要時にすぐ開始できる ・注入時の手間がかからない ・事故（自己）抜去しても、リスクが少ない（注入時以外）	・鼻腔・咽頭の違和感がある ・外見が損なわれる ・鼻腔・咽頭の清潔を保ちにくい ・嚥下運動を妨げることがある ・胃食道逆流の危険がある ・自己抜去されやすい
胃ろう栄養法	・嚥下訓練を妨げない ・自己抜去されにくい ・不要となれば、抜去も可能 ・注入時の手間がかからない ・経鼻胃経管栄養法に比べ、誤嚥性肺炎のリスクが少ない	・造設術が必要 ・瘻孔管理が必要 ・事故（自己）抜去した場合、瘻孔損傷などのリスクが大きい ・下痢・胃食道逆流の危険がある
間欠的経口食道経管栄養法（OE法）	・注入時以外は、チューブフリーとなり、外見がよく苦痛がない ・栄養チューブを飲むことが嚥下訓練となる ・食道内への注入は、より生理的な食塊の流れに近く、下痢や胃食道逆流が少ない ・食道の蠕動運動によって胃へ搬送されるため、短時間での注入が可能である	・食道内逆流する場合は適応なし ・咽頭反射が強い場合は不可能 ・注入ごとに栄養チューブを挿入する手間がかかる ・手技が普及していない ・誤挿入防止のために太いチューブを用いる必要があり、挿入中は違和感が強い ・口や舌を常に動かしている場合、抜けてしまうことがある

i）栄養チューブによる嚥下への影響

　経鼻胃経管栄養法では、挿入時の患者さんの苦痛や誤挿入のリスクを減らすため、一般的に一度入れた栄養チューブは1～2週間ほど留置されます。栄養チューブの表面には、細菌が付着してバイオフィルムが形成されるため、咽頭の衛生が保ちにくくなります。また、栄養チューブの太さや走行によっては、栄養チューブが嚥下運動時の喉頭蓋の反転を妨げてしまうため、汚染された唾液が気管に流入する危険性があります。また、太いチューブが正中にあるとnasogastric tube syndrome（経鼻胃管症候群）といって突然、両側性声帯麻痺が起こり呼吸困難となることが報告されています[6]。そのため、栄養チューブは、できる限り細くて柔らかいものを用い、頸部回旋法を利用して挿入している外鼻孔と同側の梨状窩に誘導し、嚥下運動を障害しないように挿入することが必要です[2)～5)]。（**第1章-2-Q5参照**）

ii）胃食道逆流（gastro esophageal reflux：GER）

　経鼻胃経管栄養法・胃ろう栄養法ともに、胃食道逆流が問題となることが多くあります（**図1**）。胃食道逆流は、胃酸を含んだ胃内容物の誤嚥につながり、重症肺炎（メンデルソン症候群）を引き起こすこともあるため、予防的な対策を講じることが必要です。

● 注入中・注入後の体位

　注入中および注入後は、腹部を圧迫しないように上体を起こし坐位に近づけておきます。注入終了後1～2時間程度は、上体を起こしておきます。可能なら、ベッドよりも姿勢が崩れにくい車椅子等での注入がすすめられます[7]。

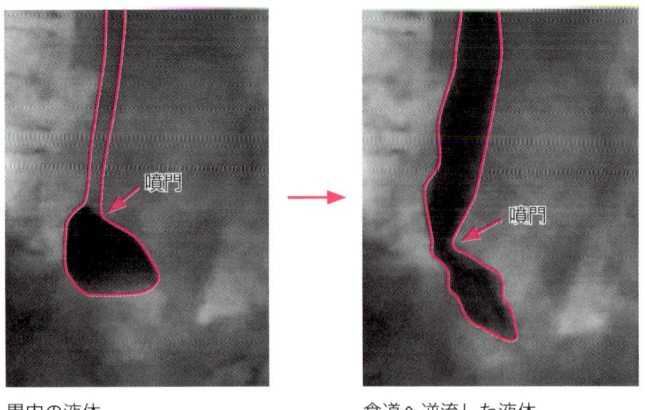

胃内の液体　　　　　　　　食道へ逆流した液体

図1　胃食道逆流の実際

● 水（白湯）の先行投与

　水（白湯）の先行投与は、胃の受動的伸展を促し、栄養剤の胃からの排泄が速くなるために、胃食道逆流を減少させます。水（白湯）は胃内滞留時間が短いため、100〜200 mLを急速投与（5〜10分）しても逆流しにくく、スポーツ飲料や経口補水液は水（白湯）より早く十二指腸に流れるといわれています[8]。

● 半固形化栄養法

　半固形化栄養法は、正常な胃貯留能と胃排出能を活かす方法で、胃食道逆流だけでなく下痢対策や短時間栄養投与法としても注目を浴びています[8]。

　半固形化栄養法には、さまざまな方法があります。多くは、あらかじめ半固形化したものを投与する方法です。投与カテーテルにある程度の太さが必要なため、胃ろうからの投与が一般的です。胃内で半固形化する方法として、ペクチン〔ジャネフREF-P1®（キューピー）〕やとろみ調整食品を用いる方法があり、この方法なら8Fr.の栄養チューブでも注入が可能です[9)10]。

　半固形化栄養法では、水分の注入方法に工夫が必要です。半固形化栄養剤投与直後の水（白湯）の注入は、半固形化栄養剤の粘度を低くしてしまうために、胃食道逆流防止効果を減弱してしまいます。そのため、水（白湯）は先行投与、あるいは水（白湯）も半固形化した状態で注入します。

● 消化管運動促進剤の投与

　消化管運動促進剤の投与は、下部食道括約筋圧の上昇と消化管蠕動運動の改善を目的として使用されます。具体的には、エリスロマイシンの低用量投与（600 mg/日）やクエン酸モサプリド（ガスモチン®）、六君子湯などが用いられます[8)11]。

● 夜間の体位

　夜間も含め、常にベッドの頭部側を10〜15度程度高くしておくことが必要です。これは、一般的な胃食道逆流症（gastroesophageal reflux disease：GERD）の対処方法と同じです。

4 経管栄養と下痢[12]

経管栄養の合併症として、下痢が多くあげられます。投与速度が速いことによる下痢が多いといわれていますが、その他にも栄養剤の種類や細菌汚染など原因はさまざまです。原因に応じて対策をとります。

● 投与速度

経管栄養開始時には、20～30 mL/時間程度から開始し、徐々に速度をあげて維持量へと増量します。下痢をした場合、前日の速度に戻します。経管栄養に慣れたら、速度を300 mL/時間程度まで早めることは可能です。

● 栄養剤の種類

栄養剤の種類によって、下痢が発生することがあります。そのため、経管栄養剤の組成や浸透圧について知っておくことが必要です。乳糖の含有、脂質含有量が多い、食物繊維が含有されていない、高浸透圧などは下痢の原因となりうるため、栄養剤の変更を検討します。

● 細菌汚染

経管栄養剤は、細菌にとっては絶好の培地となります。経管栄養剤は、できる限りそのまま注入容器として使用できるRTH（ready to hang）バッグ製剤を使用し、水の混入を避けます。開封した経管栄養剤は、必ず冷所保存として24時間経過したものは破棄します。器具は、水洗いした後0.01％次亜塩素酸ナトリウムに1時間以上つけ置きます。

● 腸管粘膜の萎縮

長期絶食により腸管粘膜が萎縮すると、経管栄養剤をうまく吸収できません。絶食中から、GFO®（大塚製薬）やグルタミンF®（アイドゥ）などのグルタミン製剤の使用がすすめられます。

● 液体栄養剤の投与

半固形化栄養剤の投与は下痢対策としても注目されています。適切な粘度の半固形物の投与によって、胃壁が十分に伸展し、蠕動運動による正常な排出能が高まるといわれています[8]。

5 経管栄養管理における問題点

● 栄養剤の誤注入

栄養チューブの誤挿入による気道への誤注入はくり返し報告されています。日本看護協会は、①胃液・胃内容物の吸引、②気泡音の聴取、③X線による位置確認を推奨し、必要時にはリトマス試験紙で酸性であることを確認することを推奨しています[13]。また、挿入時に栄養チューブの位置確認が行われていても、何らかの理由でチューブの位置がずれることがあります。そのため、挿入時だけでなく栄養剤注入直前に気泡音の確認および胃内容物の吸引などで栄養チューブの位置確認をすることが重要です。

● 薬剤による栄養チューブの閉塞

経管栄養では、薬剤による栄養チューブの閉塞が問題となります。錠剤を散剤に変更することでかえって詰まりやすくなるという問題に対しては、簡易懸濁法[14]が有効です。これは、錠剤やカプセルを粉砕しないまま、55℃の温湯に入れて10分間放置して薬剤を溶解させる方法です。

● 胃ろうのトラブル

胃ろうでは、瘻孔の管理が必要です[15]。管理が適切でないと、瘻孔周囲に皮膚炎を起こしたり、カテーテルが胃壁内に埋もれてしまうこともあります。日々のケアとして、①瘻孔周囲の皮膚を清潔に保つこと、②カテーテルを瘻孔の中で軽く回転させること、③カテーテルのシャフト（長さ）に余裕があることの確認が重要です。

胃ろうカテーテルがバルーン型の場合には、バルーン内の水が自然に抜けてしまうことにより、事故抜去のリスクが高まります。そのため、バルーンの水を推奨量で定期的に交換することが必要です。

また、ボタン型でないチューブ型バルーンでは、バルーンの固定がゆるみ幽門にはまって、胃の出口を閉塞することにより胃内に入った栄養剤は腸に流れずに長期残留したり、嘔吐したりする ball valve syndrome があります。頻回な嘔吐や次の注入時に大量の栄養剤が引けるなどのときは要注意です[16]。

■ 文献

1)「嚥下障害ポケットマニュアル第3版」（藤島一郎 監），医歯薬出版，2011
2)「嚥下障害における経管栄養法－嚥下障害ビデオシリーズ4」（藤島一郎 監），医歯薬出版，1998
3) 大野綾，他：経鼻経管栄養チューブが嚥下障害患者に与える影響．日本摂食嚥下リハビリテーション学会誌，10(2)：125-134，2006
4) 藤森まり子，他：経管栄養法における新しい胃チューブ挿入技術としての頸部回旋法．日本看護技術学会誌，4(2)：14-21，2005
5)「目で見る嚥下障害（DVD付き）－嚥下内視鏡・嚥下造影の所見を中心として」（藤島一郎 著），医歯薬出版，2006
6) Sofferman, R.A. et al.: The nasogastric tube syndrome. Laryngoscope, 100 (9)：962-968, 1990
7) 藤島一郎：嚥下障害患者さんの経管栄養法．難病と在宅ケア，11 (6)：35-37，2005
8)「胃瘻からの半固形短時間摂取法ガイドブック－胃瘻患者のQOL向上をめざして」（合田文則 著），医歯薬出版，2006
9) 稲田晴生，他：胃食道逆流による誤嚥性肺炎に対する粘度調整食品REF-P1の予防効果．JJPEN，20 (10)：1031-1036，1998
10) 三鬼達人，馬場尊：細いチューブでも検討できる半固形化栄養法．エキスパートナース，25 (9)：32-37，2009
11) 若林秀隆：胃瘻造設後の胃食道逆流 誤嚥性肺炎への対応．看護技術，53 (4)：39-41，2007
12)「コメディカルのための静脈・経腸栄養ガイドライン」（日本静脈経腸栄養学会 編），南江堂，2000
13) 日本看護協会：経鼻経管栄養チューブの誤挿入・誤注入を防ぐ．医療・安全管理情報，No.8，2002
14)「内服薬経管栄養ハンドブック 簡易懸濁法可能医薬品一覧 第2版」（藤島一郎 監），じほう，2006
15)「胃ろうPEG管理のすべて 胃ろう造設からトラブル対策まで」（合田文則 編著），医歯薬出版，2010
16) 小川滋彦：胃瘻のトラブル「症例で学ぶクリニカルパール 栄養塾」（大村健二 編），247-251，医学書院，2010

医師からのアドバイス

嚥下障害を扱ううえで、経管栄養は不可欠です。その知識と手技に精通していると治療や訓練の幅が大きく広がります。例えばバルーン訓練を行いたいときに、NGチューブが入っているときわめてやりにくいものです。筆者は可能な限りNGチューブ→OE法に変更して訓練を進めています。

（藤島一郎）

4. 絶食

若林秀隆

> **ポイント**
> - 絶食や安静臥床で嚥下関連筋に廃用性筋萎縮を認めて、嚥下機能が悪化する
> - 絶食より経口摂取を継続した方が肺炎になりにくいという報告がある
> - 嚥下関連筋群のサルコペニアの原因を考慮して、原因に見合った対応を行う

1 絶食の弊害

　絶食にはいくつかの弊害があります。第一に問題となるのは嚥下関連筋の廃用性筋萎縮で、嚥下機能が低下します。経管栄養の患者さんで少量でも経口摂取が可能な摂食・嚥下障害の場合、経口摂取している方が肺炎になりにくいという報告があります[1]。つまり、誤嚥性肺炎の予防には、絶食より可能な範囲での経口摂取が有用です。

　次に食べる楽しみが失われることで、QOLが著明に低下します。また、不適切な栄養管理による低栄養や脱水を合併する可能性があります。特に絶食で末梢静脈栄養のみで栄養管理される場合、1日に必要なエネルギー量の確保は困難なことが多いです。

　絶食の弊害を避けるためには、早期経口摂取が大切です。絶食が必要な場合の例を表1に示します。発熱や炎症反応（CRP）高値を認めても、その原因が誤嚥でない場合、絶食が必要とはいえません。

2 廃用性筋萎縮

　安静臥床で筋肉量や筋力は低下します。日常生活での筋収縮力が常に最大筋力の20％以下であれば、筋力は徐々に低下します。一方、最大筋力の20〜30％の筋収縮で筋力は維持可能で、最大筋力の30％以上の筋収縮で筋力は増加可能です。安静臥床で下肢の筋力低下は1日に1〜3％程度、筋肉量低下は1日に0.5〜1％程度生じます。

　絶食で嚥下関連筋の筋力や筋肉量が同様に低下するかどうかは不明です。ただし、絶食で嚥下回数は減少しますので、多少の廃用性筋萎縮を嚥下関連筋に認めると推測します。頸部

表1　絶食が必要な場合（例）

- JCS20〜300の意識障害
- 消化管の使用が不可能（イレウスなど）
- 呼吸・循環動態を含めて全身状態が不安定
- 重度の嚥下障害

屈筋群の廃用性筋萎縮は、絶食より安静臥床の影響の方が大きい可能性があります。絶食でも安静臥床を避けることが、嚥下関連筋の廃用性筋萎縮の予防に重要です。

3 嚥下関連筋のサルコペニア

　摂食・嚥下には表情筋、咀嚼筋、舌筋、舌骨上筋、舌骨下筋、口蓋筋、咽頭筋といった多くの筋肉が関与しています。そのため、嚥下関連筋のサルコペニアで摂食・嚥下障害を認めることがあります。絶食の場合、安静臥床を含めた廃用性筋萎縮以外にも、嚥下関連筋のサルコペニアが進行しやすい要因があります（図1）。

　絶食を要するのは、高齢者が比較的多いです。老人性の嚥下機能低下としてPresbyphagia（老嚥）という概念があります。虚弱高齢者の摂食・嚥下障害では、喉頭前庭閉鎖、舌による移送の障害、舌骨の動きの遅れが問題です[2]。これより舌、舌骨上筋群の加齢によるサルコペニアが、Presbyphagiaに関連している可能性があります。

　健常者が絶食となることはありません。絶食となる背景には、誤嚥性肺炎、脳卒中、敗血症、術後などの急性疾患・損傷（侵襲）があります。侵襲は筋肉量が低下する病態です（第1章-1-Q10）。仮説ですが、絶食時の嚥下関連筋のサルコペニアで最も影響が大きいのは、廃用性筋萎縮ではなく侵襲と推測します。悪液質や神経筋疾患によるサルコペニアを合併している可能性もあります。

　絶食時に不適切な栄養管理が行われると、嚥下関連筋も含めて栄養不足によるサルコペニアが進行します。絶食による嚥下関連筋のサルコペニアの原因には、廃用性筋萎縮だけでなく、加齢、疾患、栄養があります。これらが重複することで、絶食中に嚥下関連筋のサルコペニアが進行して摂食・嚥下機能が悪化します。

　嚥下関連筋のサルコペニアの診断基準は、現時点ではありません。摂食・嚥下障害を認め、四肢のサルコペニアがある場合、頭部挙上ができない場合に、嚥下関連筋のサルコペニアを疑います。球麻痺や偽性球麻痺に嚥下関連筋のサルコペニアを合併することもあります。

4 絶食への対応

　絶食への対応は、サルコペニアの原因別に考えることが有用です（図2）。廃用性筋萎縮の予防には、早期経口摂取と早期離床が最も大切です。直接訓練を併用できる場合には、可及的すみやかに併用します。直接訓練が困難でも、全身状態にあわせて坐位、立位、歩行を行います。侵襲の異化期でなく栄養管理が適切であれば、嚥下関連筋の筋力増強訓練（頭部挙上訓練、舌筋力増強訓練）も行います。

　加齢によるサルコペニアに対しては、嚥下関連筋の筋力増強訓練が有用です。栄養不足によるサルコペニアの場合、適切な栄養管理が必要です。飢餓で不適切な栄養管理のときに嚥下関連筋の筋力増強訓練を行っても、筋肉量はかえって減少するので禁忌となります。

　疾患によるサルコペニアの場合、原疾患の治療が最も重要です。同時に適切な栄養管理、廃用予防の運動療法、早期経口摂取を行います。侵襲の場合、CRPが3 mg/dL以下であれば同化期と考えて筋力増強訓練を行う目安があります。一方、CRPが5 mg/dL以上であれば異化期と考えて筋力増強訓練を行いません。

加齢	・絶食は高齢者に多い ・Presbyphagia（老嚥）
活動	・絶食 ・安静臥床
栄養	・絶食時に不適切な栄養管理のことがある
疾患	・急性疾患・損傷（侵襲）の合併が多い

図1　嚥下筋のサルコペニア

加齢	・筋力増強訓練
活動	・早期経口摂取 ・早期離床
栄養	・適切な栄養管理
疾患	・急性疾患・損傷の治療

図2　嚥下筋のサルコペニアの対応

　最も大切なのは、安易な絶食を行わないで早期経口摂取にこだわることです。ただし、経口摂取のみにこだわる必要はありません。経口摂取のみにこだわりすぎる結果、低栄養や脱水となり嚥下機能を悪化させることがありますので、必要なときは躊躇なく補助栄養を併用します。

　臨床現場では、絶食のリスクより絶食にしないリスクの方が重視されます。絶食にしないで肺炎や窒息になったらどうするのか、という意見がよくあります。一方、絶食にして嚥下機能が悪化して肺炎や経口摂取困難になったらどうするのか、という意見は少ないです。安易な絶食も安易な経口摂取も好ましくありません。摂食・嚥下機能評価とともに、絶食のリスクと絶食にしないリスクのバランスを適切に評価したうえで、早期経口摂取を心がけることが重要です。

文献

1) Ueda, K. et al. : Effects of functional training of dysphagia to prevent pneumonia for patients on tube feeding. Gerodontology, 21 (2) : 108-11, 2004

2) Rofes, L. et al. : Pathophysiology of oropharyngeal dysphagia in the frail elderly. Neurogastroenterol Motil, 22 (8) : 851-858, 2010

第4章　3. 摂食・嚥下障害に影響を与える医療

5. 点滴・酸素吸入

片桐伯真

> **ポイント**
> - 点滴は経口・経管など他の栄養法と併用される際に水分・栄養管理が重要
> - 点滴自体が食欲やADLの制限につながるため、慎重な適応判断が必要
> - 酸素投与中は口腔・鼻腔・咽頭の乾燥に注意が必要

1　点滴

ⅰ）点滴が必要な状態（適応）について（表1）

　点滴は何らかの原因で経口摂取や経管投与だけでは水分や栄養管理が困難な状態（嚥下グレード1～6）や、経静脈的に薬剤投与が必要な場合などに用いられます。摂食・嚥下障害を認める場合には、経口摂取による水分・栄養管理が困難なことが多く、その代替手段として経管栄養同様に医療現場ではよく利用されます。点滴では消化管を使わないため、消化管機能不全などの影響を受けにくく、摂食・嚥下場面での口腔・咽頭における直接の悪影響は経鼻経管栄養に比べて少なく、水分・栄養管理や薬物投与が可能となります。しかし厳密な管理が行われなければ直ぐに全身状態に影響を及ぼしてしまいます。

ⅱ）点滴自体が摂食・嚥下に及ぼす影響（図1）

● 水分管理

　脱水状態の改善には点滴は即効性が期待できる治療です。しかし心不全や腎不全などで厳密な水分管理が必要となる場合や、他の水分投与法との併用の場合には、厳密な評価を行う必要があります。脱水状態は全身の活動に影響するだけでなく、口腔内乾燥などから摂食・

表1　各種栄養法の利点・欠点・併用での注意点

	点滴	経管	経口
利点	水分・栄養管理容易 消化管機能不全でも対応可能	嚥下障害があっても比較的生理的な栄養吸収が可能	最も生理的な栄養管理法 食べる楽しみ
欠点	侵襲的 静脈炎など合併症 末梢では十分な栄養投与が困難	誤挿入、下痢・嘔吐誘発の可能性	嚥下障害患者では困難 食欲などで投与量が制限される
点滴併用での注意点		経腸栄養剤の点滴への誤注入	摂取量に応じた適正な水分・栄養管理
経管併用での注意点	経腸栄養剤の点滴への誤注入		留置チューブの嚥下への悪影響
経口栄養での注意点	摂取量に応じた適正な水分・栄養管理	留置チューブの嚥下への悪影響	

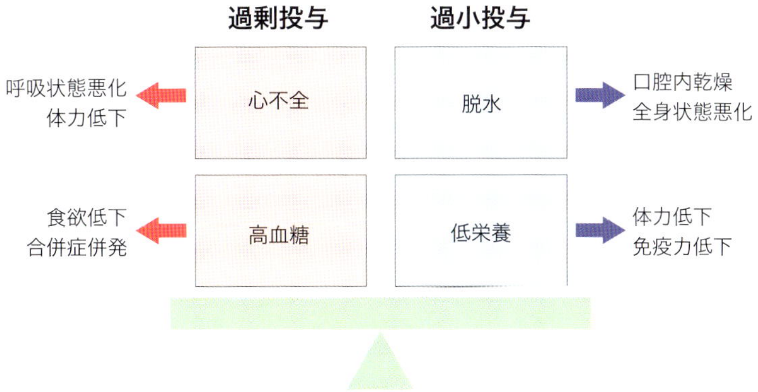

	過剰投与	過小投与	
呼吸状態悪化 体力低下 ←	心不全	脱水	→ 口腔内乾燥 全身状態悪化
食欲低下 合併症併発 ←	高血糖	低栄養	→ 体力低下 免疫力低下

図1　点滴の不適正投与による影響

嚥下場面で悪影響につながる可能性もあります。また過剰投与になれば心不全やそれに伴う呼吸状態の悪化などで摂食・嚥下場面で悪影響になる可能性があります。

さらに水分管理では不感蒸泄による影響もあるため、発熱などの身体状態に加え、気温などの影響も考慮する必要があります。特に意識障害や訴えが困難な患者さんでは、脱水の発見が遅れる可能性があるため、対応としては発汗量や尿量や尿比重を評価しつつ、必要時には採血などの結果を考慮したうえで調整することが求められます。

● 栄養管理

末梢点滴による栄養管理は安全性を考慮すると生体活動に必要十分な投与は困難なことが多く、単独での長期管理には限界がありますので、多くは他の栄養管理法と併用されます。その際に経管栄養法など経口以外の方法の併用では、チューブ留置に使う嚥下への悪影響など考慮する必要があります。

点滴は持続的に実施されるため、血糖値変動などは非生理的な状態となり、空腹感を感じにくいなどの影響が生じます。不適切な電解質管理は低ナトリウム血症による意識障害や低カリウム血症による脱力など新たな問題につながります。

糖質中心の点滴による栄養状態の低下は筋肉減少症などを助長させます。そのため、点滴管理中は適宜採血によるチェックと点滴内容の調整が求められます。

iii）点滴に伴う手技や管理面での影響

手背への静脈留置針の留置では手指機能への影響が生じ、特に利き手への留置により食事摂取などのADL面で影響を生じます。長時間の留置や高浸透圧輸液などにより静脈炎や血管痛など生じた場合も、手背留置による食事摂取などのADLへの影響など考慮する必要があります。

また漫然と点滴が留置されていることで活動が制限され、下肢（特に足部）の留置による歩行などの活動制限が生じることで、廃用性変化など新たな問題につながります。そのためにも適応を十分考慮することが求められます。

- 酸素投与
- 大気の乾燥
- 水分管理不良による脱水
- 口呼吸による不感蒸泄増大
- 唾液分泌能の低下
- 口腔乾燥を促す薬剤
- 非経口摂取
- 意識障害

→ 口腔内乾燥 → 口腔内汚染

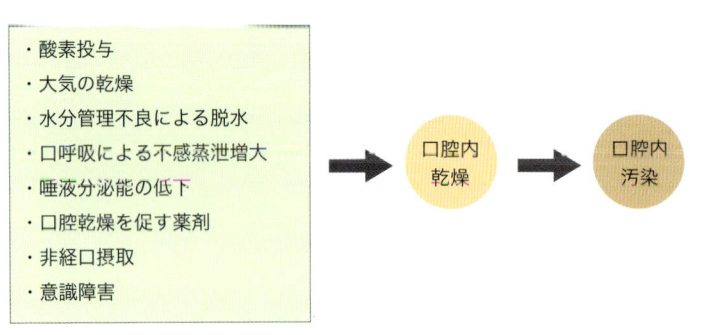

図2　酸素投与とともに口腔乾燥に影響を及ぼす因子

2 酸素投与が摂食・嚥下に及ぼす影響

ⅰ）酸素投与が必要な状態（適応）について

　呼吸機能の低下や酸素運搬能の低下、生体における酸素需要が増大したことで、生体活動を維持するために大気中の酸素含有量のみではまかなえない状態では、しばしば酸素投与が行われます。摂食・嚥下障害患者さんの場合には、誤嚥性肺炎など呼吸機能低下を伴う状態などでしばしば酸素投与が行われます。また体力低下により呼吸筋力低下や肺活量が低下した場合にも酸素が必要となることがあります。摂食・嚥下場面では嚥下時無呼吸などにより低酸素状態がさらに誘発されやすく、予備能力が乏しい状況では酸素投与を考慮する必要があります。

　投与方法としては、経鼻カニューレでは鼻呼吸をしている患者さんでは有効で、摂食場面での影響は少ないと考えられます。在宅酸素療法などでも頻用されます。マスクによる投与では、口呼吸の状態や大量の酸素を投与する必要がある場合には有効ですが、口腔内乾燥やマスク装着による影響で経口摂取が困難となります。気管切開・挿管チューブからの投与は確実な気道確保の状態での投与である反面、チューブ挿入自体が喉頭挙上を制限するなど摂食場面で影響します。

ⅱ）酸素投与による口腔・鼻腔・咽頭の乾燥（図2）

　酸素投与方法によって与える影響も違いますが、まず重要なのは口腔・鼻腔・咽頭などの乾燥とそれに伴う汚染の助長があげられます。特に冬期など空気が乾燥した状態ではその所見が顕著となりますが、酸素投与時の加湿だけでは乾燥予防に対して効果は期待できません。また流量が多い場合や唾液分泌量の低下、口呼吸をしている状態、口腔乾燥を誘発する薬剤投与時などでは特に口腔内乾燥につながる可能性が高く、頻回の口腔ケアや薬物等による保湿などが必要となります。

ⅲ）酸素投与による合併症

　酸素投与は、適切な流量で実施されなければ合併症を引き起こします。特に低酸素状態やCO_2ナルコーシスなどは、意識状態が低下するため摂食・嚥下に悪影響を及ぼす危険性があ

ります。

　CO_2ナルコーシスとは、酸素の過剰投与により呼吸中枢が抑制され、CO_2が呼吸により十分排出できなくなって、高CO_2血症を呈した状態のことです。これにより呼吸性アシドーシスを認め、意識障害などを呈します。そのため、非侵襲的な経皮的酸素飽和度測定だけでなく、意識状態の変化を認めた際は適宜動脈血ガス分析を行う必要があります。

医師からのアドバイス

　「Use the Gut！」（腸を使え）といわれるように、点滴より経管栄養の方が栄養学的に優れています。しかし点滴も時と場合によっては絶大な効果を示すことがありますので、誤解のないようにお願いします。また、酸素ですが、食事をすると「嚥下性無呼吸」が必ず起こりますので、SpO_2が低下する患者さんがいます。そのようなときにO_2投与しながら訓練を進めると効果的なことがあります。SpO_2が低下しても誤嚥が原因であるとは限りません。

（藤島一郎）

第4章 3. 摂食・嚥下障害に影響を与える医療

6. 摂食・嚥下障害を引き起こす薬剤

中村智之

> **ポイント**
> - 薬剤性の摂食・嚥下障害は、投薬を中止・変更・回避することで、軽減・予防できる
> - 抗コリン薬は唾液の分泌・消化管蠕動・下部消化管括約筋の緊張度を低下させる
> - 向精神薬は鎮静作用があり、そのなかで、抗精神病薬は、錐体外路症状や嚥下・咳反射の惹起困難を、抗不安薬・睡眠薬は筋弛緩作用により摂食・嚥下障害をきたす
> - 口腔・食道・胃の粘膜炎はさまざまな薬剤によって起こりえる

1 薬剤性の摂食・嚥下障害の重要性

　摂食・嚥下障害の原因を考える場合、まず脳血管障害などの疾病を最初にあげる方が多いと思います。ところが、治療上重要であるにもかかわらず、意外と見逃されがちなのが、医原性の摂食・嚥下障害です。医原性の摂食・嚥下障害がなぜ重要かというと、不必要な医療を中止する、または、変更することで嚥下障害を改善させる可能性が十分あるからです。嚥下障害の原因となる脳血管障害、神経・筋疾患それに頭頸部腫瘍などの疾病は、治療は奏功しても障害としての嚥下障害は残存することが多いです。それと比べて医原性の摂食・嚥下障害は、今回説明する薬剤性の障害を例にとっても、薬剤を中止する、変更する、またはあらかじめ投与を避けることで、より確実に摂食・嚥下障害を軽減し、予防することができます。

　ただ、薬剤は本来、その主作用を期待して投与されており、副作用を恐れるあまり投与を控えて有用性が失われるようであれば本末転倒です。必要なのは、対象となる患者さんの摂食・嚥下障害の病態がどのようなものか、投与されている薬剤がそれにどのように影響を及ぼすか、ということをしっかり理解することです。

2 摂食・嚥下障害を起こす代表的な薬剤 (表1)

　それぞれの薬剤について、具体的に副作用をあげ、摂食・嚥下障害の病態にどのように影響するか説明し、注意を喚起していきます。

i) 抗コリン薬

　抗コリン薬は、過活動膀胱・慢性閉塞性肺疾患・パーキンソン病などに用いられますが、アセチルコリン受容体を阻害することで副交感神経を抑制し、主作用とともにさまざまな副作用をきたします。唾液の分泌を低下させることで準備期・口腔期に影響し、食塊形成不全や味覚の低下、口腔衛生不良の原因となります。さらに、消化管蠕動やLES (下部消化管括約筋) の安静時緊張度を低下させることで食道期に影響し、食道残留・胃食道逆流を助長します。結

表1 摂食・嚥下障害を起こす薬剤と作用

	薬剤	作用
先行期	抗精神病薬・睡眠薬・抗不安薬・抗うつ薬・気分安定薬・抗てんかん薬・抗ヒスタミン薬	鎮静作用
準備期口腔期	抗コリン薬・抗うつ薬・抗精神病薬・第一世代抗ヒスタミン薬・利尿薬	唾液分泌の低下
	抗精神病薬	錐体外路症状
	抗不安薬・睡眠薬・ステロイド・筋弛緩薬	筋力低下
	抗がん剤	口内炎
咽頭期	抗精神病薬	錐体外路症状 咳反射・嚥下反射の惹起困難
	抗不安薬・睡眠薬・ステロイド・筋弛緩薬	筋力低下
食道期	抗コリン薬・抗うつ薬・抗精神病薬・第一世代抗ヒスタミン薬	消化管運動の低下 下部消化管括約筋の緊張度低下
	β遮断薬・Ca拮抗薬	胃食道逆流
	ビスホスホネート剤・NSAIDs	胃食道炎

果、誤嚥・誤嚥性肺炎のリスクを増やすこととなります。抗コリン薬に留まらず、抗うつ薬（特に三環系抗うつ薬）や抗精神病薬、第一世代抗ヒスタミン薬、その他さまざまな薬剤も抗コリン作用を有しており、副作用が起こりえます。

また、同様の副作用を起こす薬剤として、利尿薬・β遮断薬・Ca拮抗薬・非ステロイド性抗炎症薬（NSAIDs）があります。利尿薬により体内の水分が減少するため唾液の分泌が低下します。β遮断薬、Ca拮抗薬、NSAIDsは胃食道逆流を助長します。

II）向精神薬一般

ここでいう向精神薬とは、中枢神経の作用をする薬剤、すなわち、統合失調症等に使用される抗精神病薬、睡眠薬、抗不安薬、抗うつ薬、気分安定薬、抗てんかん薬など全般を指します。向精神薬は、精神疾患をもつ患者さんのみならず軽度の不眠・不安の訴えでも頻用されている薬剤ですが、その鎮静作用により摂食・嚥下障害をきたします[1]。先行期に悪影響を及ぼし、摂食が適切に開始されなくなるとともに、それ以降の全段階において嚥下の運動・感覚に悪影響を及ぼします。また、抗ヒスタミン薬などその他多くの薬剤が副作用として鎮静作用をもちます。

● 抗精神病薬

向精神薬のうち抗精神病薬は、ドパミンの低下によりパーキンソン症候群、遅発性ジスキネジアといった錐体外路症状をきたすことで準備期・口腔期・咽頭期に影響し、咀嚼・咽頭への食物の送り込み・嚥下反射の惹起を緩慢にします。さらに、サブスタンスPを低下させることにより咽頭期に影響し、嚥下反射・咳反射の惹起困難をきたします。また、抗コリン作用やヒスタミン受容体遮断作用などによりさまざまな副作用を生じることがあります。自験例では他種類の抗精神病薬を内服している患者さんにおいて有意に嚥下障害の転帰が悪いことがわかっています。抗精神病薬のなかでも、定型抗精神病薬でこの傾向が顕著でした。本邦では、特に抗精神病薬の多剤併用、高容量の処方が諸外国と比較し突出しています[2]。

- **抗不安薬・睡眠薬**

向精神薬のうち抗不安薬、睡眠薬は、ベンゾジアゼピンによりGABA受容体を活性化し筋弛緩作用をきたすことで、咀嚼筋・舌骨上筋群その他嚥下関連筋の作用低下を起こします。これにより準備期・口腔期・咽頭期全体に食塊形成、咽頭収縮、喉頭挙上の低下といった影響を及ぼします。なお、ステロイド・筋弛緩薬でももちろん同様の影響が懸念されます。

iii) 抗がん剤・ビスホスホネート剤・NSAIDs

これらは、口内炎、食道炎、胃炎といった粘膜炎をきたすことで、それぞれの部位に機能障害をきたし、また、疼痛・不快感により食欲を減退させます。頻度が高いことでこれらの薬剤を例にあげましたが、粘膜炎をきたす可能性のある薬剤は他にも多く認められます。

以上ⅰ）～ⅲ）に挙げた薬剤はさまざまな適用で処方されており、ここで示した疾患以外でも処方されている場合が多々あります。例えば、一部の抗精神病薬が制吐薬・消化性潰瘍治療薬に用いられることがあります。その他、今回示せませんでしたが、潜在的に摂食・嚥下障害をきたす可能性のある薬剤は類挙にいとまがありません[3]。

3 薬剤性の摂食・嚥下障害への対応

ここで示した薬剤を徹底的に中止する、変更すればいい、というわけではありません。治療上どうしても投与が必要な薬剤もあります。また、副作用として紹介した薬理作用も、使い方によってはより摂食・嚥下機能に有利に働くこともあります。例えば、口腔機能の低下をきたす抗コリン薬は、唾液誤嚥をくり返す方には唾液分泌抑制を狙って処方する場合もあります。抗精神病薬も、精神状態を適度にコントロールすることで、こちらの指導を受容しやすくなる場合もあります。大事なのは、嚥下障害を含めて病態を正しく評価し、薬剤の作用と副作用のバランスをとった処方を心掛けることです。

しかし、残念ながら、摂食・嚥下障害の病態も、薬剤の副作用も医療関係者に十分に理解されておらず、むしろ全く意識すらされていないというのが実状です。薬剤には必ず副作用が付きまとうこと、そのなかに摂食・嚥下障害が含まれていることは常に注意しておかなければなりません。

文献

1) 中村智之：精神疾患と摂食・嚥下障害「嚥下障害ポケットマニュアル 第3版」（聖隷嚥下チーム 著），244-245，医歯薬出版，2011
2) 中村智之，他：抗精神病薬の嚥下への影響，日本摂食・嚥下リハビリテーション学会雑誌：16（3）：578，2012
3) 倉田なおみ：嚥下に悪影響を与える薬剤「疾患別に診る嚥下障害」（藤島一郎 監），426-464，医歯薬出版，2012

医師からのアドバイス

薬剤性の嚥下障害は実際に考えられているよりはるかに多いと筆者は考えています。何かよく原因がわからない嚥下障害があったら、可能な限り使っている薬を減らす努力をして、それが奏効することも少なからず経験しています。

（藤島一郎）

第4章 3. 摂食・嚥下障害に影響を与える医療

7. 吸引

大石佐奈美

> **ポイント**
> - 吸引が必要か否かのアセスメントを行うことが大切
> - 吸引前に痰を中枢気道に集める手技を取り入れる
> - 口腔内の乾燥を予防すると排痰がしやすくなる
> - 鼻腔からの吸引は、鼻先を上に向けるとカテーテルの挿入が容易になる

1 吸引の目的

　吸引の目的は痰を取ることではありません。①気道の開放性を維持・改善することにより、呼吸仕事量や呼吸困難感を軽減すること、②肺胞でのガス交換能を維持・改善することが吸引の目的となります。最近では医師、看護師以外でも吸引ができる職種が拡大し、誰もができる行為となっています。しかし、定期的に痰を取る目的のためだけに安易に行ってよい行為ではなく、安全に気管吸引を施行するためには、施行者の技術の向上はもちろんのこと、アセスメント力を高めることが重要です（表1）。

2 吸引の合併症とその予防策

　吸引には表2に示すような合併症を引き起こす可能性があります。吸引操作中、後には細心の注意を払う必要があります。このような合併症を引き起こす可能性のある行為であるため、吸引が必要であるか否かをアセスメントし、不必要な吸引の回数を減らすことは合併症の予防につながります。摂食・嚥下訓練中の患者さんのほとんどは、気管チューブを挿入されていないため鼻腔・口腔からの吸引となります。その場合、鼻腔粘膜の損傷や鼻腔・口腔の汚染物を気管内に押し込みやすく感染のリスクがあります。鼻腔からの吸引時には鼻先を上に向けるとカテーテルの挿入が容易になり鼻腔粘膜損傷の予防となります。また、やむをえない

表1　気管吸引のタイミングと指標

1) 気道分泌物の存在を示すと考えられる肺雑音、胸部の振動
2) SpO_2、PaO_2の低下
3) 気道内圧の上昇
4) 換気量の低下
5) バッキングの出現
6) Flow Volume curve pattrnの変化

1) ～6) を統合的にアセスメントし、主気管支レベルに明らかな痰の存在があると判断したときに行う
（聖隷三方原病院　看護行為基準より引用）

表2 吸引の合併症

1) 鼻腔、気管支粘膜等の損傷
2) 低酸素症・低酸素血症
3) 不整脈・心停止
4) 徐脈
5) 血圧変動
6) 呼吸停止
7) 咳嗽に伴う疲労
8) 嘔吐
9) 上気道のスパスム
10) 不快感・疼痛
11) 院内感染
12) 無気肺
13) 頭部疾患（頭蓋内圧の上昇、脳内出血、脳浮腫増悪）
14) 気胸

文献1より引用

場合を除き、口腔・鼻腔からの吸引は梨状窩までの15 cm程度にとどめることでより安全に吸引を行うことができます。

3 吸引を効果的に行うためのコツ

吸引を効果的に施行するためのコツは、①体位ドレナージによって痰を中枢気道へ集める、②口腔の乾燥を予防する（口腔ケアを含む）、③患者さんの咳嗽を促すことです。吸引を施行すると自然と咳嗽が出る場合は、吸引カテーテル挿入の長さが長すぎ、カテーテルが気管内に進入している可能性があります。そのため、カテーテル挿入より前に、患者さん自身に咳嗽を促し、咽頭まで痰を喀出しておくことが有効です。

i) 体位ドレナージ

体位ドレナージは痰の中枢気道への移動に重力を利用する方法です。図1にあるように痰が存在する側を上にすることで痰が中枢気道に集まります。しかし、体位ドレナージ中は循環の変動や反対側への痰の流れ込みの可能性もあるため頻繁に観察し痰の移動を確認し必要時吸引を施行することが重要です。

ii) 口腔内の乾燥予防（口腔ケアを含む）

口腔内の乾燥がひどいときは口腔ケアを実施すると吸引操作がしやすく、吸引分泌物の重量が増加します。口腔内の乾燥を予防した方が排痰しやすいといえます。乾燥による痰の咽頭へのこびりつきや、鼻腔・口腔吸引をくり返すことで粘膜損傷（図2）し、痰だけではなく血餅のこびりつきがみられることがあります。梨状窩付近への血餅のこびりつきは嚥下評価を困難とし、飲み込みを阻害する因子となります。適度な湿潤環境を保つことは、自己喀痰を促し吸引回数を減らすことにつながり、吸引時にはチューブの挿入がスムーズになり粘膜損傷を予防します。

iii) 咳嗽

意思疎通が可能な患者さんであれば排痰時は咳嗽を促します。咳嗽前に深呼吸を促すことも効果的です。

　　i) からiii) を単独で行うのではなく、痰が存在するか否か、吸引が必要であるか否かをア

痰のある側を上にする

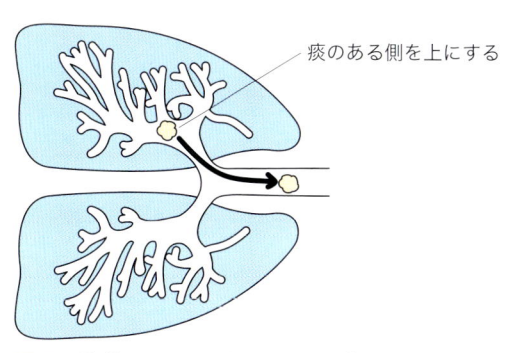

図1　体位ドレナージにより中枢気道へ痰が移動する図

セスメントし、統合的に介入することが重要となります。吸引は自己喀痰できない患者さんに対しては必要な処置ですが、多くの合併症があり安易に吸引を行うことは危険を伴います。安全に吸引を行うためには施設で吸引のタイミングと指標を統一しておくこと、吸引を実施する職員のアセスメント力と技術の向上が必要です。

　食事中や経管栄養中の吸引は、吸引を誘発する可能性があるため、極力避けた方が良いです。食事前に十分に排痰をしておきます。どうしても吸引が必要な場合は嘔吐を誘発しないよう、愛護的に行います。

文献

1) 「気管吸引のガイドライン」（日本呼吸療法医学会），2007
◇ 平山友恵，他：呼吸理学療法前の口腔ケアが気道分泌物に及ぼす影響．日本摂食・嚥下リハビリテーション学会誌，11（2）：123-129，2007
◇ 「わかる！できる！気管吸引あんしん教育ガイド」（日本呼吸療法医学会気管吸引ガイドライン作成ワーキンググループ編），メディカ出版，2011

医師からのアドバイス

　鼻腔からの吸引で損傷されるのは、①鼻甲介、②鼻中隔、③鼻咽頭後壁、です。特に吸引チューブを入れて先当たりしたら、③の損傷を起こします。とても痛いので患者さんの気持ちになって、本当に必要な吸引をやさしく行ってください。

(藤島一郎)

INDEX

数字・欧文

数字
3期モデル ... 270

A・B
ALS ... 163
aspiration after swallow ... 302
aspiration before swallow ... 301
aspiration during swallow ... 301
bacterial translocation (BT) ... 216

C
central pattern generator (CPG) ... 272, 275
Chin down ... 125
CO_2 ナルコーシス ... 330
CPG ... 144

F～H
food test (FT) ... 18, 22, 153
gastroesophageal reflux (GER) ... 320
GBSの重症度 ... 178
GFO®療法 ... 217
Hoehn&Yahr運動機能重症度分類 ... 156

I～N
ICF ... 92
Intensive Care Unit (ICU) ... 216
Kポイント刺激法 ... 130
MNA®-SF ... 46
modified water swallowing test (MWST) ... 18, 22, 53, 153
NG法 ... 320

O～X
OE法 ... 320
PEG ... 170
penetration – aspiration scale ... 303
Presbyphagia ... 326
repetitive saliva swallowing test (RSST) ... 18, 22
ROC曲線 ... 19
SGA ... 46
stage Ⅱ transport ... 273
VE ... 34, 38, 43
Ventilator-Associated Pneumonia (VAP) ... 216
VF ... 26, 38, 43
wearing-off ... 157
white out ... 40
X線透視装置 ... 26

和文

あ
アイスマッサージ ... 58
赤ちゃんせんべい法 ... 131
悪液質 ... 48
味わう ... 59
温かいゼリー食 ... 260
アルツハイマー型認知症 ... 185
安静臥床 ... 325

い
息こらえ嚥下 ... 63, 74, 104
胃食道逆流症 ... 285, 320
一側嚥下 ... 125
医療ケア ... 229
胃ろう ... 170, 227, 324
咽頭汚染 ... 308
咽頭がん ... 195
咽頭交差 ... 68
咽頭残留 ... 12, 41, 154, 295
咽頭壁の運動低下 ... 297
咽頭弁形成術 ... 82
咽頭縫縮術 ... 82

え
永久気管孔 ... 311
栄養管理 ... 206, 329
栄養障害 ... 91
栄養チューブの誤挿入 ... 323
栄養バランス ... 263
嚥下 ... 270
嚥下圧形成不全 ... 297
嚥下おでこ体操 ... 81
嚥下関連筋 ... 325
嚥下機能 ... 182
嚥下機能改善手術 ... 82
嚥下機能評価 ... 96
嚥下訓練 ... 71
嚥下訓練ゼリー ... 264
嚥下後の誤嚥 ... 300
嚥下手技 ... 29, 32, 117
嚥下障害 ... 208, 211
嚥下食 ... 137
嚥下食ピラミッド ... 53, 246
嚥下するタイミング ... 72
嚥下造影 ... 31
嚥下造影検査 ... 26, 38, 43, 252
嚥下体操 ... 100
嚥下中の誤嚥 ... 300
嚥下調整食 ... 264
嚥下内視鏡検査 ... 34, 38, 43
嚥下パターン異常 ... 144
嚥下反射惹起の遅延 ... 296
嚥下反射促通手技 ... 129
嚥下方法 ... 209
嚥下前の誤嚥 ... 300
延髄外側梗塞 ... 291
円背 ... 286

お
大島分類 ... 228
送り込み ... 294

INDEX

温泉卵	265

か

カーテン徴候	145
開口筋	274
開口障害	213, 214
介護施設	233
介護保険指定施設	233
咳嗽	336
咳嗽訓練	29
改訂水飲みテスト	18, 23, 152
回復期リハビリテーション	222
解剖学的構造	31
外来診療	239
外来通院	238
かかりつけ医	238
家族への指導	137
カットオフポイント	18
カフ圧	314
空嚥下	35
加齢	284
簡易栄養状態評価法	46
簡易懸濁法	324
環境調整	117, 132
間歇の経管栄養法	145
間欠的経口食道経管栄養法	320
観察項目	31
感度	18, 22

き

飢餓	48
機械的清掃	108
気管カニューレによる弊害	182
気管食道瘻	315
気管食道吻合術	83
キサンタンガム系	255
器質的障害	289
偽性球麻痺	277
気息性嗄声	12

基礎訓練	95
基礎訓練の開始条件	95
基礎訓練の種類	95
基礎訓練の進め方	96
気道	335
機能的異常	31
機能的障害	289
吸引器	28
ギラン・バレー症候群	178
筋萎縮性側索硬化症	163, 292
筋強剛	156

く

空気注入	70
グループホーム	233

け

経腸栄養	58
経鼻胃管	68, 320
頸部回旋	125
頸部回旋法	321
頸部屈曲位	125
頸部の運動	101
下痢	323
ゲル化剤	255, 260
検査食	28
検査用椅子	26
健常者	30

こ

後遺症	212
口腔汚染	308
口腔がん	195
口腔乾燥	214
口腔ケア	64, 209
口腔周囲筋のマッサージ	110
口腔トラブル	212
交互嚥下	154
高次脳機能障害	190

甲状軟骨形成術Ⅰ型	82
口唇のマッサージ	101
口唇閉鎖訓練	102
口唇閉鎖不全	293
口唇・頰・舌の訓練	100
口舌顔面失行	190
酵素入り固形化補助剤	265
喉頭蓋谷への残留	296
喉頭感覚低下	146
喉頭気管分離術	83
喉頭挙上術	82
喉頭挙上量の不足	297
喉頭挙上力	72
喉頭痙攣	37
喉頭摘出術	83
喉頭ファイバー	38
喉頭浮腫	60
喉頭閉鎖不全	297
喉頭閉鎖術	84
高齢	74
高齢者	284
誤嚥	36, 213, 300, 306
誤嚥性肺炎	49, 64, 208, 306
誤嚥防止手術	83
誤嚥予防	209
誤嚥を疑う徴候	78
ゴール	92
呼吸	163
呼吸器関連肺炎	216
呼吸機能	182
呼吸ケア	65
国際生活機能分類	92
古典的モデル	270
粉ゼラチン	265

さ

坐位姿勢	123
坐位耐性訓練	61
在宅	137

在宅サービス	238
在宅療養	238
最適課題	148
作業療法士	136
嗄声	12
サルコペニア	48, 326
酸素投与	330

し

歯牙の消失	284
自己摂取	132
視診	11
姿勢調節	117, 123
姿勢反射障害	156
姿勢保持	231
実施計画書	87
失神発作	36
湿性嗄声	12
質問紙	14
児童福祉法	228
歯肉出血	113
シャイ・ドレーガー症候群	170
重症集中治療室	216
重症心身障害児施設	228
重症心身障害児（者）の定義	228
主観的包括的評価	46
手術療法	148
上位ニューロン	151
上喉頭神経	275
小児	278
ショートステイ	233
食事アップの基準	120
食事環境	14
食事姿勢	14, 133
触診	12
食道アカラシア	298
食道がん	206
食道蠕動	30
食道入口部開大不全	144

食物形態	15
食物形態調節	117
食欲低下	307
食塊形成	294
食塊の逆流	32
食器の工夫	117
人工呼吸管理	314, 317
人工呼吸管理による合併症	318
侵襲	46
振戦	156
侵入誤嚥	41
診療計画書	86
診療報酬算定	86

す

スクリーニング	12, 14, 18
スクリーニングテスト	22
スクリーニング検査	43
スクリーニング評価	153

せ

声帯粘膜損傷	63
声帯麻痺	60, 63, 146
聖隷式嚥下質問紙	16, 18
脊髄小脳変性症	170
舌亜全摘出術	200
舌がん	200
舌筋群	274
舌訓練	102
舌口蓋閉鎖不全	297
舌骨下筋群	82
摂食	270
絶食	64, 325
摂食・嚥下障害	137, 288
摂食・嚥下障害患者	96
摂食・嚥下障害児	278
摂食機能療法	86
摂食訓練	66
摂食用具	135

ゼラチン	260
ゼリー食	252, 259
先行期	74
全身状態	11
蠕動運動	70
前頭側頭葉型認知症	185

そ

造影剤	28
咀嚼力の向上	72
ソフト食	266

た

体位・頸部の姿勢	123
体位ドレナージ	29, 336
体位変換	70
体幹角度調整	123
体力低下	308
唾液誤嚥	314
多系統萎縮症	170
脱水	328
卵豆腐	264
段階的摂食訓練	117, 121

ち

地域高齢者のための摂食・嚥下リスク評価尺度改訂版	18
地域との連携	140
チーム医療	222
窒息	300, 302
注意障害	190
中咽頭	39
チューブ飲み訓練	145
聴診	12
調理上の工夫	259
直接訓練	97
直接訓練の開始条件	97
直接訓練の種類	97

INDEX

つ・て

- 通過障害 … 295
- 強い息こらえ嚥下法 … 104
- 低栄養 … 46, 308
- 定期的なカンファレンス … 183
- デイケア … 233
- デイサービス … 233

と

- 頭頸部領域 … 211
- 頭部挙上訓練 … 105
- 頭部屈曲位 … 125
- 特異度 … 18, 22
- 特別養護老人ホーム … 233
- 特別用途食品えん下困難者用食品許可基準 … 246
- とろみ調整食品（剤）… 255, 265

な・に

- 内包型 … 151
- 乳幼児期 … 278
- 認知症 … 74, 185
- 認知障害 … 293
- 認知力 … 74

の

- 脳幹（橋）型 … 151
- 脳血管性認知症 … 185
- 脳梗塞 … 290
- 脳性麻痺 … 229
- 脳卒中 … 222
- 脳卒中急性期摂食・嚥下リハビリテーションプログラム … 54
- のどのアイスマッサージ … 62, 106, 128

は

- パーキンソン症候群 … 292
- パーキンソン病 … 156, 291
- バイオフィルム … 108
- 排唾管 … 110
- 排痰 … 336
- ハイムリック法 … 302
- 廃用性筋萎縮 … 325
- バクテリアトランスロケーション … 216
- 抜管後嚥下障害 … 318
- 発達期 … 278
- 歯並び … 282
- バルーン訓練法 … 144, 147
- パルスオキシメーター … 28
- 反回神経麻痺 … 206, 318
- 半固形化栄養法 … 322
- 半自動運動 … 271
- 半側空間無視 … 190
- 晩発性 … 212
- 反復唾液嚥下テスト … 18, 23

ひ

- 鼻咽腔逆流 … 148
- 鼻咽腔閉鎖機能 … 295
- 鼻腔 … 335
- 皮質・皮質下型 … 151
- 鼻出血 … 37
- 皮弁部 … 200
- 披裂軟骨脱臼 … 60
- 披裂軟骨内転術 … 82
- 疲労 … 56, 168

ふ～ほ

- フードテスト … 18, 24
- プッシング・プリング訓練 … 103
- ブローイング訓練 … 102
- 閉口筋 … 274
- ペースト食 … 252
- 片麻痺患者 … 133
- 放射線治療 … 211
- 訪問看護 … 239
- 頬の訓練 … 101
- 頬のマッサージ … 101
- 保湿剤 … 108
- ボツリヌス毒素注入療法 … 148

ま～め

- 慢性期の患者 … 233
- ミキサー … 259, 260
- ミキサー食 … 265
- 水（白湯）の先行投与 … 322
- むせた後の対応 … 79
- むせたときの対応方法 … 78
- むせないための工夫 … 80
- 無動寡動 … 156
- メリハリのある味付け … 263
- 免疫力の低下 … 308
- メンデルソン症候群 … 321

り～ろ

- リクイーニング位 … 125
- 梨状窩への残留 … 296
- 硫酸バリウム懸濁液 … 28
- 療育活動 … 229
- 両側皮質延髄路 … 151
- 輪状咽頭筋 … 272, 275
- 輪状咽頭筋切断術 … 83
- 冷圧刺激 … 63, 105
- レビー小体型認知症 … 185
- 老嚥 … 326
- 瘻孔の管理 … 324
- ローゼンベックの誤嚥侵入スケール … 303

わ

- ワレンベルグ症候群 … 144
- 腕頭動脈瘻 … 315

341

医学とバイオサイエンスの 羊土社

羊土社 臨床医学系書籍ページ　http://www.yodosha.co.jp/medical/

- 羊土社では，診療技術向上に役立つ様々なマニュアル書から臨床現場ですぐに役立つ書籍，また基礎医学の書籍まで，幅広い医学書を出版しています．
- 羊土社のWEBサイト"羊土社 臨床医学系書籍ページ"は，診療科別分類のほか目的別分類を設けるなど書籍が探しやすいよう工夫しております．また，書籍の内容見本・目次などもご覧いただけます．ぜひご活用ください．

▼ メールマガジン「羊土社メディカルON-LINE」にご登録ください ▼

- メディカルON-LINE（MOL）では，羊土社の新刊情報をはじめ，お得なキャンペーン，学会・フェア情報など皆様に役立つ情報をいち早くお届けしています．
- 登録・配信は無料です．登録は，上記の"羊土社 臨床医学系書籍ページ"からお願いいたします．

※ 本書発行後の更新・追加情報，正誤表を，弊社ホームページにてご覧いただけます．

納得！実践シリーズ

Q&Aと症例でわかる！摂食・嚥下障害ケア

2013年10月10日　第1刷発行

編　集	藤島一郎，谷口　洋，藤森まり子，白坂誉子
発行人	一戸裕子
発行所	株式会社　羊　土　社 〒101-0052 東京都千代田区神田小川町2-5-1 TEL 03（5282）1211 FAX 03（5282）1212 E-mail eigyo@yodosha.co.jp URL http://www.yodosha.co.jp/
カバーイラスト	宮川いずみ
印刷所	株式会社　加藤文明社

© YODOSHA CO., LTD. 2013
Printed in Japan
ISBN978-4-7581-0970-3

本書に掲載する著作物の複製権，上映権，譲渡権，公衆送信権（送信可能化権を含む）は（株）羊土社が保有します．
本書を無断で複製する行為（コピー，スキャン，デジタルデータ化など）は，著作権法上での限られた例外（「私的使用のための複製」など）を除き禁じられています．研究活動，診療を含み業務上使用する目的で上記の行為を行うことは大学，病院，企業などにおける内部的な利用であっても，私的使用には該当せず，違法です．また私的使用のためであっても，代行業者等の第三者に依頼して上記の行為を行うことは違法となります．

JCOPY ＜（社）出版者著作権管理機構　委託出版物＞
本書の無断複写は著作権法上での例外を除き禁じられています．複写される場合は，そのつど事前に，（社）出版者著作権管理機構（TEL 03-3513-6969，FAX 03-3513-6979，e-mail：info@jcopy.or.jp）の許諾を得てください．

羊土社オススメ書籍

臨床につながる 解剖学イラストレイテッド

松村讓兒／著，土屋一洋／協力

イラスト＆画像満載！臨床で活用できる解剖知識が楽しく身に付く

疾患のなりたちや治療法から，人体の構造と役割を楽しく学べる教科書．イメージしやすいイラストと豊富な臨床画像，親しみやすい文章で解剖学知識が自然と身に付く！

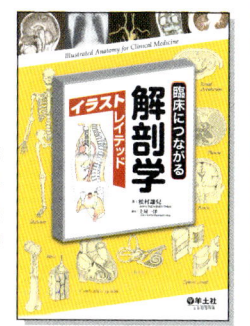

- 定価（本体 6,200円＋税）
- B5判　348頁　ISBN 978-4-7581-2025-8

治療が劇的にうまくいく！ 高齢者の栄養 はじめの一歩
身体機能を低下させない疾患ごとの栄養管理のポイント

大村健二，葛谷雅文／編

高齢者の治療のカギは栄養にあり！

若年者とは異なる高齢者の消化吸収能や代謝から，疾患・状況ごとの特徴と栄養管理まで解説．さらに症例提示で具体的な対処法も学べます．

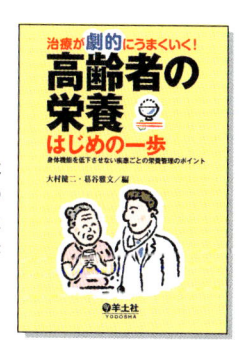

- 定価（本体 3,600円＋税）
- A5判　221頁　ISBN 978-4-7581-0896-6

人工呼吸に活かす！ 呼吸生理がわかる、好きになる
臨床現場でのモヤモヤも解決！

田中竜馬／著

呼吸のメカニズムを理解すれば，呼吸管理に自信がつく！

「呼吸生理はイマイチわからない」という方，必携！症状・病態と結びつけながら，呼吸管理に必須の考え方をやさしく解説．症状や人工呼吸器設定の本当の意味がわかる！

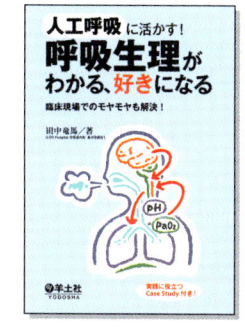

- 定価（本体 3,300円＋税）
- A5判　287頁　ISBN 978-4-7581-1734-0

Dr.浅岡の本当にわかる 漢方薬

日常診療にどう活かすか？ 漢方薬の特徴，理解の仕方から実践まで解説．さまざまな疑問の答えがみつかる！

浅岡俊之／著

漢方の講演で人気のDr.浅岡，初の書き下ろし 驚くほど明快！

「風邪には葛根湯，インフルエンザには麻黄湯」と暗記しても漢方は使いこなせない！漢方の講演で大人気の著者が，日常診療での漢方の正しい活用法を明快に伝授します．

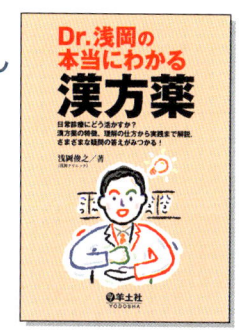

- 定価（本体 3,700円＋税）
- A5判　197頁　ISBN 978-4-7581-1732-6

発行　羊土社 YODOSHA
〒101-0052　東京都千代田区神田小川町2-5-1　TEL 03(5282)1211　FAX 03(5282)1212
E-mail：eigyo@yodosha.co.jp
URL：http://www.yodosha.co.jp/

ご注文は最寄りの書店，または小社営業部まで

納得！実践シリーズ

ひつじ看護BOOKS

特徴
1. 「根拠」を重視！ ケアの理解が深まる
2. 「観察力」と「判断力」が身につく
3. 現場で役立つ「コツ」が満載

▶ **ケアの根拠を理解することで、自信をもって看護が実践できます**

シリーズ既刊本に寄せられた 読者の声
- さらに知識を深めたい場合の文献などが紹介されていてよかったです
- すべてカラーで写真もたくさん載せている点はとても見やすいと思いました
- 根拠づけているところ、現場の目線で記載してある文章に共感をもってすらすら読めました

ICU看護パーフェクト
医師の指示の根拠も、今すぐ使えるケアのテクニックも1冊ですべて解決！

清水敬樹, 村木京子／編

「感染管理はどうする？」「ドレーンの排液はこれでOK？」など、日頃の疑問が1冊ですべて解決！

■ 定価（本体 4,500円＋税）　■ B5変型判　■ 326頁　■ ISBN 978-4-7581-0968-0

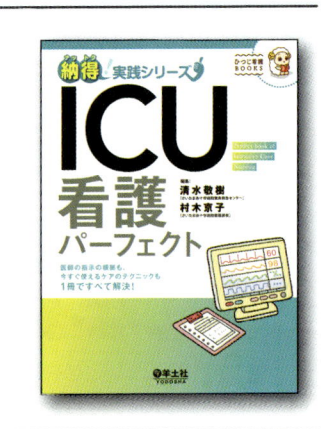

リウマチ看護パーフェクトマニュアル
正しい知識を理解して効果的なトータルケアができる！

村澤　章, 元木絵美／編

治療とケアの関係、フットケアなどの身につけたい技術、ケーススタディでわかる患者指導など実践に役立つ入門書

■ 定価（本体 4,000円＋税）　■ B5変型判　■ 287頁　■ ISBN 978-4-7581-0969-7

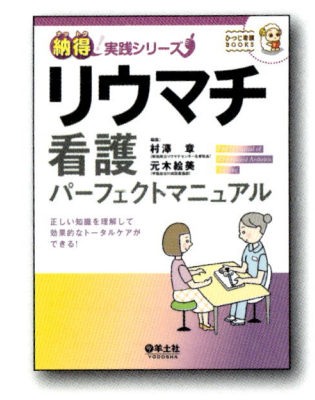

発行　羊土社 YODOSHA
〒101-0052　東京都千代田区神田小川町2-5-1　TEL 03(5282)1211　FAX 03(5282)1212
E-mail：eigyo@yodosha.co.jp
URL：http://www.yodosha.co.jp/

ご注文は最寄りの書店, または小社営業部まで

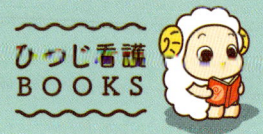